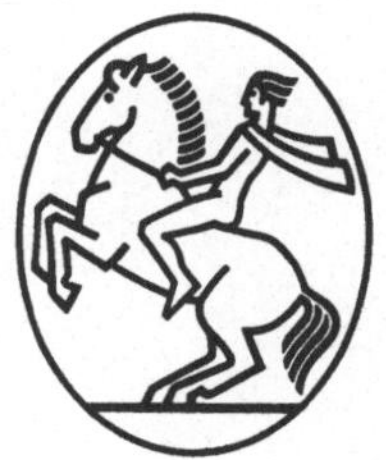

K. H. Tragl
Internistische Geriatrie

Springer-Verlag Wien New York

Prof. Dr. Karl Heinz Tragl
Vorstand der I. Medizinischen Abteilung
des Kaiser-Franz-Joseph-Spitals, Wien, Österreich

Mit 23 Abbildungen

CIP-Kurztitelaufnahme der Deutschen Bibliothek

Tragl, Karl Heinz:
Internistische Geriatrie. —
Wien; New York: Springer, 1986.
ISBN-13:978-3-211-81904-3

ISBN-13:978-3-211-81904-3   e-ISBN-13:978-3-7091-8839-2
DOI: 10.1007/978-3-7091-8839-2

Vorwort

Die medizinische Betreuung alter Menschen verlangt besondere Kenntnisse über den im Alter differenzierten Verlauf der Krankheiten und über altersspezifische Erfordernisse ihrer Behandlung. Darüber hinaus erfordert sie aber auch Erfahrung sowohl über die Möglichkeiten wie auch über die Grenzen der diagnostischen Methoden und therapeutischen Verfahren. Diese Kenntnisse und Erfahrungen gehen nach der geltenden Studienordnung und nach der postpromotionellen Ausbildungsordnung weit über die Anforderungen, die an den praktischen Arzt oder an den Internisten als Geriater gestellt werden, hinaus.

Der Arzt wird beim älteren Patienten vor besonders schwierige diagnostische Fragen gestellt und muß ständig entscheiden, ob die Behandlungwürdigkeit oder ob die Pflegebedürftigkeit dieses betagten Menschen im Vordergrund stehen. Angesichts der für das höhere Alter charakteristischen Multimorbidität und mit Rücksicht auf ein zumehmendes Angebot an hoch wirksamen Arzneimitteln muß er seine therapeutischen Verfahren laufend überdenken und, wenn notwendig, auch korrigieren.

Bei der Auswahl der Themen dieses Buches fanden besonders jene geriatrischen Probleme Berücksichtigung, die entweder epidemiologisch oder durch ihren invalidisierenden Einfluß große Bedeutung für den älteren Menschen besitzen. Es wurde darauf Bedacht genommen, die therapeutischen Möglichkeiten, aber auch ihre Grenzen aufzuzeigen. In diesem Sinne wurde ein Kapitel den im Alter veränderten pharmakokinetischen und pharmakodynamischen Verhältnissen und den Interaktionen der im Alter oft zu zahlreich verordneten Arzneimittel gewidmet.

Dieses Buch soll aufzeigen, daß gerade der betagte Mensch an allen medizinischen Errungenschaften teilhaben kann, wenn diese nach sorgfältiger Prüfung ihrer Indikation und ihrer Wirkungen eingesetzt werden. Es soll den Ärzten, die in die medizinische Versorgung alter Menschen eingebunden sind, Entscheidungen erleichtern helfen, und Studierende in wesentliche Fragen der Geriatrie einführen.

Wien, im März 1986 **K. H. Tragl**

Inhaltsverzeichnis

1. *Der betagte Mensch als Patient*

Innerhalb eines knappen Jahrhunderts hat sich die Lebenserwartung der Bevölkerung der industrialisierten Welt nahezu verdoppelt. Wurden noch vor etwa 100 Jahren kaum 40 Jahre als durchschnittliche Lebensdauer erreicht, so sind es heute bereits über 70 Jahre (Abb. 1). Diese Zunahme der Lebenserwartung wurde vor allem durch den Rückgang prämaturer Todesfälle ermöglicht. Dabei haben die peri- und postnatale Kindersterblichkeit ebenso abgenommen wie die Infektionskrankheiten (Diphtherie und Scharlach) oder wie die verheerenden Epidemien (Pest und Cholera).

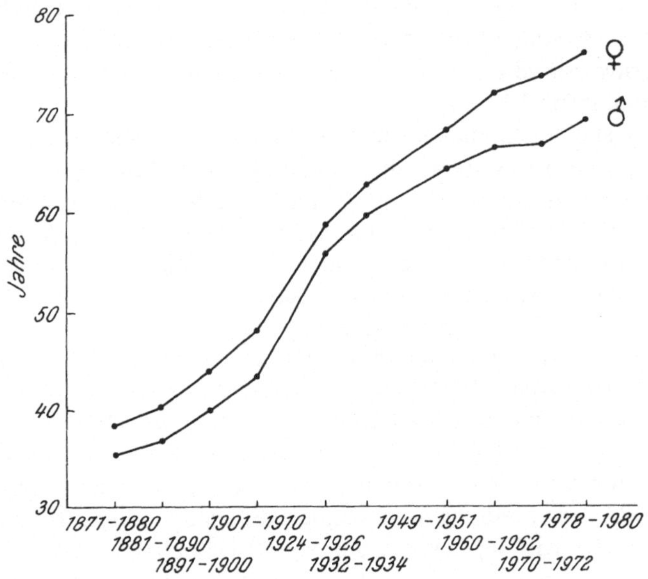

Abb. 1. Die Zunahme der Lebenserwartung eines Neugeborenen seit dem Jahre 1871
in der Bundesrepublik Deutschland
(Statistisches Jahrbuch 1982 für die Bundesrepublik Deutschland)

Mit der Zunahme des Alters ist eine Funktionseinschränkung vieler Organe verbunden, die eine Reduktion sowohl der psychischen wie auch der physischen Anpassungsfähigkeit mit sich bringt. Die Zunahme der Lebenserwartung gibt den chronischen Krankheiten, wie z.B. den sklerotischen Gefäßerkrankungen, aber auch den Abnützungen besonders im Bereich des Stütz- und Bewegungsapparates, die Möglichkeit zu ihrer vollen Manifestation. Ebenso nehmen im Alter verschiedene Stoffwechselkrankheiten, besonders der Diabetes mellitus, und auch maligne Krankheiten an Häufigkeit zu (Fries 1980). Tatsächlich bilden die erwähnten Krankheiten den überwiegenden Teil der Todesursachen im Alter (Kohn 1982).

Eine nicht unwesentliche Rolle bei der Entwicklung vieler psychischer und physischer Veränderungen spielt im höheren Lebensalter die durch eine Pensionierung erzwungene Ausgliederung aus dem Arbeitsprozeß und damit häufig auch aus dem sozialen Leben der Gesellschaft. Diese erzwungene Inaktivität gehört zu den häufigsten Einzelursachen biologischer Veränderungen, die üblicherweise dem Altern angelastet werden (Bortz 1982).

Erkrankungen des höheren Lebensalters verlaufen sehr häufig uncharakteristisch, werden oft mit sogenannten Altersbeschwerden verwechselt (reduzierte Leistungsfähigkeit, physische Schwäche, Konzentrationsschwäche usw.), gelegentlich überhaupt nicht wahrgenommen, manchmal aber auch durch psychische Erkrankungen (Depressionen) vorgetäuscht (Wright 1978). Sie sind gekennzeichnet durch einen Mangel, oft sogar durch das Fehlen von Symptomen. Diese Symptomenarmut besteht nicht nur bei chronischen Erkrankungen, sondern vielfach auch bei akuten Ereignissen, wie z.B. bei einem Herzinfarkt oder bei einer intestinalen Perforation. Selbst schwere Infektionen (Pneumonien und Harnwegsinfekte) verlaufen im höheren Alter häufig ohne Temperaturanstieg (Hodkinson 1973).

Es kommt aber nicht nur zu einer Abschwächung einer ansonst typischen Symptomatik, sondern es treten durch konsekutives Multiorganversagen völlig andere Symptome in den Vordergrund und verschleiern die auslösende Krankheit. So ist es nicht unüblich, daß sich Anämien oder Hyperthyreosen im Alter als Koronarinsuffizienz manifestieren oder daß sich eine Pneumonie als triviale Verwirrtheit präsentiert. Durchfallerkrankungen wiederum lassen häufig eine latente Niereninsuffizienz manifest werden.

Die Diagnostik wird im höheren Lebensalter auch durch die Multimorbidität erschwert. Der Patient präsentiert dann gleichzeitig die Symptome verschiedener Erkrankungen und es bedarf eines hohen diagnostischen Aufwandes, um die einzelnen Symptome den verschiedenen Krankheiten zuzuordnen. Auch die im höheren Lebensalter häufig geübte Praxis der Polypragmasie erschwert die Diagnostik. Die Verschreibung von schmerzstillenden oder antirheumatischen Arzneimitteln, von Antidepressive oder von Psychopharmaka im allgemeinen verschleiert die Symptome und verhindert klare Auskünfte des Patienten.

Das Erheben der Anamnese erfordert beim betagten Patienten besonders gute medizinische Kenntnisse, Geduld und ein hohes Maß an Zuwendung. Die Kenntnisse betreffen den besonderen Verlauf und die Interaktionen verschiedener Krankheiten im Rahmen der Multimorbidität. Die Geduld des Arztes wird dann in Anspruch genommen, wenn das Hörvermögen des Patienten reduziert ist und er schon aus Verlegenheit darüber geneigt ist, gestellte, jedoch nicht verstandene Fragen zu bejahen. Zum schlechten Hörvermögen gesellt sich nicht selten ein eingeschränktes Erinnerungsvermögen. Dazu verkennen viele ältere Patienten Zusammenhänge von Ursache und Wirkung und sie neigen dazu, Einzelheiten, die ihren unmittelbaren Lebensablauf betreffen, zu überwerten. Umgekehrt ziehen sich viele Patienten mit ihren Beschwerden zurück, legen sich ins Bett, geben lediglich Allgemeinbeschwerden wie Müdigkeit, Schwäche und Appetitlosigkeit an und geben sich schließlich überhaupt der Resignation hin. Hier ist es die Aufgabe des Arztes, Interesse und Lebenswillen des Patienten zu wecken, gezielt aber nicht induktiv Fragen zu stellen, um den medizinischen Informationsstand zu bereichern.

Nicht selten erinnert sich der Patient an Arztbriefe oder Befundberichte nach früheren Spitalsaufenthalten erst, wenn danach gefragt wird und oft ist es notwendig, beim Erheben der Anamnese auch Mitbewohner des Patienten (Verwandte, Lebensgefährten, Nachbarn) heranzuziehen.

Neben der klinischen Untersuchung des Patienten können viele diagnostische Schritte schon in seiner Wohnung durchgeführt werden und ersparen dem Patienten den oft mühevollen Transport in eine ihm fremde Umgebung. Weder für ein Blutbild, für serologische Untersuchungen, für einen Harnbefund, für einen Blutnachweis im Stuhl oder für ein EKG muß der Patient aus seiner Wohnung gebracht werden. Überhaupt sollten gerade beim älteren Patienten alle Untersuchungen gezielt und auf die Beschwerden gerichtet durchgeführt werden. Viele Untersuchungen, die beim betagten Menschen durchgeführt werden, erbringen pathologische Befunde, denen dann jede klinische Relevanz fehlt. Deshalb sollte die Richtlinie gelten, daß jenen Untersuchungen der Vorzug zu geben ist, die den größten Nutzen bei geringster Belästigung des Patienten erbringen.

Bei der Behandlung eines Patienten sollte an die Aufgaben des Arztes erinnert werden, die unter Zuhilfenehme letzter Erkenntnisse und technischer Möglichkeiten in der Wiederherstellung des Gesundheitszustandes seines Patienten und damit verbunden in einer Verlängerung des Lebens bestehen, die aber auch die Verbesserung des subjektiven Wohlbefindens zum Ziele haben müssen. Diese Aufgaben bleiben beim betagten Menschen unverändert, doch rückt bei einer kaum zu verlängernden Lebenserwartung die Verbesserung der Lebensqualität in den Vordergrund: *"To add life to years, not just years to life"* sollte nicht nur das Leitmotiv der amerikanischen gerontologischen Gesellschaft bleiben.

Letztlich sollten die Prinzipien der medizinischen Versorgung älterer Menschen auch den Studenten zugänglich gemacht werden. Die Erziehung zur ganzheitsmedizinischen Betrachtung gerade des älteren Patienten sollte ein wesentlicher Bestandteil des Ausbildungskataloges sein (Eisdorfer 1981). Die Beachtung der Würde und Integrität auch oder gerade des älteren Patienten ist unverzichtbar.

Literatur

Bortz, W. M.: Disuse and aging. J.A.M.A. 248: 1203–1208 (1982).
Eisdorfer, C.: Care of the aged: the barriers of tradition. Ann. Int. Med. 94: 256–260 (1981).

Fries, J. F.: Aging, natural death, and the compression of morbidity. New Engl. J. Med. 303: 130–135 (1980).
Hodkinson, H. M.: Non-specific presentation of illness. Brit. Med. J. 4: 94–96 (1973).
Kohn, R. R.: Cause of death in very old people. J.A.M.A. 247: 2793–2797 (1982).
Wright, W. B.: How to investigate an old person. Lancet ii: 419–420 (1978).

2. *Die Ernährung im Alter*

Die Ernährung hat in jedem Lebensalter größte Bedeutung für die körperliche und geistige Entwicklung, aber auch für die Leistungsfähigkeit des Menschen. Sie wird allerdings zu keiner Zeit und nirgends ausschließlich vom Bedarf geprägt. Die Präferenz für bestimmte Nahrungsmittel oder Nahrungsbestandteile ist u.a. von genetischen Faktoren abhängig, die auch Stoffwechselstörungen durch Änderungen des Diätverhaltens kompensieren können (Anonymous 1977). Auch regionale Besonderheiten sowie der kulturelle, der soziale und der wirtschaftliche Status bestimmen das Ernährungsverhalten und sind ebenfalls im Einzelfall kaum beeinflußbar (Hunter 1979, Templeton 1978). Beim älteren Menschen sind diese Faktoren oft akzentuiert, zusätzlich nehmen die individuellen, altersabhängigen Veränderungen des Verdauungstraktes Einfluß auf die Ernährung.

Während Mangelerscheinungen durch unzureichende Ernährung bei Kindern oder bei schwangeren Frauen rasch offenbar werden, benötigen sie beim älteren Menschen meistens eine lange Zeit bis zu ihrer erkennbaren Ausbildung. Besonders die Symptome Müdigkeit, Antriebslosigkeit, Schwäche und Rückgang der geistigen Leistungsfähigkeit werden zu oft mit der „Last der Jahre" und selten mit einer tatsächlichen zugrundeliegenden Mangelernährung in Verbindung gebracht (Goodwin 1983). Vitaminmangel, Eiweißmangel und Mangel an Ballaststoffen gehören zu den häufigsten Ursachen der Mangelkrankheiten.

Es ist aber keineswegs der Mangel an Nährstoffen allein, der im höheren Lebensalter zu Beschwerden oder zu klinischen Symptomen Anlaß geben kann. Auch der Fehlernährung kommt nicht selten eine krankmachende Bedeutung zu. Im Vordergrund stehen dabei der Konsum an hochraffinierten Lebensmitteln (besonders Kohlenhydraten), an tierischem Fett und an Kochsalz, die mit Verdauungsstörungen, mit der Atherosklerose, mit dem Typ-2-Diabetes und mit der Hypertonie in Verbindung zu bringen sind.

Untersuchungen über die Beziehung von Ernährung und Lebenserwartung haben keine einzelnen Faktoren isolieren können, die zu einer Verlängerung der Lebenserwartung führen. Es scheint aber, als wäre überdurchschnittlicher Gewichtszuwachs in der ersten Lebensphase (Ross 1976) ebenso wie höheres Übergewicht im späteren Leben (Dyer 1975) mit der Lebenserwartung negativ korreliert. Für eine hohe Lebenserwartung ist ein aktives Leben mit sozialer Integration bis ins höchste Alter notwendig: "People who no longer have a necessary role to play in the social and economic life of their society generally deteriorate rapidly. The pattern of increasingly early retirement in our own society takes a heavy toll of our older citizens" (Leaf 1973). Ältere Menschen brauchen also die Möglichkeit, ihre während eines langen Lebens erworbenen Fähigkeiten der Gesellschaft nutzbar zu machen. Sie können dies allerdings nur dann tun, wenn neben anderen Voraussetzungen auch ihre körperlichen und geistigen Fähigkeiten durch eine angepaßte Ernährung entfaltet bleiben. Als Ziele einer altersgerechten Ernährung sind anzustreben:

1. die Wahrung des subjektiven Wohlbefindens,
2. die Bewahrung der individuellen Leistungsfähigkeit,
3. Die Prophylaxe hinsichtlich der im Alter dominierenden Ausfallserscheinungen oder Krankheiten.

Zu den vielen Faktoren, die für eine Ernährungsstörung verantwortlich zu machen sind, gehören die wirtschaftliche Bedürftigkeit, die meistens zu einseitiger Ernährung mit Eiweiß- und Vitaminmangel führt (Obst- und Fleischmangel). Eine Visus- oder eine Gehbehinderung zwingt ältere Menschen zum seltenen Verlassen der Wohnung und zu großer Vorratshaltung von Lebensmitteln, die oft unsachgemäß und viel zu lange gelagert werden.

Die altersabhängigen Funktionseinschränkungen des Intestinaltraktes beginnen mit dem Rückgang der Duft- und Geschmacksempfindung und einem damit verbundenen Verlust an Essensfreude (Norden 1979). Karies, Parodontose, Zahnverlust, mangelhafter Zahnersatz, aber auch ein Rückgang des Speichelflusses erschweren das Kauen und veranlassen alte Menschen oft, die Auswahl ihrer Lebensmittel weniger nach Bedarf als nach Kaufähigkeit auszusuchen (Östlund 1979). Die Resorption der Nahrungsmittel ist im höheren Lebensalter verzögert und reduziert, wird allerdings durch eine verlängerte Passagezeit kompensiert (Dietze 1976). Die Einschränkung der Resorption ist fast immer multifaktoriell bedingt (Montgomery 1978). Ihre häufigsten Ursachen sind:

1. die Sub- und Anazidität des Magens (Kekki 1982) oder ein operierter Magen mit Änderung und Wucherung der Bakterienbesiedelung (Roberts 1977),
2. eine Divertikulose mit übermäßiger Bakterienabsiedelung,
3. eine intestinale Ischämie,
4. eine chronische Pankreasinsuffizienz,
5. eine Funktionsstörung der Gallenblase oder der Gallenwege,
6. eine Amyloidose bei entzündlichen, rheumatischen oder malignen Erkrankungen.

Als Parameter einer unzureichenden Ernährung oder einer Malbsorption gelten das Körpergewicht, das Serumalbumin, das Hämoglobin, der Serumeisen- und der Serumkalziumspiegel sowie der Vitamin A-Spiegel und die Prothrombinzeit (Yearick 1980, Oberdisse 1962).

Erster und wichtigster Anhalt für eine Malabsorption ist im diagnostischen Vorgehen eine Steatorrhoe, mit der Regel, daß eine Fettausscheidung von mehr als 6–8 g/Tg oder 6–8% des zugeführten Fettes als pathologisch anzusehen sind (Gebhard 1983). In der weiteren diagnostischen Aufarbeitung können Resorptionstests, aber auch radiologische Untersuchungen notwendig werden.

Der Kalorien- und Nährmittelbedarf im Alter

Das höhere Lebensalter ist gekennzeichnet durch einen Rückgang des Energie-
bedarfes (Tabelle 1). Verantwortlich für den reduzierten Energiebedarf ist nicht
nur die mit dem Alter rückläufige körperliche Aktivität, sondern auch eine
Abnahme des Grundumsatzes (Tabelle 2) (Boothby 1936). Zwar verliert die
Muskulatur mit dem Alter an Effizienz und benötigt deshalb für dieselbe Arbeit
mehr Energie, doch kompensiert dieser erhöhte Aufwand nicht für die reduzierte Aktivität.

Tabelle 1. *Altersabhängiger Kalorienbedarf für Männer und Frauen*

Alter	Männer	Prozent	Frauen
20–30	3200	100%	2300
30–40	3100	97%	2225
40–50	3000	94%	2160
50–60	2775	85,6%	1990
60–70	2565	79%	1825
über 70	2110	69%	1585

Die Werte für die 20–30jährigen sind mit 100% angenommen.

Ein gutes Maß für eine ausgeglichene Kalorienzufuhr ist das Körpergewicht.
Sein mit dem Alter häufig zu beobachtender Anstieg ist Hinweis für ein unaus-
gewogenes Verhältnis von körperlicher Aktivität und Kalorienzufuhr. Der langsame Abbau von Muskelgewebe und sein Ersatz durch Fettgewebe sollte keine
Auswirkung auf das Körpergewicht haben.

Tabelle 2. *Grundumsatz, ausgedrückt in Kalorien/m^2 Körperoberfläche/Stunde*

Männer			Frauen	
Alter (Jahre)	Mittelwert	Standard- abweichung	Mittelwert	Standard- abweichung
10	48,0	3,2	45,7	2,9
20	41,6	2,5	36,3	2,5
30	39,6	2,3	35,8	2,2
40	38,3	2,3	35,5	2,2
50	37,0	2,3	34,4	2,2
60	35,7	2,3	32,8	2,2
70	34,5	2,3	32,2	2,2
75	33,4	2,3	32,0	2,2

Nach Boothby 1936.

Als Richtlinie für den Kalorienbedarf können die von der Food and Agriculture Organisation (FAO) ermittelten Bedarfszahlen herangezogen werden (Tabelle 1).

Als Energieträger kommen im wesentlichen nur Kohlenhydrate, Fette und Proteine in Frage. Alkohol spielt eine untergeordnete Rolle, auch wenn im Ernährungsbericht 1980 der Deutschen Gesellschaft für Ernährung die Energiezufuhr durch Alkohl bei Männern zwischen 36 und 50 Jahren über 10% und bei Männern über 65 Jahren beinahe 8% ausmachte. Dieser Ernährungsbericht weist für die genannten Altersgruppen auch die Prozentanteile der übrigen Energieträger aus. Ihm müssen die Empfehlungen für die wünschenswerte Nährstoffverteilung beim alten Menschen gegenübergestellt werden (Tabelle 3) (Zöllner 1983).

Tabelle 3. *Gegenüberstellung der Ernährungsgewohnheiten und der empfohlenen Nährstoffverteilung für ältere Menschen*

	Ernährungsgewohnheiten		Empfohlene Nährstoffverteilung für ältere Menschen
	36–50 Jahre	Über 65 Jahre	
Zucker	16,5%	15,6%	10%
Polysaccharide	26,5%	26,4%	42%
Mehrfach ungesättigte Fettsäuren	5,5%	5,6%	10%
Einfach ungesättigte Fettsäuren	13,6%	15,0%	10%
Gesättigte Fettsäuren	15,5%	17,1%	10%
Proteine	11,3%	11,9%	13%
Alkohol	10,5%	7.8%	5%

Der Gegenüberstellung ist zu entnehmen, daß zuviel Alkohol, zuviel Fett und dafür zuwenig Kohlenhydrate konsumiert werden. Für den hohen Fettkonsum sind besonders die ,,versteckten Fette‘‘ in verschiedenen Käse-, Wurst- und Fleischsorten verantwortlich. Der Fettkonsum steigt mit zunehmendem Alter und es steigt auch das Mißverhältnis von gesättigten zu ungesättigten Fettsäuren (Abb. 2). Die empfohlene Steigerung der Zufuhr von Kohlenhydraten kann bei der mit zunehmendem Alter absinkenden Glukosetoleranz nur in einer vermehrten Zufuhr von gering aufgeschlossenen Kohlenhydraten bestehen. Hochraffinierte Kohlenhydrate würden die Neigung zum Diabetes mellitus und zum Übergewicht lediglich weiter akzentuieren (Wolfram 1984, Oberdisse 1962).

Der Eiweißbedarf steigt im höheren Lebensalter relativ an, und zwar von täglich 1,0 g/kg Körpergewicht auf täglich 1,2 g/kg Körpergewicht. In vielen der durchgeführten Ernährungserhebungen bleibt besonders die Zufuhr von Eiweiß und ebenso jene von Vitaminen, Eisen und Kalzium hinter dem Bedarf zurück (Furtmayr-Schuh 1980, Templeton 1978).

Mineralstoffe finden sich als anorganische Substanzen in verschiedenen Enzymen, in Hormonen, in der extra- und intrazellulären Flüssigkeit, aber ebenso im Skelett. Sie sind essentielle Nahrungsbestandteile und u.a. an elektrochemischen Reaktionen sowie an der osmotischen Druckregulation beteiligt (Wirth 1980a) (Tabelle 4).

Tabelle 4. *Richtlinien zum täglichen Bedarf des älteren Menschen an Mineralstoffen und Vitaminen*

Mineralstoffe		Vitamine		
Natrium	2000–3000 mg	Vitamin A (Retinol)	4000–5000	I.U.
Chlor	3000–5000 mg	Vitamin C (Ascorbinsäure)	45–75	mg
Kalium	2000–3000 mg	Vitamin E (Tokopherol)	12–15	I.U.
Kalzium	700–800 mg	Niacin (Nikotinamid)	9–15	mg
Phosphor	700–800 mg	Vitamin B_1 (Thiamin, Aneurin)	1,0–1,6	mg
Magnesium	250–350 mg	Vitamin B_2 (Riboflavin)	1,8–2,0	mg
		Vitamin B_6 (Pyridoin)	1,6–1,8	mg
		Vitamin B_{12} (Cyanocobalamin)	3,0–3,5	μg
		Folsäure	400	μg

Nach Oberdisse 1962, Todhunter 1978, Wirth 1980b.

Vitamine sind organische Verbindungen, die im Körper nicht oder nicht ausreichend gebildet werden. Damit gehören sie ebenfalls zu den essentiellen Nahrungsbestandteilen. Als Bestandteile von Enzymen und Hormonen sind sie an katalytischen Reaktionen beteiligt.

Spurenelemente haben ebenfalls vitale Bedeutung. Sie sind Bausteine vieler Enzyme sowie einiger Hormone und Vitamine und vermitteln u.a. oxidative Reaktionen und Phosphorylierungen. Sie sind zwar nur in Spuren vorhanden (Tabelle 5), haben aber für den Ablauf biologischer Vorgänge essentielle Bedeu-

Tabelle 5. *Bestand an Spurenelementen und täglicher Bedarf beim erwachsenen Menschen*

	Bestand der Spurenelemente beim Erwachsenen	Täglicher Bedarf an Spurenelementen (mg/24 Stunden)
Eisen	4–5 g	10
Zink	1–2 g	15
Kupfer	60–120 mg	2–3
Mangan	12–20 mg	2,5–5,0
Selen	7 mg	0,05–0,2
Chrom	5 mg	0,05–0,2
Jod	10–20 mg	0,1–0,14
Molybdän	9 mg	0,1–0,14
Kobalt	1 mg	0,15–0,5

tung (Commitee on Dietary Allowances 1980). Spurenelemente finden sich in pflanzlichen und in tierischen Nahrungsmitteln, allerdings werden sie aus Fleisch am besten resorbiert und verwertet (Wirth 1980b).

Praktische und lebensnahe Ernährungsempfehlungen haben nicht nur den Nahrungsmittelbedarf, sondern zur Sicherstellung der Compliance auch die individuellen Ernährungsgewohnheiten zu berücksichtigen (Templeton 1978, Todhunter 1978, Wolfram 1984), und haben zunächst die Einschränkung des Fettanteiles der Nahrung zum Inhalt. Damit werden der stärkste Energieträger und eine der Ursachen des Übergewichtes im Alter reduziert. Wenn auch im höheren Lebensalter die Bedeutung der Hyperlipidäme für die Entstehung und Prognose der Atherosklerose abnimmt, wird durch die Einschränkung des Konsums an tierischen Fetten und gleichzeitiger Umstellung auf einen höheren pflanzlichen Fettanteil mit Margarine, Maiskeim- und Sonnenblumenöl doch die Progredienz der sklerotischen Gefäßveränderungen reduziert (Lipid Research Clinics Program 1984, Schettler 1978) (Abb. 2).

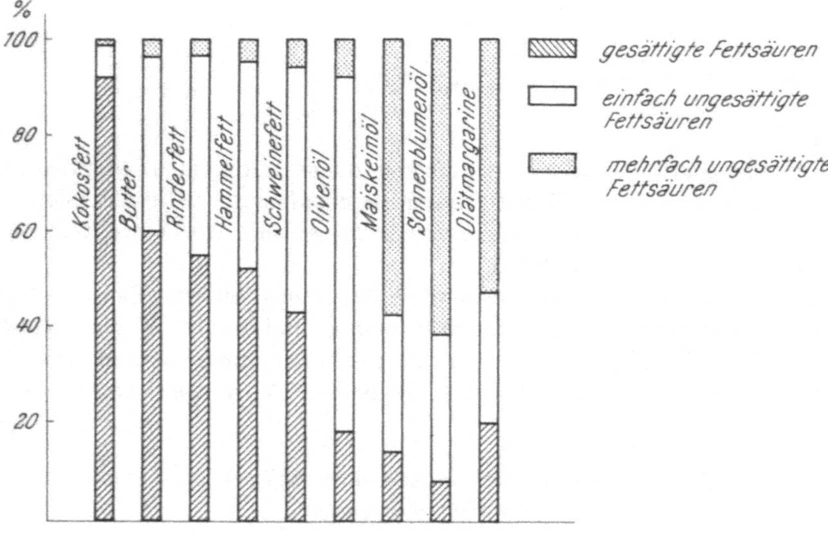

Abb. 2. Fettsäuregehalt wichtiger Nahrungsfette und Öle

Bei der Erhöhung des Kohlenhydratanteiles der Nahrung ist zu beachten, daß sie überwiegend in Form unraffinierter Lebensmittel erfolgt. Zu empfehlen sind Kartoffel, Mischbrot, ungeschälter Reis, Teigwaren usw. Ebenso empfehlenswert sind Gemüse, Kraut, Kohl und Hülsenfrüchte. Sie führen allerdings nicht selten zu Blähungen und werden dann eher gemieden.

Magere Fleisch- und Wurstsorten sowie Fischgerichte gewährleisten eine hochwertige Eiweißzufuhr. Ihre Ergänzung durch Milchprodukte wie Vollmilch, Magermilch, Käse, Yoghurt und Topfen bringt weitere Abwechslung in das Menü und sorgt gleichzeitig für ausreichende Kalzium- und Vitaminzufuhr.

Obst, Gemüse und Salate ergänzen dieses Vitaminangebot und regen durch ihren Ballastgehalt die Darmtätigkeit an.

Die Flüssigkeitsaufnahme hat besonders im höheren Lebensalter große Bedeutung, weil mit reduziertem Durstgefühl, mit der Angst vor Harnverlust oder vor einer Nykturie oder gar mit körperlicher Behinderung jene Faktoren zunehmen, die eine ausreichende Flüssigkeitszufuhr beeinträchtigen. Außerdem benötigt die Niere bei sinkender Konzentrierfähigkeit immer größere Flüssigkeitsmengen, um die harnpflichtigen Substanzen zur Ausscheidung zu bringen. Damit droht eine Beeinträchtigung der Flüssigkeitshomeostase mit der Tendenz zur Dehydratation und Hypernatriämie. Bei Berücksichtigung dieser Fakten in der Ernährungspraxis bedeutet dies, daß die ausreichende Bereitstellung von Suppen und Getränken mehr als nur appetitanregende Bedeutung hat. Sie erfüllt die wichtige Aufgabe, ein Auseinanderklaffen der Aufnahme und Ausscheidung von Flüssigkeit zu verhindern.

Ballaststoffe in der Nahrung

Der Ballast in unseren Nahrungsmitteln besteht aus schwer oder nicht verdaulichen Nahrungsbestandteilen sowohl pflanzlichen wie auch tierischen Ursprungs. Der Ballast tierischen Ursprungs findet sich vorwiegend in den verschiedenen Bindegeweben und hat chemisch den Charakter von Polysacchariden. Polysaccharide sind gemeinsam mit Lignin auch Bestandteil jener pflanzlichen Stoffe, die als Ballast die weitaus größte Bedeutung haben. Im Detail handelt es sich um Zellulose, Hemizellulose, Pektine und bestimmte Harze (Trowell 1977).

Ballaststoffe sind schwer oder nicht verdauliche Stoffe und nicht zuletzt deshalb ohne verwertbaren Kalorien- oder Vitamingehalt. Sie sind aber keineswegs für die Verdauung bedeutungslose oder abträgliche Substanzen. Ihre quellende Eigenschaft führt zur Dehnung des Darmes mit Steigerung des Tonus der Darmmuskulatur aber auch mit Zunahme der Peristaltik und damit der Darmpassage (Walter-Sack 1984).

In der Praxis ist Kleie hinsichtlich dieser Wirkungen auf den Darm der effektvollste Ballaststoff. Dies geht auch aus ihrer Fähigkeit hervor, das Stuhlgewicht zu erhöhen (Burkitt 1979) (Tabelle 6).

Tabelle 6. *Tägliches Nahrungsgewicht (g) zur Verdoppelung des Stuhlgewichtes*

Kleie	47
Brot	
Vollkorn	194
Weißbrot	610
Karotten	905
Kohl	1066
Äpfel	3505

Die Bestandteile unserer Nahrung haben in den letzten Jahrhunderten nicht zuletzt infolge der zunehmenden Technisierung der Nahrungsaufbereitung eine qualitative und quantitative Änderung erfahren. Innerhalb dieser Veränderungen, die im wesentlichen in einer stets zunehmenden Raffinierung der Lebensmittel bestehen, ist der Anteil der Ballaststoffe unter den Nahrungsbestandteilen immer geringer geworden (Rottka 1980). Die umgekehrte Beziehung von Entwicklungsstand eines Landes und dem Fasergehalt der Nahrung seiner Bevölkerung ist auch in unserer Zeit zu beobachten (Trowell 1977). Mit der relativen Abnahme der Ballaststoffe der Nahrung haben offensichtlich auch einige Leiden und Krankheiten in der betroffenen Bevölkerung zugenommen.

Für die Obstipation und die Zunahme der oft symptomlos verlaufenden Divertikelkrankheit des Colons scheinen die Zusammenhänge klar (Gear 1979, Manousos 1985, Berry 1984). Nicht so eindeutig aber doch wahrscheinlich sind die Zusammenhänge zwischen reduziertem Ballastgehalt und der Entstehung von kolorektalen Karzinomen (Burkitt 1978), der Bildung von Gallensteinen (Pomare 1976, Wechseler 1984), aber auch der Entwicklung einer diabetischen Stoffwechsellage (Jenkins 1978, Laube 1983, Kay 1981).

Ein hoher Ballastgehalt der Nahrung vermindert das Risiko der Entstehung eines kolorektalen Karzinoms mehrfach. Er führt zur Beschleunigung der Passagezeit und zu einer Verdünnung des Darminhaltes, wodurch die Kontaktzeit der durch hohen Fett- und Fleischkonsum vermehrt sezernierten Gallensäuren aber auch der durch eine modifizierte Darmflora gebildeten kanzerogenen Stoffe (Hill 1974, Jain 1980, Breuer 1985) verkürzt wird. Ballaststoffe pflanzlichen Ursprungs hemmen überhaupt die Besiedelung des Darmes mit anaeroben Keimen und reduzieren damit auch die Umwandlung der primären in sekundäre Gallensäuren, denen eine kanzerogene Wirkung zukommt (Abb. 3) (Reddy 1981, Burkitt 1978).

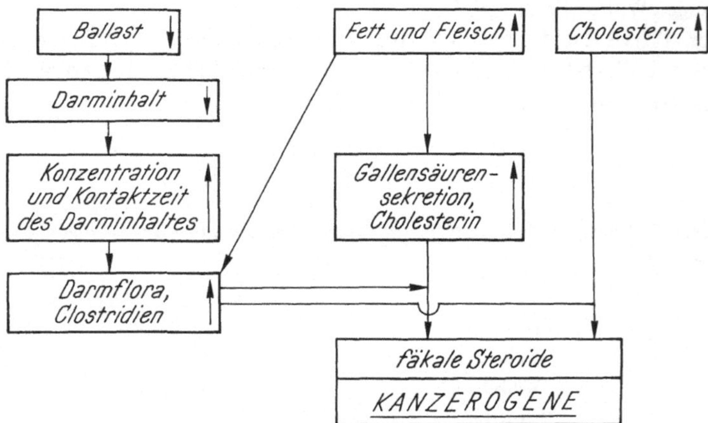

Abb. 3. Fett, Fleisch und Cholesterin als Risikofaktoren für das kolorektale Karzinom

Daß Eingriffe in biologische Systeme höchst problematisch sein können, zeigen jene medikamentösen Maßnahmen zur Senkung des Serum-Cholesterinspiegels, die über eine gesteigerte biliäre Cholesterinausscheidung wirksam sind. Sie könnten über eine Zunahme der Cholesterinmetabolite im Stuhl auch das Karzinomrisiko erhöhen (Committee of Principle Investigators 1978).

Nahrungsballast hemmt die Umwandlung von primären in sekundäre Gallensäuren und hemmt damit die Synthese von Deoxycholsäure. Weil aber Deoxycholsäure zur Übersättigung der Galle mit Cholesterin notwendig ist, hemmen die Ballaststoffe mit dieser Übersättigung auch die Bildung von Cholesterin-Gallensteinen (Wechseler 1984).

Die industrielle Aufbereitung der Nahrungsmittel mit Aufschließung besonders der Kohlenhydrate ergibt hohe postprandiale Blutzuckerspiegel und eine überschießende Insulinsekretion. Ballastreiche Nahrungsmittel verzögern die Glukoseabsorption, reduzieren den Blutzuckeranstieg und verhindern damit eine erhöhte Insulinsekretion (Jenkins 1978, Kay 1981). Die Reduktion des Blutzuckeranstieges nach ballastreicher Kost ist auch beim manifesten Typ 1- und Typ 2-Diabetes zu beobachten und erleichtert die Behandlung dieser Stoffwechselstörung (Laube 1983, Rivellese 1980, Simpson 1981). Unter ballastreicher Diät wurde auch ein Rückgang des Serumglukagons beobachtet (Miranda 1978).

Ballaststoffe müssen demnach als wesentlicher Bestandteil der Nahrungsmittel gesehen werden. Sie haben unmittelbaren Einfluß auf die Darmtätigkeit und sind nicht nur für die Morbidität, sondern auch für die Mortalität von Stoffwechselerkrankungen und Dickdarmkarzinomen von Bedeutung (Kromhout 1982, Correa 1982).

Ernährung und Atherosklerose

Sklerotische Gefäßerkrankungen und deren Komplikationen stehen unter den Todesursachen der Industrienationen an erster Stelle. Im Jahre 1982 betrug der Anteil der Herz- und Kreislauferkrankungen an den Todesursachen in Deutschland über 50% und die Mortalität koronarer Ereignisse stieg in den Jahren von 1970 bis 1981 von 14,4% auf 18,3% (Schriftenreihe 1983).

Die Rangordnung der Risikofaktoren für die Atherosklerose variiert zwar in den verschiedenen Organen, dennoch stehen die Hypertonie und die Hypercholesterinämie in dieser Rangordnung stets an vorderster Stelle (Kannel 1976, Schettler 1978). Während allerdings die Hypertonie bis zum Lebensende als Risikofaktor einzustufen ist, verliert die Hypercholesterinämie mit zunehmendem Alter ihre Bedeutung als Risikofaktor (Kannel 1979) und eine zielführende cholesterinsenkende Therapie muß früh einsetzen (Hjermann 1979). Hier soll nicht auf die jahrelange Diskussion um den Stellenwert einer Reduktion des Cholesterinspiegels auf den Rückgang koronarer Ereignisse eingegangen werden. Nach den Interventionsstudien aus Framingham und Oslo ist der therapeutische Wert einer solchen Behandlung unbestritten (Lipid Research Clinics Program 1984, Hjermann 1979).

Von den Subfraktionen der Blutfette sind es in erster Linie hohe Konzentrationen an Low-Density-Lipoproteins (LDL), die eine enge Beziehung zum kardiovaskulären Risiko haben. Auch einer niedrigen Fraktion an High-Density-Lipoproteins (HDL) kommt Bedeutung für die Entstehung sklerotischer Gefäßerkrankungen zu (Lees 1982, Assmann 1980).

Eingreifende diätetische oder medikamentöse Maßnahmen zur Senkung des Cholesterinspiegels kommen beim älteren Menschen wahrscheinlich zu spät und es ist die Beziehung zwischen Hypercholesterinämie und Koronarsklerose bzw. koronaren Ereignissen ein gutes Beispiel dafür, daß die Prophylaxe in jüngeren Jahren vielfach die beste Therapie für das höhere Alter ist. In der diätetischen Prophylaxe sind ganz allgemein eine Einschränkung des Fettkonsums und eine relative Zunahme des Verzehrs an mehrfach ungesättigten Fettsäuren zu empfehlen (Schlierf 1978). Bei Patienten mit bereits erhöhtem Cholesterinspiegel sollte der Fettverzehr etwa 30% der zugeführten Energie betragen und das Verhältnis von mehrfach ungesättigten zu gesättigten Fettsäuren sollte ausgeglichen 1:1 sein (Schlierf 1978, Hjermann 1979). Die Steigerung des Verzehrs von mehrfach ungesättigten Fettsäuren ist durch Vermeidung tierischer Fette bzw. deren Ersatz durch Margarine für den Aufstrich und durch Sonnenblumen- und Maiskeimöl zum Kochen zu erzielen. Medikamentös sind Nikotinsäurederivate in Verwendung, welche die Synthese der VLDL reduzieren, aber auch Clofibrat und Bezafibrat, welche ebenfalls die Bildung der VLDL hemmen. Cholestyramin ist ein unlösliches Harz, das Gallensäuren bindet und ausscheidet und konsekutiv den Serum-Cholesterinspiegel senkt. Die Senkung des Cholesterinspiegels reduziert die koronare Morbidität und Mortalität beträchtlich (Committe of Principle Investigators 1978, Lipid Research Clinic Program 1984). Nebenwirkungen des Clofibrats haben allerdings die nicht-koronare Mortalität ansteigen lassen (Committee of Principle Investigators 1984).

Karzinogene und Anti-Karzinogene in der Nahrung

Systematische chemisch und tierexperimentelle Untersuchungen der Grundstoffe in unserer Nahrung haben gezeigt, daß einigen von ihnen eine mutagene und manchen sogar eine kanzerogene Wirkung zukommt. Die Epidemiologie verschiedener Karzinome gibt tatsächlich Hinweise für Zusammenhänge zwischen ihrem Auftreten und dem Nahrungsverhalten der betroffenen Individuen (Ames 1983).

Andere Nahrungsstoffe haben offenbar durch antioxidative oder gegen freie Radikale gerichtete Fähigkeiten anti-kanzerogene Eigenschaften und stellen damit Abwehrmechanismen gegen krebserregende Stoffe dar (Shamberger 1973). Das Vorkommen sowohl kanzerogener wie auch anti-kanzerogener Stoffe und auch ihr Verhältnis zueinander wechselt von Region zu Region und wird auch durch die Zubereitung der Speisen und durch die Eßgewohnheiten der Bevölkerung beeinflußt.

Zu den kanzerogen wirkenden Substanzen, die den Nahrungsgrundstoffen inhärent sind, müssen noch jene Nahrungsmittelzusätze gerechnet werden, die entweder — so wie verschiedene Hormone in der fleischproduzierenden Wirtschaft oder wie Zyklamate in der Genußmittelindustrie — bewußt zur Hebung des Ertrages, der Haltbarkeit oder zur Geschmackskorrektur zugefügt werden oder die unbewußt und ungewollt über Umwelteinflüsse die Nahrungsmittel kontaminieren. Für diese letzte Gruppe sind die aus den Verbrennungsrückständen stammenden polyzyklischen, aromatischen Kohlenwasserstoffe ein typisches Beispiel.

In epidemiologischen Untersuchungen wurde bei Patienten mit Dickdarmkarzinomen ein erhöhter Fett- und Fleischkonsum (Wynder 1976, Jain 1980), damit in Zusammenhang eine stärkere Besiedelung des Darmes mit den anaerob wachsenden Clostridien und ein höheren Gehalt des Stuhles an Gallensäuren und Cholesterinmetaboliten festgestellt (Hill 1974, Reddy 1981). Die Änderung der Darmflora führt zur Aktivitätssteigerung der fäkalen 7-alpha-Dehydroxylase, welche primäre in sekundäre Gallensäuren umwandelt, denen schließlich eine kanzerogene Eigenschaft zukommt (Reddy 1977). Eine Änderung der Sekretion und des Stoffwechsels der Galle könnte auch Ursache der nach einer Cholezystektomie gefundenen, erhöhten Inzidenz des Dickdarmkarzinoms sein (Linos 1981).

Die übermäßige Zufuhr von Fett wird nicht nur mit der Entstehung des Dickdarmkarzinoms in Verbindung gebracht, sondern diese scheint, gemeinsam mit einer erhöhten Körpergröße und/oder Körpermasse (de Waard 1975), auch Bedeutung für die Entstehung des Mamma-Karzinoms dann zu besitzen (Lubin 1981), wenn mehrfach ungesättigte Fettsäuren enthalten sind (Hopkins 1979).

Tatsächlich finden sich bei postmenopausalen Frauen mit hohem Fettkonsum sowohl geringere Ausscheidungswerte für östrogene Steroide wie auch höhere Plasmaspiegel für Östron und Östradiol (Goldin 1981), als sie bei vegetarisch ernährten Frauen angetroffen werden. Als Mechanismen dieser durch gesteigerten Fettkonsum induzierten Steigerung der Inzidenz des Mamma-Karzinoms ist einerseits eine gesteigerte Prolaktinsekretion angeschuldigt worden (Wynder 1976), andererseits eine im Darm durch veränderte bakterielle Umsetzung gesteigerte Synthese kanzerogener Substanzen, und letztlich eine bei postmenopausalen Frauen im vermehrten Fettgewebe auch gesteigert ablaufende Umwandlung von androgenen zu östrogenen Hormonen.

Zu den mit Nahrungsmitteln aufgenommenen karzinogenen Stoffen gehören die N-Nitroso-Verbindungen sowie Nitrate und Nitrite als deren Vorstufen. N-Nitroso-Verbindungen werden mit der Entstehung von Ösophagus-, Magen- und Blasen-Karzinomen in Verbindung gebracht (Lijinsky 1970). Sie finden sich in geringem Ausmaß direkt in Tabakwaren, in eingemachtem oder gepökeltem Fleisch und auch in Malzprodukten (Tannenbaum 1983) und werden sonst erst im Menschen aus Nitriten synthetisiert. Die Vorstufen sind Nitrate, welche Nahrungsmittel und am häufigsten Trinkwasser kontaminieren (Correa 1975) und im Magen zu Nitriten reduziert werden. Bei höheren pH des Magensaftes, wie es im höheren Lebensalter zunehmend gefunden wird, nimmt die bakterielle Besiedelung des Magens zu und damit die Umsetzung von Nitraten in Nitrite (Reed 1981 (Abb. 4).

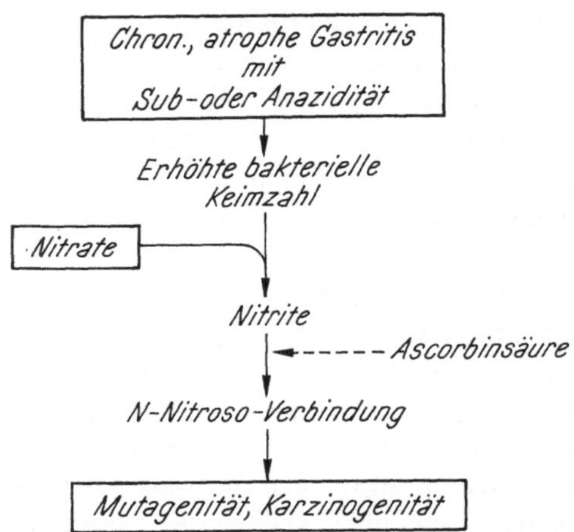

Abb. 4. Nitrate und Nitrite als Risikofaktoren für das Magenkarzinom

Alkohol gehört zwar nicht zu den essentiellen Nährmitteln, er spielt aber bei einem großen Teil der Bevölkerung als Genußmittel und bei einem kleineren Teil als hoher Energieträger eine nicht unwesentliche Rolle. Epidemiologisch wird Alkohol mit Karzinomen des Mundes, des Pharynx und Larynx, des Ösophagus und auch der Leber in Verbindung gebracht (Graham 1981, Hoey 1981). Biochemisch begünstigt der Alkohol Chromosomenaberrationen und für sein Stoffwechselprodukt, den Azetaldehyd, sind mutagene und teratogene Wirkungen nachgewiesen.

Anti-kanzerogene Nährmittel

Nährmittel, die freie Radikale binden können, die eine antioxidative Wirkung haben und die Umwandlung von Nitriten in Nitrosamine zu hemmen vermögen, sind als potentiell anti-kanzerogen anzusehen. Es ist deshalb keine Überraschung, daß die möglicherweise antikanzerogene Wirkung der Vitamine A, E und C entweder in epidemiologischen Untersuchungen oder auf der Suche nach den genannten Fähigkeiten ermittelt wurde. Wenn aber schon der Nachweis einer kanzerogenen Wirkung eines Stoffes schwierig ist, dann ist die antikanzerogene Wirkung noch viel schwieriger nachzuweisen und alle bisher vorliegenden Ergebnisse sind mit einem gewissen Maß an Vorsicht und Zurückhaltung aufzunehmen.

Vitamin A

Erste epidemiologische Untersuchungen haben eine Beziehung zwischen dem Rückgang des Bronchuskarzinoms und einem hohen Konsum an Vitamin A hergestellt (Bjelke 1975, Bollag 1983, Rettura 1983) und wurden durch Hinweise über eine antikanzerogene Wirkung des Vitamin A bei Blasen-, Ösophagus- und Mamma-Karzinoms ergänzt. Die weitere Prüfung und die Differenzierung zwischen den Wirkungen des beta-Karotins, einer vorwiegend pflanzlichen Vorstufe, und dem eigentlichen Vitamin Retinol haben eher das beta-Karotin für die protektive Wirkung verantwortlich gemacht (Shekelle 1981, Peto 1981). Studien über die Beziehung des Plasma-Vitamin A-Spiegels und der Karzinom-Inzidenz sind zwar nicht einheitlich (Willett 1984, Stähelin 1982), geben aber doch Hinweise für eine potentiell antikanzerogene Wirkung eines hohen Retinol-spiegels.

Der Wirkungsmechanismus der Karotenoide wird ihrem antioxidativen Vermögen und ihrer Fähigkeit zur Bindung freier Radikale zugeschrieben.

Vitamin E

Das in pflanzlichen Fetten vorkommende Vitamin E ist eine starke antioxidative Substanz, das u.a. die Autooxidation ungesättigter Fettsäuren verhindert. Mit dieser Wirkung wird auch die peroxidative Auflösung der Membranlipide und in weiterer Folge die Zerstörung der Zelle verhindert (Davies 1982, Cook 1980).

Während substantielle epidemiologische Untersuchungen für das Vitamin E fehlen, wird auf seine protektiv antikanzerogene Wirkung bei der Verabreichung von Adriamycin und Daunomycin sowie auf seine protektive Wirkung für DNA-Veränderung nach Strahlenbelastung hingewiesen.

Vitamin C

Von Linus Pauling wurde der Ascorbinsäure schon vor vielen Jahren eine antikanzerogene Wirkung zugeschrieben, und erst vor wenigen Jahren wurde von ihm auf diese Fähigkeit des Vitamin C neuerlich verwiesen (Cameron 1979). Die zu diesem Thema vorliegenden epidemiologischen Daten sind allerdings dürftig und beschränken sich auf vereinzelte Berichte über Zusammenhänge zwischen niedrigem Vitamin C-Gehalt der Nahrung und einer erhöhten Inzidenz von Karzinomen des oberen Intestinaltraktes und des Uteruskarzinoms (Mirvish 1972, Wassertheil 1981). In einer norwegischen Studie allerdings (Bjelke 1975) war eine negative Beziehung zwischen der Inzidenz des Magenkarzinoms und der Aufnahme von Vitamin C über die Nahrung herzustellen.

Im möglichen antikanzerogenen Mechanismus kommt dem Vitamin C, ähnlich wie den bereits genannten Vitaminen A und E, eine antioxidative Wirkung zu, auch wird die Bildung von Nitrosaminen aus Nitriten durch Ascorbinsäure gehemmt (Mirvish 1972).

Literatur

Ames, B. N.: Dietary carcinogens and anticarcinogens. Science 211: 1256–1264 (1983).
Anonymous: Dietary preferences, growth, aging and life span. Nutrit. Rev. 35/1: 49–50 (1977).
Assmann, G., Schriewer, H., Schulte, H., Oberwittler, W.: Der Stellenwert des HDL-Cholesterin als Risikoindikator der koronaren Gefäßkrankheit. Internist 21: 202–212 (1980).
Bennion, L. J., Grundy, S. M.: Risk factors for the development of cholelithiasis in man. New Engl. J. Med. 299: 1161–1167 (1978).
Berry, C. S., Fearn, T., Fisher, N., Gregory, J. A., Hardy, J.: Dietary fibre and prevention of diverticular disease of colon: evidence from rats. Lancet ii: 294 (1984).

Bjelke, E.: Dietary vitamin A and human lung cancer. Int. J. Cancer 15: 561–565 (1975).

Bollag, W.: Vitamin A and retinoids: from nutrition to pharmacotherapy in dermatology and oncology. Lancet i: 860–863 (1983).

Boothby, W. M., Berkson, J., Dunn, H. L.: Studies of the energy of metabolism of normal individuals: a standard for basal metabolism, with a nomogram for clinical application. Am. J. Physiol. 116: 468–484 (1936).

Breuer, N., Goebell, H.: The role of bile acids in colonic carcinogenesis. Klin. Wschr. 63: 97–105 (1985).

Burkitt, D. P.: Colonic-rectal cancer: fiber and other dietary factors. Am. J. Clin. Nutrit. 31: S58–S64 (1978).

Burkitt, D. P., Meisner, P.: How to manage constipation with high-fiber diet. Geriatrics 34/2: 33–38 (1979).

Cameron, E., Pauling, L., Leibovitz, B.: Ascorbic acid and cancer: a review. Cancer Res. 39: 663–681 (1979).

Committee of Principle Investigators: A cooperative trial in the prevention of ischaemic heart disease using clofibrate. Brit. Heart J. 40: 1069–1118 (1978).

Committee of Principle Investigators: WHO cooperative trial on primary prevention of ischaemic heart disease with clofibrate to lower serum cholesterol: final mortality follow-up. Lancet ii: 600–604 (1984).

Cook, M. G., McNamara, P.: Effect of dietary vitamin E on dimethylhydrazine-induced colonic tumors in mice. Cancer Res. 40: 1329–1331 (1980).

Correa, P., Haenszel, W., Cuello, C., Tannenbaum, S., Archer, M.: A model for gastric cancer epidemiology. Lancet ii: 58–60 (1975).

Correa, P., Strong, J. P., Johnson, W. D., Pizzolato, P., Haenszel, W.: Atherosclerosis and polyps of the colon, quantification of precursors of coronary heart disease and colon cancer. J. Chron. Dis. 35: 313–320 (1982).

Davies, K. J. A., Quintanilha, A. T., Brooks, G. A., Packer, L.: Free radicals and tissue damage produced by exercise. Biochem. Biophys. Res. Commun. 107: 1198–1205 (1982).

de Waard, F.: Breast cancer incidence and nutritional status with particular reference to body weight and height. Cancer Res. 35: 3351–3356 (1975).

Dietze, F., Laue, R.: Altern und Resorption. Zschr. ges. inn. Med. 31: 114–117 (1976).

Dyer, A. R., Stamler, J., Berkson, D. M., Lindberg, H. A.: Relationship of relative weight and body mass index to 14-year mortality in the Chicago Peoples Gas Company Study. J. Chron. Dis. 28: 109–123 (1975).

Flanders, W. D., Rothman, K. J.: Interaction of alcohol and tobacco in laryngeal cancer. Am. J. Epidemiol. 115: 371–379 (1982).

Furtmayr-Schuh, A.: Mangelernährung auf breiter Front. Münch. Med. Wschr. 122: 1347–1348 (1980).

Gear, J. S. S., Ware, A., Fursdon, P., Mann, J. I., Nolan, D. J., Brodribb, A. J. M., Vessey, M. P.: Symptomeless diverticular disease and intake of dietary fibre. Lancet i: 511–514 (1979).

Gebhard, R. L.: Malabsorption – a cause of geriatric nutritional failure. Geriatrics 38/1: 97–106 (1983).

Goldin, B. R., Adlercreutz, H., Dwyer, J. T., Swenson, L., Warram, J. H., Gorbach, S. L.: Effect of diet or excretion of estrogens in pre- and postmenopausal women. Cancer Res. 41: 3771–3773 (1981).

Goodwin, J. S., Goodwin, J. M., Garry, P. J.: Association between nutritional status and cognitive functioning in a healthy elderly population. J.A.M.A. 249: 2917–2921 (1983).

Graham, S., Mettlin, C., Marshall, J., Priore, R., Rzepka, T., Shedd, D.: Dietary factors in the epidemiology of cancer of the larynx. Am. J. Epidemiol. 113: 675–680 (1981).

Hill, M. J.: Bacteria and the etiology of colon cancer. Cancer 34: 815–818 (1974).

Hjermann, I., Enger, S. C., Helgeland, A., Holme, I., Leren, P., Trygg, K.: The effect of dietary changes on high density lipoprotein cholesterol. Am. J. Med. 66: 105–109 (1979).

Hoey, J., Montvernay, C., Lambert, R.: Wine and tobacco: risk factors for gastric cancer in France. Am. J. Epidemiol. 113: 668–674 (1981).

Hopkins, G. J., Carroll, K. K.: Relationship between amount and type of dietary fat in promotion of mammary carcinogenesis induced by 7,12-dimethyl-benz(a)anthracene. J. Nat. Cancer Inst. 62: 1009–1012 (1979).

Hunter, K., Linn, M.: Cultural and sex differences in dietary patterns of the urban elderly. J. Am. Geriatr. Soc. 27: 359–363 (1979).

Jain, M., Cook, G. M., Davies, F. G., Grace, M. G., Howe, G. R., Miller, A. B.: A case-control study of diet and colo-rectal cancer. Int. J. Cancer 26: 757–768 (1980).

Jenkins, D. J. A., Wolever, T. M. S., Leeds, A. R., Gassul, M. A., Haisman, P., Dilawari, J., Goff, D. V., Metz, G. L., Alberti, K. G. M. M.: Dietary fibres, fibre analogues, and glucose tolerance: importance of viscosity. Brit. Med. J. 1: 1392–1394 (1978).

Kannel, W. B.: Some lessons in cardiovascular epidemiology from Framingham. Am. J. Cardiol. 37: 269–282 (1976).

Kannel, W. B., Castelli, W. P., Gordon, T.: Cholesterol in the prediction of atherosclerotic disease. Ann. Int. Med. 90: 85–91 (1979).

Kay, R. M., Grobin, W., Track, N. S.: Diets rich in natural fibre improve carbohydrate tolerance in maturity-onset, non-insulin dependent diabetics. Diabetologia 20: 18–21 (1981).

Kekki, M., Samloff, I. M., Ihamäki, T., Varis, K., Siurala, M.: Age- and sex-related behaviour of gastric secretion at the population level. Scand. J. Gastroenterol. 17: 737–743 (1982).

Kinlen, L. J.: Fat and cancer. Brit. Med. J. 286: 1081–1082 (1983).

Kromhout, D., Boschieter, E. B., de Lenzenne Coulander, C.: Dietary fibre and 10-year mortality from coronary heart disease, cancer and all causes. Lancet ii: 518–522 (1982).

Laube, H.: Ballaststoffe – ein Fortschritt in der Behandlung des Diabetes mellitus? Dtsch. Med. Wschr. 108: 1703–1705 (1983).

Leaf, R. G. S.: Getting old. Scientific American 229/3: 45–52 (1973).

Lees, R. S., Lees, A. M.: High-density lipoproteins and the risk of atherosclerosis. New Engl. J. Med. 306: 1546–1547 (1982).

Lijinsky, W., Epstein, S.: Nitrosamines as environmental carcinogens. Nature 225: 21–23 (1970).

Linos, D. A., Beard, C. M., O'Fallon, W. M., Dockerty, M. B., Beart, R. W., Kurland, L. T.: Cholecystectomy and carcinoma of the colon. Lancet ii: 379–381 (1981).

Lipid Research Clinics Program: The Lipid Research Clinics coronary primary prevention trial results. J.A.M.A. 251: 351–364 (1984).

Lubin, J. H., Burns, P. E., Blot, W. J., Ziegler, R. G., Lees, A. W., Fraumeni, J. F.: Dietary factors and breast cancer risk. Int. J. Cancer 28: 685–689 (1981).

Manousos, O., Day, N. E.. Tzonou, A., Papadimitriou, C., Kapetanakis, A., Polychronopoulou-Trichopoulou, A., Trichopulou, D.: Diet and other factors in the aetiology of diverticulosis: an epidemiological study in Greece. Gut 26: 544–549 (1985).

Miranda, P. M., Horwitz, D. L.: High-fibre diets in the treatment of diabetes mellitus. Ann. Int. Med. 88: 482–486 (1978).

Mirvish, S. S., Wallcave, L., Eagen, M., Shubik, P.: Ascorbate-nitrite reaction: possible means of blocking the formation of carcinogenic N-nitroso compounds. Science 177: 65–68 (1972).

Montgomery, R. D., Haeney, M. R., Ross, I. N., Sammons, H. G., Barford, A. V., Balakrishnan, S., Mayer, P. O;, Culank, L. S., Field, J., Gosling, P.: The aging gut: a study of intestinal absorption in relation to nutrition in the elderly. Quart. J. Med. 47: 197–211 (1978).

Norden, A.: Diet and old age. Scand. J. Gastroenterol. Suppl. 52: 22–27 (1979).

Oberdisse, K., Jahnke, K.: Die Ernährung im Alter. Internist 3: 156–164 (1962).

Östlund, S., Persson, A.: Relation between dietary intake and parameters on dental health status. Scand. J. Gastroenterol. Suppl. 52: 87–92 (1979).

Painter, N. S., Burkitt, D. P.: Diverticular disease of the colon: a deficiency disease of western civilization. Brit. Med. J. 2: 450–454 (1971).

Pomare, E. W., Heaton, K. W., Low-Beer, T. S., Espiner, H. J.: The effect of wheat bran upon bile salts metabolism and upon the lipid composition of bile in gallstone patients. Dig. Dis. 21: 521–526 (1976).

Peto, R., Doll, R., Buckley, J. D., Sporn, M. B.: Can dietary beta-carotene materially reduce human cancer rates? Nature 290: 201–208 (1981).

Reddy, B. S., Watanabe, K., Weisburger, J. H., Wynder, E. L.: Promoting effects of bile acids in colon carcinogenesis in germ-free and conventional F344 rats. Cancer Res. 37: 3238–3242 (1977).

Reddy, B. S.: Dietary fat and its relationship to large bowel cancer. Cancer Res. 41: 3700–3705 (1981).

Reddy, B. S.: Diet and excretion of bile acids. Cancer Res. 41: 3766–3768 (1981).

Reed, P. I., Smith, P. L. R., Haines, K., House, F. R., Walters, C. L.: Gastric juice N-nitrosamines in health and gastroduodenal disease. Lancet ii: 550–552 (1981).

Rettura, G., Duttagupta, C., Listowsky, P., Levenson, S. M., Seifter, E.: Dimethylbenz(a) Anthracene induced tumors: prevention by supplemental beta-carotene. Fed. Proc. 42: 786 (1983).

Rivellese, A., Riccardi, G., Giacco, A., Pacioni, D., Genovese, S., Mattioli, P. I., Mancini, M.: Effect of dietary fibre on glucose control and serum lipoproteins in diabetic patients. Lancet ii: 447–450 (1980).

Roberts, S. H., Jarvis, E. H., James, O.: Bacterial overgrowth without "blind loop" a cause for malnutrition in the elderly. Gut 18: A969 (1977).

Ross, M. H., Lustbader, E., Bras, G.: Dietary practices and growth response as predictors of longevity. Nature 262: 548–553 (1976).

Rottka, H.: Pflanzenfasern – Ballaststoffe in der menschlichen Ernährung, S. 63–72. Stuttgart: G. Thieme.

Schettler, G.: Die Ätiologie der Arteriosklerose. Internist 19: 611–620 (1978).

Schlierf, G.: Arteriosklerose – Möglichkeiten für Prophylaxe und Therapie. Internist 19: 632–635 (1978).

Schriftenreihe des Bundesministers für Jugend, Familie und Gesundheit: Daten des Gesundheitswesens, Bd. 152. Stuttgart: Kohlhammer 1983.

Shamberger, R. J., Baughman, F. F., Kalchert, S. L., Willis, C. E., Hoffman, G. C.: Carcinogen-induced chromosomal breakage decreased by antioxydants. Proc. Nat. Acad. Sci. 70: 1461–1463 (1973).

Shekelle, R. B., Lepper, M., Liu, S., Maliza, C., Raynor, W. J., Rossof, A. H., Paul, O., Shryock, N. M., Stamler, J.: Dietary vitamin A and risk of cancer in the Western Electric Study. Lancet ii: 1185–1190 (1981).

Simpson, H. C. R., Lousley, S., Geekie, M., Simpson, R., W., Carter, R. D., Hockaday, T. D. R.: A high carbohydrate leguminous fibre diet improves all aspects of diabetic control. Lancet i: 1–5 (1981).

Staehelin, H. B., Buess, E., Rösel, F., Widmer, L. K., Brubacher, G.: Vitamin A, cardiovascular risk factors, and mortality. Lancet i: 394–395 (1982).

Tannenbaum, S. R.: N-nitroso compounds: a perspective on human exposure. Lancet i: 629–632 (1983).

Templeton, C. L.: Nutrition counseling needs in a geriatric population. Geriatrics 33/4: 59–66 (1978).

Todhunter, E. N., Darby, W. J.: Guidelines for maintaining adequate nutrition in old age. Geriatrics 33/6: 49–56 (1978).

Trowell, H.: Food and dietary fibre. Nutrit. Rev. 35/2: 6–11 (1977).

Tuyns, A. J., Pequignot, G., Gignoux, M., Valla, A.: Cancers of the digestive tract, alcohol and tobacco. Int. J. Cancer 30: 9–11 (1982).

Wald, N., Idle, M., Bailey, A.: Low serum-vitamin-A and subsequent risk of cancer. Lancet ii: 813–815 (1980).

Walter-Sack, I.: Die Bedeutung der Ballaststoffe in der Ernährung. Internist 25: 299–306 (1984).

Wassertheil-Smoller, S., Romney, S. L., Wylie-Rosett, J., Slagle, S., Miller, G., Lucido, D., Duttagupta, C., Palan, P. R.: Dietary vitamin C and uterine cervical dysplasia. Am. J. Epidemiol. 114: 714–724 (1981).

Wechseler, J. G., Swobodnik, W., Wenzel, H., Heuchemer, T., Nebelung, W., Hutt, V., Ditschuneit, H.: Ballaststoffe vom Typ Weizenkleie senken Lithogenität der Galle. Dtsch. Med. Wschr. 109: 1284–1288 (1984).

Willett, W. C., Polk, B. F., Underwood, B. A., Stampfer, M. J., Pressel, S., Rosner, B., Taylor, J. O., Schneider, K., Hames, C. G.: Relation of serum vitamin A and E and carotenoids to the risk of cancer. New Engl. J. Med. 310: 430–434 (1984).

Willett, W. C., MacMahon, B.: Diet and cancer – an overview. New Engl. J. Med. 310: 633–638, 697–703 (1984).

Wirth, W.: Mineralstoffe in der Ernährung. Münch. Med. Wschr. 122: 1323–1324 (1980 a).

Wirth, W.: Spurenelemente in der Ernährung. Münch. Med. Wschr. 122: 1405–1406 (1980 b).

Wolfram, G., Zöllner, N.: Ernährung im Alter. Internist 25: 307–312 (1984).

Wynder, E. L.: Nutrition and cancer. Fed. Proc. 35: 1309–1315 (1976).

Yearick, E. S., Wang, M. L., Pisias, S. J.: Nutritional status of the elderly: dietary and biochemical findings. J. Gerontol. 35: 663–671 (1980).

Zöllner, N.: Ernährung im Alter. In: Gerotherapie (Franke, H., Hrsg.), S. 128–137. Stuttgart: G. Fischer 1983.

3. Das Immunsystem und Infekte im Alter

Dem Immunsystem kommt bei der Abwehr pathogener Keime, aber auch heterologer Proteine eine wesentliche Bedeutung zu. Es erleidet allerdings mit zunehmendem Alter eine Einbuße seiner Aktivität (Pahwa 1981, Weksler 1982, Erdman 1984), die sogar mit dem Altersvorgang ursächlich in Verbindung gebracht wird (Walford 1974). Tatsächlich wäre ein Rückgang der Lebenserwartung zwanglos mit einer Funktionseinbuße oder -störung des Immunsystems zu erklären, doch steht eine Bestätigung dieser Alternstheorie bis heute aus.

Während die Theorie einer Beschleunigung des Alternsvorganges durch Immundefekte hypothetisch geblieben ist, bestätigen immer neue Daten die vom Alter abhängige Reduktion und Störung des Immungeschehens (Shenkman 1980, Weksler 1980, Finkelstein 1984). Der Rückgang der Immunkompetenz mit zunehmendem Alter wird unter anderem mit Fehlern der DNS-Synthese, aber auch mit einem reduzierten Angebot an Kalorien, an Protein, an Vitamin C oder E, an Zink oder Selen in Zusammenhang gebracht (Felser 1983), und er manifestiert sich in drei verschiedenen Erscheinungsformen:

1. Immundefizienz mit erhöhter Infektanfälligkeit,

2. Vermehrte Bildung von Autoantikörpern mit erhöhter Konzentration zirkulierender Immunkomplexe,

3. Auftreten idiopathischer Paraproteinämien.

Unter diesen drei Störungen führt die Immundefizienz mit der konsekutiven Infektanfälligkeit zu den schwerwiegensten Konsequenzen für den alternden Menschen. Mit der Schwächung der Immunabwehr geht im höheren Lebensalter eine wesentliche Schutzbarriere verloren.

Die Schwächung der Immunabwehr im Alter

Die humorale Immunität

Für die klinisch lange bekannte Infektanfälligkeit im höheren Lebensalter besitzen die Konzentrationsänderungen der zirkulierenden Immunglobuline große Bedeutung. Beim betagten Menschen werden IgM und IgE im Serum vermindert und die IgA vermehrt gefunden. Die Konzentration der Immunglobule G (IgG) bleibt dagegen im Vergleich zu jüngeren Personen unverändert (Weksler 1982). Die spezifische Antikörperbildung als Immunantwort auf einen Infekt ist im

höheren Alter in der Regel vermindert, wobei die IgM-Synthese stärker als die
IgG-Synthese reduziert ist. Unklar ist allerdings, warum für einige Infekte (z.B.
Hepatitis) die Antikörperbildung keineswegs vermindert ist (Pahwa 1981,
Amman 1980).

Die reduzierte Antikörperbildung des älteren Menschen ist Folge eines
Aktivitätsrückganges der B-Lymphozyten, wobei dieser reduzierten Aktivität
sowohl eine primäre Störung dieser B-Lymphozyten wie auch eine Reduktion
der B-Zell-Stimulation durch T-Lyphozyten (B-Zell-Wachstumsfaktor und
Interleukin-2) wie auch durch Makrophagen (Interleukin-1) zugrunde liegen
(Abb. 5). Eine Zunahme der schon physiologischerweise bestehenden Suppres-
sion der B-Lymphozyten durch T-Suppressor-Zellen vervollständigt das Bild der
B-Zell-Hemmung.

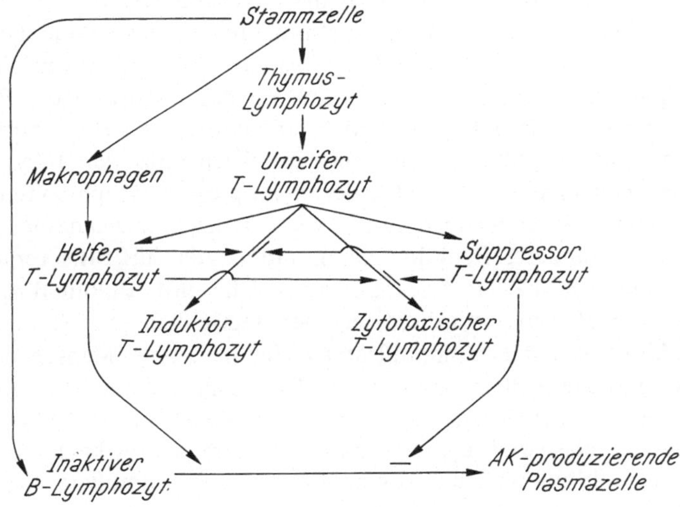

Abb. 5. Stimulierung und Hemmung der T-Lymphozyten und B-Lymphozyten
→ Stimulierung, → | Hemmung

Die zelluläre Immunität

Trotz der mehrfachen Funktionseinschränkung der B-Lymphozyten ist mit
zunehmendem Lebensalter der Rückgang der T-Zellfunktion noch stärker ausgeprägt. Die geschwächte zelluläre Immunität äußert sich klinisch in einer
Abschwächung der Immunreaktion vom verzögerten Typ (Goodwin 1982),
findet aber auch Ausdruck in einer Reduktion der Mitoseaktivität nach Phyto-
hämagglutinin oder Concanavallin (Shenkman 1980).

Das anatomische Substrat für den Rückgang der zellulären Aktivität bilden
die Thymusinvolution und die Verkleinerung der Keimzentren im lymphati-
schen Gewebe (Luscieti 1980). Die Rückbildung des Thymus setzt mit Beginn
der sexuellen Reife ein und schreitet rasch weiter, so daß im mittleren Lebensalter nur mehr 10–15% des ursprünglichen Thymusvolumens vorhanden sind

(Makinodan 1978, Singh 1979) und nach dem 60. Lebensjahr Thymushormone im peripheren Blut nicht mehr nachgewiesen werden können (Lewis 1978). Es erleidet damit der komplexe funktionelle Aufbau des Immunsystems einen starken Einbruch mit Abweichungen seiner Reaktionen und Abläufe, weil im Thymus nicht nur die Synthese der für die Lymphozytendifferenzierung notwendigen Faktoren (Hormone), sondern auch diese Lymphozytendifferenzierung selbst erfolgt. Tatsächlich bestehen die wesentlichen Defekte der T-Lympozyten im höheren Alter in einer ungenügenden funktionellen Ausreifung und in einer reduzierten Differenzierung (Thompson 1984) mit verminderter Reaktion auf mitogene Substanzen (Gillis 1981, Weksler 1983). Die Thymusimplantation oder die Verabreichung von Thymushormonen sind imstande, den ursprünglichen, jugendlichen Status der Zellklonisation und Zellproliferation wieder herzustellen (Weksler 1978).

Im höheren Lebensalter sinkt auch die Sekretion von Interleukin-1 durch die Makrophagen, so daß ein weiterer stimulierender Faktor für die Aktivität der T-Lymphozyten ausfällt. Mit der Abnahme der replikativen Fähigkeiten der T-Lymphozyten geht auch ihr Einfluß auf das Wachstum der B-Lymphozyten, den sie über die Sekretion von Interleukin-2 vermitteln, zurück (Gillis 1981). Zur Hemmung der Bildung und des Wachstums der T-Lymphozyten kommt eine Zunahme der Aktivität der T-Suppressor-Lymphozyten und eine Zunahme anderer Suppressionsfaktoren, wie z.B. der Prostaglandine, welche für die im Alter verminderte Reaktion der Lymphozyten auf PHA verantwortlich scheinen (Goodwin 1979). Behandlungsversuche mit Indomethacin, einem Hemmer der Prostaglandinsynthese, ergeben tatsächlich eine verbesserte, d.h. gesteigerte Mitoseaktivität mononukleärer Zellen bei älteren Menschen.

Eine wesentliche Rolle sowohl für die Thymusinvolution (Duchateau 1981) wie auch für die Aktivierung der Thymushormone (Fabris 1984) spielt der Zink-Spiegel im Plasma. Die orale Zinkzufuhr erhöht bei betagten Menschen die Zahl der zirkulierenden T-Lymphozyten und stimuliert die von den T-Lymphozyten abhängigen Immunreaktionen. Die Verabreichung von Zink erhöht auch die Aktivität zirkulierender Thymushormone (Fabris 1984).

Während Zink keinen Einfluß auf die Mitoseaktivität mononukleärer Zellen hat, wird diese Aktivität durch Lithium auch bei älteren Menschen gesteigert.

Diese isolierten Effekte von Indomathacin, Zink und Lithium lösen zwar nicht das Problem des altersabhängigen Rückganges der Immunabwehr, sie geben aber zur Hoffnung Anlaß, daß die altersbedingte Immunschwäche kein irreversibler Vorgang ist, sondern einer Behandlung zugänglich bleibt (Shenkman 1980).

Auto-Antikörper im Alter

Auto-Antikörper finden sich zwar gelegentlich bei offensichtlich gesunden Personen, sie sind aber doch Ausdruck dafür, daß die normale Immuntoleranz entweder aufgehoben ist oder umgangen wird. Sie nehmen mit zunehmendem Alter zu, womit es im Alter zur paradoxen Situation kommt, daß die Bildung spezifischer Antikörper gegen Fremd-Antigen abnimmt, daß aber gleichzeitig die Bildung von Antikörpern gegen körpereigenes Antigen zunimmt und damit auch die Plasmaspiegel der zirkulierenden Immunkomplexe zunehmen.

Der Mechanismus dieser gesteigerten Bildung von Autoantikörpern bei älteren Menschen ist unklar, aber sicherlich multifaktoriell. Die Polypragmasie im höheren Lebensalter im allgemeinen und die Behandlung mit Prokainamid und mit Hydralazin im speziellen ermöglicht die Komplexbildung mit Haptenen. Es nimmt aber bei der vorliegenden Disposition zu Infekten (Tabelle 9) auch die Möglichkeit zur Bindung von Mikroorganismen an autologe Proteine und deren Umwandlung in immunogene Autoantigene zu. Ebenso führen Kreuzreaktionen zwischen bakteriellen Strukturen und autologem Gewebe zur Bildung von Autoantikörpern. Zur ausschließlich endogen ausgelösten Autoantikörperbildung zählen die Mutationen lymphatischer Zellen mit Bildung autoreaktiver Lymphozytenklone und differenzierte Reaktionen der verschiedenen Suppressoraktivitäten für Fremd- aber auch für Eigenantigene.

Ein Zusammenhang dieser im Alter gestörten Immuntoleranz mit der Zunahme der Tumorhäufigkeit ist vielfach diskutiert und auch wahrscheinlich, aber nie eindeutig bewiesen worden.

Die Paraproteinämie im Alter

Epidemiologische Untersuchungen (Axelsson 1972) haben ergeben, daß im skandinavischen Raum bei etwa 1% der Bevölkerung eine monoklonale Gammopathie nachweisbar ist, die einen altersabhängigen Anstieg aufweist und bei den 70jährigen Personen in etwa 3% und bei den 90jährigen Menschen in etwa 10% gefunden wird.

Während die Zellproliferation bei den malignen Paraproteinämien durch schrankenloses Wachstum gekennzeichnet ist, erreicht die Zellproliferation bei benignen monoklonalen Gammopathien ein Plateau und weist damit ein limitiertes Wachstum auf. Ätiologisch muß beim Auftreten einer Paraproteinämie im Rahmen einer benignen Grundkrankheit (Tabelle 7) eine starke Stimulierung des Immunsystems durch diese Grundkrankheit angenommen werden. Dement-

Tabelle 7. *Ursachen der benignen, monoklonalen Gammopathien*

1. Maligne Erkrankungen
   (die Gammopathie ist dabei benigne)
   a) Karzinome (Rektosigmoid, Gallenblase, Prostata, Mamma- und Bronchuskarzinom)
      (Solomon 1977)
   b) Non-Hodgkin-Lymphome

2. Benigne Erkrankungen
   a) Chronische Entzündungen mit und ohne Amyloidose
   b) Leberzirrhose
   c) Autoimmunkrankheiten
   d) Speicherkrankheiten

sprechend führen sie die Bezeichnung „sekundäre monoklonale Gammopathien". Läßt sich allerdings eine solche Stimulierung nicht feststellen, dann liegt eine „essentielle monoklonale Gammopathie" vor.

Die Zunahme der essentiellen, monoklonalen Gammopathie im höheren Lebensalter macht in diesem Lebensabschnitt auch häufig eine Differential-diagnose gegen maligne Gammopathien, wie sie beim Plasmozytom, beim M. Waldenström, bei der Kälteagglutininkrankheit und bei der "heavy chain disease" auftreten, notwendig. Zu den serologischen Routineuntersuchungen (Tabelle 8) kommt dabei die Durchführung einer Immunelektrophorese, aber auch die Knochenmarkspunktion (Braun 1979).

Tabelle 8. *Differentialdiagnose der benignen gegen die maligne Gammopathie*

	Gammopathie	
	benigne	maligne
Blutsenkung	gering	deutlich beschleunigt
Immunglobuline im Serum	normal	erniedrigt
Serumalbumine	normal	erniedrigt
Bence Jones-Eiweiß	normal	häufig positiv
Plasmazellen im KM	unter 10%	über 10%
Anämie	kaum	vorhanden

Die lymphozytäre Infektabwehr stellt keineswegs ein isoliertes System der Immunabwehr dar, sondern sie ist eingebettet in ein weitverzweigtes und kom-plexes System verschiedenartiger Mechanismen, die diese Immunabwehr vor-bereiten oder vervollständigen. Zu diesen Mechanismen gehören die Makro-phagen, die Granulozyten und das Komplement-System. Die Funktionen der Makrophagen inkludieren die Phagozytose, die Antigenaufbereitung und die Synthese des Interleukin-1 und bleiben mit zunehmendem Lebensalter ebenso unverändert wie das Komplement-System und die verschiedenen neutrophilen Funktionen (Shenkman 1980, Phair 1978). Auch die Freisetzung der Granulo-zyten aus dem Knochenmark ist im höheren Lebensalter nicht eingeschränkt.

Die Infektanfälligkeit im höheren Lebensalter

Die im höheren Lebensalter gestörte Immunabwehr ermöglicht und erleichtert die Vermehrung und Ausbreitung jener Keime, die in den menschlichen Organis-mus bereits eingedrungen sind. Der Eintritt pathogener Keime selbst wird durch andere Faktoren begünstigt, unter denen die Mangelernährung, die Dehydrata-tion und die Immobilität die größte Rolle spielen (Garibaldi 1981) (Tabelle 9).

Ein reduzierter Hydratationszustand begünstigt die bakterielle Schleimhaut-besiedelung im Bronchialbaum und im Urogenitaltrakt. Eine gute mukoziliare Funktion im Bronchialsystem und ein starker Harnfluß sind dagegen gute Ab-wehrmechanismen gegen eine Infektion in diesen Hohlräumen.

Ebenso wie die Dehydratation setzen auch Durchblutungsstörungen den Widerstand gegen Infektionen stark herab. Infizierte Ulcera cruris, in deren Bereich sich oft noch zusätzlich ein Erysipel als Ausdruck eines Streptokokkeninfektes ausbildet, und eine infizierte Gangrän bei peripherer arterieller Durchblutungsstörung sind typische Beispiele für die dabei bestehende Infektionsneigung.

Tabelle 9. *Ursachen der Infektanfälligkeit im höheren Lebensalter*

A. *Allgemeine Ursachen*
1. Malnutrition
2. Dehydratation
   a) Herabgesetzte Hautbarriere
   b) Reduzierter Harnfluß
   c) Sputummangel
3. Durchblutungsstörung
   a) Kardiale Insuffizienz
   b) Arterielle Durchblutungsstörung
   c) Venöse Insuffizienz (Varizen, Postthrombotisches Syndrom)
4. Immobilität
5. Diabetische Stoffwechsellage
6. Immundefizienz

B. *Spezielle Ursachen*
1. Inkontinenz   begünstigt   Harnwegsinfekte
2. Harnblasenkatheter   begünstigt   Harnwegsinfekte
3. Emphysem   begünstigt   Infektionen der Luftwege
4. Starrer Thorax   begünstigt   Infektionen der Luftwege
5. Herzklappenverkalkung   begünstigt   Endokarditis oder Sepsis
6. Dekubitalgeschwür   begünstigt   lokalen Infekt oder Sepsis

Eine diabetische Stoffwechsellage erhöht zwar nicht die Zahl der Infekte, aber eine einmal manifeste Infektion neigt zu einem schweren Verlauf. Solche Infektionen finden sich häufig an der Haut, im Bereich der Harnwege und im orofazialen Bereich. Verantwortlich für diese Infektanfälligkeit ist die im Rahmen des Diabetes reduzierte Leukozytenfunktion (Bagdade 1979, Rayfield 1982). Im großen und ganzen überwiegen im höheren Lebensalter die Gram negativen und die Staphylokokken-Infektionen. Ansonst treten bei Defekten der T-Zell-Immunität vorwiegend intrazelluläre Infekte, wie z.B. mit Viren, Mykobakterien und Legionella auf, während bei Leukopenien eher Infektionen mit jenen Bakterien erfolgen, die mit einer Bakterienkapsel versehen sind (z.B. Pseudomonas).

Unter den genannten Voraussetzungen einer geschwächten Immunabwehr und einer Zunahme der Disposition für Infektionen nehmen die Infekte mit zunehmendem Lebensalter tatsächlich zu (Finkelstein 1982, Svanbom 1979).

Gram negative Keime spielen dabei eine besondere Rolle und führen auch oft zu Bakterämie. Häufig sind Infektionen mit E. coli, mit der Spezies Klebsiella/ Enterobacter/Serratia sowie mit Pseudomonas und mit Proteus. Unter den Infekten spielen jene des Urogenitaltraktes, des Gastrointestinaltraktes, des Respirationstraktes sowie der Haut und Weichteile die größte Rolle. Mit der gesteigerten Infektionsneigung ist auch ein erhöhtes Mortalitätsrisiko verbunden (Dontas 1981, Barker 1980), das bei Eintritt einer zusätzlichen Bakteriämie kaum durch Aufnahme des Patienten in eine Intensivstation (Hook 1983), sehr wohl aber durch eine rasche und gezielte antibiotische Therapie reduziert werden kann (Kreger 1980a). Das höchste Risiko tragen jene alten Patienten, die im Rahmen des Infektes eine Gerinnungsstörung entwickeln, und jene, bei denen ein Temperaturanstieg ausbleibt. Gefährdet sind auch Patienten mit Herzinsuffizienz, Diabetes mellitus, Nierenversagen und Patienten mit nosokominalen Infekten (Kreger 1980b).

Ein besonderes Infektionsproblem stellen die stationär aufgenommenen Patienten und die Pflegeheim-Patienten dar — wobei kaum ein Unterschied zwischen privaten oder städtischen Pflegeheimen oder solchen, die Anschluß an eine Universität haben, besteht (Garibaldi 1981). Betroffen sind vorwiegend die nicht mobilen, bettlägerigen Patienten, die stuhl-inkontinenten Patienten und Patienten mit einem Diabetes mellitus. In der von Garibaldi 1981 durchgeführten Untersuchung weisen 16% aller Patienten in Pflegeheimen einen Infekt auf. Infizierte Dekubitalgeschwüre überwiegen mit 6% vor einer Konjunktivitis in 3,4%, einem symptomatischen Harnwegsinfekt in 2,6% und Infektionen des Respirationstraktes in 3,6%. Unter den Patienten mit einem Harnblasen-Dauerkatheter weisen 85% eine asymptomatische Bakteriurie auf. Für die Ausbreitung von gramnegativen Keimen in Mund und Pharynx stehen ursächlich die Bettlägerigkeit und Atemwegserkrankungen im Vordergrund (Valenti 1978). Ein eher unerwartetes, jedoch sehr interessantes Detail ist die mit der Intensität der Pflege zunehmende Inzidenz der oropharyngealen Keimabsiedelung.

Klinische Präsentation des Infektes

Die Zunahme der Infekte im höheren Lebensalter geht parallel mit einer Änderung der klinischen Präsentation dieser Infekte. Charakteristisch für den Infekt im höheren Lebensalter und gleichzeitig erschwerend für seine Diagnose ist die Verarmung des klinischen Bildes. Für den Rückgang der Infektsymptomatik ist das vielfache Ausbleiben einer Fieberreaktion besonders typisch (Finkelstein 1984). Bis zu 30% aller alten Menschen, die einen Pneumokokkeninfekt erleiden, können afebril bleiben. So imponiert der an einer Penumonie oder an einem schweren Harnwegsinfekt erkrankte ältere Mensch vorwiegend durch Müdigkeit und Schwäche. Oft weisen auch unklare Tachykardien auf das Vorliegen eines Infektes hin und oft ist auch ein Anstieg der Blutsenkungsreaktion zu beobachten. Fast immer kommt es aber zu einer Leukozytose und/oder zu einer Linksverschiebung der neutrophilen Zellen, so daß diese Blutbildreaktion in den meisten Fällen den stärksten Hinweis für einen Infekt darstellt.

Prophylaxe und Behandlung der Infektion im Alter

Die antibiotische Behandlung des älteren Menschen unterscheidet sich nicht grundsätzlich von der Behandlung jüngerer Patienten. Sie sollte möglichst früh einsetzen sowie gezielt und ausreichend dosiert sein. Es wird aber immer wieder notwendig sein, daß nach Abnahme der Kulturen eine breite und zunächst ungezielte Behandlung rasch begonnen wird, die nach Einlangen der Bakterienkultur und -empfindlichkeit den Befunden entsprechend umgestellt oder ergänzt wird. In diesem Fall ist gerade beim älteren Menschen die bakterizide Behandlung einer bakteriostatischen Behandlung vorzuziehen.

Ein wesentliches Problem der antibiotischen Behandlung des betagten Menschen ist die Dosierungsfrage. Es kann nur bei Beachtung der im Alter geänderten Pharmakokinetik zufriedenstellend gelöst werden: Wenn von einer guten Compliance ausgegangen werden kann, dann muß bei peroraler Verabreichung zunächst mit einer reduzierten Resorption gerechnet werden. Andererseits erhöhen eine im Alter durchaus mögliche Hypoproteinämie sowie eine reduzierte Metabolisierung und Ausscheidung den wirksamen Plasmaspiegel des Antibiotikums. Interaktionen mit anderen Arzneimitteln müssen zusätzlich ins Kalkül gezogen werden.

Aber selbst wenn die antibiotische Behandlung rasch und gezielt durchgeführt wird, ist eine Infektion des älteren Menschen mit einer erhöhten Mortalität verbunden. Nur die Prophylaxe wäre imstande, eine infektionsbedingte erhöhte Mortalität zu verhindern. Diese Prophylaxe kann realistischerweise nicht durch Verhinderung der Exposition, sondern durch Verhinderung bzw. Überwindung der Infektion durch Vakzination geschehen. Zwar ist die aktive Immunisierung nur gegen wenige Infekte möglich, doch sind mit dem kapsulären Polysaccharidanteil der Pneumokokken bereits Feldstudien mit dem Ziel einer Reduktion der mit hoher Letalität belasteten Pneumokokken-Pneumonie durchgeführt worden (Barker 1980). Auch wenn die Antikörperbildung bei älteren Menschen nicht jenes Ausmaß erreicht, das bei jüngeren Personen gefunden wird (Amann 1980, Kishimoto 1980), kann mit der polyvalenten Pneumokokken-Vakzination, die gegen über 20 Pneumokokkenstämme und damit gegen über 85% aller Pneumokokkeninfektionen gerichtet ist (Austrian 1984), eine Reduktion der Infektionen, der Hospitalisierungen und der Mortalität erreicht werden. Tatsächlich scheint die Infektion des älteren Menschen mit Keimen, für welche die Herstellung eines aktiven Impfstoffes möglich ist, mit der prophylaktischen, aktiven Immunisierung am besten beherrschbar zu sein. Sie ist, ganz abgesehen vom Rückgang der Mortalität, auch kostengünstig, benötigt allerdings einen beträchtlichen organisatorischen Aufwand (Willems 1980).

Die Tuberkulose im Alter

Die Tuberkulose ist nach ihrem steilen Rückgang seit dem Beginn dieses Jahrhunderts keineswegs eine ausgestorbene Krankheit. Noch immer gibt es zuviele Neuerkrankungen und noch immer sterben viele Menschen an einer Tuberkulose (Stead 1983). Gerade im höheren Lebensalter kommt es einerseits zu einer

Tabelle 10. *Todesfälle an Tuberkulose in Österreich in den vergangenen Jahren,*
aufgetrennt nach Alter und Geschlecht der Patienten

Alter (Jahre)	1966 m.	1966 w.	1970 m.	1970 w.	1975 m.	1975 w.	1980 m.	1980 w.	1983 m.	1983 w.
0–4	2	2	2	1	0	0	0	0	0	0
5–14	2	0	1	2	0	1	1	0	0	0
15–24	7	2	2	1	6	4	1	2	0	2
25–34	22	12	7	7	10	4	9	0	6	1
35–44	71	30	46	10	26	5	22	5	22	6
45–54	114	19	64	21	49	13	53	12	29	7
55–64	284	54	154	58	70	22	47	20	50	16
65–74	251	108	252	88	140	47	88	33	90	29
75–84	130	92	116	89	94	56	79	72	68	50
Über 85	21	27	21	22	11	19	11	16	12	17
Gesamt	904	346	665	297	406	171	311	160	277	128
Über 65	402	227	389	197	245	122	178	121	170	96
Über 65	44,5	65,6	58,5	66,3	60,3	71,3	57,2	75,6	61,4	75,0

Quelle: Österreichisches Bundesinstitut für Gesundheitswesen.

relativen Zunahme dieser Erkrankung mit relativer Zunahme der Todesfälle
(Powell 1980, Nagami 1983) (Tabelle 10), andererseits nimmt auch ihre charakteristische Eigenschaft, der schleichende Verlauf, zu und macht sie im Rahmen
der Polymorbidität des alten Menschen sehr häufig zu einer nur schwer oder gar
nicht diagnostizierbaren Krankheit. Selbst in dem überschaubaren Zeitraum seit
dem Jahre 1966 hat zwar die Gesamtzahl der Tbc-Todesfälle abgenommen, ist
aber bei den Männern über 65 Jahren von 44,5% auf 61,4% und bei den Frauen
über 65 Jahren von 65,6% auf 75,5% relativ angestiegen und macht die Erkrankung zu einer solchen des höheren Lebensalters. Diese Daten stehen nur scheinbar im Gegensatz zu den mit zunehmendem Alter rückläufigen Reaktionen auf
einen Tuberkulin-Test. Ein negativer Test ist im höheren Alter vielmehr Ausdruck entweder der langsamen Erradikation der Tuberkelbazillen oder der
reduzierten Abwehrkraft und charakterisiert jene mit dem Alter zunehmende
Personengruppe, deren vormals positiver Tuberkulin-Test negativ geworden ist
und die bei Exposition für eine neuerliche Infektion besonders disponiert sind.
    Die Persistenz einer positiven Tuberkulin-Reaktion ist Hinweis für über-
lebende Tuberkelbazillen und damit für die Möglichkeit des Wiederaufflackerns
einer zurückliegenden Infektion, wenn die Resistenz des Organismus durch
zusätzliche Risikofaktoren absinken sollte (Stead 1983). Zu diesen Risikofaktoren gehören neben einer familiären Disposition auch verschiedene Krankheiten (Tabelle 11) (Edlin 1978, Bobrowitz 1982). Die Resistenz gegen eine
tuberkulöse Infektion wird auch sehr stark von der zellulären Immunität des
betroffenen Patienten bestimmt.

Neuinfektionen ereignen sich bei älteren Menschen besonders häufig in Pflege- und in Altersheimen. Ausdruck dieser Neuinfektionen, allerdings auch einer Besserung des Allgemeinzustandes und des Ernährungszustandes sind die positiven Tuberkulin-Reaktionen, die nach Aufnahme in ein Pflegeheim rasch zunehmen (Stead 1985).

Tabelle 11. *Risikofaktoren für eine tuberkulöre Neuinfektion oder für das Wiederaufflackern einer ruhenden Infektion*

1. Tuberkulöse Familienanamnese
2. Niedrige soziale Stufe, Ernährungszustand
3. Alkoholismus
4. Diabetes mellitus
5. Endstadium einer Niereninsuffizienz
6. Zustand nach Gastrektomie
7. Cortison-Behandlung
8. Maligne Erkrankungen

Zu den bekannten tuberkulösen Erkrankungen kommt noch eine sehr hohe Dunkelziffer, die bei älteren Menschen beinahe ebenso hoch geschätzt werden kann wie die Zahl der bekannten Erkrankungsfälle (Edlin 1978, Bobrowitz 1982). Der Grund für diese hohe Dunkelziffer liegt in der uncharakteristischen Symptomatik, die bei älteren Menschen durch die altersbedingt reduzierte Aktivität, durch die Zurückgezogenheit und durch viele andere, daneben bestehende Krankheiten zusätzlich verschleiert wird (Beerman 1971, Nagami 1983). Diese Begleiterscheinungen erschweren die Diagnose und verhindern sie vielfach. Hinter den uncharakteristischen Erscheinungen der Gewichtsreduktion, des Fiebers und der Anämie werden viel eher unspezifische Infekte, wie z.B. pneumonische Infiltrationen, oder auch maligne Erkrankungen vermutet. Selbst die Ergänzung dieser Erscheinungen durch Nachtschweiß, Husten und ein hämorrhagisches Sputum und sogar durch eine Oberlappeninfiltration führt bei älteren Menschen nicht immer zur Diagnose der Tuberkulose.

Die Bestätigung der Diagnose erfolgt durch den Nachweis der säurefesten Stäbchen, entweder im Ausstrich oder durch Kultur. Das Material zur Färbung nach Ziel-Neelson wird aus dem Sputum, dem Harn, dem Magensaft, dem Pleurapunktat, dem Aszites und auch aus bronchoskopisch gewonnenem Bronchialsekret gewonnen (Bates 1979). Bei den miliaren Formen gelangt Biopsiematerial vorwiegend aus der Leber und aus dem Knochenmark zur Färbung. Die Kultur der Tuberkelbazillen ist ein langwieriges Verfahren und erfolgt ebenfalls aus den verschiedenen Sekreten, Exkreten, Ergüssen und Biopsiematerialien. Der histologische Nachweis granulomatöser Veränderungen, der aus Biopsiematerial geführt wird, erhärtet zwar beim Vorliegen verkäsender Strukturen den Verdacht auf eine tuberkulöse Erkrankung, kann aber den Bakteriennachweis nicht endgültig ersetzen.

Pulmonale Infektion

Die tuberkulöse Lungenerkrankung des älteren Menschen findet entweder als Neuinfektion oder viel häufiger als Ausbruch einer latenten Infektion statt. Unter den vielen klinischen Erscheinungen der Lungentuberkulose, die von der stark reaktiven Form mit wenigen Tuberkelbazillen in gut umschriebenen granulomatösen Tuberkeln über die exsudative Form mit stark verkäsendem und kavernösem Bild bis hin zur nicht-reaktiven und schließlich miliaren Lungentuberkulose reichen, ist es besonders diese letzte nicht-reaktive Form, die im höheren Lebensalter am häufigsten angetroffen wird (Proudfoot 1969, Nagami 1983).

Was die Lokalisation der tuberkulösen Manifestation betrifft, werden zwar auch im höheren Lebensalter vorwiegend die Oberlappen befallen, doch nehmen die atypischen Lokalisationen besonders in den Unterlappen zu (Khan 1977). Der Einbruch von subpleuralen Tuberkeln in die Pleurahöhle mit konsekutiver tuberkulöser Pleuritis erfolgt im höheren Lebensalter häufiger als im jugendlichen Alter, er verläuft beim älteren Menschen aber immer seltener als akutes pleurales Ereignis.

Extrapulmonale Infektionen

Die urogenitale Tuberkulose

Die Tuberkulose des Urogenitaltraktes erfolgt in der Regel durch die Reaktivierung ruhender Tuberkelbazillen in der Niere. Sie wird beim älteren Menschen häufiger gefunden als bei jüngeren Personen.

Bis zu über 20% der betroffenen Patienten sind völlig asymptomatisch und ein erster Verdacht ergibt sich aus der Untersuchung des Harnsedimentes, in dem eine Pyurie bei negativem Bakterienbefund oder aber eine Hämaturie imponieren. Liegen jedoch subjektive Beschwerden vor, dann stehen eine Dysurie und Harndrang, seltener Nierenschmerzen und Makrohämaturie im Vordergrund. Die Röntgenuntersuchung ergibt Parenchymverkalkungen sowie Narbenbildungen und Ausweitungen im Papillensystem. In den ableitenden Harnwegen sind Strikturen charakteristisch für eine spezifische Urogenitalerkrankung.

Die weitere Ausbreitung der tuberkulösen Infektion im Urogenitaltrakt führt zur tuberkulösen Zystitis und beim Mann zur tuberkulösen Prostatitis und Epididymitis.

Die tuberkulöse Meningitis

Der tuberkulöse Befall der Meningen war in früheren Zeiten eher eine Komplikation der primären Infektion bei Jugendlichen. Die tuberkulöse Meningitis findet sich aber heute durchaus auch bei alten Menschen entweder durch Reaktivierung einer ruhenden Infektion oder als Teil einer miliaren Ausbreitung.

Klinisch stehen weniger die Nackensteife als vielmehr Kopfschmerzen, Anorexie, Müdigkeit und eine ungewöhnliche geistige Abstumpfung des Patienten im Vordergrund.

Der Bakteriennachweis muß im Liquor geführt werden, in dem sich vermehrt Lymphozyten und bei der Zuckerbestimmung eine Hypoglykorrhachie finden. Wenn der Bakteriennachweis im Ausstrich nicht gelingt und eine (zeitlich sehr aufwendige) Kultur notwendig wird, dann sollte schon bei Verdacht auf eine tuberkulöse Meningitis und ohne Ergebnis der Kultur mit Isoniazid und Rifampicin behandelt werden.

Skelett- und Gelenktuberkulose

Diese extrapumonale Form der Tuberkulose entsteht durch hämatogene Streuung und verläuft meistens als osteomyelitisch-arthritische Erkrankung, wobei als Prädilektionsstellen jene Gelenke gelten, die durch das Körpergewicht am stärksten belastet sind, das sind Hüft- und Kniegelenke sowie die Wirbelkörper. Die Wirbelkörper werden in der Regel durch eine lymphogene Aussaat aus einer Lungentuberkulose befallen.

Die Erkrankung beginnt klinisch monoarthrikulär mit leichten, uncharakteristischen Schmerzen, mit Gelenkschwellung und mit Bewegungseinschränkung sowie nachfolgender Muskelatrophie.

Bei der Röntgenuntersuchung ist die Gelenkkapsel ausgeweitet und am Gelenkrand finden sich Erosionen des Knochens mit subchondralen Knochendestruktionen. In der Wirbelsäule zeigen sich die ersten radiologischen Zeichen an den Rändern der Wirbelkörper, die bei Fortschreiten der Erkrankung weitgehend destruiert werden, einbrechen und zum typischen klinischen Bild des Pottschen Gibbus führen.

Die Diagnose erfolgt durch den Ausstrich der Synovialflüssigkeit oder durch die Kultur aus dieser Flüssigkeit.

Die miliare Form der Tuberkulose

Die Miliartuberkulose entsteht durch hämatogene Aussaat nach Einbruch eines verkäsenden Lungen- oder Lymphknotenprozesses in die Blutbahn, wobei im höheren Alter die Aktivierung einer ruhenden Infektion dieser hämatogenen Aussaat vorausgeht.

Die miliare Tuberkulose verläuft im Alter selten mit hohem intermittierendem Fieber und rascher meningealer Beteiligung, sondern es steht vielmehr die

Tabelle 12. *Klinische Zeichen einer aktiven, z.T. miliaren Tuberkulose, die bei 21 Patienten intra vitam nicht diagnostiziert wurde*

1. Fieber	95,2%	7. Kurzatmigkeit	33,3%
2. Schwäche	57,1%	8. Expektoration	19,0%
3. Verwirrtheit	52,4%	9. Lethargie	19,0%
4. Anorexie	47,6%	10. Hämoptysen	14,3%
5. Husten	42,9%	11. Erbrechen	14,3%
6. Gewichtsverlust	33,3%	12. Übelkeit	9,5%
		13. Diarrhoe	9,5%

Nach Bobrowitz 1982.

langsam progrediente, verzögerte auf- und auszehrende Form mit (aber auch ohne) leichtem Temperaturanstieg im Vordergrund (Beerman 1971, Proudfoot 1969). Nicht zuletzt aus diesem Grunde wird die Miliartuberkulose bei älteren Menschen häufig nicht diagnostiziert bzw. erfolgt die Diagnose erst post mortem (Edlin 1978, Proudfoot 1969, Bobrowitz 1982).

Unter den klinischen Symptomen der disseminierten Tuberkulose überwiegen das Fieber, die körperliche Schwäche, die Anorexie mit Gewichtsverlust und die Verwirrtheit (Tabelle 12). In bis zu 22% fehlen klinische Erscheinungen allerdings überhaupt (Slavin 1980).

Histologisch überwiegt die nicht-reaktive Form der Tuberkulose. Es finden sich keine granulomatösen Reaktionen, sondern geringe granulozytäre Infiltrate.

Der Tuberkulin-Test

Zur Diagnose der Tuberkulose gehört auch der Tuberkulin-Test. Er beruht auf einer immunologischen Spätreaktion auf gereinigtes Tuberkelprotein, das entweder injiziert wird (Mantoux-Test), in die Haut gerieben wird (Moro-Test) oder mittels Stempel in die Haut eingebracht wird (Tine-Test). Mit zunehmendem Alter wird ein vormals positiver Test deshalb oft negativ, weil die tuberkulöse Infektion oft schon ausgebrannt ist oder weil das alternde Immunsystem die Immunreaktion beim ersten Test nicht mehr auszulösen imstande ist. Eine ausreichende Antigenapplikation (5 Einheiten Tuberkulin) oder die Wiederholung des Tests (Booster-Effekt) nach etwa einer Woche sichern jedoch in fast allen Fällen einer Infektion den positiven Test (Battershill 1980). Bei negativer Reaktion sollte der Test nach etwa einer Woche wiederholt werden: Durch den Booster-Effekt des ersten Tests, der mit dem Alter zunimmt (Reichmann 1979), könnte die zweite Untersuchung noch immer eine positive Reaktion auslösen.

Negativ kann der Tuberkulin-Test bei schwerer kavernöser oder bei miliarer Tuberkulose ausfallen. Das Ausbleiben einer positiven Tuberkulin-Reaktion wird in etwa 10% aller tuberkulösen Infektionen beobachtet und ist dann meistens mit niedrigem Serumalbumin und mit einer Leukozytose vergesellschaftet. Bei miliarer Tuberkulose bleibt der Tuberkulin-Test in 20—40% negativ, dieser Prozentsatz ist in der älteren Bevölkerung besonders hoch.

Die Behandlung der Tuberkulose

Für die Behandlung der Tuberkulose sind in den letzten Jahrzehnten äußerst wirksame Arzneimittel zur Verfügung gestellt worden (Tabelle 13). Bei ausreichender Dosierung, konsequenter Therapie und sinnvoller Kombination der einzelnen Tuberkulostatika sollte eine tuberkulöse Erkrankung in nahezu allen Fällen erfolgreich behandelbar sein. Als eines der größten Probleme der Tuberkulosebehandlung erweist sich nicht so sehr ihre Toxizität als vielmehr die Notwendigkeit zu ihrer langdauernden Durchführung. Gerade im höheren Lebensalter nimmt die Compliance der Patienten ab und nur zwei Drittel der alten Menschen nehmen die tuberkulostatischen Medikamente regelmäßig und führen die Behandlung auch regelrecht zu Ende (Abeles 1982). Eine unvollständige

Behandlung birgt nicht nur die Gefahr der Persistenz der tuberkulösen Infektion, sondern ist auch imstande, die Keime gegen die verwendeten Tuberkulostatika resistent zu machen (Glassroth 1980).

Tabelle 13. Klassifikation antituberkulöser Arzneimittel

A. Primäre Arzneimittel
   1. Isoniazid (INH)
   2. Rifampicin

B. Sekundäre Arzneimittel
   1. Ethambutol
   2. Pasiniazid (Isonikotinsäurehydrazid der Paraaminosalizylsäure)
   3. Pyrazinamid
   4. Streptomycin

C. Tertiäre Arzneimittel
   1. Capreomycin
   2. Cycloserin
   3. Ethionamid
   4. Kanamycin

Nach Glassroth 1980.

Isoniazid (INH)

Isoniazid ist, wenn alleine verabreicht, das beste antituberkulös wirksame Arzneimittel. Für eine ausreichende Wirksamkeit müssen täglich 300 mg entweder als Einzeldosis oder auf 3×100 mg aufgeteilt verabreicht werden. Die Verteilung des Tuberkulostatikums über den Tag hat den Vorteil einer geringeren Toxizität, aber den Nachteil einer schlechteren Compliance des Patienten.

Als unerwünschte Wirkungen treten Überempfindlichkeitsreaktionen und — besonders im 3. Behandlungsmonat — toxische Hepatitiden auf. Dazu kommen noch Neuropathien mit Parästhesien, peripheren Anästhesien, Krämpfen und Psychosen (Yoshikawa 1982). Beim Auftreten neurologischer Erscheinungen, eventuell auch schon zu ihrer Prophylaxe, können täglich etwa 50 mg Pyridoxin gegeben werden. Die rechtzeitige Erkennung hepataler Komplikationen erfolgt am besten durch regelmäßige, etwa 4wöchige Kontrollen der GOT im Serum. Bei ihrem Anstieg sollte die Behandlung kurzfristig unterbrochen, anschließend aber wieder intermittierend (Dutt 1979) fortgesetzt werden.

Rifampicin

Rifampicin gehört neben dem Isoniazid zu den primären antituberkulösen Medikamenten (Tabelle 13), die sich durch hohe Wirksamkeit bei geringer Toxizität auszeichnen. Es bildet mit dem INH die Grundlage eines jeden effektiven und effizienten Behandlungsschemas. Die tägliche Dosis von Rifampicin beträgt für den normalgewichtigen, erwachsenen Menschen 600 mg.

Zu den unerwünschten Wirkungen des Rifampicin gehört – ähnlich wie bei INH – ein hepatotoxischer Effekt, der sich zu jenem des INH addieren kann. Rifampicin führt aber auch zu Immunreaktionen, die klinisch in Gelenksschmerzen, in einer Hämolyse und/oder in einer Thrombozytopenie ihren Niederschlag finden (Yoshikawa 1982). Ein weiterer, wenn auch vorwiegend kosmetischer Nachteil des Rifampicin ist die orangerote Anfärbung aller Körpersäfte.

Ethambutol

Ethambutol ist ein gutes und in einer Dosierung von 15 mg/kg Körpergewicht gerade für ältere Patienten auch relativ sicheres antituberkulöses Arzneimittel. Bei den unerwünschten Wirkungen stehen die ophthalmologischen Komplikationen im Vordergrund. Besonders bei Überdosierung oder bei ausgeprägter Niereninsuffizienz kann es zur Rot-Grün-Blindheit, zur peripheren und auch zu zentralen Skotomen, aber auch zur Erhöhung des Augendruckes kommen.

Streptomycin

Als Arzneimittel der zweiten Gruppe sichert Streptomycin noch immer eine gute antituberkulöse Behandlung. Streptomycin gehört zu den Aminoglykosiden und besitzt wie alle Arzneimittel aus dieser Familie sowohl nephrotoxische wie auch ototoxische Wirkungen. Mit diesen unerwünschten Wirkungen gehört Streptomycin gerade im höheren Alter nicht zur ersten Wahl der antituberkulösen Arzneimittel. Bei seiner Anwendung sollte täglich 1,0 g verabreicht werden. Regelmäßige Kontrollen der Nierenfunktion und des Audiogramms sind Voraussetzung für die Anwendung von Streptomycin.

Praktisches Vorgehen

Nach Sicherung der Diagnose, gelegentlich allerdings auch dann, wenn die Diagnose einer Tuberkulose höchst wahrscheinlich ist, wird die Behandlung in Form einer Kombination von zwei oder drei antituberkulös wirksamen Medikamenten eingeleitet (Iseman 1980). Bei vorher unbehandelten Patienten sollte mit Rifampicin und Isoniazid begonnen werden (Glassroth 1980), eventuell kann diese Behandlung mit Ethambutol ergänzt werden. Wurde allerdings ein Patient bereits früher einmal einer antituberkulösen Behandlung unterzogen, dann sollten neben INH und Rifampicin noch zwei weitere antituberkulös wirksame Arzneimittel gegeben werden, die der Patient vorher noch nie verabreicht erhielt.

Noch bis vor kurzem wurde diese antituberkulöse Behandlung durch 18, oft auch durch 24 Monate durchgeführt. Vergleiche der Ergebnisse dieser „Langzeitbehandlung" mit einer wesentlich kürzeren Anwendung antituberkulöser Mittel ergaben allerdings, daß in vielen Fällen auch von dieser kürzeren Behandlung einer pulmonalen Tuberkulose gute Ergebnisse erwartet werden können (Glassroth 1980, Dutt 1979). Eine Behandlung mit täglich 600 mg Rifampicin und mit 300 mg INH durch ein Monat und eine anschließende Behandlung mit je 600 mg Rifampicin und 900 mg INH zweimal wöchentlich durch 8 Monate (Dutt 1979) lassen Ergebnisse erzielen, die mit jenen einer täglichen Verabreichung von 600 mg Rifampicin und 300 mg INH durch 18 Monate vergleichbar sind.

Diese „Kurzzeitbehandlung" sollte allerdings dann nicht durchgeführt werden, wenn angenommen werden kann, daß die Keime entweder gegen INH oder gegen Rifampicin resistent sind, wenn eine extrapulmonale Form einer Tuberkulose vorliegt, oder wenn die Tuberkulose durch eine Silikose oder durch einen Diabetes mellitus kompliziert wird.

Präventivmaßnahmen bei tuberkulöser Infektion

Präventivmaßnahmen sind für jene Personen gedacht, die in früherer Zeit infiziert wurden und bei denen ein Ausbruch der Krankheit befürchtet werden muß. Eine solche Befürchtung ist dann gegeben, wenn bei alten, radiologisch nachweisbaren, fibrösen Oberlappenprozessen die Tuberkulinreaktion positiv ist (Isemann 1980) und vielleicht sogar zusätzliche Risikofaktoren wie ein Diabetes mellitus oder eine konsumierende Krankheit hinzutreten. Als Präventivmaßnahme bietet sich die Verabreichung von INH an, das bei monatlichen Kontrollen der GOT durch etwa ein halbes bis maximal ein ganzes Jahr verabreicht werden sollte.

Literatur

Abeles, H., Rodescu, D., Williams, M. H.: Shortened chemotherapy for pulmonary tuberculosis. New Engl. J. Med. 307: 1527 (1982).

Amman, A. J., Schiffman, G., Austrian, R.: The antibody response to pneumococcal capsular polysaccharides in aged individuals. Proc. Soc. Exp. Biol. Med. 164: 312–316 (1980).

Austrian, R.: A reassessment of pneumococcal vaccine. New Engl. J. Med. 310: 651–653 (1984).

Axelsson, U., Hällen, J.: A population study on monoclonal gammapathy. Acta Med. Scand. 191: 111–113 (1972).

Bagdade, J. D., Root, R. K., Bulger, R. J.: Impaired leucocyte function in patients with poorly controlled diabetes. Diabetes 23: 9–15 (1974).

Barker, W. H., Mullooly, J. P.: Influenza vaccination of elderly persons: reduction in pneumonia and influenza hospitalizations and deaths. J.A.M.A. 244: 2547–2549 (1980).

Bates, J. H.: Diagnosis of tuberculosis. Chest 76S: 757–763 (1979).

Battershill, J. H.: Cutaneous testing in the elderly patients with tuberculosis. Chest 77: 188–189 (1980).

Beermann, B., Engström, J., Hellström, K., Holm, G., Lönnqvist, B.: Disseminated tuberculosis in elderly patients. Acta Med. Scand. 190: 45–48 (1971).

Bobrowitz, L. D.: Active tuberculosis undiagnosed until autopsy. Am. J. Med. 72: 650–658 (1982).

Braun, H. J.: Monoklonale Gammopathien: Bösartige Erkrankungen oder harmlose Anomalien? Therapiewoche 29: 4596–4603 (1979).

Dontas, A. S., Kasviki-Charvati, P., Papanayiotou, P. C., Marketos, S. G.: Bacteriuria and survival in old age. New Engl. J. Med. 304: 939–943 (1981).

Duchateau, J., Delepesse, G., Vrijens, R., Collet, H.: Beneficial effects of oral zinc supplementation on the immune response of old people. Am. J. Med. 70: 1001–1004 (1981).

Dutt, A. K., Jones, L., Stead, W. W.: Short-course chemotherapy for tuberculosis with largely twice-weekly Isoniazid-Rifampicin. Chest 75: 441—447 (1979).

Edlin, G. P.: Active tuberculosis unrecognized until necropsy. Lancet i: 650—652 (1978).

Erdmann, H.: Immunkompetenz und Alter. Onkologie 7: 113—117 (1984).

Fabris, N., Mocchegiani, E., Amadio, L., Zanotti, M., Licastro, F., Franceschi, C.: Thymic hormone deficiency in normal ageing and Down's syndrome: is there a primary failure of the thymus? Lancet i: 983—986 (1984).

Felser, J. M., Raff, M. J.: Infectious diseases and aging: Immunologic perspectives. J. Am. Geriatr. Soc. 31: 802—807 (1983).

Finkelstein, M. S.: Clin. Res. 29: 499A (1981).

Finkelstein, M. S.: Unusual features of infections in the aging. Geriatrics 37/4: 65—78 (1982).

Finkelstein, M. S.: Defences against infection in the elderly: the compromises of aging. Triangel 23: 57—64 (1984).

Garibaldi, R. A., Brodine, S., Matsumiya, S.: Infections among patients in nursing homes. Policies, prevalence, and problems. New Engl. J. Med. 305: 731—735 (1981).

Gillis, S., Kozar, R. W., Durante, M., Weksler, M. E.: Immunological studies of aging: decreased production of and response to T cell growth factor by lymphocytes from aged humans. J. Clin. Invest. 67: 937—942 (1981).

Glassroth, J., Robins, A. G., Snider, D. E.: Tuberculosis in the 1980s. New Engl. J. Med. 302: 1551—1450 (1980).

Goodwin, J. S., Messner, R. P.: Sensitivity of lymphocytes to prostaglandin E_2 increases in subjects over age 70. J. Clin. Invest. 64: 434—439 (1979).

Goodwin, J. S., Searles, R. P., Tung, K. S. K.: Immunological responses of a healthy elderly population. Clin. Exp. Immunol. 48: 403—410 (1982).

Hook, E. W., Horton, C. A., Schaberg, D. R.: Failure of intensive care unit support to influence mortality from pneumococcal bacteremia. J. A. M. A. 249: 1055—1057 (1983).

Iseman, M. D.: Tuberculosis in the elderly: treating the "white plague". Geriatrics 35/3: 90—107 (1980).

Khan, A. N., Kovnat, D. M., Bachus, B., Whitcomb, M. E., Brody, J. S., Snider, G. L.: Clinical and roentgenographic spectrum of pulmonary tuberculosis in the adult. Am. J. Med. 62: 31—38 (1977).

Kishimoto, S., Tomino, S., Mitsuya, H., Fujiwara, H., Tsuda, H.: Age related decline in the in vitro and in vivo synthesis of anti-tetanus toxoid antibody in humans. J. Immunol. 125: 2347—2352 (1980).

Kreger, B. E., Craven, D. E., McCabe, W. R.: Gram-negative bacteremia. IV. Reevaluation of clinical features and treatment in 612 patients. Am. J. Med. 68: 344—355 (1980a).

Kreger, B. E., Craven, D. E., Carling, P. C., McCabe, W. R.: Gram-negative bacteremia. III. Reassessment of etiology, epidemiology and ecology in 612 patients. Am. J. Med. 68: 332—343 (1980b).

Lewis, V. M., Twomey, J. J., Bealmear, P., Goldstein, G., Good, R. A.: Age, thymic involution and circulating thymic hormone activity. J. Clin. Endocrin. Metabol. 47: 145—150 (1978).

Luscieti, P., Hubschmid, T., Cottier, H., Hess, M. W., Sobin, L. H.: Human lymph node morphology as a function of age and site. J. Clin. Pathol. 33: 454—461 (1980).

Makinodan, T.: The thymus in aging. In: Geriatric Endocrinology (Greenblatt, R. B., Hrsg.), S. 217—230. New York: Raven Press 1978.

Nagami, P. H., Yoshikawa, T. T.: Tuberculosis in the geriatric patient. J. Am. Geriatr. Soc. 31: 356—363 (1983).

Pahwa, S. G., Pahwa, R. N., Good, R. A.: Decreased in vitro humoral immune response in aged humans. J. Clin. Invest. 67: 1094—1102 (1981).

Phair, J. P., Kauffman, C. A., Bjornson, A., Gallagher, J., Adams, L., Hess, E. V.: Host defenses in the aged: evaluation of components of the inflammatory and immune responses. J. Infect. Dis. 138: 67–73 (1978).

Powell, K. E., Farer, L. S.: The rising age of the tuberculous patient: a sign of success and failure. J. Infect. Dis. 142: 946–948 (1980).

Proudfoot, A. T., Akhtar, A. J., Douglas, A. C., Horne, N. W.: Miliary tuberculosis in adults. Brit. Med. J. 2: 273–276 (1969).

Rayfield, E. J., Ault, M. J., Keusch, G. T., Brothers, M. J., Nechemias, C., Smith, H.: Infection and diabetes: the case for glucose control. Am. J. Med. 72: 439–450 (1982).

Reichman, L. B.: Tuberculin skin testing. The state of the art. Chest 76S: 764–770 (1979).

Shenkman, L., Freedman, M. L., Finkelstein, M. S., Nadel, H., Marcus, D. L.: Immune function in an ambulatory geriatric population. Clin. Res. 28: 360A (1980).

Singh, J., Singh, A. K.: Age-related changes in human thymus. Clin. Exp. Immunol. 37: 507–511 (1979).

Slavin, R. E., Walsh, T. J., Pollack, A. D.: Late generalized tuberculosis. Medicine 59: 352–366 (1980).

Solomon, A.: Homogeneous (monoclonal) immunoglobulins in cancer. Am. J. Med. 63: 169–176 (1977).

Stead, W. W., Lofgren, J. P.: Does the risk of tuberculosis increase in old age? J. Infect. Dis. 147: 951–955 (1983).

Stead, W. W., Lofgren, J. P., Warren, E., Thomas, C.: Tuberculosis as an endemic and nosocomial infection among the elderly in nursing homes. New Engl. J. Med. 312: 1483–1487 (1985).

Svanbom, M.: Septicemia I. A prospective study on etiology, underlying factors and sources of infection. Scand. J. Infect. Dis. 11: 187–198 (1979).

Thompson, J. S., Wekstein, D. R., Rhoades, J. L., Kirkpatrick, C., Brown, S. A., Roszman, T., Straus, R., Tietz, N.: The immune status of healthy centenarians. J. Am. Geriatr. Soc. 32: 274–281 (1984).

Valenti, W. M., Trudell, R. G., Bentley, D. W.: Factors predisposing to oropharyngeal colonization with gram-negative bacilli in the aged. New Engl. J. Med. 298: 1108–1111 (1978).

Walford, R. L.: Immunologic theory of aging: current status. Fed. Proc. 33: 2020–2027 (1974).

Weksler, M. E., Innes, J. B., Goldstein, G.: Immunological studies of aging. IV. The contribution of thymic involution to the immune deficiencies of aging mice and reversal with thymopoietin. J. Exp. Med. 148: 996–1006 (1978).

Weksler, M. E.: The immune system and the aging process in man. Proc. Soc. Exp. Biol. Med. 165: 200–205 (1980).

Weksler, M. E.: Age-associated changes in the immune response. J. Am. Geriatr. Soc. 30: 718–723 (1982).

Weksler, M. E.: The thymus gland and aging. Ann. Int. Med. 98: 105–107 (1983).

Willems, J. S., Sanders, C. R., Riddiough, M. A., Bell, J. C.: Cost effectiveness of vaccination against pneumococcal pneumonia. New Engl. J. Med. 303: 553–559 (1980).

Yoshikawa, T. T., Nagami, P. H.: Adverse drug reactions in TB therapy: risks and recommendations. Geriatrics 37/6: 61–68 (1982).

4. Der Blutdruck im höheren Lebensalter

Die Hypertonie

Erhöhter Blutdruck bedeutet für den betroffenen Patienten ein erhöhtes Risiko, eine atherosklerotische Gefäßerkrankung mit allen damit verbundenen Risiken und Komplikationen zu erwerben (Goldbourt 1975, Kannel 1981). Die frühzeitige Erkennung und Behandlung einer Hypertonie sollte deshalb vitales Interesse des Patienten und vordringliche Aufgabe des Arztes sein und hat zusätzlich hohe sozialmedizinische Bedeutung.

Der Blutdruck steigt mit zunehmendem Lebensalter (Abb. 6) und es muß der Konvention überlassen bleiben, ab welcher Blutdruckhöhe von einem über-

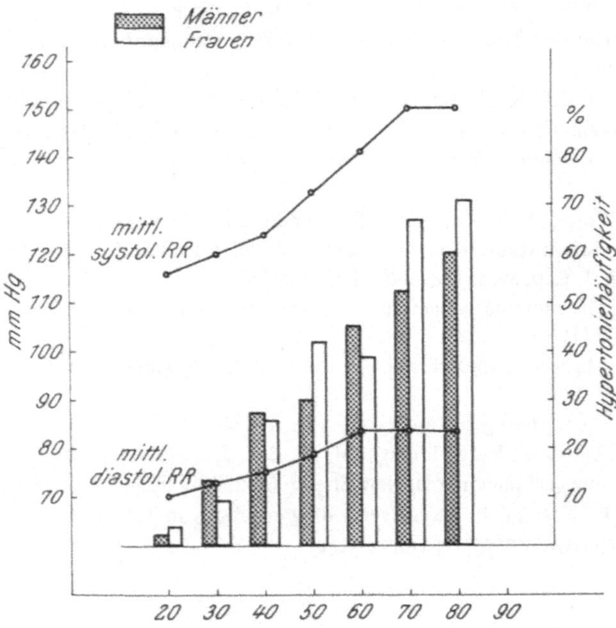

Abb. 6. Normales Blutdruckverhalten und Hypertoniehäufigkeit
in Abhängigkeit vom Lebensalter
(Michel 1983, National Health Survey, Washington, 1967)

höhten Blutdruck gesprochen werden soll. Manche Regeln wurden aufgestellt, um die Hypertonie zu definieren, und die bekannteste Faustregel sagt, daß der systolische Blutdruck den Wert von 100 + Lebensalter in Jahren in mm Hg nicht überschreiten soll. Tatsächlich kann nach den bisher gemachten Erfahrungen diese Regel nur bis zum 60. Lebensjahr angewendet werden. Ein systolischer Blutdruck über 160 mm Hg gilt nach diesen Erfahrungen als überhöht. Für den diastolischen Wert gilt, daß er auch im höheren Lebensalter 95 mm Hg nicht überschreiten sollte. Longitudinale Studien sind zum Unterschied von den sonst üblichen Querschnittuntersuchungen, bei welchen zwangsläufig verschiedene Blutdruckphasen miteinander verglichen werden, besser imstande, altersabhängige Änderungen des Blutdruckes zu erfassen. Solche longitudinale Untersuchungen zeigen (National Health Survey 1966, Svädsudd 1980), daß der Blutdruck von den ersten Lebenstagen an steigt. Der systolische Blutdruck der Männer liegt dabei bis zum 50. Lebensjahr über jenem der Frauen. Der diastolische Blutdruck steigt zunächst ebenfalls bei den Männern stärker an, fällt bei diesen aber nach dem 50. Lebensjahr wieder ab, so daß ab diesem Zeitpunkt die Blutdruckamplitude der Männer steigt und gleichzeitig der diastolische Blutdruck der Frauen über jenem der Männer liegt. Ein leichter Blutdruckabfall wird schließlich auch bei den Frauen registriert, betrifft dann sowohl den systolischen wie auch den diastolischen Wert, erfolgt aber erst nach dem 65. Lebensjahr.

Ein weiteres Ergebnis dieser longitudinalen Studien ist, daß der Blutdruckanstieg zum Blutdruckausgangswert in direkter Beziehung steht (Svärdsudd 1980). Diese Beziehung besteht ab der Kindheit mit offensichtlich genetischer Determination des Blutdruckes in der ersten Lebensphase (Wu 1980).

Die regionale Inzidenz der Hypertonie kann nur mit Hilfe systematischer Untersuchungen ermittelt werden, weil die Hypertonie in der Regel symptomlos bleibt und deshalb mit einer hohen Dunkelziffer behaftet ist (Bühler 1976, Voelkel 1980). Die Hypertonie hat besonders in den Industrieländern eine hohe Inzidenz. Sie ist mit dem Alter positiv korreliert und beträgt in Europa bei den 20- bis 24jährigen etwa 5–6%, bei den 50- bis 54jährigen bis 30% und bei den über 75jährigen bis 55%, wobei Unterschiede zwischen den Geschlechtern sowie nach regionaler und rassischer Herkunft bestehen (Agner 1983, Bühler 1976, Michel 1983, Voelkel 1980). Jedenfalls trifft sich die in Europa erhobene Prävalenz der Hypertonie älterer Menschen mit der für die U.S.A. bekannten Prävalenz (Ostfeld 1978).

Wie kommt es zum Blutdruckanstieg im Alter? Steigt der Blutdruck bei allen Menschen und steigt er bei allen Menschen gleich schnell? Diese Fragen besitzen hohes epidemiologisches Interesse und sind nur zum Teil beantwortet. Tatsächlich neigen die meisten Menschen mit zunehmendem Alter zum Blutdruckanstieg, doch sind die Ursachen für diesen Anstieg nicht einheitlich (Stamler 1975, Voors 1979). Eine genetische Disposition (Dahl 1974, Studer 1982), Umwelteinflüsse und sozioökonomische Faktoren spielen bei der Entstehung der essentiellen Hypertonie die größte Rolle (Harburg 1973). Beispiele dafür sind das Blutdruckverhalten bei primitiven Volksstämmen (Sever 1980) und bei unterschiedlichen Gewohnheiten des Salzverzehrs (Freis 1976) ebenso wie das Blutdruckverhalten in Lebensräumen mit hohem Streßgehalt wie in

Stadtvierteln mit schwarzer Bevölkerung und niedrigem Einkommen in den U.S.A. (Harburg 1973). Ob allerdings der Salzkonsum selbst oder aber eine genetisch fixierte, gesteigerte Empfindlichkeit für Kochsalz mit Störung der Na-K-ATPase (Walter 1982, Skrabal 1983) den Blutdruckanstieg nach sich ziehen, ist ungeklärt (Poston 1981). Grundlagen des arteriellen Blutdrucks sind in jedem Fall das Herzminutenvolumen und der periphere Widerstand, welche zum systolischen, zum diastolischen und damit auch zum Mitteldruck positiv korreliert sind.

Im jugendlichen Alter und am Beginn der essentiellen Hypertonie werden ein erhöhtes Herzminutenvolumen und ein erhöhtes Plasmarenin gefunden. Ihr Anstieg steht möglicherweise in Zusammenhang mit dem für die Grenzwerthypertonie (borderline hypertension) beschriebenen, erhöhten neurogenen Tonus, der durch eine gesteigerte hypothalamische Abwehrreaktion (arousal reaction) und durch ein erhöhtes Plasmaadrenalin charakterisiert ist (Eliason 1985). Das sympathische System vermittelt die Freisetzung von Renin aus dem juxtaglomerulären Apparat, das wiederum im Feedback durch Angiotensin hemmbar ist (Bentley 1982).

Im höheren Lebensalter und in der Spätphase der essentiellen Hypertonie sinkt die Funktion des Betarezeptor-Effektor-Systems, womit der Alphasympathikotonus überwiegt (Bühler 1980). Der periphere Widerstand steigt und das Herzminutenvolumen geht zurück. Zum Anstieg des Noradrenalinspiegels im höheren Lebensalter kommt ein Rückgang der Aldosteronsekretion (Hegstad 1983, Weidmann 1977). Der Noradrenalinanstieg hemmt die Ouabainsensitive Natriumpumpe und damit den Natriumefflux aus der Zelle (Riozzi 1984).

Der Einfluß der zentralen Regulation auf den Blutdruck erfolgt über das Angiotensin, über den Sympathikus und über die Barorezeptoren des Karotis-Sinus, wobei letztere mit zunehmendem Alter und mit steigendem Blutdruck an Empfindlichkeit verlieren (Ferrario 1972, Gribbin 1971).

Während viele Faktoren bekannt sind, die zur Entstehung der essentiellen Hypertonie beitragen, ist der pathogenetische Ablauf unbekannt. Eine Hypothese besagt, daß die essentielle Hypertonie lediglich einen überhöhten, altersabhängigen Blutdruckanstieg darstellt (Brown 1976). Dabei führt der zentral stimulierte Hochdruck zu Nierenveränderungen, die den Blutdruckanstieg fixieren und die Grundlage für den nächsten Blutdruckanstieg darstellen.

Die Inzidenz der essentiellen Hypertonie innerhalb aller Hypertonieformen beträgt bis zu über 90% (Greminger 1977). Sekundäre Hypertonieformen machen in diesem Krankengut also kaum mehr als 10% aus und sind meistens die Folge einer Nierenerkrankung (Nephritis, obstruktive Uropathie), einer Nierenarterienstenose oder einer Überfunktion der Nebennierenrinde, des Nebennierenmarkes oder der Schilddrüse. Die Aortenisthmusstenose als Ursache einer Hypertonie ist im Alter äußerst selten.

Als Grenzwert-Hypertonie werden systolische Blutdruckwerte zwischen 140 und 150 mm Hg und diastolische Werte zwischen 90 und 95 mm Hg bezeichnet. Das Kollektiv von Patienten, das in diesen Blutdruckbereich fällt, ist aber nur dann der Hypertonie zuzuordnen, wenn die Blutdruckwerte nach körperlicher oder seelischer Belastung höher ansteigen als bei Normotonikern (Klein 1984).

Systolische Hypertonie

Die systolische Hypertonie des älteren Menschen stellt eine Sonderform des Bluthochdruckes dar. Sie ist charakterisiert durch einen systolischen Blutdruck von über 160 mm Hg und einen diastolischen Druck unter 90 mm Hg (Rowe 1983) und wird, wenigstens in den U.S.A., in über 25% bei der über 75jährigen Bevölkerung gefunden (Kannel 1980). Die systolische Hypertonie steht in Zusammenhang mit den sklerotischen Gefäßveränderungen des höheren Lebensalters, die zum Verlust der Elastizität und damit der Windkesselfunktion der Aorta führen (Simon 1979). Die zunehmende Gefäßrigidität resultiert aus den morphologischen aber auch funktionellen Gefäßveränderungen (Fleisch 1976) und addiert sich zur muskulären Tonussteigerung der essentiellen Hypertonie. Die gegenseitige Beziehung von Elastizitätsverlust und muskulärer Tonussteigerung bestimmt auch den Typus des Bluthochdruckes. Ein Überwiegen der Rigidität begünstigt die systolische Komponente, während die Tonussteigerung besonders den diastolischen Wert erhöht (Yin 1980).

Die Bedeutung der systolischen Hypertonie als Risikofaktor für degenerative Gefäßschäden und besonders für die Zerebralsklerose ist in den großen Feldstudien der vergangenen Jahre erkannt worden (Kannel 1981). Diese Studien haben auch den Wert einer Behandlung der systolischen Hypertonie erkennen lassen (Tarazi 1978, Hypertension Detection and Follow-up Program Cooperative Group 1979, Applegate 1984).

Klinik der Hypertonie

Ähnlich wie beim jungen Menschen stellt auch bei älteren Personen die fehlende Symptomatik des unkomplizierten Hochdruckes ein diagnostisches Problem dar. Nur selten und erst bei stark überhöhtem Blutdruck werden von den Patienten Kopfschmerzen, ein Druckgefühl in der Schläfengegend, ein Übelkeitsgefühl mit Brechreiz und eventuell auch Sehstörungen angegeben. Erst die Hypertoniefolgen am Herz-Kreislauf-System, an den Zerebralgefäßen und an den Nieren geben indirekte Hinweise für das Vorliegen einer Hypertonie. Charakteristisch für die Hypertonie im Alter ist die Neigung zum orthostatischen Blutdruckabfall. Sie ist Folge der morphologisch und funktionell bedingten, reduzierten Anpassungsfähigkeit der Gefäße.

Die Klinik der Hypertoniefolgen ist geprägt von der Druckbelastung des Herzens einerseits und von den Gefäßschäden vorwiegend des kardialen, des zerebralen und des renalen Gefäßsystems.

Untersuchungen bei Auftreten
oder bei der Diagnose eines Bluthochdruckes

Gerade im höheren Lebensalter ist ein differenziertes Vorgehen bei der Suche nach der Ursache einer Hypertonie angezeigt. Bei Ausschöpfung der anamnestischen Angaben, des klinischen Status und einiger Laboratoriumsbefunde sind die invasiven oder für den älteren Menschen belastenden Untersuchungen meistens nicht mehr notwendig. Hormonuntersuchungen (Cortisol, Renin, Aldosteron, Katecholamine und Schilddrüsenhormone), Sonographie, Computertomographie und Isotopenuntersuchungen ersetzen weitgehend die invasiven Methoden, nur selten muß von der Nierenangiographie Gebrauch gemacht werden.

Die Familienanamnese des Patienten gibt gelegentlich Hinweise auf eine genetische Disposition, und seine Angaben über den Beginn und über den Verlauf der Hypertonie enthalten oft wertvolle Information. Hinweise auf eine Nierenentzündung, auf Nierensteine, auf Miktionsbeschwerden beim Mann, auf einen Diabetes mellitus oder auf anfallsweise Blässe mit Herzjagen sind von diagnostischer Bedeutung.

Im klinischen Status bilden der Ernährungszustand, ein Habitus mit Stammfettsucht und abdominellen Striae ebenso wichtige Information wie ein kardialer Befund mit Tachykardien und Herzgeräuschen oder wie fehlende periphere Pulse.

Die Untersuchungen zur weiteren Differenzierung einer frisch entdeckten Hypertonie sollten in obligate und in fakultative getrennt werden.

<table>
<tr><td>

Obligate Untersuchungen:

1. Kompletter Harnbefund,
   eventuell mit Bakterienkultur
2. BUN und Kreatinin im Serum
3. Elektrolyte (Na, K, Cl)
   in Serum und Harn
4. Herz-Lungen-Röntgen
5. EKG

</td><td>

Fakultative Untersuchungen:

1. i.v. Urographie und/oder Nierensonographie
2. Katecholamine im Harn, Hormone im Serum
4. Nebennierenszintigraphie oder Computertomographie
5. Angiographie

</td></tr>
</table>

Das Herz bei Hypertonie

Schon beim gesunden Menschen steigt das Herzgewicht parallel zum Alter (Linzbach 1973). Diesem Gewichtszuwachs entspricht eine Zunahme der linksventrikulären Wandstärke (Gerstenblith 1977). Auslösend für die Hypertrophie des linken Ventrikels scheint beim normotonen Menschen der mit dem Alter zunehmende Elastizitätsverlust und der ebenfalls leicht ansteigende Gefäßwiderstand mit höherem Muskeltonus zu sein, welche beide den mittleren arteriellen Druck in Ruhe, besonders aber bei körperlicher Belastung ansteigen lassen (Lakatta 1982).

Allerdings scheint nicht nur die manifeste Hypertonie zur Hypertrophie des linken Ventrikels zu führen, sondern es disponiert die genetische Anlage zur Hypertonie oft schon zur Herzhypertrophie (Tarazi 1985). Dieser Befund hat große therapeutische Bedeutung, weil diese hypertrophe Kardiomyopathie sehr gut auf Betablocker und Kalziumantagonisten, aber schlecht auf gefäßerweiternde Mittel im herkömmlichen Sinn reagiert (Topol 1985).

Am Beginn der essentiellen Hypertonie steht eine durch Steigerung der Frequenz und des Herzzeitvolumens gering gesteigerte Durchblutung. In weiterer Folge steigen der periphere Widerstand und auch der linksventrikuläre, enddiastolische Druck an und der Sauerstoffverbrauch des hypertrophierten Herzmuskels nimmt zu (Cohn 1973). Bei intakten Koronargefäßen bleibt die Hypertonie lange Zeit kompensiert. Erst in einer weiteren Phase der Hypertonie oder aber bei Auftreten einer funktionell wirksamen Koronarsklerose nimmt das enddiastolische Volumen zu und die Auswurffraktion ab (Strauer 1980). Für die Entstehung der Atherosklerose im allgemeinen und der Koronarsklerose im speziellen hat die Hypertonie große Bedeutung. Zwar wechseln unter dem Einfluß eines Bluthochdruckes die Gefäßveränderungen von Organ zu Organ (Schettler 1978), dennoch gehört er mit der Hyperlipoproteinämie, dem Zigarettenrauchen, der Hyperglykämie, der Hyperurikämie, der Adipositas und der Reduktion körperlicher Aktivität zu den größten Risikofaktoren für die Entstehung der Koronar- und besonders der Zerebralsklerose. Die essentielle Hypertonie beschleunigt die mit dem Alter auftretenden morphologischen Gefäßveränderungen, die nach Läsion im Intimabereich mit Einsickern von Plasma in die Gefäßwand zur Lipidablagerung und in weiterer Folge zur fibrösen Degeneration sowohl der glatten Gefäßmuskulatur wie auch der elastischen Fasern führen (Russel 1975).

Bei radiologisch nachweisbaren Verkalkungen der Herzkranzgefäße wird die Häufigkeit der Hypertonie mit beinahe 70% angegeben (Gradaus 1981). Diese Verkalkungen sind in 80% mit einem pathologischen EKG, in knapp 40% mit einer Fettstoffwechselstörung und in 23% mit einem gestörten Kohlenhydratstoffwechsel vergesellschaftet. Die Männer sind von der kalzifizierenden Koronarsklerose öfter betroffen als die Frauen, bei beiden Geschlechtern sind aber die proximalen Anteile der Koronararterien stärker sklerosiert. Bei der allgemein geringeren koronaren Morbidität der Frauen ist jedoch die relative Zunahme der koronaren Herzkrankheit nach Auftreten einer Hypertonie bei Männern und Frauen ähnlich stark ausgeprägt (Kannel 1969).

In der Framingham-Untersuchung (Kannel 1972) wird die Hypertonie in 75% ursächlich mit der Entstehung einer Linksdekompensation in Verbindung gebracht. Die Dekompensation findet sich bei Hypertonikern etwa sechsmal häufiger als bei normotonen Personen. In dieser Studie disponiert der systolisch erhöhte Blutdruck ebenso für eine Linksdekompensation wie der diastolisch erhöhte Druck. Das Mortalitätsrisiko einer Linksdekompensation beträgt in den fünf Jahren nach der ersten Dekompensation 50% und ist nur durch eine deutliche Blutdrucksenkung zu verbessern.

Die Herz-Kreislauf-Parameter werden durch eine essentielle Hypertonie verändert, doch nimmt das Lebensalter auf diese Veränderungen zusätzlichen Einfluß (Bribbin 1971, Hegstad 1983, Messerli 1983): Es wird im höheren Lebensalter neben dem peripheren Widerstand auch der Noradrenalin-Plasmaspiegel erhöht gefunden. Die Auswurfzeit des Herzens ist verlängert, während das Herzzeitvolumen, der Herzindex und die linksventrikuläre Auswurffraktion reduziert sind. Vermindert sind im Alter auch das Plasmavolumen, die Plasma-renin-Aktivität, der Aldosteronspiegel und die Empfindlichkeit der Barorezeptoren.

Klinik des Hypertonie-Herzens

Der durch die Linksbelastung hypertrophierte linke Ventrikel kann klinisch, radiologisch, im EKG und echokardiographisch diagnostiziert werden. Die klinische Diagnose der Linkshyperthrophie aber auch ihre Diagnose aus dem EKG sind allerdings nicht selten durch ein gleichzeitig bestehendes Emphysem erschwert, da letzteres sowohl die Perkussion wie auch die elektrische Achsenabweichung beeinflußt.

Die Hypertonie beschleunigt die altersabhängige Aorten- und Aortenklappensklerose und verstärkt damit den Aortenschlußton. Diese Sklerose verursacht häufig auch ein systolisches Geräusch über der Herzbasis, das jedoch im Unterschied zum Aortenstenosegeräusch selten in die Karotiden fortgeleitet wird.

Das EKG des Hypertonikers ist in der Regel gekennzeichnet durch eine Abweichung der elektrischen Herzachse, durch Zunahme der R-Voltage in den präkordialen Ableitungen und durch eine Inversion von T mit ST-Senkung in denselben Ableitungen, wobei die Höhe von R in V5 oder V6 mit der Höhe von S in V1 als indirektes Maß der Linkshypertrophie genommen werden kann (Sokolow 1949). Mit zunehmendem Alter nimmt die Höhe der R-Voltage wieder ab (Manning 1964).

Die Zerebralsklerose

Die Inzidenz, aber auch die Progredienz, das Ausmaß und letztlich die Mortalität der Zerebralsklerose stehen in enger Beziehung zum Blutdruck. Besonders der systolisch erhöhte Druck hat große prognostische Bedeutung für die Zerebralsklerose im allgemeinen und den zerebralen Insult im speziellen (Amery 1981). Tatsächlich ist das Risiko eines Schlaganfalles bei Patienten mit systolischer Hypertonie mindestens fünfmal höher als bei normotonen Personen (Kannel 1981) und das Schlaganfall-Risiko erhöht sich mit jedem Blutdruckanstieg von 10 mm Hg um jeweils 30%. Die Druckhöhe der systolischen Blutwelle als Ausdruck des Blutdruckes und der Gefäßrigidität korreliert dabei mit dem Risiko sowohl der intrazerebralen wie auch der Subarachnoidalblutung.

Hypertonie und Autoregulation der zerebralen Durchblutung

Die Hypertonie hat Bedeutung für die Autoregulation der zerebralen Durchblutung. Diese Autoregulation sichert einen konstanten zerebralen Blutfluß, indem bei Blutdruckabfall die Arteriolen weit und bei Blutdruckanstieg diese Blutgefäße eng gestellt werden. Die Hypertonie verschiebt nun, offenbar durch Zunahme der Wandstärke der Hirngefäße, das Niveau der Autoregulation sowohl für hypertone wie auch für hypotone Drucksituationen nach oben. Damit wird zwar die Hypertonie besser toleriert, gleichzeitig steigt jedoch das Risiko der zerebralen Minderdurchblutung bei Blutdruckabfall (Strandgaard 1973).

Die hypertensive Enzephalopathie

Die hypertensive Enzephalopathie ist ein akutes klinisches Zustandsbild mit Kopfschmerzen, Sehstörungen, Krämpfen und gelegentlich auch mit Wesensänderungen, das bei raschem und extremem Blutdruckanstieg beobachtet werden kann (Ram 1978). Es tritt seltener bei der essentiellen Hypertonie und häufiger bei Glomerulonephritis, bei Eklampsie oder bei Nierenarterienstenose auf. Offenbar werden dabei die oben genannten Mechanismen zur Autoregulation durchbrochen und das Gehirn wird nicht nur durch einen erhöhten zerebralen Blutfluß, sondern auch durch ein Begleitödem belastet (Skinhoj 1983). Eine rasche Blutdrucksenkung bessert ebenso rasch die klinische Symptomatik. Umgekehrt kann das Ausbleiben einer Behandlung zum Tode des Patienten führen.

Die Nephrosklerose

Die Sklerose der Nierenarterien betrifft sowohl die großen Gefäße mit der A. renalis wie auch die kleinen Gefäße mit den Arteriolen, bei welchen sie auch als Nephrosklerose bezeichnet wird.

Die Nierenarterienstenose ist ein seltenes Leiden und wird in einem hypertensiven Krankengut in kaum 1% gefunden (Greminger 1977). Sie wird in die diagnostischen Überlegungen dann einzubeziehen sein, wenn die Hypertonie einerseits vor dem 30. oder nach dem 55. Lebensjahr einsetzt und wenn andererseits die Hypertonie durch einen raschen Blutdruckanstieg gekennzeichnet ist. Der Verdacht auf das Vorliegen einer Nierenarterienstenose nimmt zu, wenn in der i.v. Urographie eine Niere kleiner und mit oberflächlichen Einziehungen nach Infarzierungen gefunden wird. Auch ein hoher Kaliumverlust im Harn oder eine hohe Plasma-Renin-Aktivität mit hohem Aldosteronspiegel als Ausdruck eines sekundären Hyperaldosteronismus sind Hinweise auf eine Stenose einer Nierenarterie, deren Diagnose letztlich durch eine Angiographie gestellt wird. In diesem Zusammenhang muß festgehalten werden, daß nicht jede Nierenarterienstenose zur Hypertonie führt und daß gelegentlich auch Nierenarterienstenose und essentielle Hypertonie nebeneinander bestehen können.

Über die eigentliche Nephrosklerose, d.i. die Arteriolosklerose der Niere s. S. 146.

Die Behandlung der Hypertonie im Alter

Die Notwendigkeit der Behandlung eines deutlich erhöhten Blutdruckes war stets anerkannt. Lediglich die Behandlung der milden Hypertonie des älteren Menschen war lange umstritten und auch heute sind nicht alle Fragen dieses Problemkreises beantwortet. Die pharmazeutische Industrie stellt immer neue und meistens auch immer stärker wirksame antihypertensive Arzneimittel zur Verfügung, die gelegentlich den Blutdruck zu rasch oder zu heftig senken (North 1961). Dazu kommt, daß viele Antihypertensiva neben anderen unerwünschten

Wirkungen auch eine Hyperlipidämie und/oder einen Abfall der HDL-Fraktion begünstigen und damit die risikosenkende Wirkung der antihypertensiven Behandlung mit der risikosteigernden Wirkung der Hyperlipidämie wieder kompensieren (Weinberger 1985). Damit sollten bei jedem Patienten nach Entdeckung eines Bluthochdruckes und vor dem Einsetzen therapeutischer Maßnahmen einige Fragen gestellt und beantwortet werden:

1. Handelt es sich um eine essentielle Hypertonie oder liegt eine sekundäre Hypertonie vor?

Auch bei älteren Menschen sollte an Hand der vorliegenden Klinik und mit Hilfe spezifischer Untersuchungen eine sekundäre Hypertonie diagnostiziert und damit eine kausale Behandlung ermöglicht werden. Bei Vorliegen einer sekundären Hypertonie ist aber auch die Frage zu beantworten, ob diese kausale Therapie sinnvoll ist oder ob unter dem Aspekt des Alters des Patienten, einer eventuell bestehenden Multimorbidität oder im Hinblick auf die Schwere des notwendigen therapeutischen Eingriffes eine symptomatische Behandlung vorzuziehen ist.

Sollten die Anamnese, die Klinik und die Zusatzuntersuchungen keinen Hinweis für das Vorliegen einer sekundären Hypertonie geben, dann ist eine essentielle Hypertonie anzunehmen und bei gegebener Indikation mit einer Behandlung zu beginnen.

2. Sind von der Behandlung der essentiellen Hypertonie ein Rückgang der Morbidität und der Mortalität zu erwarten?

Ursprünglich wurde besonders dem Anstieg des diastolischen Blutdruckes große Bedeutung als Risikofaktor beigemessen und dementsprechend auch der Einfluß einer Senkung des diastolischen Druckes auf die Entwicklung einer Koronaroder Zerebralsklerose bzw. auf das Auftreten letaler Komplikationen untersucht. Der Erfolg einer Blutdrucksenkung konnte durch den Nachweis einer Reduktion von Morbidität und Mortalität eindeutig belegt werden (Veterans Administration Cooperative Study Group on Antihypertensive Agents 1967, Schwid 1967, Leishman 1963).

Im letzten Dezenium mußte allerdings zur Kenntnis genommen werden, daß der Anstieg des systolischen Blutdruckes keine harmlose Begleiterscheinung des höheren Lebensalters ist und daß die mit der systolischen Hypertonie verbundenen Risiken mit zunehmendem Alter nicht geringer werden (Kannel 1976). Die erfolgreiche Behandlung des systolisch erhöhten Blutdruckes führt ebenso wie die Senkung des diastolischen Blutdruckes zu einem Rückgang der Mortalität. Eine auch bei erfolgreicher Hypertoniebehandlung persistierende, gering erhöhte Mortalität hat ihre Ursache wahrscheinlich in der Tatsache, daß selbst eine behandelte Hypertonie noch immer höhere Blutdruckwerte aufweist als eine Kontrollgruppe (Lindholm 1984).

3. Sind von der Behandlung eines auch nur geringfügig erhöhten Blutdruckes Vorteile für den Patienten zu erwarten?

Diese Frage wurde in den letzten Jahren sehr heftig diskutiert. Um sie beantworten zu können, war zu prüfen, ob mit der Senkung eines gering erhöhten Blutdruckes, der diastolisch zwischen 95 und 110 mm Hg und systolisch unter

200 mm Hg (Management Committee of the Australian Therapeutic Tiral 1982), dessen Beginn von anderen (O'Malley 1980) mit 160/100 mm Hg und schließlich sogar noch tiefer (Kornhuber 1981) angenommen wird, auch die mit ihm assoziierten kardivaskulären Krankheiten und deren Mortalität gesenkt werden können. Dieser Nachweis eines positiven Effektes der Behandlung einer milden Hypertonie wurde in eindrucksvoller Weise schon sehr früh erbracht (Management Committee of the Australian Therapeutic Tiral 1982, Veterans Administration Cooperative Study Group 1970, Hypertension Detection and Follow-up Program Cooperative Group 1979, Singer 1975). Offenbar bedarf nicht nur der gering erhöhte diastolische Blutdruck, sondern auch eine milde systolische Hypertonie einer Behandlung.

Sollte sich dennoch die Frage der Behandlungswürdigkeit einer Grenzwert-Hypertonie ergeben, dann sollte bei Vorliegen zusätzlicher Risikofaktoren (familiäre Belastung, Nikotinabusus, Hyperlipidämie usw.) in jedem Fall behandelt werden, während bei deren Fehlen eine ergometrische Belastung durchgeführt werden sollte. Ein belastungspositives Resultat ergibt ebenfalls die Indikation zur Behandlung (Scheler 1984).

Bei der Behandlung der Hypertonie im allgemeinen, der Grenzwert-Hypertonie im speziellen, muß aber den zahlreichen Arzneimittel-Nebenwirkungen und den Behandungskomplikationen Beachtung geschenkt werden, damit gravierende Nachteile für den Patienten vermieden werden. Beim älteren Menschen sollten vor allem orthostatische Dysregulationen mit Störungen der Hirndurchblutung vermieden werden (Jackson 1976, Libow 1981). Deshalb sollte die Behandlung langsam und vorsichtig erfolgen und wenn möglich durch eine Salzrestriktion, durch eine Gewichtsreduktion und/oder durch eine Steigerung der körperlichen Aktivität eingeleitet werden (Applegate 1984, Chobanian 1981, Tarazi 1978).

4. Welche Leiden oder Krankheiten sind im höheren Lebensalter neben der Hypertonie zu erwarten und welche sollten im Rahmen der antihypertensiven Behandlung besonders berücksichtigt werden?
Zu den häufigsten Erkrankungen des höheren Lebensalters gehört die Arteriosklerose mit ihren diversen Organmanifestationen, besonders der Koronarsklerose, der Zerebralsklerose, der Nephrosklerose und der peripheren Durchblutungsstörung. Die Folgen sind die koronare Herzkrankheit eventuell mit kardialer Insuffizienz, Durchblutungsstörungen des Gehirns und ein Rückgang der glomerulären und tubulären Nierenfunktion. Das höhere Lebensalter ist auch mit einer Verschlechterung der Glukosetoleranz verbunden, überhaupt werden Stoffwechselstörungen wie Hyperlipidämien und Hyperurikämien häufiger angetroffen.

5. Welche blutdrucksenkenden Medikamente stehen zur Verfügung und welche wünschenswerten oder unerwünschten Wirkungen haben sie?

Diuretika
Diuretika leiten ihre antihypertensive Wirkung im wesentlichen von einer Abnahme des Plasmavolumens und der extrazellulären Flüssigkeit ab. Sie gehören

zu den milden blutdrucksenkenden Mitteln und werden in der Regel auch vorwiegend bei einer milden Hypertonie verwendet. Sie eignen sich besonders dann zur Blutdrucksenkung, wenn zusätzlich eine kardiale Dekompensation vorliegt. Anwendung finden besonders Benzothiadiazine und Chlorthalidon-Präparate einerseits und sogenannte kaliumsparende Diuretika wie Spironolaktone, Triamteren und Amilorid andererseits.

Zu den unerwünschten Wirkungen der Diuretika im Rahmen einer antihypertensiven Behandlung gehören in erster Linie die Zunahme der Exsikkoseneigung des älteren Patienten und die Induktion einer Hypokaliämie. Unerwünscht sind auch die Stoffwechselwirkungen mit Zunahme der Glukoseintoleranz, mit Anstieg der Lipoproteine und der Harnsäure (Ames 1984). Keineswegs erwünscht sind die Zunahme der Renin- und der Aldosteronaktivität, die durch die Reduktion des Plasmavolumens ausgelöst werden.

Bei den kaliumsparenden Antihypertensiva ist zwar der Kaliumverlust geringer, doch sind von den Spironolaktonen ein Östrogeneffekt mit Reduktion von Potenz und Libido und dem Auftreten einer Gynäkomastie zu erwarten. Besonders der Kaliumverlust und die diabetogene Wirkung sind bei entsprechenden Stoffwechselkonstellationen im höheren Lebensalter oft nicht annehmbare Begleiterscheinungen (Berglund 1981, Murphy 1982, Medical Research Council 1981). Orthostatische Kreislaufregulationsstörungen spielen keine entscheidende Rolle bei einer Diuretika-Behandlung (Myers 1978) und schwere Hyponatriämien sind nur bei mangelhaften Kontrollen von Bedeutung (Cogan 1983).

Betarezeptoren-Blocker

Betarezeptoren-Blocker sind Arzneimittel, welche die adrenergen Betarezeptoren besetzen und endogene und exogene betasympathomimetisch wirksame Substanzen kompetitiv aus diesen Rezeptoren verdrängen. Sie besitzen keine einheitliche chemische Struktur und unterliegen auch keinem einheitlichen Stoffwechsel. Hydrophile Betablocker (Atenolol, Sotalol) werden komplett und weitgehend unverändert renal ausgeschieden, während lipophile Betablocker (Alprenolol, Metoprolol, Propranolol) metabolisiert und vorwiegend hepatal ausgeschieden werden. Dazwischen liegen die gering lipophilen Betablocker (Acebutolol, Oxprenolol, Pindolol, Timolol), die sowohl renal wie auch hepatal eliminiert werden (Tjandramaga 1980).

Die Blockade der sympathischen Betarezeptoren hat eine zwar nur allmählich einsetzende, mit Fortdauer der Behandlung jedoch sehr kräftige Blutdrucksenkung zur Folge. Die antihypertensive Wirkung der Betablocker ist nicht restlos verstanden. Zwar führen diese Medikamente durch Senkung der Herzfrequenz und des Schlagvolumens zu einer Verminderung des Herzzeitvolumens, doch scheint gerade dieser Mechanismus für den Langzeiteffekt auf den Blutdruck nicht entscheidend zu sein. Durch die Blockade der Betarezeptoren und Wegfall des Gleichgewichtes steigt der Alpha-Effekt des peripheren Sympathikus, doch könnte durch Vermittlung der Barorezeptoren der zentrale Sympathikus gehemmt und damit der periphere Gefäßwiderstand systemisch gesenkt werden (Stumpe 1976, Bühler 1975). Zusätzlich wird dabei auch die Plasma-Renin-Aktivität gehemmt. Durch die Reduktion der sympathischen Stimulierbarkeit des Herzens, durch Senkung der nicht veresterten Fettsäuren im Plasma und im Myokard und schließlich durch ihren Einfluß auf die Blutviskosität und die Thrombozytenaggregation nehmen die Betablocker auch Einfluß auf die Morbidität und die Mortalität der koronaren Herzkrankheit (Wilhelmson 1974).

Die unerwünschten Wirkungen der Betablocker am Herzen ergeben sich einerseits durch den Wegfall des Sympathikotonus auf die Inotropie, aber auch durch das Überwiegen des Vagotonus mit der Hemmung der Reizbildung und der Verzögerung der Reizleitung. Kontraindiziert sind die Betablocker deshalb beim AV-Block 2. und 3. Grades und bedenklich ist ihre Anwendung bei der latenten oder gar manifesten kardialen Dekompensation. Die Blockade der Betarezeptoren in den Bronchien begünstigt den Bronchospasmus, so daß ein Asthma bronchiale oder schon eine spastische Bronchitis auch selektive Beta-1-Blocker von einer Anwendung ausschließen. Das Überwiegen des Alpha-Sympathikotonus nach Betablockade führt zur Konstriktion der arteriellen Gefäße und bildet deshalb eine Kontraindikation für die Anwendung der Betablocker bei peripherer arterieller Durchblutungsstörung. Auch schwere Träume und Schlafstörungen gehören zu den unerwünschten Wirkungen der Betablocker und werden vorwiegend nach Anwendung lipophiler Substanzen beobachtet. Betablocker erhöhen den Plasmaspiegel der LD-Lipoproteine, senken das HDL-Cholesterin und wirken damit atherogen (Leren 1980, Woodcock 1984). Nicht zuletzt muß berücksichtigt werden, daß die Affinität der Betablocker mit zunehmendem Alter geringer wird (Feldman 1984, Schocken 1977) und daß auch die Empfindlichkeit der Barorezeptoren mit dem Lebensalter invers korreliert ist. Mit dieser altersbedingten Änderung der Rezeptorfunktionen ist eine Abnahme der Wirksamkeit der Betarezeptorenblocker verbunden (Bühler 1976).

Kalzium-Antagonisten

Die heterogene Struktur der bisher bekannten Kalziumantagonisten gehört mit zu den Ursachen der unterschiedlichen Selektivität ihrer Wirkung auf das Myokard, auf die AV-Überleitung und auf das periphere Gefäßsystem (Braunwald 1982, Henry 1980). Kalziumantagonisten werden in Europa zur Behandlung der koronaren Herzkrankheit seit vielen Jahren eingesetzt, als antihypertensive Mittel finden sie erst seit einigen Jahren breitere Verwendung (Heidland 1983).

Ihr Einfluß auf den Blutdruck beruht auf einer erschlaffenden Wirkung auf die glatte Muskulatur der Arteriolen mit nachfolgendem Absinken des peripheren Gefäßwiderstandes. Diese antihypertensive Wirkung ist zur Höhe des Blutdruckes und zum Alter des Patienten positiv korreliert, jedoch vom Hypertonie-Modell unabhängig. Die noradrenerge Gegenwirkung mit Frequenzanstieg und Anstieg der Plasma-Renin-Aktivität, die bei Absinken des peripheren Widerstandes obligat ist, wird unter Kalzium-Antagonisten nur gering, nur initial und nur bei jüngeren Patienten registriert (Lederballen 1979).

Unerwünschte Wirkungen der Kalziumantagonisten sind gelegentlich auftretende Kopfschmerzen, Herzklopfen und Gesichtsröte. Auch ein hyperglykämischer Effekt der Kalziumantagonisten durch verzögerte Insulinsekretion wurde berichtet (Charles 1981). Wesentlich schwerwiegender sind jene Hinweise, die von der Verschlechterung einer bereits bestehenden Niereninsuffizienz durch

Kalziumantagonisten berichten, weil zwischen Niereninsuffizienz und Hypertonie enge Nahbeziehungen bestehen und weil diese Kombination von Erkrankungen auch sehr häufig vorkommt (Diamond 1984). Nifedipin führt aber nicht nur im großen Kreislauf zur Gefäßerweiterung, sondern erweitert auch die Koronargefäße. Damit kommt zur antihypertensiven Wirkung des Nifedipins noch ein durchblutungsfördernder Effekt sowohl in der Peripherie wie auch im Bereich der Koronargefäße.

Angiotensin-Converting-Enzyme-Hemmer (ACE)

Captopril ist ein Analog des C-terminalen Endes von Angiotensin I und hemmt das Converting-Enzym kompetitiv. Es senkt den Blutdruck durch Senkung des peripheren Widerstandes und löst dabei — ähnlich wie die Kalzium-Antagonisten — keine wesentliche noradrenerge Gegenregulation aus. Captopril kann die Blut-Hirn-Schranke nicht passieren. Durch seine peripher gefäßerweiternde Wirkung senkt Captopril sowohl Nachlast wie auch Vorlast und eignet sich deshalb bei Beachtung der Dosierung besonders gut zur Blutdrucksenkung bei gleichzeitig bestehender kardialer Insuffizienz. Unter den verschiedenen Formen des Bluthochdruckes scheint Captopril besonders bei der renovaskulären Hypertonie wirksam zu sein (Schwietzer 1982), gerade dort aber auch am häufigsten zum Nierenschaden zu führen (Vetter 1984). Ein orthostatisches Schwindelgefühl gehört mit leichter Tachykardie, mit Exanthemen der Haut, mit leichter Niereninsuffizienz besonders bei bereits vorliegendem Nierenschaden (Verbeelen 1984), sowie mit gelegentlich auftretender Leukopenie zu den unerwünschten Wirkungen dieses antihypertensiven Medikamentes.

Prazosin

Prazosin ist ähnlich wie Phentolamin ein reversibler Antagonist für die Alpha-Adrenozeptoren. Durch postsynaptische Blockade dieser Rezeptoren führt es zur Relaxation der glatten Gefäßmuskulatur und damit zur peripheren Vasodilatation. Die Dilatation der arteriellen Gefäße senkt den Blutdruck und die Nachlast des Herzens, während die venöse Dilatation auch zur Reduktion der Vorlast führt. Aus diesen Gründen eignet sich Prazosin für die mit einer kardialen Dekompensation einhergehende Hypertonie. Dieser Alpha-Adrenozeptorenhemmer besitzt allerdings auch die Eigenschaft, den Extrazellulärraum durch leichte Flüssigkeitsretention auszuweiten, und eignet sich aus diesem Grunde gut zur Kombination mit diuretisch wirksamen Antihypertensiva (Kirkendall 1978, McNair 1980). Prazosin senkt die Triglyzeride im Plasma (Hunter Hypertension Research Group 1984).

Zu den unerwünschten Wirkungen des Prazosin gehören orthostatische Dysregulationen besonders am Beginn der Behandlung ("First-dose-effect") mit Schwindelgefühl, Kollaps und eventuellem Bewußtseinsverlust. Reflektorische Tachykardien werden selten beobachtet.

Clonidin

Clonidin ist ein Imidazolin-Derivat, das die Blut-Hirn-Schranke rasch passiert und dessen Wirkung auch auf diesem zentralnervösen Angriffspunkt beruht. Clonidin hat eine geringe Affinität zu den Alpha-1- und eine starke Affinität zu den Alpha-2-Adrenozeptoren. Die Stimulierung der präsynaptischen Alpha-2-Adrenozeptoren hemmt die Noradrenalinfreisetzung und die Stimulierung der postsynaptischen Alpha-2-Adrenozeptoren senkt den peripheren Sympathikotonus. Damit sinken das Herzzeitvolumen und nach längerer Behandlungsdauer auch der periphere Gefäßwiderstand. Durch die Senkung des Sympathikotonus sinken in weiterer Folge die Plasma-Renin-Aktivität, das Angiotensin und das Aldosteron (Kirkendall 1978, Rudolph 1980).

Zu den unerwünschten Wirkungen des Clonidin gehört gerade beim älteren Menschen sein depressiver Einfluß auf das Zentralnervensystem, über welches Müdigkeit, Sedierung, aber auch Depressionen vermittelt werden. Dazu kommen gelegentlich die Abnahme der Libido und Potenz sowie das Auftreten einer Mundtrockenheit, einer Obstipation und selten einer Bradykardie.

Methyldopa

Das Methyldopa ist ein Analog des Levodopa, einer Vorstufe von Dopamin und Noradrenalin. Die blutdrucksenkende Wirkung von Methyldopa resultiert aus einer zentralen Wirkung mit Senkung des Sympathikotonus durch Stimulierung der Alpha-2-Adrenozeptoren und aus einer peripheren Wirkung, bei der es das Noradreanlin aus den peripheren Alpha-Rezeptoren verdrängt. Damit senkt es nicht nur den peripheren Widerstand, sondern auch das Herzzeitvolumen.

Zu den unerwünschten Wirkungen von Methyldopa gehören wie bei allen Antisympathotonika eine Verminderung der Libido und Potenz. Dazu können Müdigkeit, Sedierung, Arzneimittelfieber, kutane Reaktionen und selten auch Hämolyse mit positivem Coombs-Test kommen. Orthostatische Dysregulationen sind selten.

Hydralazin und Dihydralazin

Hydralazin führt durch eine direkte Relaxation der glatten Gefäßmuskulatur, deren Mechanismus nicht exakt bekannt ist, zur Abnahme des peripheren Widerstandes. Dabei bleiben die Kreislaufreflexe voll erhalten und es kommt deshalb zu starker Gegenregulation mit Anstieg des Sympathikotonus und einer Stimulierung der Renin-Aldosteronachse. Damit steigen Herzfrequenz und Herzzeitvolumen und auch der Sauerstoffverbrauch des Herzmuskels; es treten aber auch Kopfschmerzen, Gesichtsröte und Durchfall, aber auch Stenokardien mit EKG-Veränderungen auf. Gerade im höheren Lebensalter sollte Hydralazin deshalb nicht als Erstbehandlung einer Hypertonie gegeben werden. Im Falle seiner Anwendung ist es mit Betablockern gut kombinierbar, weil diese die sympathische Gegenregulation abschwächen oder verhindern (O'Malley 1980).

Reserpin

Ursprünglich wurde Rauwolfia serpentina als Antipsychotikum verabreicht und erst später fand es als antihypertensives Mittel Verwendung. Reserpin hat eine hohe Affinität zur Membran der Noradrenalin-speichernden Vesikel der postganglionären, noradrenergen Nervenendigungen. Die Bindung an diese Vesikel ist dauerhaft und führt eventuell auch zu deren Dauerschädigung. Im Zentralnervensystem nimmt unter Reserpin die Speicherung für Dopamin und Serotonin

ab; ein Vorgang, der mit der depressiven Verstimmung und mit der Appetit-
steigerung nach Reserpin in Zusammenhang steht.

An unerwünschten Wirkungen sind demnach depressive Zustände und
Appetitzunahme, aber auch Rückgang der Libido und Potenz sowie eine
trockene Rhinitis zu erwarten. Der Verdacht, daß Reserpin in der Menopause
das Risiko eines Mammakarzinoms erhöhen könnte, konnte nicht bestätigt
werden.

Guanethidin

Guanethidin führt durch Depolarisation der Axonmembran zur selektiven
Blockade noradrenerger Neurone mit Hemmung der Noradrenalinfreisetzung
und nachfolgender Senkung des arteriolären Gefäßwiderstandes. Es wird aber
auch der Inaktivierungsmechanismus für extraneurale Katecholamine durch
Guanethidin gehemmt, sodaß die Wirkung systemisch verabreichten Noradrena-
lins und Adreanlins persistiert. Guanethidin überwindet die Blut-Hirn-Schranke
nicht und entfaltet deshalb keine Wirkung im Zentralnervensystem. Es hemmt
aber den noradrenerg vermittelten, orthostatischen Kreislaufreflex und führt
damit zur Störung der orthostatischen Kreislaufregulation.

Zu den unerwünschten Wirkungen des Guanethidins gehören in erster Linie
schwerere orthostatische Dysregulationen, eine verzögerte und eventuell retrograde Ejakulation, Durchfälle und gelegentlich eine Natrium- und Flüssigkeitsretention.

Das Arzneimittel der Wahl bei der Behandlung des Bluthochdruckes
des älteren Menschen

Zur Hypertoniebehandlung des älteren Menschen sind in den letzten Jahren
immer neue sogenannte Stufenpläne angeboten worden, in denen üblicherweise
Diuretika und/oder Betablocker als erste Mittel der Wahl empfohlen wurden
(Izzo 1982).

Ähnlich fixen Arzneimittelkombinationen haben Stufenpläne die Eigenschaft, daß sie in ein Behandlungskorsett drängen, das den individuellen Bedürfnissen eines Patienten, besonders wenn er sich im höheren Lebensalter
befindet, nur schwer gerecht werden kann. Die große Zahl der zur Verfügung
stehenden antihypertensiven Mittel mit ihren differenten Wirkungsmechanis-
men, aber auch mit vielen unerwünschten Wirkungen, erlaubt und verlangt
eine differenzierte Anwendung unter Berücksichtigung der Multimorbidität
des älteren Menschen. Die Höhe des Blutdruckes, die durch die Hypertonie
verursachten Organveränderungen, Alterserscheinungen und zusätzliche Krankheiten sind für die Wahl des antihypertensiven Arzneimittels ausschlaggebend.

Zur Behandlung einer unkomplizierten Hypertonie eines sonst gesunden
Menschen bieten sich in erster Linie ein Betablocker oder ein Kalziumantagonist
an. Dabei sollte der Betablocker dem beginnenden höheren Lebensalter vorbehalten sein. Der Beginn einer Betablockerbehandlung nach dem 65. bis
70. Lebensjahr scheint deshalb nicht sinnvoll, weil sowohl mit Fortdauer einer

Hypertonie wie auch mit höherem Alter die Komplikationsraten einer kardialen Insuffizienz oder einer peripheren Durchblutungsstörung zunehmen oder wenigstens latent werden.

Unter den Kalziumantagonisten eignet sich besonders das Nifedipin zur Blutdrucksenkung, weil es ohne schwerwiegende, unerwünschte Wirkungen die gerade im höheren Alter häufig eingeschränkte koronare, aber auch periphere Durchblutung verbessert. Sollte mit einem der genannten Arzneimittel eine ausreichende Blutdrucksenkung der unkomplizierten Hypertonie nicht möglich sein, dann können sie mit einem Diuretikum problemlos kombiniert werden.

Die primäre Anwendung von Diuretika ist dann empfehlenswert, wenn neben der Hypertonie auch eine kardiale Dekompensation vorliegt. Mit Reduktion des Plasma- und Extrazellulärvolumens wird nicht nur der Blutdruck, sondern auch die Vorlast gesenkt und das Herz entlastet. Es haben allerdings die Diuretika auch unerwünschte Stoffwechselwirkungen; ihr Einsatz bei Hyperlipidämien, bei Hyperurikämien und bei diabetischer Stoffwechsellage sollte überprüft werden. Bei Vorliegen einer Niereninsuffizienz muß auf Thiazid-Präparate verzichtet und Furosemid als Alternative genommen werden.

Bei Vorliegen einer Hypertonie mit Linksdekompensation bieten sich zur Blutdruckbehandlung neben den diuretisch wirksamen Medikamenten besonders jene Arzneimittel an, die den peripheren Widerstand senken und damit die Nachlast reduzieren. Dafür kommen neben den Kalziumantagonisten vor allem Prazosin, der ACE-Hemmer Captopril aber auch Urapidil in Frage (Haerlin 1981, Schoetensack 1977). Sie alle sind starke antihypertensive Mittel, die mit einem Diuretikum gerade bei einer Linksherzdekompensation vorteilhaft kombiniert werden können. Der Hemmung des Renin-Angiotensin-Systems kommt bei dieser Form der kardialen Dekompensation besondere Bedeutung zu (Bayliss 1985). Im Gegensatz zum Hydralazin, das als gefäßdilatierendes Antihypertensivum reflektorisch die Herzfrequenz deutlich steigert und sogar zur Koronarinsuffizienz führen kann, nehmen die genannten anderen gefäßerweiternden Blutdruckmittel nur geringen Einfluß auf die Herzfrequenz. Eine Kombination dieser Arzneimittel mit einem Betablocker ist möglich und oft günstig, weil der Betablocker den Frequenzanstieg unterbindet. Bei Vorliegen einer kardialen Dekompensation sollte jedoch auf diese Kombination verzichtet werden.

Clonidin, Methyldopa und Reserpin sind ebenfalls gut wirksame Antihypertensiva. Sie sind zentral wirksam, verstärken die besonders im späteren Lebensalter oft zu beobachtende depressive Stimmungslage und bedürfen vor ihrer Anwendung einer gründlichen Exploration des Patienten. Besonders bei Reserpin ist diese unerwünschte Wirkung stark ausgeprägt. Clonidin verursacht gelegentlich Bradykardien, so daß seine Kombination mit Betablockern oder Kalziumantagonisten besondere Überwachung erfordert.

Die Blutdruckbehandlung im allgemeinen, besonders aber des älteren Patienten, erfordert eine gründliche Kenntnis der klinischen Voraussetzungen sowie der erwünschten und unerwünschten Arzneimittelwirkungen. Sie ist aber bei guter Planung ein Unterfangen, das mit einem Rückgang der Morbidität und Mortalität der Patienten belohnt wird. Besonders die initiale Blutdrucksenkung sollte beim älteren Menschen langsam und vorsichtig erfolgen. Diese Vorgangsweise vermeidet jene unerwünschten Nebenwirkungen, welche die Behandlung einer milden Hypertonie in Mißkredit bringen könnten (Anonymous 1979, Cove 1979, Medical Research Council Working Party on Mild to Moderate Hypertension 1981).

Literatur

Agner, E.: Predictive value of arterial blood pressure in old age. Acta med. Scand. 214: 285–294 (1983).

Amery, A., Hansson, L., Andren, L., Gudbrandsson, T., Sivertsson, R., Svensson, A.: Hypertension in the elderly. Acta med. Scand. 210: 221–229 (1981).

Ames, R. P., Peacock, P. B.: Serum cholesterol during treatment of hypertension with diuretic drugs. Arch. Int. Med. 144: 710–714 (1984).

Anonymous: Dangerous antihypertensive treatment. Brit. Med. J. 2: 228–229 (1979).

Applegate, W. A., Dismuke, S. E., Runyan, J. W.: Treatment of hypertension in the elderly. J. Am. Geriatr. Soc. 32: 21–23 (1984).

Bayliss, J., Norell, M. S., Canepa-Anson, R., Reid, C., Poole-Wilson, P., Sutton, G.: Clinical importance of the renin-angiotensin system in chronic heart failure: double blind comparison of captopril and prazosin. Brit. Med. J. 290: 1861–1865 (1985).

Bentley, D. W., Williams, M. E., Williams, T. F.: Hypertension in the elderly. J. Am. Geriatr. Soc. 30: 352–359 (1982).

Berglund, G., Andersson, O.: Beta-blockers or diuretics in hypertension? A six year follow-up of blood pressure and metabolic side effects. Lancet i: 744–747 (1981).

Braunwald, E.: Mechanism of action of calcium-channel-blocking agents. New Engl. J. Med. 307: 1618–1627 (1982).

Brown, J. J., Lever, A. F., Robertson, J. I. S., Schalekamp, M. A.: Pathogenesis of essential hypertension. Lancet i: 1217–1221 (1976).

Bühler, F. R., Burkhart, F., Lüthold, B. E., Küng, M., Marbert, G., Pfisterer, M.: Antihypertensive beta-blocking action as related to renin and age: a pharmacological tool to identify pathogenetic mechanisms in essential hypertension. Am. J. Cardiol. 36: 653–669 (1975).

Bühler, F. R., deLeche, A. S., Schüler, G., Gutzwiller, F., Baumann, F., Schweizer, W.: Das Hypertonieproblem in der Schweiz. Schweiz. Med. Wschr. 106: 99–107 (1976).

Bühler, F. R.: Renin und Alter, Determinanten der Betablocker-Wirkung beim essentiellen Hochdruck. In: Betablocker in der Hypertonie-Behandlung (Hitzenberger, G., Hrsg.), S. 42. München: Urban & Schwarzenberg 1976.

Bühler, F. R., Kiowski, W., van Brummelen, P., Amann, F. W., Bertel, O.: Abnahme der beta-adrenozeptorenvermittelten kardiovaskulären Funktionen und Zunahme der Alpha-rezeptorvermittelten Vasokonstriktion: Altersabhängige Veränderungen bei essentieller Hypertonie. Therapiewoche 30: 8298 (1980).

Charles, S., Ketelslegers, J.-M., Buysschaert, M., Lambert, A. E.: Hyperglycemic effect of nifedipin. Brit. Med. J. 283: 19–20 (1981).

Chobanian, A. V.: Therapeutic decision-making in systolic hypertension. Geriatrics 36/3: 36–43 (1981).

Cogan, E., Abramow, M.: Diuretic-induced hyponatremia in elderly hypertensive women. Lancet ii: 1249 (1983).

Cohn, J. N.: Blood pressure and cardiac performance. Am. J. Med. 55: 351–361 (1973).

Cove, D. H., Seddon, M., Fletcher, R. F., Dukes, D. C.: Blindness after treatment for malignant hypertension. Brit. Med. J. 2: 245–246 (1979).

Dahl, L. K., Heine, M., Thompson, K.: Genetic influence of the kidneys on blood pressure. Circul. Res. 34: 94–101 (1974).

Diamond, J. R., Cheung, J. Y., Fang, L. S. T.: Nifedipine-induced renal dysfunction. Am. J. Med. 77: 905–909 (1984).

Eliasson, K.: Borderline hypertension. Acta Med. Scand. Suppl. 692 (1985).

Feldman, R. D., Limbird, L. E., Nadeau, J., Robertson, D., Wood, A. J. J.: Alterations in leucocyte beta-receptor affinity with aging. New Engl. J. Med. 310: 815–819 (1984).

Ferrario, C. M., Gildenberg, P. L., McCullin, J. W.: Cardiovascular effects of angiotensin mediated by the central nervous system. Circul. Res. 30: 257–262 (1972).

Fleisch, J. H., Hooker, C. S.: The relationship between age and relaxation of vascular smooth muscle in the rabbit and rat. Circul. Res. 38: 243–249 (1976).

Freis, E. D.: Salt, volume and the prevention of hypertension. Circul. 53: 589–595 (1976).

Gerstenblith, G., Frederiksen, J., Yin, F. C. P., Fortuin, N. J., Lakatta, E. G., Weisfeldt, M. L.: Echocardiographic assessment of a normal adult aging population. Circulation 56: 273–278 (1977).

Goldbourt, U., Medalie, J. H., Neufeld, H. N.: Clinical myocardial infarction over a five-year period. III. A multivariate analysis of incidence, the Israel Ischemic Heart Disease Study. J. Chron. Dis. 28: 217–237 (1975).

Gradaus, D., Scheler, M.,Möninghoff, W., Bender, F.: Röntgenologisch nachweisbare Herzkranzgefäß-Verkalkungen bei über 65jährigen. Fortschr. Med. 98: 1019–1021 (1981).

Greminger, P., Vetter, W., Zimmermann, K., Beckerhoff, R., Siegenthaler, W.: Primäre und sekundäre Hypertonie in einem poliklinischen Krankengut. Schweiz. med. Wschr. 107: 605–609 (1977).

Gribbin, B., Pickering, T. G., Sleight, P., Peto, R.: Effect of age and high blood pressure on baroreflex sensitivity in man. Circul. Res. 29: 424–431 (1971).

Haerlin, R., Bruckschen, E. G., Henze, F.: Antihypertensive Therapie mit Ebrantil Retardkapseln. Therapiewoche 31: 7930–7939 (1981).

Harburg, E., Erfurt, J. C., Chape, C., Hauenstein, L. S., Schull, W. J., Schork, M. A.: Socioecological stressor areas and black-white blood pressure: Detroit. J. Chron. Dis. 26: 595–611 (1973).

Hegstad, R., Brown, R. D., Jiang, N.-S., Kao, P., Weinshilboum, R. M., Strong, C., Wisgerhof, M.: Aging and aldosterone. Am. J. Med. 74: 442–448 (1983).

Heidland, A., Heidbreder, E., Hörl, W. H., Schäfer, R. M.: Calciumantagonisten in der Therapie der Hypertonie. Klin. Wschr. 61: 633–640 (1983).

Henry, P. D.: Comparative pharmacology of calcium antagonists: nifedipin, verapamil and diltiazem. Am. J. Cardiol. 46: 1047–1058 (1980).

Hunter Hypertension Research Goup. Changes in serum lipid levels during antihypertensive therapy. Med. J. Austral. 140: 522–524 (1984).

Hypertension Detection and Follow-up Program Cooperative Group: Five-year findings of the hypertension detection and follow-up program (I, II). J.A.M.A. 242: 2562–2571, 2572–2577 (1979).

Izzo, J. L.: Hypertension in the elderly. J. Am. Geriatr. Soc. 30: 352–357 (1982).

Jackson, G., Pierscianowski, T. A., Mahon, W., Condon, J.: Inappropriate antihypertensive therapy in the elderly. Lancet ii: 1317–1318 (1976).

Kannel, W. B., Schwartz, M. J., McNamara, P. M.: Blood pressure and risk of coronary heart disease: the Framingham Study. Dis. Chest. 56: 43–52 (1969).

Kannel, W. B., Castelli, W. P., McNamara, P. M.: McKee, P. A., Feinleib, M.: Role of blood pressure in the development of congestive heart failure. New Engl. J. Med. 287: 781–787 (1972).

Kannel, W. B.: Some lessons in cardiovascular epidemiology from Framingham. Am. J. Cardiol. 37: 269–282 (1976).

Kannel, W. B., Dawber, T. R., McGee, D. L.: Perspectives on systolic hypertension: the Framingham Study. Circulation 61: 1179–1182 (1980).

Kannel, W. B., Wolf, P. A., McGee, D. L., Dawber, T. R., McNamara, P., Castelli, W. P.: Systolic blood pressure, arterial rigidity, and risk of stroke. J. A. M. A. 245: 1225–1229 (1981).

Kirkendall, W. M., Hammond, J. J., Thomas, J. C., Overturf, M. L., Zama, A.: Prazosin and clonidine for moderately severe hypertension. J. A. M. A. 240: 2553–2556 (1978).

Klein, G., Brugger, P.: Grenzwert-Hypertonie. Öst. Ärzteztg. 39: 884–888 (1984).

Kornhuber, H. H., Lisson, G.: Bluthochdruck, Übergewicht und Alter: für Frühbehandlung der Hypertonie. Dtsch. Med. Wschr. 106: 1692–1696 (1981).

Lakatta, E. G., Yin, F. C. P.: Myocardial aging: functional alterations and related cellular mechanisms. Am. J. Physiol. 242: H927–941 (1982).

Lederballen-Pedersen, O., Mikkelsen, E., Christensen, N. J., Kornerup, H. J., Pedersen, E. B.: Effect of nifedipin on plasma renin, aldosterone and catecholamines in arterial hypertension. J. Clin. Pharm. 15: 235–240 (1979).

Leishman, A. W.: Merits of reducing high blood pressure, Lancet i: 1284–1288 (1963).

Leren, P., Foss, P. O., Helgeland, A., Hjermann, I., Holme, I., Lund-Larsen, P. G.: Effect of propranolol and prazosin on blood lipids. The Oslo Study. Lancet ii: 4–6 (1980).

Libow, L. S., Butler, R. N.: Treating mild diastolic hypertension in the elderly: uncertain benefits and possible dangers. Geriatrics 36/11: 55–62 (1981).

Lindholm, L., Ejlertson, G., Schersten, B.: High rish cerebro-cardiovascular morbidity in well treated male hypertensives. Acta Med. Scand. 216: 251–259 (1984).

Linzbach, A. J., Akuamoa-Boateng, E.: Die Altersveränderungen des menschlichen Herzens. I. Das Herzgewicht im Alter. Klin. Wschr. 51: 156–163 (1973).

Management Committee of the Australian Hypertension Trial: The Australian therapeutic trial in mild hypertension. Lancet i: 1261–1267 (1980).

Management Committee of the Australian Therapeutic Trial in Mild Hypertension: Untreated mild hypertension. Lancet i: 185–191 (1982).

Manning, G. W., Smiley, J. R.: QRS-voltage criteria for left ventricular hypertrophy in a normal male population. Circul. 29: 224–230 (1964).

McNair, A., Rasmussen, S., Nielsen, P. E., Rasmussen, K.: The antihypertensive effect of prazosin on mild to moderate hypertension, changes in plasma volume, extracellular volume and glomerular filtration rate. Acta Med. Scand. 207: 413–416 (1980).

Medical Research Council Working Party on Mild to Moderate Hypertension: Adverse reactions to bendrofluazide and propranolol for the treatment of mild hypertension. Lancet ii: 539–543 (1981).

Messerli, F. H., Sundgaard-Riise, K., Ventura, H. O., Dunn, F. G., Glade, L. B., Fröhlich, E. D.: Essential hypertension in the elderly: haemodynamics, intravascular volume, plasma renin activity, and circulating catecholamine levels. Lancet ii: 983–986 (1983).

Michel, D.: Arterieller Blutdruck: In: Handbuch der Gerontologie (Platt, D., Hrsg.), Bd. 1, S. 129–150. Stuttgart: G. Fischer 1983.

Murphy, M. B., Lewis, P. J., Kohner, E., Schumer, B., Dollery, C. T.: Glucose intolerance in hypertensive patients treated with diuretics; a fourteen-year follow-up. Lancet ii: 1293–1295 (1982).

Myers, M. G., Kearns, P. M., Kennedy, D. S., Fischer, R. H.: Postural hypotension and diuretic therapy in the elderly. Canad. Med. Ass. J. 119: 581–585 (1978).

National Health Survey: Hypertension and hypertensive heart disease in adults, U.S. 1960–62 (Vital Health Statistics Series 11, No. 13). Washington, D.C.: U.S. Department of Health, Education and Welfare 1966.

North, J. D. K., Williams, J. C. P., Howie, R. N.: Severe hypertension treated with ganglion-blocking drugs in a general hospital. Brit. Med. J. 1: 1426–1429 (1961).

O'Malley, K., O'Brien, E.: Management of hypertension in the elderly. New Engl. J. Med. 302: 1397–1401 (1980).

Ostfeld, A. M.: Elderly hypertensive patient. N. Y. State J. Med. 78: 1125–1129 (1978).

Poston, L., Sewell, R. B., Wilkinson, S. P., Richardson, P. J., Williams, R., Clarkson, E. M., MacGregor, G. A., de Wardener, H. E.: Evidence for a circulating sodium transport inhibitor in essential hypertension. Brit. Med. J. 282: 847–849 (1981).

Ram, C. V. S.: Hypertensive Encephalopathy. Arch. Int. Med. 138: 1851–1853 (1978).

Riozzi, A., Heagerty, A. M., Bing, R. F., Thruston, H., Swales, J. D.: Noradrenalin: a circulating inhibitor of sodium transport. Brit. Med. J. 289: 1025–1027 (1984).

Rowe, J. W.: Systolic hypertension in the elderly. New Engl. J. Med. 309: 1246–1247 (1983).

Rudolph, C. D., Kaplan, S. L., Ganong, W. F.: Sites at which clonidine acts to affect blood pressure and the secretion of renin, growth hormone and ACTH. Neuroendocrinology 31: 121–128 (1980).

Russel, R. W. R.: How does blood-pressure cause stroke? Lancet ii: 1283–1285 (1975).

Scheler, F., Valentin, R.: Kritische Bemerkungen zur Hochdrucktherapie. Internist 25: 398–403 (1984).

Schettler, G.: Die Ätiologie der Arteriosklerose. Internist 19: 611–620 (1978).

Schocken, D. D., Roth, G. S.: Reduced beta-adrenergic receptor concentrations in ageing man. Nature 267: 856–858 (1977).

Schoetensack, W., Bischler, P., Dittmann, Ch., Steinijans, V.: Tierexperimentelle Untersuchungen über den Einfluß des Antihypertensivums Urapidil auf den Kreislauf und die Kreislaufregulation. Arzneimittel Forsch. 27/2: 1908–1919 (1977).

Schwid, S. A., Gifford, R. W.: The use and abuse of antihypertensive drugs in the aged. Geriatrics 22/6: 172–182 (1967).

Schwietzer, G., Oelkers, W.: The antihypertensive effect of captopril in severe essential, renovascular, renal and transplant renovascular hypertension. Klin. Wschr. 60: 839–846 (1982).

Sever, P. S., Gordon, D., Peart, W. J., Beighton, P.: Blood pressure and its correlates in urban and tribal Africa. Lancet ii: 60–64 (1980).

Simon, A. C., Safar, M. A., Levenson, J. A., Kheder, A. M., Levy, B. I.: Systolic hypertension: hemodynamic mechanism and choice of antihypertensive treatment. Am. J. Cardiol. 44: 505–511 (1979).

Singer, R. B.: To treat or not to treat. J. Chron. Dis. 28: 125–134 (1975).

Skinhoj, E., Strandgaard, S.: Pathogenesis of hypertensive encephalopathy. Lancet i: 461–462 (1973).

Skrabal, F., Herholz, H., Neumayer, M., Hambergerr, L., Cerny, E.: Neues Konzept für die Entstehung der essentiellen Hypertonie. Dtsch. Med. Wschr. 108: 1122–1126 (1983).

Sokolow, M., Lyon, Th. P.: Ventricular complex in left ventricular hypertrophy as obtained by unipolar precordial and limb leads. Am. Heart J. 37: 161–186 (1949).

Stamler, J., Stamler, R., Rhomberg, P., Dyer, A., Berkson, D. M., Reedus, W., Wannamaker, J.: Multivariate analysis of the relationship of six variables to blood pressure. J. Chron. Dis. 28: 499–525 (1975).

Stanek, B., Silberbauer, K.: Über die Altersabhängigkeit des Ansprechens von Blutdruck und Herzfrequenz sowie der Plasma-Renin-Aktivität auf Captopril bei essentieller Hypertonie. Acta Med. Austriaca 11: 101–105 (1984).

Strandgaard, S., Olesen, J., Skinhoj, E., Lassen, N. A.: Autoregulation of brain circulation in severe arterial hypertension. Brit. Med. J. 1: 507–510 (1973).

Strauer, B. E.: Hypertensive Heart Disease. Berlin-Heidelberg-New York: Springer 1980.

Studer, A., Lüscher, T., Greminger, P., Epstein, F. H., Grimm, J., Leumann, E. P., Tenschert, W., Siegenthaler, W., Vetter, W.: Blutdruck, Renin-Angiotensin-Aldosteron-System und andere kardiovaskuläre Risikofaktoren bei Kindern essentieller Hypertoniker. Klin. Wschr. 60: 275–284 (1982).

Stumpe, K. O., Kolloch, R., Vetter, H., Gramann, W., Krück, F., Ressel, Ch., Higuchi, M.: Acute and long-term studies of the mechanisms of action of beta-blocking drugs in lowering blood pressure. Am. J. Med. 60: 853–865 (1976).

Svärdsudd, K., Tibblin, G.: A longitudinal blood pressure study. Change of blood pressure during 10 years in relation to initial values. The study of men born in 1913. J. Chron. Dis. 33: 627–636 (1980).

Tarazi, R. C.: Should you treat systolic hypertension in elderly patients? Geriatrics 33/11: 25–29 (1978).

Tarazi, R. C.: The heart in hypertension. New Engl. J. Med. 312: 308–309 (1985).

Tjandramaga, T. B.: Altered pharmacokinetics of beta-adrenoceptor blocking drugs in patients with renal insufficiency. Arch. Intern. Pharmacodyn. 243, Suppl. 38–53 (1980).

Topol, E. J., Traill, T. A., Fortuin, N. J.: Hypertensive hypertrophic cardiomyopathy of the elderly. New Engl. J. Med. 312: 277–283 (1985).

Verbeelen, D. L., De Boel, S.: Reversible acute on chronic renal failure during captopril treatment. Brit. Med. J. 289: 20–21 (1984).

Veterans Administration Cooperative Study Group on Antihypertensive Agents: Effects of treatment on morbidity in hypertension. Results in patients with diastolic blood pressure averaging 115 trough 129 mm Hg. J. A. M. A. 202: 1028–1034 (1967).

Veterans Administration Cooperative Study Group on Antihypertensive Agents: Effects of treatment on morbidity in hypertension. Results in patients with diastolic blood pressures averaging 90 through 114 mm Hg. J. A. M. A. 213: 1143–1152 (1970).

Vetter, W., Wehling, M., Foerster, E. Ch., Kuhlmann, U., Boerlin, H.-J., Greminger, P., Vetter, H.: Long-term effect of captopril on kidney function in various forms of hypertension. Klin. Wschr. 62: 731–737 (1984).

Voelkel, O.: Alters- und geschlechtsspezifische Verteilung der Blutdruckwerte. Öst. Ärzteztg. 35/3: 137–146 (1980).

Voors, A. W., Berenson, G. S., Dalferes, E. R., Webber, L. S., Shuler, S. E.: Racial differences in blood pressure control. Science 204: 1091–1094 (1979).

Walter, U.: ATPase Aktivität und Natriumtransport an Erythrozyten bei essentieller Hypertonie. Klin. Wschr. 60: 607–616 (1982).

Weidmann, P., deChatel, R., Schiffmann, A., Bachmann, E., Beretta-Piccoli, C., Reubi, F. C., Ziegler, W. H., Vetter, W.: Interrelations between age and plasma renin, aldosterone and cortisol, urinary catecholamines, and the body sodium/volume state in normal man. Klin. Wschr. 55: 725–733 (1977).

Weinberger, M. H.: Antihypertensive threrapy and lipids. Arch. Int. Med. 145: 1102–1105 (1985).

Wilhelmson, C., Vedin, J. A., Wilhelmsen, L., Tibblin, G.: Reduction of sudden death after myocardial infarction by treatment with alprenolol. Lancet ii: 1157–1160 (1974).

Woodcock, B. G., Rietbrock, N.: Beta-blocker induced changes in the cholesterol: high density lipoprotein cholesterol ratio and risk of coronary heart disease. Klin. Wschr. 62: 843–849 (1984).

Wu, M., Ware, J., Feinleib, M.: On the relation between blood-pressure change and initial value. J. Chron. Dis. 33: 627–636 (1980).

Yin, F. C. P.: The aging vasculature and its effects on the heart. In: The Aging Heart (Weisfeldt, M. L., Hrsg.), S. 137–213. New York: Raven Press 1980.
Ziegler, M. G., Lake, C. R., Kopin, I. J.: Plasma noradrenalin increases with age. Nat. 261: 333–335 (1976).

Die Hypotonie

Untersuchungen über die Häufigkeit eines niedrigen Blutdruckes oder hypotoner Kreislaufbeschwerden haben interessante Ergebnisse gebracht. In einer in Deutschland durchgeführten repräsentativen Bevölkerungsumfrage bei 1601 Personen im Alter von 18 bis 60 Jahren hatten knapp 25% der Befragten zu irgendeinem früheren Zeitpunkt an einer Hypotonie und knapp 16% an einer Hypertonie gelitten (Brähler 1979). In einer Statistik der Deutschen Allgemeinen Ortskrankenkasse über die Krankheitsfälle des Jahres 1969 wird für 0,98% der Männer und für 2,31% der Frauen eine Hypotonie ausgewiesen. Dagegen wurde in dieser Statistik eine Hypertonie bei Männern in 0,76% und bei Frauen in 1,41% erhoben. Ähnliche Untersuchungen in den U.S.A. ergaben bei Personen jenseits des 65. Lebensjahres in 25% einen Blutdruckabfall im Stehen von 20 mm Hg, in 9% einen Abfall von 30 mm Hg und bei 5% der untersuchten älteren Menschen einen Blutdruckabfall von 40 mm Hg.

Dieser hohen Prävalenz der Hypotonie, aber ebenso den orthostatischen Kreislaufbeschwerden (Rieckert 1979, Böhm 1973), steht ein im Vergleich zur Hypertonie geringes wissenschaftliches Interesse gegenüber, dem offenbar ein ebenso geringes Verständnis für die Beschwerden der betroffenen Personen zugrunde liegt. Die vorliegenden epidemiologischen Untersuchungen verweisen jedoch auf den hohen Krankheitswert der Hypotonie. Andere Untersuchungen unterstreichen die Bedeutung der Hypotonie für zerebrale Akutereignisse bei älteren Personen (Mitchinson 1980). Die Hypotonie spielt auch unter den Ursachen der Synkopen eine hervorragende Rolle (Lipsitz 1983) und sie kommt für Stürze alter Menschen, die häufig zu deren endgültiger Immobilisierung führen, ursächlich am häufigsten in Frage (Falck 1983).

Die Kreislaufregulation bei Hypotonie

Ähnlich wie die Grenze des „normalen" Blutdruckes nach oben durch eine Konvention mit 160/95 mm Hg festgelegt ist, wird auch die die Grenze dieses normalen Blutdruckes nach unten konventionell mit 100/60 mm Hg angegeben.

Herzzeitvolumen, peripherer Widerstand und Blutvolumen sind jene Größen, die dieses „normale" Ausmaß des Blutdruckes aufrechterhalten. Reflexe, auch als Reglerkreise bezeichnet, mit Druck-, Volumen- und Osmorezeptoren, steuern unter Zuhilfenahme des sympathischen Nervengeflechtes und einiger Hormone die genannten Kreislaufgrößen derart, daß der Blutdruck eines bestimmten Individuums dessen augenblicklicher Position angepaßt wird. Ein dominierender Reglerkreis ist der über Barorezeptoren im Aortenbogen und im Karotissinus ablaufende Reflex (Shoukas 1973), der die Druckverhältnisse in den genannten Blutgefäßen über afferente Bahnen des N. vagus und des N. glossopharyngeus dem Kreislaufzentrum mitteilt und über efferente Bahnen des sympathischen Geflechtes sowohl den peripheren Gefäßwiderstand wie auch das Herzzeitvolumen den jeweiligen Kreislauferfordernissen anpaßt.

Osmorezeptoren im Bereich der A. Carotis int. registrieren den osmotischen Druck und kompensieren den Druckanstieg mit einem Anstieg des antidiuretischen Hormons bzw. dem konsekutiven Anstieg der Wasserrückdiffusion in der Niere. Die Reninsekretion aus dem juxtaglomerulären Apparat der Niere erfolgt nach Druck- oder Volumenabfall durch Stimulation des sympathoadrenergen Systems, aber auch durch direkte Stimulation der Volumen-, Druck- und Natriumempfindlichen Rezeptoren im Vas afferens des juxtaglomerulären Apparates. Renin führt schließlich zur Angiotensinfreisetzung mit nachfolgender Vasokonstriktion und zur Aldosteronsekretion mit anschließender Natrium- und Flüssigkeitsretention. Das antidiuretische Hormon und Aldosteron sichern mit der Volumenbereitstellung die Basis für die sympathoadrenerge Akutregulation (Westermann 1973, Gordon 1967).

Beim Aufrichten aus liegender Position steigt der arterielle Druck im Fuß bis 200 mm Hg und der Druck im venösen System von 10 bis auf 100 mm Hg. Gleichzeitig versacken bis zu 700 ml Blut (Barbey 1966) in beide Beine, und zwar vorwiegend in die Beinvenen, und reduzieren den venösen Rückfluß zum Herzen mit Abfall des Herzzeitvolumens um bis zu 25%. Dieser Abfall des Herzzeitvolumens wird innerhalb von Sekunden durch Blutumverteilung aus dem intrathorakalen Bereich und durch den Anstieg des peripheren Widerstandes, der über den Baroreflex vermittelt wird, kompensiert. Bei der idiopathisch orthostatischen Hypotonie bleiben die zur arteriolären Vasokonstriktion, zur Stimulierung des Venentonus und zur Steigerung der kardialen Inotropie notwendige Noradrenalinsekretion und damit auch die genannten Kompensationsmechanismen aus (Hickler 1977). Tatsächlich läßt sich bei der idiopathisch orthostatischen Hypotonie die ansonst übliche katecholaminspezifische Fluoreszenz an den sympathetischen Vasomotorennerven nicht nachweisen, so daß auch ein Autoimmunprozeß ähnlich jenem der Nebennieren beim idiopathischen M. Addison oder jenem der Schilddrüse bei der Hashimoto-Krankheit diskutiert wird (Kontos 1975). Mit dem Verlust der adrenergen Funktion geht bei der idiopathisch orthostatischen Hypotonie auch ein Verlust der cholinergen Funktion einher. Damit wird das klinische Bild nicht nur durch die Orthostase, sondern auch durch eine Anhydrose und durch eine Obstipation geprägt.

Der Katecholaminsekretion der Nebennieren kommt für die akute Kreislaufreaktion, wie sie beim Aufrichten des Menschen in eine vertikale Position notwendig wird, keine Bedeutung zu (Hamlin 1960).

Ursachen der Hypotonie –
Einteilung nach pathogenetischen Gesichtspunkten

Die Einteilung der orthostatischen Hypotone ist bei der Vielfalt der möglichen Ursachen schwierig. Kann die Hypotonie dem Versagen einer der Kreislaufgrößen (Herzzeitvolumen, peripherer Widerstand, Plasmavolumen), dem Versagen eines Reglerkreises oder äußeren Ursachen zugeordnet werden, dann wird sie in der Regel als sekundär bezeichnet. Die Erkrankung des Kreislaufzentrums oder des peripheren sympathischen vasomotorischen Systems liegt der idiopathischen, orthostatischen Hypotonie zugrunde und kann als primäre Regulationsstörung angesehen werden.

A. Idiopathische, orthostatische Hypotonie

Die „primäre" Hypotonie ist eine Systemerkrankung, die das Zentralnervensystem und/oder das periphere autonome System betrifft (Bannister 1979, Ziegler 1977, Hickler 1977). Degenerativen Veränderungen im Hirnstamm inklusive der Substantia nigra, Hypothalamus und dem limbischen System mit dem Verlust von Noradrenalin und Dopamin stehen dabei periphere Veränderungen an den perivaskulären, sympathischen Nervenendigungen gegenüber (Kontos 1975). Die klinische Symptomatik der idiopathisch orthostatischen Hypotonie ergibt sich aus der ungenügenden Noradrenalinfreisetzung im Rahmen der akuten Gegenregulation beim Aufrichten aus der liegenden Position. Bei nicht ausreichender peripherer Vasokonstriktion und ebensowenig ausreichendem Frequenzanstieg des Herzens wird die Synkope der betroffenen Person unausbleiblich. Zusätzlich können zerebellare und pyramidale Erscheinungen einen M. Parkinson imitieren und es kann auch zur Harnblasenfunktionsstörung, zur Störung der Schweißsekretion und beim Mann zur Impotenz kommen.

B. Sekundäre Hypotonie

Die sekundäre Hypotonie besitzt viele Ursachen. Am häufigsten ist sie allerdings Folge von Erkrankungen des Herzens und von arteriellen oder venösen Gefäßleiden, doch kommen für ihre Entstehung nicht selten auch verschiedene Arzneimittel (Diuretika, Narkotika) ursächlich in Frage (Tabelle 14).

Klinik der orthostatischen Kreislaufdysregulation

Die ersten klinischen Zeichen des orthostatischen Blutdruckabfalles sind Müdigkeit, Leistungsschwäche, häufiges Gähnen, Kältegefühl in den Extremitäten, Schwindelgefühl, Schleiersehen oder Schwarzwerden vor den Augen mit reaktivem Herzklopfen und reaktiver Hyperventilation beim Aufrichten oder Aufstehen aus liegender Position. Bei sekundär orthostatischer Dysregulation kommt es auch zur Blässe, zum Schweißausbruch, eventuell zu Übelkeitsgefühl und im Extremfall zur Synkope.

Bei Läsionen des autonomen Nervensystems fehlt der reflektorische Frequenzanstieg, aber es treten noch Harninkontenz, Defäkationsstörungen, Akkomodationsstörungen, Störungen der Schweißsekretion und beim Mann Erektionsstörungen auf.

Bei der Dysregulation des autonomen Systems werden synkopale Anfälle in 95%, Impotenz in 92%, Schwäche in 92%, eine Anhydrosis in 70%, eine Hypertonie im Liegen in 57%, Gewichtsverlust in 54%, Harninkontinenz in 43%

Tabelle 14. *Ursachen der sekundären Hypotonien*

1. *Störungen der kardialen Funktion mit Einschränkung der Herzleistung*
   a) Endo-Myokarditis
   b) Sklerotische Myokardiopathie
   c) Herzklappenerkrankung (besonders Aortenstenosen und Mitralstenosen)
   d) Herzrhythmusstörungen

2. *Erkrankungen oder Störungen der arteriellen Strombahn mit Senkung des peripheren Widerstandes oder der venösen Strombahn mit dem Versacken eines größeren Blutvolumens*
   a) Gefäßerweiterung bei Hitze oder körperlicher Arbeit
   b) Toxische Gefäßschäden (Nikotin, Alkohol, Schwermetalle)
   c) Infektiös-toxische Gefäßschäden (Endo- und Ektotoxine)
   d) Anaphylaktische Gefäßreaktionen nach Histamin- oder Kinin-Freisetzung
   e) Vagovasale Reaktionen bei Schreck, Trauma und Angst mit Weitstellung der muskulären und Splanchnikus-Strombahn und gleichzeitiger Bradykardie
   f) Venöse Rückflußstörung (z.B. ausgeprägte Varikositas)

3. *Hypotone Blutdruckstörungen durch Volumenmangel bzw. durch Reduktion des effektiven Blutvolumens*
   a) Blutungen
   b) Dehydratation (Durchfall, Erbrechen, starke Schweißsekretion oder Harnflut bei Hyperglykämie oder Hyperkalzämie)
   c) Flüssigkeitsverlust bei Nebenniereninsuffizienz oder Diabetes insipidus
   d) Links-Rechts-Shunt

4. *Autonome Neuropathie bzw. Störung der verschiedenen Reglerkreise*
   a) Stoffwechselerkrankungen (z.B. Diabetes mellitus, Porphyrie (Horie 1984))
   b) Mangelernährung (z.B. Thiaminmangel)
   c) Toxische Neuropathie (z.B. bei Alkoholismus, Urämie oder Schwermetallvergiftung)
   d) Karotissinus-Synkope als Ausdruck eines durch Sklerosierung überempfindlichen Karotissinus
   e) Neurologische Erkrankungen (z.B. Syringomyelie, Tabes dorsalis, Guillain-Barre oder Shy-Drager-Syndrom)

5. *Medikamentös und/oder iatrogen induzierte Hypotonien*
   a) Antihypertensiva (besonders Alpha-Rezeptorenblocker)
   b) Diuretika
   c) Nitrate
   d) Narkotika
   e) Antidepressiva
   f) Barbiturate
   g) Sympathektomie
   h) Hämodialyse, -filtration

6. *Diverses*
   a) Miktions- oder Defäkationshypotonie (besonders im höheren Alter und bei Zusammentreffen mit anderen hypotensiven Faktoren)
   b) Dekonditionierung von Kreislaufreflexen durch langes Verweilen in liegender Position

und Obstipation in 41% beobachtet (Hinas 1981). Gelegentlich werden noch extrapyramidale Zeichen, Angina pektoris, Nachtblindheit und Diarrhoen gefunden

Die Differentialdiagnose der orthostatischen Kreislaufregulation

Die Differentialdiagnose stützt sich auf klinische Untersuchungsergebnisse. die auch heute noch am besten im Diagramm von Thulesius aufgearbeitet und beurteilt werden. Thulesius hat den von Schellong angegebenen Kreislauftest modifiziert und die Testergebnisse für eine neue Einteilung herangezogen. Damit wurde ein Koordinatensystem geschaffen (Abb. 7), das auf der Basis der im Orthostaseversuch erhobenen Veränderungen der Herzfrequenz und des systolischen Blutdruckes eine rasche Differenzierung ermöglicht (Thulesis 1972, 1976). Dieser Orthostaseversuch kann durch weitere Untersuchungen ergänzt werden, welche durch Zufuhr kreislaufwirksamer Substanzen zusätzliche klinische Daten provozieren lassen.

1. Test nach Thulesius
   Der Blutdruck wird zunächst während einer 10 Minuten dauernden Liegephase und anschließend während einer 7 Minuten dauernden Stehbelastung registriert. Bei gesunden Personen steigen nach dem Aufstehen die Herzfrequenz und der diastolische Blutdruck, während der systolische Wert geringfügig abfällt. Pathologische orthostatische Kreislaufreaktionen sind abhängig von der Ätiologie und von der Pathogenese dieser Reaktion und lassen sich in der Regel in das Koordinatensystem von Thulesius einordnen.

2. Valsalva-Test
   Das Valsalva-Manöver ist ein Schritt zur Differentialdiagnose der orthostatichen Hypotonie. Während des Pressens sinkt der systolische Blutdruck, um beim Gesunden nach dem Ausatmen um mindestens 10 mm Hg über den Ausgangswert anzusteigen. Ein Defekt der autonomen Regulation verhindert diesen reaktiven Blutdruckanstieg.

3. Cold-Pressure-Test
   Auch dieser Test, bei dem ein Arm in kaltes Wasser gelegt wird, worauf im anderen Arm der Blutdruck ansteigt, ist an ein intaktes autonomes Nervensystem gebunden.

4. Infusionstest mit Noradrenalin
   Dieser Infusionstest erlaubt die Differenzierung zwischen dem Ausfall des präsynaptischen oder des postsynaptischen Nervensystems (Polinsky 1981). Im ersten Fall sind kaum Kreislaufreaktionen zu beobachten, während bei Erkrankung des postsynaptischen Systems Blutdruckreaktion und Frequenzanstieg überhöht ablaufen, wobei hierfür auch ein Anstieg der Zahl der Rezeptoren mitverantwortlich sein kann (Hui 1981).

5. Infusionstest mit Tyramin
   Tyramin entleert die Noradrenalinspeicher, ist also an die Integrität dieses Speichersystems gebunden.

Das Koordinatensystem von Thulesius (Abb. 7) ermöglicht die graphische Darstellung der Änderungen von Herzfrequenz und systolischem Blutdruck, welche im Rahmen des Orthostaseversuches erhoben werden. Es erlaubt damit die Zuordnung der orthostatischen Kreislaufregulation in 4 verschiedene Reaktionstypen:

1. Hypertone Reaktionen
   Mit Anstieg von Blutdruck und Herzfrequenz

2a. Sympathikotone Reaktion
   Diese Reaktion stellt die häufigste Form einer orthostatischen Hypotonie dar und ist gekennzeichnet durch den Anstieg der Herzfrequenz und einen Abfall des systolischen Blutdrucks. Sie setzt ein funktionierendes sympathisches System voraus, wird also in der Regel bei der sekundären orthostatischen Hypotonie angetroffen. Für diese Reaktion liegt in der Regel eine genetische Determination vor, sie findet sich allerdings auch bei jeder der oben angeführten sekundären Ursachen besonders postinfektiös oder nach langem Liegen (Dekonditionierung).

2b. Asympathikotone Reaktion
   Bei dieser Reaktionsform kommt es zu einem tiefen Abfall des systolischen und diastolischen Blutdrucks und einem Ausbleiben des reaktiven Anstieges der Herzfrequenz. Die asympathikotone Reaktion ist Ausdruck der primär degenerativen Veränderungen des autonom-nervösen Nervensystems.

3. Vasovagale Reaktionen
   Sie sind gekennzeichnet durch einen Blutdruckabfall und einer Reduktion der Herzfrequenz und sind am häufigsten Ausdruck von Schreck- und Angsterlebnissen.

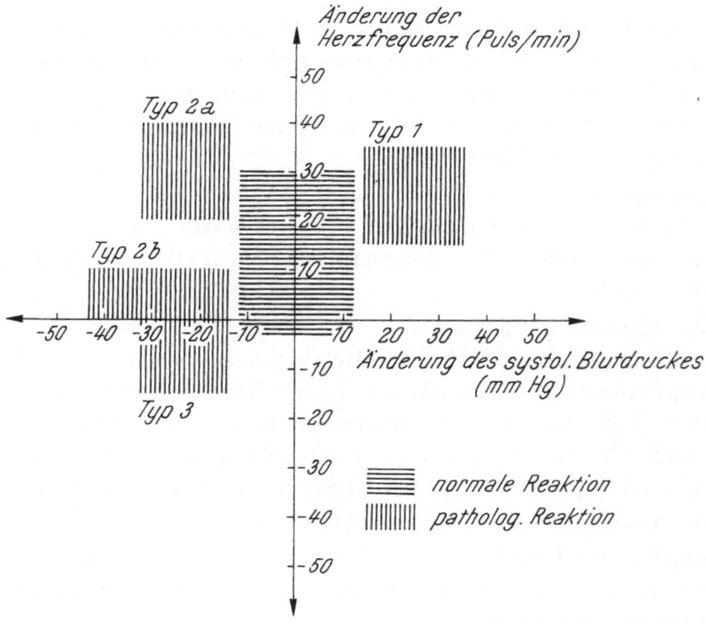

Abb. 7. Koordinatensystem zur Bestimmung der Reaktionstypen im Orthostasetest (nach Thulesius 1972)

Die orthostatische Hypotonie im höheren Lebensalter

Mit zunehmendem Lebensalter kommt es zur Entwicklung und zum Auftreten von Faktoren, die ein Absinken des Blutdruckes einleiten oder begünstigen (Lang 1976). Deshalb werden orthostatische Hypotonien im höheren Lebensalter viel häufiger angetroffen als im jüngeren Alter.

Eine wesentliche Rolle bei der Disposition des älteren Menschen zur orthostatischen Kreislaufregulation spielt die Abnahme des Extrazellulärvolumens und auch des Plasmavolumens (Leaf 1984, Steen 1985). Gleichzeitig kann dieser Volumenverlust reflektorisch immer weniger kompensiert werden, weil die Reflextätigkeit im allgemeinen (Caird 1973, Carter 1979) und die Baroreflexe des Karotissinus im speziellen verzögert ablaufen (Gribbin 1971). Verbunden damit ist ein Rückgang der reaktiven Reflex-Tachykardie bei Blutdruckabfall (White 1980).

Unter den kardialen Faktoren, die eine orthostatische Hypotonie im höheren Alter begünstigen, steht die global verringerte Anpassungsfähigkeit des Herzens im Vordergrund (Yin 1978). Daneben sind die sklerotischen Veränderungen sowohl der Herzklappen wie auch der Koronargefäße, die durch Beeinträchtigung der Hämodynamik aber auch durch Induktion von Rhythmusstörungen wirksam werden, von Bedeutung (Lima 1983).

Die altersbedingten Veränderungen an den arteriellen wie auch an den venösen Blutgefäßen nehmen ebenfalls Einfluß auf die Kreislaufregulation. Der Verlust der Windkesselfunktion der Aorta spielt dabei ebenso eine Rolle wie die mit dem Alter zunehmende Sequestration von Blut in der venösen Strombahn (Widmer 1978). Zusätzlich wird durch die verminderte körperliche Aktivität des älteren Menschen auch die Muskelpumpe immer geringer in Anspruch genommen.

In einer Untersuchung über die häufigsten Ursachen und/oder Begleitbefunde einer orthostatischen Hypotonie im höheren Lebensalter stehen fehlende Sehnenreflexe an erster Stelle, gefolgt von Varizen, hypotensiv wirkenden Medikamenten, Herzerkrankungen und einer Bakteriurie (Caird 1973). Orthostatische Dysregulationen werden beim älteren Menschen am häufigsten nach längerem Liegen, oft schon bei raschem Aufstehen nach der Nachtruhe, beobachtet. Eine weitere Gelegenheit für einen orthostatischen Blutdruckabfall ist die beim älteren Menschen besonders häufige und besonders ausgeprägte postprandiale Hypotonie (Lipsitz 1983). Die Miktions- und Defäkationshypotonie spielen im höheren Lebensalter besonders dann eine Rolle, wenn sie mit anderen hypotensiven Faktoren, z.B. dem Aufstehen in der Nacht, kombiniert sind. Überhaupt werden einzelne blutdrucksenkende Leiden oder Krankheiten besonders dann im Sinne einer orthostatischen Hypotonie wirksam, wenn sie in Kombination auftreten. Hier liegt auch das Risiko einer massiven antihypertensiven oder diuretischen Behandlung des alten Menschen (Anonymous 1979, Myers 1978).

Die Behandlung der orthostatischen Hypotonie

Die Behandlung der orthostatischen Hypotonie ist bis in unsere Zeit ein unverändert schwieriges Unterfangen geblieben. Erfolge sind besonders bei den sekundären Formen der Hypotonie zu verzeichnen, wenn durch die erfolgreiche Behandlung der Grundkrankheit auch die orthostatische Hypotonie gebessert werden kann. Die Behandlungserfolge werden mit zunehmendem Alter geringer und sie sind bei primärer Läsion des autonomen Nervensystems, d.i. bei der idiopathisch hypotonen Kreislaufregulation, minimal.

Wegen dieser unterschiedlichen Behandlungserfolge, aber auch weil die orthostatische Hypotonie durchaus als Leitsymptom für eine andere Grundkrankheit angesehen werden kann, sollte jeder Therapie der Versuch einer exakten Diagnose vorausgehen.

Der asymptomatisch niedrige Blutdruck bedarf keiner Behandlung. Offensichtlich gewöhnen sich viele Menschen an einen niedrigen Blutdruck, der nach seiner Aufdeckung lediglich kontrolliert werden sollte. Keinesfalls sollte die betroffene Person zum „Hypotoniker" gestempelt werden, weil damit häufig ein Beginn subjektiver Beschwerden gesetzt wird.

1. Beratung

Die wichtigste ärztliche Maßnahme bei Vorliegen einer orthostatischen Hypotonie ist die Beratung des Patienten. Er ist eindringlich auf jene Situationen hinzuweisen, die seine orthostatische Dysregulation manifest werden lassen und er muß Ratschläge enthalten, die solche Situationen vermeiden oder umgehen helfen. Für die bereits oben angeführten besonderen Gelegenheiten zur hypotonen Kreislaufregulation wie z.B. dem raschen morgendlichen Aufstehen, dem raschen Aufstehen nach einem opulenten Mahl (Robertson 1981, Lipsitz 1983), dem Harnlassen oder dem Aufrichten nach Defäkation besonders in der Nacht (Thulesius 1976) gilt als erste Regel, daß dieses Aufrichten langsam zu erfolgen hat. Dem Aufstehen aus dem Liegen sollte ein längeres Sitzen im Bett und anschließend auf der Bettkante vorausgehen, wobei die Wadenmuskulatur als Pumpe des venösen Blutes bereits intensiv betätigt werden sollte. Beim Aufrichten aus dem Sitzen sollte der Patient versuchen, sich an stabilen Griffen, Gegenständen oder Möbeln festzuhalten. Auch dabei beschleunigt die Betätigung der Muskelpumpe die Überwindung der orthostatischen Phase. Besonders bei Vorliegen ausgeprägter Varizen ist das Bandagieren der Unterschenkel oder die Verwendung passender Gummistrümpfe bzw. elastischer Strumpfhosen (Sheps 1976) zu empfehlen. Sollten diese Maßnahmen nicht ausreichen, muß auf die Verwendung eines Rollstuhles zurückgegriffen werden. Gehschulen sind problematisch, weil sie den festen Halt nur vortäuschen, jedoch bei Belastung unter dem Patienten wegrollen.

Nicht selten helfen auch sogenannte roborierende Maßnahmen (Delius 1969), wie etwa eiweißreiche Kost, die parenterale Supplementation mit Vitaminen, eine salzreiche Kost oder Bohnenkaffee sowie ein dem Alter angepaßtes körperliches dynamisches oder isometrisches Training (Heinrich 1973, Rieckert

1972). Auch die Therapie im oder mit Wasser (Schwimmen, Kneipp-Kur) trägt zur Kreislauf-Tonisierung bei.

2. Elimination exogener Einflüsse

Am erfolgreichsten ist die anthihypotensive Behandlung, wenn durch die Elimination exogener Noxen, eventuell eines diuretisch oder antihypertensiv wirksamen Medikamentes (Anonymous 1979, Jackson 1976, Massie 1981) das Plasmavolumen oder ein ausreichender Blutdruck wieder hergestellt werden können. Dabei ist es wichtig, den älteren Patienten nach seinen zuletzt eingenommenen Medikamenten nicht nur zu befragen, sondern sich diese auch vorlegen zu lassen, damit nicht wichtige Arzneimittel beim Aufzählen vergessen werden.

3. Die medikamentöse Behandlung der orthostatischen Hypotonie

Die medikamentöse Therapie der orthostatischen Hypotonie ist trotz vieler Versuche mit verschiedenen Arzneimitteln ein eher bescheidenes Kapitel in der medizinischen Literatur geblieben. Sie sollte außerdem erst dann zur Anwendung kommen, wenn die angeführten konservativen Maßnahmen (körperliches Training, roborierende Maßnahmen, Stützstrümpfe usw.) nicht anzuwenden waren oder keinen Erfolg gebracht haben (Heinrich 1973).

Am besten bewährt hat sich die Anwendung von Mutterkornalkaloiden und von Sympathikomimetika, wobei letztere vorwiegend zur Anhebung des aktuellen Blutdrucks geeignet sind. Bewährt hat sich in vielen Fällen der Einsatz von Mineralokortokoiden, die durch Ausweitung des Extrazellulärraumes einen längerfristigen Einfluß auf das Plasmavolumen haben. Ihre Anwendung bedarf jedoch gerade beim älteren Menschen einer strengen Kontrolle, damit nicht durch die Ausweitung des Extrazellulärraumes und des Plasmavolumens die kardiale Leistungsfähigkeit überschritten wird.

a) Dihydroergotamin (DHE)

Dihydroergotamin gehört zu den wirksamsten Arzneimitteln bei der Behandlung der orthostatischen Hypotonie. Die pharmakologische Grundlage für die Wirkung dieser Substanz, die zur Gruppe der „Sympathikolytika" gezählt wird, ist eine stimulierende Wirkung auf die Alpha-Rezeptoren der peripheren Gefäße. Diese Stimulierung hat DHE mit Noradrenalin gemeinsam, es unterscheidet sich allerdings vom Noradrenalin durch eine geringere Maximalwirkung auf die Alpha-Rezeptoren und es differenziert sich endgültig vom Noradrenalin, weil es eine entscheidend stärkere Wirkung auf die Kapazitätsgefäße des postkapillären und venösen Schenkels und eine nur geringe Wirkung auf die arteriellen Widerstandsgefäße besitzt (Mellander 1970, Stürmer 1976).

Diese Wirkung auf die peripheren Kapazitätsgefäße verzögert das bei Orthostasebelastung eintretende „venöse Pooling", vermindert aber auch das für das Ausmaß des Blutdruckabfalles entscheidende, in die venösen Gefäße versackende Blutvolumen. Damit verbunden sind eine erhöhte venöse Strömungsgeschwindigkeit und ein erhöhtes arterielles Blutvolumen (De Marees 1977). Diesem günstigen Wirkungsmechanismus von DHE bei orthostatischer Hypotonie stehen zwei weniger vorteilhafte pharmakokinetische Eigenschaften entgegen. Zunächst ist bei per oraler Anwendung die Resorption aus dem Intestinaltrakt gering und außerdem von großer individueller Streubreite. Zum anderen wird DHE bei seiner ersten Leberpassage in einem sehr hohen Ausmaß metabolisiert und damit inaktiviert. Aus diesem pharmakokinetischen Verhalten ergibt sich der Bedarf nach hoher Dosierung bei per oraler Anwendung (täglich 6–10 mg), aber auch die Verpflichtung zur Kontrolle und Berücksichtigung der Leberfunktion.

b) Sympathikomimetika

Sympathikomimetika bewirken bei der orthostatischen Hypotonie durch Stimulierung der Alpha-Rezeptoren eine Tonisierung der arteriellen und venösen Blutgefäße und durch eine Stimulierung der Beta-1-Rezeptoren eine Steigerung der Herzleistung. Eine Stimulierung der Beta-2-Rezeptoren führt zur Gefäßdilatation und ist bei diesem Krankheitsbild unerwünscht. Die Substanz, die diesen erwünschten, über Alpha- und Beta-Rezeptoren vermittelten Wirkungen am ehesten nahekommt, ist Etilefrin. Es erhöht nämlich den Venentonus, erhöht die Blutdruckamplitude und steigert die Herzfrequenz. Dabei ist die enterale Resorption von Etilefrin ausgezeichnet (Hengstmann 1976), und neuere galenische Zubereitungen erlauben auch eine protrahierte Wirkung dieses Arzneimittels.

Die Indikation zur Behandlung mit Etilefrin ist am besten bei jenen orthostatischen Hypotonien, die mit Bradykardie einhergehen. Ungünstig scheint die Anwendung von sympathikomimetisch wirkenden Arzneimitteln, wenn eine hypertone Regulation mit Tachykardie im Vordergrund steht. Unter Beachtung der vorliegenden Verlaufsform einer orthostatischen Dysregulation erweist sich auch die Anwendung eines Kombinationspräparates von DHE und Etilefrin als vorteilhaft. Diese Kombination wird auch bei älteren Menschen erfolgreich angewendet (Muth 1980).

c) Mineralokortikoide

Mineralokortikoide erhöhen das Plasmavolumen durch Natrium- und Wasserretention und verkleinern durch Einlagerung von Natrium und Wasser in die Gefäßwand das Gefäßlumen, so daß ein zusätzlicher, physiologischer, konstriktiver Reiz den peripheren Gefäßwiderstand erhöht (Lindner 1975). Tatsächlich kommt es unter Mineralokortikoiden nur vorübergehend zu einem hypervolämischen Zustand, der bei Langzeitbehandlung verschwindet und einem Anstieg des peripheren Gefäßwiderstandes Platz macht (Chobanian 1979). Die antihypotensive Wirkung der Mineralokortioide ist belegt (Volk 1977), dennoch stellt ihre flüssigkeitsretinierende Wirkung gerade im höheren Lebensalter häufig eine Kontraindikation für ihre Anwendung dar. Jedenfalls können sie bei kardialer Dekompensation, bei hydropisch dekompensierter Leberzirrhose und bei nephrotischem Syndrom nicht gegeben werden.

d) Betarezeptoren-Blocker

Auch Betarezeptoren-Blocker, die einen hervorragenden Platz im Repertoire der antihypertensiven Therapie einnehmen, sind für die Behandlung der orthostatischen Kreislaufdysregulation empfohlen worden (Rode 1971, Tiso 1977). Diese Empfehlung wurde unter dem Eindruck gegeben, daß durch die Blockade der Beta-2-Rezeptoren eine Gefäßdilatation verhindert wird und daß das periphere Gleichgewicht zugunsten der über die Alpha-Rezeptoren vermittelten, konstriktorischen Wirkung verschoben wird. Ein gleichzeitiges Absinken der Herzleistung unter Betarezeptoren-Blockern wurde bewußt in Kauf genommen. Gerade bei älteren, vielleicht latent kardial dekompensierten Personen schränkt aber diese, auf die Herzleistung depressive Wirkung der Betablocker ihre Anwendung ein. Auch spastische Bronchitiden und periphere Durchblutungsstörungen beschränken die Anwendung der Betablocker.

Die Anwendung der Betablocker bei der orthostatischen Hypotonie hat sich nicht entscheidend durchsetzen können. Die bisherigen Erfahrungen haben aber gezeigt, daß als Indikation die hyperdiastolischen, tachykarden Verlaufsformen der orthostatischen Dysregulation anzusehen sind.

e)

Schließlich sind noch Prostaglandinsynthese-Hemmer (Kochar 1978) und Mono-aminooxidase-Hemmer (Nanda 1976, Davies 1981) und selbst Clonidin (Roberts 1983) bei invalidisierenden Formen der Hypotonie gegeben worden, aber über die ersten Versuchsstadien nicht hinausgekommen.

Literatur

Anonymous: Dangerous antihypertensive treatment. Brit. Med. J. 2: 228–229 (1979).
Bannister, R.: Chronic autonomic failure with postural hypotension. Lancet ii: 404–406 (1979).
Barbey, K., Barbey, P.: Die Blutverschiebung in die untere Extremität bei der akuten orthostatischen Kreislaufbelastung. Med. Welt 17: 1693–1698 (1966).
Böhm, C.: Hypotonie und orthostatisches Syndrom. Krankheitswert und Therapie aus der Sicht der Praxis. Internist 14: 511–520 (1973).
Brähler, E., Köhl, A., Lademann, H.-R.: Aspekte des Krankheitsverhaltens in der Bundesrepublik Deutschland. Med. Welt 30: 723–727 (1979).
Caird, F. I., Andrews, G. R., Kennedy, R. D.: Effect of posture on blood pressure in the elderly. Brit. Heart J. 35: 527–530 (1973).
Carter, A. B.: The neurologic aspects of aging. In: Clinical Geriatrics (Rossman, I., Hrsg.), S. 292. Philadelphia: Lippincott 1979.
Chobanian, A. V., Volicer, L., Tift, Ch. P., Gavras, H., Liang, C.-S., Faxon, D.: Mineralocorticoid-induced hypertension in patients with orthostatic hypotension. New Engl. J. Med. 301: 68–73 (1979).
Davies, B., Bannister, R., Sever, P.: Pressor amines and monoamine-oxidase inhibitors for treatment of postural hypotension in autonomic failure. Neurology 31: 1–7 (1981).
Delius, L.: Die Behandlung der hypotonen Kreislaufstörung. Dtsch. Med. Wschr. 94: 2172–2173 (1969).

De Marees, H., Jarmatz, H.: Blutvolumenverlagerung während orthostatischer Belastung unter oral appliziertem Dihydroergotamin. Münch. Med. Wschr. 119: 1301–1304 (1977).

Falck, I.: Die Bedeutung von Stürzen in der Geriatrie. Zschr. Gerontol. 16: 254–259 (1983).

Gordon, R. D., Küchel, O., Liddle, G. W., Island, D. P.: Role of the sympathetic nervous system in regulating renin and aldosterone production in man. J. Clin. Invest. 46: 599–605 (1967).

Gribbin, B., Pickering, T. G., Sleight, P., Peto, R.: Effect of age and high blood pressure on baroreflex sensitivity in man. Circul. Res. 29: 424–431 (1971).

Hamlin, J. T., Hickler, R. B., Hoskins, R. G.: Free fatty acid mobilization by neuroadrenergic stimulation in man. J. Clin. Invest. 39: 606–609 (1960).

Heinrich, F.: Medikamentöse und physikalische Therapie der Hypotonie. Internist 14: 525–530 (1973).

Hengstmann, J.: Metabolic pattern and pharmacokinetic properties of phenolic sympathicomimetic amines. Arzneimittel-Forsch. 26: 1251 (1976).

Hickler, R. B.: Orthostatic hypotension and syncope. New Engl. J. Med. 296: 336–337 (1977).

Hines, S., Houston, M., Robertson, D.: The clinical spectrum of autonomic dysfunction. Am. J. Med. 70: 1091–1096 (1981).

Horie, H., Hanafusa, T., Matsuyama, T., Namba, M., Nonaka, K., Tarui, S., Yamatodani, A., Wada, H.: Decreased response of epinephrine and norepinephrine to insulin-induced hypoglycemia in diabetic autonomic neuropathy. Horm. Metab. Res. 16: 398–401 (1984).

Hui, K. K. P., Conolly, M. E.: Increased numbers of beta receptors in orthostatic hypotension due to autonomic dysfunction. New Engl. J. Med. 304: 1473–1476 (1981).

Jackson, G., Pierscianowski, T. A., Mahon, W., Condon, J.: Inappropriate antihypertensive therapy in the elderly. Lancet ii: 1317–1318 (1976).

Kochar, M. S., Itskovitz, H. D.: Treatment of idiopathic orthostatic hypotension (Shy-Drager Syndrome) with indomethacin. Lancet i: 1011–1014 (1978).

Kontos, H. A., Richardson, D. W., Norvell, J. E.: Norepinephrine depletion in idiopathic orthostatic hypotension. Ann. Int. Med. 82: 336–341 (1975).

Lang, E.: Die orthostatische Hypotonie bei älteren Menschen. Cardiology 61 (Suppl. 1): 225–235 (1976).

Leaf, A.: Dehydration in the elderly. New Engl. J. Med. 311: 791–792 (1984).

Lima, J. A. C., Weiss, J. L., Guzman, P. A., Weisfeldt, M. L., Reid, P. R., Traill, T. A.: Incomplete filling and incoordinate contraction as mechanisms of hypotension during ventricular tachycardia in man. Circulation 68: 928–938 (1983).

Lindner, E.: Wirkung vasopressorischer Substanzen auf die Gefäßwand. Med. Welt 26: 1017–1024 (1975).

Lipsitz, L. A.: Syncope in the elderly. Ann. Int. Med. 99: 92–105 (1983).

Lipsitz, L. A., Nyquist, R. P., Wei, J. Y., Rowe, J. W.: Postprandial reduction in blood pressure in the elderly. New Engl. J. Med. 309: 81–83 (1983).

Massie, B., Kramer, B., Haughom, F.: Postural hypotension and tachycardia during hydralazin-isosorbide dinitrate therapy for chronic heart failure. Circulation 63: 658–664 (1981).

Mellander, S., Nordenfeldt, I.: Comparative effects of dihydroergotamine and noradrenaline on resistance, exchange and capacitance functions in the peripheral circulation. Clin. Sci. 39: 183–201 (1970).

Mitchinson, M. J.: The hypotensive stroke. Lancet i: 244–246 (1980).

Muth, H. H., Jansen, W.: Dihydergot plus zur Langzeittherapie hypotoner orthostatischer Dysregulationen bei älteren Patienten. Fortschr. Med. 98: 1571–1574 (1980).

Myers, M. G., Kearns, P. M., Kennedy, D. S., Fischer, R. H.: Postural hypotension and diuretic therapy in the elderly. Canad. Med. Ass. J. 119: 581–585 (1978).

Nanda, R. N., Johnson, R. H., Keogh, H. J.: Treatment of neurogenic orthostatic hypotension with a monoamine oxidase inhibitor and tyramine. Lancet ii: 1164–1167 (1976).

Polinsky, R. J., Kopin, I. J., Ebert, M. E., Weise, U.: Pharmacologic distinction of different orthostatic hypotension syndromes. Neurology 31: 1–7 (1981).

Rieckert, H.: Die Kreislaufregulation bei jungen Sportlern unter orthostatischer Belastung. Med. Welt 23: 362–365 (1972).

Rieckert, H.: Hypotonie. Berlin-Heidelberg-New York: Springer 1979.

Robertson, D., Wade, D., Robertson, R. M.: Postprandial alterations in cardiovascular hemodynamics in autonomic dysfunctional states. Am. J. Cardiol. 48: 1048–1052 (1981).

Robertson, D., Goldberg, M. R., Hollister, A. S., Wade, D., Robertson, R. M.: Clonidine raises blood pressure in severe idiopathic orthostatic hypotension. Am. J. Med. 74: 193–200 (1983).

Rode, P., Heinrich, F., Voegt, H.: Auswirkungen der Beta-Rezeptorenblockade auf Systolendauer und Temporaliskurve unter Orthostasebedingungen. Med. Welt 22: 1733–1737 (1971).

Sheps, S. G.: Use of an elastic garment in the treatment of orthostatic hypotension. Cardiology 61 (Suppl. 1): 271–279 (1976).

Shoukas, A. A., Sagawa, K.: Control of total systemic vascular capacity by the carotid sinus baroreceptor reflex. Circul. Res. 33: 22–33 (1973).

Steen, B., Lundgren, B. K., Isaksson, B.: Body water in the elderly. Lancet i: 101 (1985).

Stürmer, E.: Pharmacologic basis of the treatment of orthostatic disorders with ergot alkaloids. Cardiology 61 (Suppl. 1): 290–301 (1976).

Thulesius, O., Ferner, U.: Diagnose der orthostatischen Hypotonie. Zschr. f. Kreislauffschg. 61: 742–754 (1972).

Thulesius, O.: Pathophysiological classification and diagnosis of orthostatic hypotension. Cardiology 61 (Suppl. 1): 180–190 (1976).

Tiso, B.: Orthostasesyndrom. Wien. Klin.Wschr. 89: 69–76 (1977).

Volk, W.: Hypotone Kreislaufregulationsstörung unter Psychopharmakamedikation. Med. Welt 28: 1853–1854 (1977).

Westermann, K. W.: Pathophysiologische Grundlagen der Hypotonie. Internist 14: 483–490 (1973).

White, N. J.: Heart-rate changes on standing in elderly patients with orthostatic hypotension. Clin. Sci. 58: 411–413 (1980).

Widmer, L. K.: Venenkrankheiten, Häufigkeit und sozialmedizinische Bedeutung. Beobachtung bei 4529 anscheinend gesunden Berufstätigen. (Basler Studie III.) Bern: Huber 1978.

Yin, F. C. P., Raizes, G. S., Guarnieri, T., Spurgeon, H. A., Lakatta, E. G., Fortuin, N. J., Weisfeldt, M. L.: Age-associated decrease in ventricular response to a hemodynamic stress during beta-adrenergic blockade. Brit. Heart J. 40: 1349–1355 (1978).

Ziegler, M. G., Lake, C. R., Kopin, I. J.: The sympathetic-nervous-system defect in primary orthostatic hypotension. New Engl. J. Med. 296: 293–297 (1977).

5. Das Herz des alternden Menschen

Erkrankungen des Herzens entwickeln oder ereignen sich vorwiegend im höheren Lebensalter. Sie werden in der Altersgruppe über 65 Jahre abhängig von den zugrundegelegten Kriterien in bis zu 50% angetroffen und sind in dieser Bevölkerungsgruppe etwa zwei- bis dreimal häufiger als in der übrigen Bevölkerung (Mihalick 1984). In der ältesten, über 90jährigen Bevölkerung sind fast alle Personen von kardiovaskulären Erkrankungen betroffen. Autopsien zeigen bei fast allen diesen Personen Verkalkungen der epikardialen Koronargefäße. 45% weisen transmurale Fibrosen oder Nekrosen auf, während bei 55% dieser betagten Menschen Verkalkungen der Aortenklappen und bei 47% der Mitralklappen nachzuweisen sind (Waller 1983). Die Sklerose der Koronargefäße ist das häufigste pathologische Geschehen und hat im Extremfall nicht nur den Herzinfarkt zur Folge, sondern ist für einen Großteil der Myokardiopathien ebenso verantwortlich wie für viele Herzrhythmusstörungen. Dazu belasten die Sklerose der großen Gefäße, der mit dem Alter zunehmende Blutdruck und die Altersveränderungen von Lungen und Nieren das Herz.

Diese Disposition zur Herz- und Kreislaufbelastung im Alter trifft sich mit einer in den letzten Jahrzehnten zu verzeichnenden Steigerung der Lebenserwartung und mit einem Anstieg des älteren Bevölkerungsanteiles. Damit ist nicht nur die Inzidenz der Herz- und Kreislauferkrankungen, sondern auch der Mortalität gestiegen, wobei die Männer jeweils stärker betroffen sind als die Frauen. Die allgemeine Sterberate verdoppelt sich oberhalb des 30. Lebensjahres in etwa 7,5 Jahren, bei Vorliegen von Herz- und Kreislaufkrankheiten aber schon in 6 Jahren. Sie ist im 85. Lebensjahr durchschnittlich 100mal größer als im 30. Lebensjahr, bei Patienten mit Herz-Kreislaufkrankheiten aber 400mal größer.

Anatomische Veränderungen des Herzens im höheren Lebensalter

Geringfügige anatomische Veränderungen in den Herzen alter, jedoch gesunder Menschen treten zwar regelmäßig auf, erlangen aber kaum funktionelle Bedeutung. Sie sind manchmal schwer von pathologischen Veränderungen abzugrenzen, weil sie als Sklerose oft den Beginn pathologischer Ereignisse darstellen.

Das Gewicht des Herzens nimmt mit dem Lebensalter zu (Howell 1981) und ist dabei mit der Zunahme des mittleren Blutdrucks gut korreliert (Linzbach 1973). Erst nach dem 80. Lebensjahr nimmt das Herzgewicht ab, weist aber in Relation zum Körpergewicht noch immer eine steigende Tendenz auf.

Diese Gewichtszunahme kommt nicht nur durch muskulären, sondern auch durch bindegewebigen Zuwachs zustande (Hutchins 1977). Durch die Hypertrophie des Herzens wird das Cavum des linken Ventrikels kleiner (Waller 1983). Die Farbe des Herzens wird bräunlich und das Endokard durch zunehmende Fibrosierung weißlich, und so wie die Sehnenfäden und die Herzklappen auch etwas verdickt. Histologisch kommt es im Endokard zur Zunahme von Kollagen, Fett und elastischem Gewebe. Eine Atrophie von Herzmuskelfasern kann durch Hypertrophie anderer Myofibrillen kompensiert werden. Schließlich werden lipochrome Pigmente und Lipofuscin in geringem Ausmaß auch Amyloid eingelagert.

Ähnlich wie im Herzmuskel wird auch im Sinus- und im AV-Knoten eine Zunahme von Bindegewebe, Fett und auch elastischem Gewebe gefunden. Dabei mag der Sinusknoten durch Fett von der Vorhofsmuskulatur getrennt werden und zu einem „Sick-Sinus-Syndrom" Anlaß geben. Im Sinusknoten selbst nehmen die Schrittmacherzellen bis auf 10% ihrer Ausgangszahl ab.

Die Sklerosierung und Verkalkung im Bereich des linken Herzens führt durch ihre Nachbarschaft zur Störung der Funktion des AV-Knotens und des Reizleitungssystems. Die Sklerosierung der Herzklappen betrifft vorwiegend das linke Herz und hier besonders jene Klappen, an denen hohe Druckgradienten auftreten, wie z.B. das vordere Blatt der Mitralklappe (Bloor 1982). Die Fibrosierung spart die Sehnenfäden und Klappenringe nicht aus, ist aber nur dann

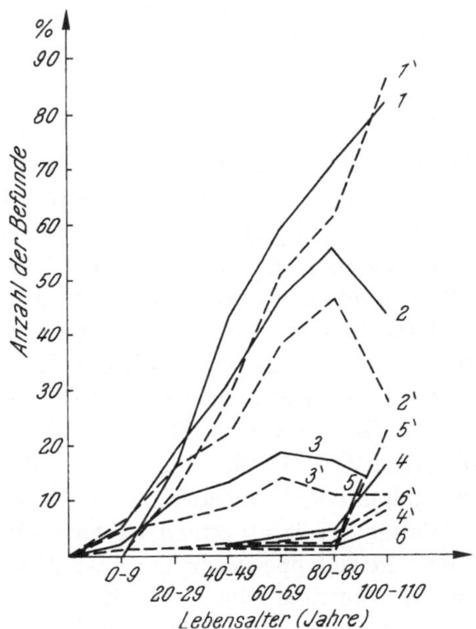

Abb. 8. Herzerkrankungen: Obduktionsbefunde bei Männern und Frauen. ⸺ Männer (1, 2, . . .); ⸺ ⸺ Frauen (1', 2', . . .). *1* Koronarsklerose, *2* Hypertrophie des linken Ventrikels, *3* Hypertrophie des rechten Ventrikels, *4* Degenerative Veränderungen der Aortenklappen, *5* Myokardfibrose, *6* Verkalkung des Mitralklappenringes (nach Linzbach 1983)

klinisch bedeutungsvoll, wenn zusätzlich Verkalkungen oder mukoide Degenerationen auftreten (Schenk 1971). Anatomische Endzustände mit signifikanter klinischer Bedeutung sind kalzifizierende Aortenstenosen, Verkalkungen des Mitralklappenringes, ein Mitralklappenprolaps und die Ruptur von Sehnenfäden. Im Autopsiematerial finden sich sklerotisch bedingte Aortenstenosen in etwa 4–6% aller Patienten über 65 Jahren, und zwar bei Männern etwa viermal häufiger als bei Frauen (Pomerance 1965).

Der verkalkte Mitralklappenring ist im Alter die häufigste Ursache eines systolischen Geräusches über der Herzspitze und ist deshalb klinisch bedeutungsvoll, weil er häufig zu einer Mitralinsuffizienz führt oder wegen seiner Nähe zum AV-Knoten und zum His-Bündel Reizleitungsstörungen verursacht. Die mukoide Degeneration ist die häufigste Ursache eines Mitralklappenprolaps und prädisponiert durch die Erweichung der Chordae tendineae die betroffene Klappe auch für eine infektiöse Endokarditis.

Der Alterungsprozeß verschont die Herzkranzgefäße keineswegs. Die Sklerosierung ist hier allerdings ebenso schwer von pathologischen Veränderungen zu trennen wie an anderen anatomischen Strukturen des Herzens (Abb. 8). Die Verdickung der Intima mit Bindesgewebszunahme auch in der Media bei gleichzeitigem Verlust elastischer Elemente führt zur Zunahme der Wand- und Gefäßdicke, aber auch der Gefäßlänge, so daß die Koronargefäße im höheren Lebensalter in typischer Weise verdickt, geschlängelt und rigide sind. Gleichzeitig nimmt auch das Kaliber der Koronargefäße proportional zum Anstieg der Herzgröße zu. Damit werden sie zur adäquaten Blutversorgung des Herzmuskels in die Lage versetzt (Hutchins 1980).

Die Herzfunktion im Alter

Unter den verschiedenen Funktionen des Herzens bleibt die basale, kontraktile Funktion im Alter unverändert erhalten (Gerstenblith 1977), wenn auch die Relaxationsphase länger wird (Lakatta 1982). Dementsprechend werden die mittels Radionuklidunterstützung in Ruhe gemessene Auswurffraktion und das diastolische Volumen vom Alter unabhängig gefunden. Bei Belastung allerdings scheint die linksventrikuläre Funktion im Alter reduziert (Port 1980). Eine submaximale Belastung läßt das Verhältnis von Herzfrequenz und Sauerstoffaufnahme unverändert und könnte einerseits mit einem im Alter begrenzten Anstieg der Frequenz (Rodeheffer 1984), aber auch mit einem Rückgang der Mitochondrienzahl (Hansford 1980, Abu-Erreish 1977) in Zusammenhang stehen. Die echokardiographische Untersuchung des Herzens zeigt im höheren Lebensalter keine Änderung der kontraktilen Fähigkeit in Ruhe, doch ist die Schlußzeit des vorderen Mitralklappensegels um etwa 35% verzögert und damit auch die frühdiastolische Ventrikelfüllung retardiert. Diese Untersuchung demonstriert auch eine Zunahme der Ventrikelwandstärke um 14% und eine solche des Aortenringdurchmessers um etwa 30% (Gardin 1977, Gerstenblith 1977). Die durch Glykoside und Katecholamine induzierte Steigerung der Kontraktilität ist im Alter vermindert (Fitzgerald 1984, Gerstenblith 1979). Die Radionuklidventrikulographie zeigt nun, daß diese reduzierte Empfindlichkeit des alten Herzens auf beta-adrenerge Reize durch eine Dilatation dieses Herzens und eine Steigerung des Schlagvolumens kompensiert wird (Rodeheffer 1984). Die Ursache für das verminderte Ansprechen auf beta-adrenerge Stimulation liegt einerseits in einer altersabhängigen Reduktion der beta-adrenergen Rezeptoren, aber auch in einer nach dem Rezeptor gelegene Funktionsstörung. Ein verzögerter Kalziumtransport könnte für die im Alter verlängerte elektromechanische Restitution bzw. für Störungen von Exzitation und Kontraktion verantwortlich sein (Lakatta 1982, Guarneri 1980).

Untersuchungen der Herzfunktion unter Verwendung eines Betablockers bestätigen die im Alter reduzierte beta-adrenerge Stimulierbarkeit. Mit ihm lassen sich nämlich die adrenergen Funktionsunterschiede zwischen jugendlichen und alten Probanden aufheben, wodurch das normal gealterte Herz in Ruhe ebenso arbeitet wie ein junges Herz. Unter einem hämodynamischen Streß wird allerdings die verminderte Stimulierbareit der beta-adrenergen Funktionen des betagten Menschen offenbar. Er ist nämlich in dieser Streßsituation nur bedingt anpassungsfähig, wie er auch einen Anstieg der Nachlast bei altersbedingter Aortenstenose nicht immer vollständig zu kompensieren vermag (Yin 1978, 1980).

Herzrhythmusstörungen im Alter

Mit dem Altern des Herzens treten elektrokardiographische Veränderungen auf, die nicht immer eindeutig mit Veränderungen der Reizbildung, der Reizleitung oder des Herzmuskels in Verbindung gebracht werden können. Es ist zudem Sache der Konvention, erste und leichte oder vereinzelt auftretende EKG-Veränderungen noch als normal oder bereits als pathologisch zu klassifizieren (Simonson 1972, Kostis 1979). Diese Klassifikation der EKG-Veränderungen ist mit der Einführung des Langzeit-EKG oder des Holter-EKG nicht einfacher geworden. Es zeigt sich nämlich, daß selbst eine mittels Ergometrie, Echokardiographie, Rechts- und Linksherzkatheter sowie mittels Koronarangiographie normal ausgewiesene Person ventrikuläre Extrasystolen hervorbringen kann, auch wenn diese seltener auftreten als bei den nur scheinbar kardial normalen Probanden (Kostis 1979). Die Erfassung von Rhythmusstörungen ist von der Beobachtungsdauer abhängig, so daß ventrikuläre Extrasystolen bei einer 12-Stunden-Beobachtung in etwa 60%, bei einer 24-Stunden-Beobachtung in etwa 70% und erst bei einer Beobachtung durch 48 Stunden vollständig erfaßt werden können (Kennedy 1985).

Das EKG wird mit zunehmendem Alter aber nicht nur durch den normalen Alternsprozeß des Herzens oder durch pathologische Prozesse im kardialen Bereich verändert, sondern auch durch das Körpergewicht, die Körperform, den Blutdruck, die Sklerose und Elongation der Aorta und das mit dem Alter zunehmende Lungenemphysem (Blackburn 1967). Diese Veränderungen müssen berücksichtigt werden, wenn die durch den Alternsvorgang bedingte Abweichung der Herzstromkurve beurteilt werden soll. Altersbedingte Veränderungen des EKG beginnen etwa mit dem 30. Lebensjahr, werden bis zum 50. Lebensjahr in signifikantem Ausmaß vorgefunden und nehmen anschließend langsam ab. Es handelt sich einerseits um die Zeichen der Linkshypertrophie mit einer Abweichung der Herzachse und mit einer Herzrotation im Uhrzeigersinn (Taran 1958, Simonson 1972) und andererseits um Verlängerungen der P-Wellendauer, der PR- und der QRS-Intervalle sowie um Änderungen der QRS-Voltage mit einer Abnahme der Amplitude von R und S (Mihalick 1974). Die genannten EKG-Veränderungen sind bei Auftreten einer subklinischen Koronarsklerose verstärkt, womit auch die Bedeutung der ischämischen Herzerkrankung als Ursache einer Herzvergrößerung bestätigt wird.

Tabelle 15. *Ursachen der Herzrhythmusstörungen*

1. Koronare Herzkrankheit,
   besonders die Postinfarktphase

2. Organische Herzkrankheit,
   besonders bei Myokarditis, bei Herzdilatation oder bei Vitien

3. Aortenaneurysma

4. Lungenerkrankungen,
   besonders Lungeninfarkte und Pneumonien

5. Funktionsstörungen der Schilddrüse,
   besonders Hyperthyreosen

6. Störungen des Elektrolytstoffwechsels sowie des Säure-Basen-Haushaltes,
   besonders Störungen des Kalium-, des Kalzium- und des Magnesiumstoffwechsels

7. Infektionen, besonders eine Sepsis

8. Anämien

9. Phäochromozytome

10. Medikamentöse Ursachen
    a) Herzglykoside
    b) Katecholamine
    c) Antiarrhythmika
    d) Antihypertensiva
    e) Anästhetika
    f) Antidepressiva und Tranquillizer

Nach Mehlman 1979.

Rhythmusstörungen des Herzens werden meistens durch das Herz selbst verursacht, gleichgültig ob sie in der Jugend oder ob sie im späteren Lebensalter auftreten (Tabelle 15). Daneben spielen Störungen des Elektrolytstoffwechsels, Erkrankungen der Schilddrüse und der Lunge, Arzneimittelintoxikationen, Genußmittel (Nikotin, Alkohol), aber auch funktionelle Störungen die größte Rolle (Mehlman 1979). Zu den nervös-funktionellen Störungen gehört auch das Schlaf-Apnoe-Syndrom, bei dem am häufigsten bradykarde Sinusarrhythmien, aber auch AV-Blockierungen und Kammerersatzrhythmen beobachtet werden. Diesem Syndrom liegt offenbar ein erhöhter Vagotonus zugrunde und macht es deshalb einer Atropinbehandlung gut zugänglich (Bolm-Audorff 1984).

Durch die Bedeutung der Koronarsklerose für die Entstehung von Herzrhythmusstörungen gewinnt auch die Gefäßversorgung der Reizbildungs- und Reizleitungszentren an Gewicht. Der Sinusknoten wird von der Sinusknotenarterie, die in über 70% aus der rechten Koronararterie und ansonst aus dem Ramus circumflexus der linken Koronararterie stammt, versorgt. Die AV-Knotenarterie kommt aus der rechten Koronararterie. Der rechte und der linke anteriore Tawara-Schenkel erhalten das Blut vom Ramus interventrikularis der linken Koronararterie, während die Blutversorgung des Hisschen Bündels und des posterioren Faszikels des linken Tawara-Schenkels sowohl von der linken wie auch von der rechten Koronararterie erfolgt.

Der Einsatz des Langzeit-EKG und die Verwendung von Holter-Aufzeichnungen zeigen, daß supraventrikuläre aber auch ventrikuläre Rhythmusstörungen bei gesunden älteren Menschen auftreten (Glasser 1979). Die Belastung dieser Personengruppe durch eine koronare Herzkrankheit, durch eine Hypertonie oder durch eine Kardiomyopathie erhöht die Inzidenz einer Rhythmus- oder einer Leitungsstörung beträchtlich. In einer gesunden, über 75jährigen Bevölkerung lassen sich ein normfrequenter Sinusrhythmus in etwa 69%, eine Sinusbradykardie in etwa 10% und ein Vorhofflimmern in etwa 7,5% nachweisen. Mit isolierten ventrikulären Extrasystolen ist in über 40% und mit ventrikulären Extrasystolen, die zumindest den Grad 2 der Lown-Klassifikation aufweisen, ist in etwa 30% zu rechnen (Camm 1980). Die Ausdehnung dieser Untersuchung auf über 70jährige Personen, die eine kardiologische Ambulanz frequentieren (Nelson 1984), ergibt einen normfrequenten Sinusrhythmus in etwa 57%, eine Sinusbradykardie in über 2% und ein Vorhofflimmern in etwa 9%. In dieser Personengruppe steigt die Inzidenz der ventrikulären Extrasystolen auf über 70%, von denen wiederum etwa 85% einen Lown-Grad 3 oder höher aufweisen (Tabelle 16). Unter den Reizleitungsstörungen beträgt der Anteil des AV-Blocks I über 13% und eines totalen AV-Blocks unter 1%.

Mit diesen Untersuchungen (Camm 1980, Nelson 1984, Fleg 1982, Sanders 1979, Zeldis 1980) wird deutlich gemacht, daß im höheren Lebensalter sowohl

Tabelle 16. *Klassifikation der ventrikulären Rhythmusstörungen*
(Lown-Klassifikation)

Grad	
0	keine ventrikulären Extrasystolen (VES)
1	maximal 30 VES pro Stunde
2	mehr als 30 VES pro Stunde
3	multiforme VES
4a	2 konsekutive ventrikuläre Couplets
4b	3 oder mehr konsekutive ventrikuläre Couplets (ventrikuläre Tachykardie)
5	R auf T-Phänomen

die Dysfunktionen des Sinusknotens wie auch AV-Blockierungen seltener angetroffen werden als ventrikuläre Rhythmusstörungen.

Im Alter auftretende Bradyarrhythmien werden in 4% als Schwindelgefühl registriert und verursachen in fast 30% Synkopen. Dagegen werden Tachyarrhythmien in 13% als Schwindelgefühl, in 21% als Synkopen, in 17% als Palpitationen und in 5% als Herzschmerz wahrgenommen (Nelson 1984).

Vorhofflimmern

Vorhofflimmern ist im höheren Lebensalter kein seltenes Ereignis. Es wird bei älteren Personen in bis zu 18% gefunden (Mihalick 1974) und ist keineswegs in jedem Fall mit einer organischen Herzkrankheit assoziiert. Vorhofflimmern ist häufig eine Begleiterscheinung bei Hyperthyreosen, bei kardialer Dekompensation und bei ischämischer Herzkrankheit, aber auch bei Hypertonien. Es hat stets hämodynamische Konsequenzen, weil die Ventrikelfüllung sowohl durch die fehlende Vorhofskontraktion wie auch durch eine wegen zeitlicher Verkürzung der Diastole verkürzte Füllungszeit verschlechtert wird. Die Verkürzung der Diastole führt auch zur Reduktion der Koronardurchblutung und schließlich steigt unter dem Vorhofflimmern das Risiko einer Thrombose in den Vorhöfen mit pulmonaler oder systemischer Embolisation stark an. Die genannten Komplikationen rechtfertigen den Versuch einer Kardioversion, welche allerdings nur dann aussichtsreich scheint, wenn das Flimmern eine rezente Erscheinung ist und wenn ihm nicht ein dilatierter Vorhof zugrunde liegt. Eine erfolgversprechende Behandlung besteht in der Verordnung von Digitalis und/oder Chinidin, doch sollte vor einer Kardioversion stets auch die Antikoagulation des Patienten erwogen werden. Die Reduktion einer erhöhten Kammerfrequenz bei Vorhofflimmern gelingt am besten mit Digitalis oder auch mit einer Betablockade (Wand 1980).

Sick-Sinus-Syndrom

Dieses Syndrom ist klinischer Ausdruck einer Vielzahl von Störungen der Reizbildung und Reizleitung im Sinusknoten, aber auch der sinuatrialen Verbindung. Die Folge ist ein buntes klinisches Bild mit supraventrikulären und gelegentlich auch binodalen Rhythmusstörungen, mit persistierender Sinusbradykardie, mit einem Bradykardie-Tachykardie-Syndrom, mit supraventrikulären Extrasystolen, mit ektopen supraventrikulären Tachykardien und mit Vorhofflimmern oder -flattern. Das klinische Bild ist nicht durch charakteristische Merkmale geprägt. Am häufigsten bleiben klinische Erscheinungen überhaupt aus und vielfach wird das Sick-Sinus-Syndrom nur zufällig diagnostiziert (Alber 1975). Gelegentlich führt der Frequenzabfall zu synkopalen Zuständen, selten zu Adams-Stokes-Anfällen. Häufiger werden die tachykarden Episoden wahrgenommen, manchmal als Schwindelgefühl oder manchmal als Palpitation (Conen 1985). Die Diagnose des Sick-Sinus-Syndroms ist bei der Flüchtigkeit der Rhythmusstörung und bei den selten auftretenden Beschwerden schwierig. Sie gelingt nur durch die Registrierung typischer Störungen, meistens mittels Verwendung von Holter-Aufzeichnungen.

Eine verläßliche medikamentöse Behandlung des Sick-Sinus-Syndroms gibt es nicht. Lediglich Antikoagulantien verbessern die Prognose. Antiarrhythmika dagegen führen oft zur Sensibilisierung und eventuell zur Akzentuierung der Rhythmusstörung. Bewährt hat sich vielfach die Schrittmachertherapie dieses Syndroms, allerdings kann auch sie den Therapieerfolg nicht garantieren (Wohl 1976, Conen 1975).

Die atrio-ventrikuläre Überleitung

Die AV-Überleitung wird mit zunehmendem Lebensalter länger (Mihalick 1974), wobei die Leitungsverzögerung proximal vom His-Bündel stattfindet (Das 1982). Die Inzidenz eines AV-Block I. Grades ($PQ \geqslant 0,2$ s) nimmt mit dem Alter zu und wird in einem kardiologischen Krankengut in über 13% gefunden (Nelson 1984). Höhergradige AV-Blockierungen sind dagegen selten. In ihrer paroxysmalen Form sind sie kaum von organischen Herzkrankheiten abhängig, treten oft in der Nacht auf und haben eine gute Kurzzeitprognose (Sanders 1979).

Die Dysfunktion des AV-Knotens ist selten, ihr Vorliegen ist allerdings häufig mit einem bradykarden Vorhofflimmern vergesellschaftet. Als Ursachen einer AV-Knoten-Dysfunktion kommen nicht nur endogene (sklerosierende) Veränderungen in Frage, sondern nicht selten eine Behandlung mit Digitalis (Goren 1981) oder mit Betablockern.

Die im Rahmen der Leitungsverzögerung oder -blockierung auftretenden bradykarden Rhythmusstörungen haben nicht selten Ersatzschläge zur Folge, die im Vorhof oder häufig im AV-Knoten ihren Ausgang nehmen.

Die Therapie einer höhergradigen AV-Blockierung besteht wie beim Sick-Sinus-Syndrom in der Implantation eines Schrittmachers. Tatsächlich hat sich die Prognose bradykarder Rhythmusstörungen als Folge einer höhergradigen AV-Blockierung durch die Schrittmachertherapie gebessert. Die Schrittmacherimplantation wird zusätzlich an Dringlichkeit gewinnen, wenn ein AV-Block oder eine bradykarde Rhythmusstörung unter einer indizierten Digitalis-Behandlung auftreten. In einem solchen Fall wird die Fortsetzung der Glykosidbehandlung erst durch den Schrittmacher möglich. Zwar ist die Prognose einer AV-Blockierung in erster Linie von der zugrunde liegenden Grundkrankheit (besonders Koronarsklerose und kardiale Insuffizienz) abhängig, sie besitzt aber eine Disposition zum Kammerflimmern und damit auch zum plötzlichen Herztod (Denes 1977).

Ventrikuläre Arrhythmien

In paroxysmaler Form finden sich ventrikuläre Extrasystolen in der älteren Bevölkerung häufig. Ein Lown-Grad 2 wird in über 70% der Personen dieser Altersstufe registriert (Nelson 1984), doch sind auch multiforme, ventrikuläre Extrasystolen oder ein R auf T-Phänomen keine seltenen Ereignisse. Gesunde und asymptomatische Personen erfahren durch das Auftreten ventrikulärer Extrasystolen keine Einschränkung ihrer Lebenserwartung (Kennedy 1985). Episoden ventrikulärer Tachykardien sind seltener, doch werden auch sie von den betroffenen Personen eher selten wahrgenommen (Zeldis 1980).

Ventrikuläre Arrhythmien nehmen mit dem Lebensalter zu, keineswegs aber nur als Ausdruck einer Herzkrankheit. In der älteren Bevölkerung erreichen ventrikuläre Extrasystolen mit Lown-Grad 3 oder darüber eine Inzidenz bis über 50% und selbst Grad 3 wird noch bei 20% der Bevölkerung registriert (Camm 1980, Nelson 1984). Als prognostisch ungünstige Faktoren und damit als Indikation zur Behandlung gelten eine Anamnese mit Synkopen, Stenokardien oder Herzinsuffizienz, eine kardiale Grundkrankheit mit Vitien, Koronarsklerose oder Herzinsuffizienz, ein hoher Lown-Grad der Rhythmusstörung, eine Verlängerung der QT-Zeit mit Disposition zu polymorphen Extrasystolen oder ein elektrophysiologischer Test mit anhaltender ventrikulärer Tachykardie (Schmidt 1985).

Die Auswahl der Antiarrhythmika bei ventrikulären Extrasystolen richtet sich nach ihrer Wirksamkeit, nach den Nebenwirkungen und nach möglichen Interaktionen mit anderen Arzneimitteln, erfolgt aber meistens empirisch.

Die Behandlung von Herzrhythmusstörungen

Trotz der Entwicklung immer neuer antiarrhythmisch wirksamer Substanzen sind größere therapeutische Einbrüche nicht gelungen und die bisher verwendeten Arzneimittel sind auch weiterhin in Verwendung geblieben.

Die Probleme der Behandlung von Herzrhythmusstörungen ergeben sich aus mehreren Gründen:

Die Wirksamkeit eines Antiarrhythmikums läßt sich selbst bei gleicher Indikationsstellung aber verschiedenen Patienten nicht vorhersagen. Als Hilfe bei der Auswahl des geeigneten Arzneimittels hat sich ihre Fähigkeit zur Suppression von Rhythmusstörungen, die mittels externen Schrittmachers ausgelöst werden, erwiesen (Scheinman 1978, Horowitz 1978). Außerdem besitzen alle Antiarrhythmika unerwünschte (Neben-)Wirkungen, die vor Anwendung des Arzneimittels gegen den eventuellen Nutzen streng abgewogen werden müssen. Dieses Problem ist eng verknüpft mit der Prognose von Herzrhythmusstörungen, über welche kaum longitudinale Untersuchungen vorliegen. Vereinzelt auftretende ventrikuläre Extrasystolen haben auch bei älteren Personen keine prognostisch ungünstige Bedeutung (Rodstein 1971), jedoch ist die Prognose abhängig von der auslösenden Grundkrankheit und bei den ventrikulären Rhythmusstörungen vom vorliegenden Grad der Lown-Klassifikation. Bei der Grundkrankheit haben die koronare Herzkrankheit, im besonderen ein durchgemachter Herzinfarkt (Myerburg 1979), aber auch eine kardiale Dekompensation (Mestroni 1983, Kowey 1984) große Bedeutung. Aus diesen Gründen sind vereinzelt auftretende ventrikuläre Extrasystolen bei ansonst gesunden Personen nicht behandlungswürdig, während ihr Auftreten nach Herzinfarkt eine klare Behandlungsindikation darstellt.

Die gute Prognose der ventrikulären Arrhythmien mit niedrigem Lown-Grad einerseits (Rodstein 1970) und die den Antiarrhythmika eigene arrhythmogene Wirkung andererseits (Podrid 1985) sollte zur Zurückhaltung bei der Behandlung bzw. zur strengen Auswahl der behandlungswürdigen Patienten führen. Nach sorgfältiger Selektion der für eine antiarrhythmische Behandlung in Frage kommenden Patienten sollte auch ein Behandlungsziel gesteckt werden (Warnowicz 1980). Zwar wird die völlige Suppression der Rhythmusstörungen selten erreicht, doch sollte die Reduktion der Inzidenz und/oder die Reduktion des Lown-Grades dieser Rhythmusstörung angestrebt werden. Wenn klinische Symptome mit der Herzrhythmusstörung verbunden sind, dann wird die Beseitigung der subjektiven Beschwerden das Behandlungsziel sein.

Tabelle 17. *Indikation und Bewertung der Wirkung von Antiarrhythmika bei Herzrhythmusstörungen*

	Supraventrikuläre Tachykardie	Vorhof- flimmern	Ventrikuläre Extrystolen	Kammer- tachykardie
Chinidin	2	3	2	1
Betablocker	2	2	2	2
Verapamil	3	3	1	1
Amiodarone	3	3	3	3
Lidocain	1	1	3	3

Bei der großen individuellen Schwankungsbreite der Empfindlichkeit für verschiedene Antiarrhythmika kann eine strenge Zuordnung dieser Arzneimittel zu den verschiedenen Rhythmusstörungen nicht getroffen werden, doch können Behandlungsrichtlinien aus dem Wirkungsmechanismus abgeleitet werden (Lüderitz 1983, Lüderitz 1984, Sbarbaro 1979, Theisen 1983, Winkle 1978, Zipes 1978) (Tabelle 17).

Die Zuordnung der einzelnen Antiarrhythmika in verschiedene Gruppen hat den Vorteil, daß ihre Anwendung, besonders aber ihre Kombination übersichtlich gestaltet werden können (Gülker 1985) (Tabelle 18). Die gleichzeitige Verabreichung verschiedener Antiarrhythmika aus derselben Gruppe ist nicht nur nicht sinnvoll, sondern erhöht auch die Toxizität.

1. Antiarrhythmika vom Chinidin-Typ

In diese Gruppe der Antiarrhythmika fallen das Chinidin, das Procainamid, das Ajmalin, das Disopyramid, das Propafenon. Die Antiarrhythmika dieser Gruppe wirken durch Hemmung des raschen Natrium-Influx. Sie hemmen die Depolarisation und verzögern die Repolarisation und die Wiedererregbarkeit. Auf Grund dieser Wirkungen eignen sie sich besonders zur Behandlung von Tachykardien und Extrasystolen des Vorhofs, aber auch des Ventrikels. Außerdem werden sie bei der Konversion des Vorhofflimmerns und -flatterns angewendet.

Tabelle 18. *Einteilung der Antiarrhythmika nach elektropharmakologischen Eigenschaften*

Klasse I: Antiarrhythmika mit Hemmwirkung auf den raschen Natriumeinstrom in die Zelle
               Ia   Chinidin-Typ
               Ib   Lidocain-Typ

Klasse II: Antiarrhythmika mit Hemmwirkung auf das sympathische Nervensystem
               (Betablocker)

Klasse III: Antiarrhythmika, welche das Aktionspotential selektiv verlängern
               (Amiodarone, Sotalol)

Klasse IV: Antiarrhythmika mit Hemmwirkung auf den Kalziumfluß und damit auf langsame
               Aktionspotentiale

Nach Gülker 1985.

Wenn auch diese Antiarrhythmika infolge ihrer Basiswirkung zu einer Gruppe zusammengefaßt sind, unterscheiden sie sich doch im Detail voneinander. Chinidin und Procainamid wirken stärker negativ inotrop und Chinidin und Disopyramid verursachen infolge ihrer stärker anticholinergen Wirkung öfter Miktionsbeschwerden, das ist eine Nebenwirkung, die besonders im höheren Lebensalter stärker ins Gewicht fällt. Dem Propafenon kommt schließlich eine beta-sympatholytische und auch kalziumantagonistische Wirkung zu.

Chinidin

Als eines der ältesten antiarrhythmisch wirksamen Medikamente wird Chinidin sowohl bei Vorhofsarrhythmien wie auch bei ventrikulären Rhythmusstörungen eingesetzt. Es wird bei oraler Gabe gut resorbiert, im Plasma zum Teil an Eiweiß gebunden, in der Leber hyroxyliert und in metabolisierter Form durch die Nieren ausgeschieden. Die Plasma-Halbwertzeit beträgt etwa 3 Stunden (Mehlman 1979), verlängert sich aber mit der im Alter sinkenden Nierenfunktion (Ochs 1978).

Chinidin ist gut wirksam bei paroxysmalen Vorhoftachykardien und ist durch seinen Membraneffekt auch wirksam bei der medikamentösen Konversion eines Vorhofflimmerns und -flatterns in einen Sinusrhythmus. Bei gleichzeitig vorliegendem 1:2-Block besteht allerdings die Gefahr, daß seine vagolytische Wirkung die Leitung im AV-Knoten beschleunigt und die hohe Vorhoferregung auf den Ventrikel übertragen wird, so daß eine hämodynamisch fatale Tachykardie entsteht. Chinidin ist auch gut wirksam bei allen Formen ventrikulärer Rhythmusstörungen, hat allerdings bei Langzeitgabe eine sehr hohe Versagerquote.

Eine intestinale Unverträglichkeit mit Übelkeit und Brechreiz tritt häufig auf, seltener sind allergische Reaktionen sowie hämatologische Komplikationen mit hämolytischer Anämie und Thrombozytopenie (Lucki 1978). Nicht selten und meistens dosisabhängig treten Leitungsstörungen mit Blockbildung und ventrikuläre Arrhythmien auf (Koster 1976). Ein besonderes Problem stellt die

Interaktion von Chinidin mit Digoxin dar. Chinidin hemmt nämlich die renale Sekretion von Digoxin, so daß der Digoxin-Plasmaspiegel auch bei sonst angepaßter Dosierung in toxische Bereiche ansteigen kann (Hager 1979). Gelegentlich können ventrikuläre Tachyarrhathmien unter einer Chinidin-Behandlung in ein Kammerflimmern übergehen und zur Chinidin-Synkope führen.

2. Antiarrhythmika vom Lidocain-Typ

Auch diese Antiarrhythmika blockieren den raschen Natriumtransport, und zwar besonders bei niedrigem Ruhepotential und bei hoher Frequenz. Sie hemmen die Depolarisation und Wiedererregbarkeit, aber sie beschleunigen die Repolarisation. In diese Gruppe gehören das Lidocain, das Phentoin (Diphenylhydantoin), das Aprindin, das Tocainid und das Mexiletin. Die Antiarrhythmika dieser Gruppe eignen sich besonders zur Behandlung ventrikulärer Rhythmusstörungen aller Grade und aller Ursachen, z.B. auch der Digitalisinduzierten Rhythmusstörung.

Lidocain

Lidocain wird vor allem zur Behandlung von Störungen der ventrikulären Erregungsbildung und Erregungsleitung angewendet. Da Lidocain nach oraler Anwendung bei der ersten Leberpassage bereits bis zu 50% inaktiviert wird, sind effektive und rasche Plasmaspiegel nur bei intravenöser Verabreichung zu erzielen. Damit beschränkt sich sein Einsatz allerdings weitgehend auf das Krankenhaus. Lidocain nimmt auf die Erregungsbildung und auf die Erregungsleitung im Sinus- und im AV-Knoten kaum Einfluß, es ist aber bereits im His-Purkinje-System stark wirksam. In diesem System supprimiert es die heterotope Reizbildung ebenso wie die kreisende Erregung eines unidirektionalen Blocks, die zur Tachykardie führt.

3. Betablocker

Betablocker sind eine inhomogene Gruppe von Substanzen, die beta-adrenerge Rezeptoren besetzen und den physiologischen Ablauf ihrer Stimulation verhindern. Im Reizleitungssystem des Herzens hemmen sie die Automatik des Sinusknotens, sie verlängern die Refraktärzeit im Vorhof und im AV-Knoten und sie verzögern die Leitung im AV-Knoten. Mit diesen Wirkungen eignen sich Betablocker gut zur Reduktion der Frequenz bei Vorhofstachykardien, der Kammerfrequenz bei Vorhofflimmern oder -flattern, aber auch der durch Reentry induzierten Tachykardie. Betablocker nehmen auch Einfluß auf ventrikuläre Arrhythmien (Anderson 1982). Ihr Einsatz in der Postinfarkt-Phase verbessert die Prognose des Herzinfarktes durch Reduktion der Episoden komplexer Arrhythmien, des Kammerflimmerns und auch des Herzstillstandes (Frishman 1984). Eine besonders gute Wirksamkeit zeigen Betablocker bei der durch Belastung aber auch bei der durch Digitalis induzierten Arrhythmie (Nixon 1978). In hoher Dosierung besitzen Betablocker jedoch eine leicht negativ inotrope Wirkung.

Der Stoffwechsel und die Ausscheidung der verschiedenen Betablocker sind nicht einheitlich. Die Selektivität der einzelnen Betablocker, ihre eventuell vorhandene intrinsische sympathomimetische Aktivität und ihre Lipo- oder Hydrophilie modifizieren nicht nur ihre Wirkung, sondern auch ihren Stoffwechsel. Im allgemeinen werden Betablocker bei oraler Gabe gut resorbiert, an Plasmaeiweiß gebunden und sowohl in der Leber wie auch in der Niere abgebaut, doch bleiben die Stoffwechselprodukte in der Regel weiterhin wirksam und werden zum Großteil über die Nieren ausgeschieden (s. S. 49).

Auch die unerwünschten Wirkungen der Betablocker sind von der jeweils verwendeten Substanz abhängig. Ihr Einsatz muß gerade im höheren Lebensalter sehr gründlich überdacht werden, weil in diesem Lebensabschnitt die üblichen Kontraindikationen besonders häufig angetroffen werden. Eine manifeste kardiale Insuffizienz, eine periphere arterielle Durchblutungsstörung und eine spastische Bronchitis bzw. ein Asthma bronchiale sollten ebenso von ihrer Verwendung absehen lassen wie das Vorliegen einer Sinusbradykardie oder eines AV-Blockes.

4. Kalziumantagonisten

Im Gegensatz zu den Betablockern, die durchwegs frequenzsenkend und antiarrhythmogen wirken, kommt unter den im Handel befindlichen Kalziumantagonisten vor allem dem Verapamil und in geringerem Ausmaß auch dem Diltiazem eine antiarrhythmogene Wirkung zu.

Verapamil wurde ursprünglich zur koronaren Vasodilatation verabreicht, hat sich aber zunehmend als Mittel zur Behandlung von Vorhofstachykardien sowie von Vorhof- oder Ventrikelarrhythmien bewährt.

Verapamil wird nach oraler Verabreichung rasch resorbiert, erfährt zu 20—30% eine Eiweißbindung und wird in der Leber rasch und nahezu vollständig zu unwirksamen Produkten metabolisiert. Dieser intensive hepatale Stoffwechsel verlangt bei oraler Applikation eine bis zu zehnfach höhere Dosierung als bei intravenöser Verabreichung (Zipes 1978).

Die Abhängigkeit der Impulsgeneration im Sinusknoten und der Erregungsleitung im AV-Knoten vom Kalziumfluß macht diese Reizbildungs- und Reizleitungszentren besonders empfindlich für Kalziumantagonisten. Sie blockieren den Influx von Kalziumionen, nehmen aber keinen Einfluß auf den durch Adrenalin induzierten Konzentrationsanstieg des zyklischen Adenosinmonophosphat. Verapamil supprimiert in erster Linie die Aktivität des Sinus- und des AV-Knotens und verlängert dabei die Refraktärzeit und die Leitung des AV-Knotens.

In der Praxis erweist sich Verapamil besonders wirksam bei der paroysmalen supraventrikulären Tachykardie mit und ohne Wolff-Parkinson-White-Syndrom und bei der Konversion von Vorhofflimmern und -flattern in einen Sinusrhythmus. Es reduziert auch die Ventrikelfrequenz bei Vorhofflimmern, besitzt aber nur wenig Einfluß auf ventrikuläre Arrhythmien.

Die Nebenwirkungen von Verapamil sind gering. Selten werden Bradykardien und Hypotonien beobachtet, noch seltener werden infolge einer gering negativ inotropen Wirkung eine bestehende kardiale Insuffizienz verschlechtert oder das Auftreten von Rhythmusstörungen beobachtet. Selten werden Kopfschmerzen registriert.

Vorsicht bei der Anwendung von Verapamil ist geboten bei Vorliegen eines Sick-Sinus-Syndroms, bei AV-Leitungsstörungen oder bei schwerer kardialer Insuffizienz. Eine Kombination mit Betablockern ist mit Rücksicht auf die intensivierte Suppression der Reizbildung und Reizleitung zu vermeiden.

5. Amiodarone

Ähnlich dem Verapamil wurde auch das Benzofuran-Derivat Amiodarone nicht zuletzt auf Grund seiner antagonistischen Wirkung bei nerval sympathischer Stimulation zunächst als antianginös wirksames Arzneimittel eingesetzt (Zipes 1978). Heute wird es ausschließlich als Antiarrhythmikum der Klasse III verabreicht und entfaltet dabei eine sehr starke Wirkung. Es unterdrückt supraventrikuläre Arrhythmien in über 90% und ventrikuläre Arrhythmien in über 80% (Rosenbaum 1976).

Amiodarone wird bei oraler Verabreichung zu etwa 50% resorbiert. Es wird mit seinen Stoffwechselprodukten in vielen Organen abgelagert und hat, weil es aus diesen Depots auch wieder mobilisierbar ist, eine mehrere Wochen lang anhaltende Wirkung.

Amiodarone blockiert auf nicht kompetitivem Wege alpha- und beta-adrenerge Rezeptoren. Es erhöht den koronaren Blutfluß und senkt den myokardialen Sauerstoffverbrauch. Erst in hoher Dosierung senkt Amiodarone auch die Kontraktilität des Herzens. Im Reizleitungssystem verzögert dieses Benzofuranderivat die Reizbildung im Sinusknoten, verlängert die Reizleitung im AV-Knoten und die Refraktärzeit im Vorhof und im Ventrikel.

An Nebenwirkungen werden gelegentlich Übelkeit und Brechreiz sowie eine grau-blaue Verfärbung der Haut angegeben. Diese Verfärbung scheint auf die Anreicherung von Histiozyten zurückzuführen sein, die Melanin und Lipofuscin speichern. Das Amiodarone-Molekül enthält eine tyrosinähnliche Struktur mit zwei Jodatomen und kann mit diesen eine Funktionsstörung der Schilddrüse, in der Regel im Sinne der Hyperthyreose, auslösen. Als häufigste unerwünschte Wirkung tritt unter einer Behandlung mit Amiodarone eine Ablagerung sowohl des nicht-metabolisierten wie auch des metabolisierten Moleküls in der Cornea auf. Diese Ablagerung beeinträchtigt zwar nicht den Visus und ist nach Absetzen des Medikamentes auch wieder reversibel, doch kann die Restitutio lange Zeit in Anspruch nehmen. Diese unerwünschten Wirkungen von Amiodarone führen dazu, daß dieses stark antiarrhythmogene Arzneimittel nur bei sonst therapieresistenten Rhythmusstörungen gegeben wird (Mestroni 1983).

Die Schrittmachertherapie im höheren Lebensalter

Der Beginn einer Therapie mit künstlichen Schrittmachern liegt nahezu 30 Jahre zurück. Seit dieser Zeit hat sich die Technik des Schrittmachers hinsichtlich seiner Betriebs- und Lebensdauer, seiner Programmierbarkeit und auch seiner

Sicherheit revolutioniert. Während die erste artifizielle Stimulation noch transthorakal durchgeführt werden mußte, werden heute die permanenten Schrittmacher subkutan implantiert und schon steht die nächste Generation der nichtinvasiven Schrittmacher vor der Tür (Falk 1983). Das erste Schrittmacherprogramm war ein Erfordernis-(Demand-)Programm, das auch heute noch in Verwendung steht, das aber längst durch ein von außen steuerbares Programm ergänzt wurde (Tabelle 19). Hinzugekommen sind intrakardial wirksame Kardio-

Tabelle 19. *Code-Bezeichnungen verschiedener Schrittmacherprinzipien*

VVI	R-Zacken-gehemmter Ventrikelschrittmacher
VVT	R-Zacken-stimulierter Ventrikelschrittmacher
AAI	P-Wellen-gehemmter Vorhofschrittmacher
VAT	P-Wellen-stimulierter Ventrikelschrittmacher
DVI	R-Zacken-gehemmter, AV-sequentieller Ventrikelschrittmacher
DDD	automatischer Schrittmacher mit Sensor- und Stimulationsfunktion in Vorhof und Ventrikel
AOO	Antitachykarder Schrittmacher zur schnellen Vorhofstimulation
AAB	Antitachykarder Schrittmacher zur anfallsgesteuerten Burststimulation im Vorhof

Bei den Bezeichnungen repräsentiert der erste Buchstabe die stimulierte Herzhöhle (Atrium, Ventrikel, doppelt), der zweite Buchstabe jene Herzhöhle, in der der endogene Reiz wahrgenommen wird und der dritte Buchstabe die Form der Intervention (getriggert, inhibiert, doppelt). Weitere Buchstaben kennzeichnen die Programmfunktion (z.B. multiprogrammierbar) und die Tachyarrhythmiefunktion des Schrittmachers (z.B. Bursts).

konverter mit äußerst niedrigem Energiebedarf und es stehen bereits implantierbare Defibrillatoren in Verwendung. Eine Bereicherung besonders im Hinblick auf die Erhaltung einer ausreichenden Auswurffraktion bedeutete die Einführung der sequentiellen Stimulation durch Fixierung einer Elektrode sowohl in der rechten Kammer wie auch im rechten Vorhof. Unter dieser technischen Revolution blieb aber unverändert, daß vorwiegend ältere Menschen einen Schrittmacher benötigen (Carver 1981), selbst wenn sich die Indikationen zur Schrittmachertherapie langsam wandeln (Tabelle 20).

Die ersten künstlichen Schrittmacher wurden fast ausschließlich zur Behandlung des kompletten AV-Blocks implantiert. Das Absinken der Herzfrequenz mit Rückgang des Herzminutenvolumens und mit dem Auftreten neurologischer Erscheinungen, die von Übelkeit und Schwindelgefühl über Synkopen bis zu schweren Adams-Stokes-Anfällen reichen können, ist als Indikation unverändert geblieben. Der asymptomatische komplette AV-Block oder der Schenkelblock stellen dagegen heute keineswegs mehr eine absolute Indikation zur Schrittmacherbehandlung dar. In diesen Fällen wird vielmehr durch Langzeitüberwachung der Frequenzverlauf beobachtet und die Implantation vom Überwachungsergebnis abhängig gemacht (Peters 1979). Die Versorgung eines per-

Tabelle 20. *Indikationen, Kontraindikationen sowie Vor- und Nachteile der verschiedenen Schrittmachersysteme*

	Indikation	Kontraindikation	Vorteil	Nachteil
AAI AAT	Sick-Sinus-Syndrom (besonders bradykard)	Vorhofflimmern, Vorhofflattern, multifokale Vorhoftachykardie, pathologische Überleitung	einfaches System und einfache Elektrode	die Kammer wird nicht stimuliert (cave AV-Block!)
VVI VVT	Vorhofflimmern und -flattern, multifokale Vorhoftachykardie	hämodynamischer Nachteil bei AV-Dissoziation	einfaches System und einfache Elektrode	stabile Frequenz, keine Bedarfs-anpassung, eventuell retrograde Leitung
VDD	Überleitungs-störung	Sinusknoten-dysfunktion	bewahrt den AV-Rhythmus, Bedarfsanpassung	2 Elektroden, eventuell Schritt-machertachykardie, Verlust des Synchronismus bei Sinusbradykardie
DVI	Sinusbradykardie mit oder ohne Überleitungs-störung	Vorhofflimmern oder -flattern, multifokale Vorhoftachykardie	Synchron auch bei Sinusbrady-kardie, d.h. erlaubt einen Frequenzrückgang	2 Elektroden, keine Bedarfsanpassung, eventuell kompetitiver Vorhofrhythmus
DDD	Vorhofbrady-kardie mit oder ohne Überleitungs-störung	Vorhofflimmern oder -flattern, multifokale Vorhoftachykardie	kommt dem physiologischen Reizablauf am nächsten	2 Elektroden, keine Bedarfsanpassung

Nach Ludmer 1984.

manent oder teilweise symptomatischen Schenkelblocks mittels Pacemaker-Implantation, welche zur Überwindung des kompletten AV-Blocks durchge-führt wird, gibt keineswegs eine Garantie für die Verhinderung eines plötz-lichen Herztodes. Auch das Vorliegen einer neurologischen Symptomatik bei einem Schenkelblock kann nicht mehr als eindeutige oder absolute Indikation für die Schrittmachertherapie angesehen werden (Peters 1979).

Das Sick-Sinus-Syndrom als Sammelbecken verschiedener Störungen des Sinusknotens und der sinuatrialen Leitung hat dem AV-Block als Indikation zur Schrittmacherimplantation den ersten Rang abgelaufen. Abwechselnd bradykarde und tachykarde Vorhof- und Kammerfrequenzen verhindern eine medikamentöse Therapie dieses Syndroms, während der Schrittmacher die

Bradykardie mittels eines Demand-Programmes und eine Tachyarrhythmie mittels Overdrive-Suppression zu verhindern imstande ist (Parsonnet 1984).

Ähnlich ernüchternd wie die Ergebnisse einer Langzeitversorgung des Schenkelblocks mittels Schrittmachertherapie sind auch die Pacemaker-Resultate beim Sick-Sinus-Syndrom. Es zeigt sich nämlich, daß manifeste und potentielle sinuatriale Dysfunktionen eine ähnlich gute Prognose besitzen und daß eine Schrittmachertherapie beim Sick-Sinus-Syndrom nur dann indiziert ist, wenn auch eine deutliche klinische Symptomatik vorliegt (Shaw 1980).

Neben dem Sick-Sinus-Syndrom und neben den AV- oder Schenkel-Blockierungen fallen alle weiteren Indikationen zur Schrittmachertherapie zahlenmäßig kaum ins Gewicht. Eine Indikation für den Pacemaker stellen noch die ventrikulär ausgelösten, tachykarden Rhythmusstörungen dar. Wenn es nämlich unter Zuhilfenahme der Elektrostimulation nicht gelingt, ein geeignetes Antiarrhythmikum zur Suppression der Rhythmusstörung ausfindig zu machen, dann wird ein durch Overdrive wirksamer, antitachykarder Schrittmacher versucht werden müssen.

Selten wird auch eine durch Digitalis induzierte oder verstärkte Bradykardie die Indikation zur Schrittmacherimplantation dann darstellen, wenn Digitalis als positiv inotropes Arzneimittel unverzichtbar ist und wenn andererseits die induzierte Bradykardie symptomatisch oder präsymptomatisch geworden ist.

Letztlich muß für das höhere Lebensalter auch noch der überempfindliche Karotis-Sinus als Schrittmacherindikation erwähnt werden. Da bei diesem Leiden schon ein streng sitzender Hemdkragen eine schwere Bradykardie auszulösen vermag, müßte auch in diesem Fall an die Verwendung eines Demand-Schrittmachers gedacht werden.

Ein temporärer Schrittmacher wird entweder zur Überwindung passagerer extrakardialer oder aber bei rückbildungsfähigen kardialen Störungen zur Anwendung kommen. Zu den extrakardialen Indikationen gehören u.a. schwere Störungen des Elektrolytstoffwechsels oder Digitalisintoxikationen, während bei den passageren kardialen Erkrankungen der Herzinfarkt im Vordergrund steht.

Komplikationen der Schrittmachertherapie

Die Komplikationen der Schrittmacherimplantation (Tabelle 20) erreichen bei älteren Patienten ein Ausmaß von über 20%. Sie sind vor allem im ersten Jahr nach der Implantation höher als bei jüngeren Patienten. Nach diesem ersten Jahr unterscheidet sich die Lebenserwartung der Schrittmacherträger allerdings nicht mehr von jener der altersentsprechenden Bevölkerung (Breivik 1984).

Die Komplikationen betreffen zunächst jene Rhythmusstörungen, die intra- oder perioperativ auftreten. Kammerflimmern und Adams-Stokes-Anfälle bilden den Hauptanteil dieser Rhythmusstörungen und können bei gefährdeten Patienten dazu führen, daß die Implantation unter der Kontrolle eines externen Schrittmachers durchgeführt wird.

Selten kommt es bei der Implantation zu Infekten, die eine Revision oder Neuimplantation notwendig machen.

Eine weitere Komplikation stellt die Dislokation der Elektroden dar, die mit dem transvenösen Zugang zunächst zugenommen hat. Die Verwendung von selbstfixierenden, besonders Schraubenelektroden hat diese Komplikation aber wieder reduziert. Die Ventrikelgröße, das Trabekelsystem und die Art der verwendeten Elektroden sind die wesentlichen Risikofaktoren für diese Dislokation (Beyer 1981, Schaudig 1977).

Eine geringe Zunahme der Reizschwelle wird nach der Implantation einer Elektrode häufig beobachtet. Die Beschaffenheit der Elektrode, die Impulsform, Störungen des Stoffwechsels und das Elektrolythaushaltes, lokale Myokardfibrosen und nicht zuletzt Pharmaka (Antiarrhythmika) nehmen auf die Reizschwelle Einfluß (Oltmanns 1981, Schaudig 1977). Die Reizschwelle kann aber bei den zur Zeit verwendeten Systemen von außen kontrolliert werden und gibt selten Anlaß zur Re-Implantation.

Thrombosen der oberen Hohlvene als Komplikation des transvenösen Schrittmacherzuganges sind zwar bekannt geworden, ereignen sich aber selten. Ihre Inzidenz steigt dann, wenn gekappte Schrittmacherelektroden in der Vene flottieren und zu Intimaläsionen führen (Mitrovic 1981).

Unmittelbar nach der wegen eines AV-Blocks durchgeführten Schrittmacherimplantation ist zwar die Hämodynamik gebessert, sinkt aber in weiterer Folge trotz konstanter Frequenz wieder ab, weil das Schlagvolumen langsam zurückgeht. Wenn die kardiale Dekompensation zur Indikation der Schrittmacherimplantation beigetragen hat, wird sich die Verbesserung der Hämodynamik ebenfalls in bescheidenen Grenzen halten. Eine entscheidende Verlängerung der Lebenserwartung wird selten eintreten (Nager 1977, Müller 1984).

Bei den ventrikelstimulierten Schrittmachern kommt es nach Implantation nicht selten zu einer Verminderung der kardialen Auswurfleistung, weil die Vorhoferregung rückläufig erfolgt und zur unkoordinierten Aktion von Vorhof und Ventrikel führt (Johnson 1978). Diese Sequenz der Stimulation hat bei Vorhofflimmern keine wesentlichen, zusätzlichen Nachteile, reduziert bei den nichtflimmernden und kardial insuffizienten Patienten jedoch das Herzzeitvolumen beträchtlich (Bergbauer 1983). Für diese Patienten ist die Implantation eines Schrittmachersystems, das Vorhof und Kammer in physiologischer Folge stimuliert, vital entscheidend.

Die systemimmanenten Komplikationen sind durch die technischen Verbesserungen laufend reduziert worden. Kabeldefekte, Defekte der Programmfunktion sind ebenso selten geworden wie vorzeitige Erschöpfungen der Batterie oder des Impulsgebers. Diese Verbesserungen haben dazu geführt, daß Komplikationen nach Implantation ventrikulärer Schrittmachersysteme auf 6,5% zurückgegangen sind (Beyer 1981). Die Komplikationsrate bei Vorhofschrittmachersystemen liegt dagegen noch deutlich höher.

Die Koronarsklerose

Die Koronarsklerose ist die dominierende Veränderung des Herzens im Alter und ist ursächlich für den Großteil der Herzkrankheiten im Alter verantwortlich. Sie ist allerdings keine spezifische Alterserkrankung, sondern es erlaubt das zunehmende Alter den verschiedenen, zur Sklerose disponierenden Faktoren ein längeres Einwirken.

Die Sklerose der Koronargefäße beginnt vor dem 20. Lebensjahr, meistens im proximalen Gefäßanteil der linken Koronararterie mit der Formation unregelmäßiger Endothelzellen. Später nimmt der Durchmesser der Basalmembran und der subendothelialen Schichten zu und es kommt zur Ausbildung streifiger Lipideinlagerungen in die Intima. Brüche der elastischen Fasern, eine Zunahme des Kollagens und Einlagerungen von Kalzium verändern die Struktur und verbreitern auch die Gefäßmedia. Die relativ stärksten Fett- und Cholesterinablagerungen erfolgen im 3. Lebensjahrzehnt, sind bei den Männern am stärksten ausgeprägt, mit dem Körpergewicht positiv korreliert (Oesner 1979) und betreffen den Ramus interventricularis der linken Koronararterie am stärksten, etwas weniger die rechte Koronararterie und zuletzt den Ramus circumflexus der linken Koronararterie (Kober 1980). Dabei nehmen der Gefäßdurchmesser und die Wandstärke in einer Relation zu, die schließlich zu einer Reduktion des Gefäßlumens führt. Mit der Zunahme der Wandstärke des Blutgefäßes geht der Verlust an Elastizität parallel (Tomanek 1980, Yin 1980). Ein leichter Rückgang der Inzidenz koronarsklerotischer Veränderungen im höchsten Lebensalter entsteht vorwiegend durch selektives Überleben der nicht oder weniger von der Sklerose betroffenen Personen.

Rassische und soziale Faktoren beeinflussen nicht nur den Blutdruck (Harburg 1973), sondern darüber hinaus auch die Entstehung der Koronarsklerose (Rose 1981). Epidemiologische Untersuchungen haben für verschiedene Regionen und für verschiedene ethnische Bevölkerungsgruppen eine unterschiedliche Prävalenz der koronaren Herzkrankheit zutage gebracht. Neben der familiären Disposition sind besonders die Hypertonie, die Hypercholesterinämie, die Rauchgewohnheiten, das Übergewicht, der Diabetes mellitus und auch die Hyperurikämie zu den Risikofaktoren zu zählen (Kannel 1976, Rhomberg 1981, Tragl 1983). Das Lebensalter spielt für die prognostische Bedeutung dieser Risikofaktoren eine mehrfache Rolle. Einerseits kommt es bei den Männern zu einer signifikanten Abnahme der Prävalenz von Hypercholesterinämie und der Rauchgewohnheiten und zu einem Absinken des diastolischen Blutdruckes und bei den Frauen zur Abnahme der Prävalenz des Übergewichtes und der Rauchgewohnheiten (Blumenstock 1984), andererseits verlieren im Alter gerade auch die Hypercholesterinämie, das Übergewicht und die familiäre Disposition ihre Bedeutung als Risikofaktoren, während die Hypertonie und der Diabetes diese Bedeutung auch im höchsten Alter behalten (Kannel 1976, Gordon 1977, Rabkin 1977). Die prognostisch ungünstige Rolle des Diabetes mellitus bleibt sogar bis in die Akutphase des Herzinfarktes bestehen und schränkt die Lebenserwartung diabetischer Patienten durch die Neigung zum kardiogenen Schock ein (Smith 1984, Oswald 1984) Tabelle 21).

Die Bedeutung der genannten Risikofaktoren wurde durch Interventionsstudien bestätigt. Eine konsequente Blutdrucksenkung war dabei hinsichtlich der Inzidenz koronarer Ereignisse ebenso erfolgreich wie die Senkung des Cholesterinspiegels oder die Aufgabe des Nikotinkonsums (Hjermann 1981, Multiple

Tabelle 21. *Beziehung zwischen diabetischer Stoffwechsellage (HbA$_{1c}$)*
und Mortalität des Herzinfarktes

HbA$_{1c}$	Mortalität
Unter 7,5%	23%
7,5–8,5%	33%
Über 8,5%	63%

Nach Oswald 1984.

Risk Factor Intervention Trial Research Group 1982, Lipid Research Clinics
Program 1984, Rhomberg 1981). Die Interventionsstudien bestätigen auch die
Ursachen für den Rückgang der koronaren Morbidität und Mortalität in den
U.S.A. und einigen anderen Ländern (Thom 1981, Stern 1979, Cooper 1978),
der einerseits einem geänderten Lebensstil, verbesserten Kontrollen der Hypertonie, einem Rückgang der Rauchgewohnheiten und einer Reduktion des Cholesterinspiegels, andererseits aber auch den intensivierten medizinischen Interventionen besonders in Herzüberwachungs- und Intensivstationen (Goldman 1984)
zugeschrieben wird.

Die Angina pectoris

Die Angina pectoris ist keine einheitliche Krankheit und keineswegs nur Ausdruck einer Koronarsklerose. Sie ist vielmehr ein Syndrom mit vielen Ursachen
und mit vielen Erscheinungsbildern. Eine exakte Diagnose ist deshalb wichtig,
weil differenzierte therapeutische Maßnahmen getroffen oder versäumt und weil
entscheidende Fehler gemacht werden können. Zur klassischen Angina pectoris
gehören Anfälle mit einem belastungsabhängigen Schmerz, Druck oder Brennen
in der Herzgegend, oder mit einem aus dem Thorax in den Hals aufsteigenden
Enge- oder Würgefühl, das wenige Minuten dauert, häufig mit Angst und/oder
Luftmangel verbunden ist und gelegentlich in Form von Parästhesien oder
Schmerzen in die linke Schulter oder in die Ulnarseite des linken Armes aus-
strahlt. Mit zunehmendem Alter fehlt häufig die Notwendigkeit zur körperlichen
Leistung, und der betroffene Patient paßt sich, ohne seine angiösen Beschwerden
bewußt wahrzunehmen, oft an die reduzierte kardiale Leistungsfähigkeit an. Das
Schmerz- und Engegefühl tritt mit zunehmendem Alter als Symptom der
Koronarinsuffizienz zurück und wird häufig durch das Symptom der anfalls-
weisen Dyspnoe ersetzt. Gelegentlich, ganz besonders aber mit zunehmendem
Alter, bleibt die Koronarinsuffizienz überhaupt ohne Beschwerden.
    Die klinischen Zeichen der Koronarinsuffizienz treten keineswegs immer im
Rahmen einer körperlichen Belastung auf. Bei der Prinzmetalschen (Variant-)
Angina sind die Beschwerden belastungsunabhängig, zeitlich eng begrenzt und
treten oft in der Nacht auf. Sie führen im EKG charakteristischerweise zu einer

ST-Hebung und werden durch einen Koronarspasmus ausgelöst, der zu vegetativ-nervösen Belastungen, zu Kältereizen oder zu Ergot-Alkaloiden in Beziehung steht. Eine belastungsunabhängige Angina kann aber auch eine passagene Plätt-chenaggregation oder regionale Änderungen des Myokardstoffwechsels zur Ursache haben (Maseri 1983).

Die instabile Angina (syn.: Intermediärsyndrom, Crescendo-Angina) steht zwischen der temporär inadäquaten Blutversorgung der Belastungsstenokardie einerseits und der Myokarddegeneration des Herzinfarktes andererseits. In der Regel ist ein größeres Koronargefäß an umschriebener Stelle stark verengt und diese Koronarstenose erhöht schubweise und/oder auf funktioneller Basis den Gefäßtonus. Damit wird die Sauerstoffversorgung ungenügend und der aerobe in einen anaeroben Stoffwechsel umgelenkt. Das unterversorgte Myokard-areal reduziert die Pumpleistung des Herzens, eventuell mit klinischer Sympto-matik. Die Myokardischämie betrifft oft nur das subendokardiale Myokard oder sie reicht gelegentlich transmural. Sie ist in der Regel reversibel, kommt aber in immer kürzeren Intervallen und kann im Infarkt enden (Lichtlen 1983). Die instabile Angina ist gekennzeichnet durch Belastungsschmerzen, die in Ruhe nicht mehr verschwinden, oder durch starke und in Ruhe auftretende Herz-schmerzen, die oft über 30 Minuten anhalten und in immer kürzeren Inter-vallen wiederkommen (Crescendo-Charakter). Die EKG-Veränderungen haben so wie die Ischämie und die Klinik transitorischen Charakter. Die Innenschicht-ischämie manifestiert sich als ST-Senkung, während die transmurale Ischämie eine ST-Hebung mit sich bringt. In dieser Phase bleiben die serologischen Unter-suchungen (Kreatinphosphokinase, Myoglobin, Transaminasen) negativ.

Differentialdiagnostisch sind von der Angina pectoris jene Erkrankungen zu trennen, die im kardio-pulmonalen Bereich akut auftreten und sich in thorakalen und eventuell sogar präkordialen Schmerzen äußern. Eine Perikarditis, eine Pleuritis, eine Myokarditis, ein Pneumothorax und ein Lungeninfarkt müssen in die Differentialdiagnose gebracht werden. Abzugrenzen sind auch jene Er-krankungen, die durch Reduktion des Sauerstoffangebotes oder durch Steige-rung des Sauerstoffverbrauches die Erscheinungen einer Angina pectoris aus-lösen. Eine Anämie kommt dafür ebenso in Frage wie eine Reduktion des Herz-zeitvolumens durch Rhythmusstörungen, Tachykardien, Bradykardien oder Extrasystolen. Die Steigerung des Sauerstoffverbrauches bei Hyperthyreosen führt bei disponierten Personen ebenfalls zur Stenokardie.

Differentialdiagnostische Bedeutung haben auch Interkostalneuralgien, die durch eine diabetische Neuropathie, durch einen Herpes zoster aber auch durch eine Spondylopathie ausgelöst sein können. Thoraxschmerzen bei langsamer Bewegung nach längerer Ruhe lassen eher eine Spondylo- oder Diskopathie vermuten. Aber auch intestinale Erkrankungen wie eine Refluxösophagitis, eine Zwerchfellhernie, ein peptisches Geschwür und sogar eine Cholezystitis täuschen gelegentlich eine Angina pectoris vor.

Die physikalische Untersuchung kann bei Angina pectoris keine diagno-stisch schlüssigen Hinweise geben und oft bleibt diese Untersuchung überhaupt ohne pathologisches Ergebnis. Andererseits sind indirekte Hinweise auf eine Koronarsklerose nicht selten. Im kardialen Bereich selbst sprechen der protodiastolisch einfallende 3. Herzton für einen dilatierten Ventrikel, der präsystolische 4. Herzton für einen übermäßig gespannten Ventrikel und systolische Geräusche über der Herzspitze für insuffiziente Mitralklappen oder insuffiziente Papillarmuskel. Ansonst sind fehlende periphere Pulse, ein Stenosegeräusch über einer Karotisarterie oder Residuen eines abgelaufenen zerebralen Insult ebenso wie ein hoher Blutdruck oder Gefäßveränderungen im Augenhintergrund gute Indikatoren einer sklerosierenden Gefäßerkrankung. Im höheren Alter ist die kardiale Dekompensation mit dem systolischen Geräusch einer relativen Mitralinsuffizienz, eventuell zusätzlichen Herztönen sowie peripheren oder zentralen Stauungszeichen oft Ausdruck einer koronarsklerotischen Myokardidiopathie. Auch das EKG bestätigt die Diagnose einer Koronarinsuffizienz keineswegs mit absoluter Sicherheit. Im Ruhe-EKG finden sich nur bei der Hälfte aller an einer Koronarsklerose erkrankten Patienten die obendrein uncharakteristische T-Wellen-Umkehr und/oder eine ST-Senkung. Die Zeichen eines alten abgelaufenen Herzinfarktes im Ruhe-EKG sind allerdings Hinweis für die Koronarsklerose und machen bei entsprechender klinischer Symptomatik das Vorliegen einer Angina pectoris wahrscheinlich. Besonders bei nächtlichen Herzbeschwerden wird die Aufzeichnung eines Langzeit-EKG notwendig werden. Die Koinzidenz von EKG-Veränderungen mit anginösen Beschwerden in der Langzeitaufzeichnung bestätigt dann die Koronarinsuffizienz.

Ein Belastungs-EKG ist bei alten Menschen zwar nicht kontraindiziert, seine Durchführung stößt aber oft auf unüberwindliche Schwierigkeiten. Degenerative Gelenkerkrankungen, Muskelschwäche, fehlende Einsicht u.a.m. machen dieses Vorhaben oft unmöglich. Das Auslösen charakteristischer anginöser Beschwerden mit gleichzeitiger ST-Senkung im EKG ist allerdings diagnostisch wertvoll.

Die Möglichkeit zur Durchführung eines aortokoronaren Bypass auch im höheren Lebensalter (Knapp 1981, Malcolm 1978, Olinger 1978) hat die Zahl der Koronarangiographien bei älteren Menschen vervielfacht, weil sie ein unerläßliches Prärequisit für diese Operation darstellt und die notwendig strenge Indikationsstellung nur mit Hilfe dieser Gefäßdarstellung möglich ist (Keon 1984, Kent 1978). Als weitere Indikationen für die Koronarangiographie gelten die instabile Angina (nach medikamentöser Stabilisierung), die schwere und invalidisierende Angina und die Koinzidenz von Aortenklappenerkrankung (Stenose) und Angina pectoris. Herzschmerzen unklarer Herkunft und proponierte Herzoperationen können ebenfalls eine Indikation zur Koronarangiographie darstellen (Bemis 1981). Die möglichen Komplikationen dieser Angiographie, wie Herzinfarkt, Hirnembolie oder Herztod, betragen etwa 0,2% und treten bei Patienten mit kardialer Dekompensation häufiger auf.

Nuklearmedizinische Perfusionsuntersuchungen des Myokards mit Thallium-201, besonders unter Belastungsbedingungen oder unter der Verabreichung von Dipyridamol, erlauben gute Rückschlüsse auf gefährdete Myokardareale (Leppo 1984) und helfen auch bei der Identifizierung der durch eine Drei-Gefäßkrankheit und gleichzeitige Reduktion der Auswurffraktion besonders gefährdeten Patienten (Bonow 1984).

Die mit Technetium-99 und unter Ergometriebedingungen durchgeführte Radionuklid-Ventrikulographie, die auch die Beurteilung der Verformung und

Verformbarkeit der Herzwand zuläßt, erweist sich zunehmend als eine der geeignetsten Methoden in der Diagnostik der koronaren Herzkrankheit (Port 1980, Wasserman 1984).

Die Behandlung der Angina pectoris

Hier soll auf prophylaktische Maßnahmen zur Reduktion der Risikofaktoren nicht näher eingegangen werden. Diese Maßnahmen kommen beim alten Menschen für die meisten Risikofaktoren zu spät. Eine konsequente Kontrolle und Therapie ist bei einem erhöhten Blutdruck aber dennoch notwendig. Seine Behandlung erfolgt in idealer Weise mit einem Medikament, dessen antihypertensive Wirkung auf dem Wege einer Gefäßerweiterung zustandekommt. Hier eignen sich Betablocker und im späteren Lebensalter ganz besonders die Kalziumantagonisten.

Zu den prophylaktischen Maßnahmen gehören gerade beim alten Menschen Bewegung und körperliche Belastung, die dem Alter und den physischen Gegebenheiten angepaßt sein müssen. Die tägliche Bewältigung von kleinen Wegstrecken oder Wanderungen, kurzen Radfahrten oder auch kurzen Schwimmstrecken ist eine hervorragende Maßnahme in der Prophylaxe einer koronaren Herzkrankheit.

Die Ziele der Behandlung der Angina pectoris sind einerseits die Beseitigung oder Besserung der anginösen Beschwerden und andererseits die Besserung der Kontraktilität mit Normalisierung der linksventrikulären Funktion bzw. der Auswurfleistung des Herzens.

Medikamentöse Behandlung

1. Nitrolgyzerin und Nitrate

In der Behandlung des akuten Angina pectoris-Anfalles ist die sublinguale Verabreichung von Nitroglyzerin unübertroffen geblieben. Die prophylaktische Einnahme von Nitroglyzerin in Situationen, die bei einem bestimmten Patienten bekanntermaßen eine Stenokardie auslösen, ist eine probate Maßnahme.

Nitrate haben eine direkt vasodilatierende Wirkung auf die Koronargefäße (Conti 1983), eine akut blutdrucksenkende Wirkung und eine ausgeprägte, gefäßerweiternde Wirkung auf das venöse Gefäßsystem. Die Venendilatation reduziert den venösen Rückstrom und damit die Vorlast sowie den linksventrikulären, enddiastolischen Druck, der den myokardialen Sauerstoffverbrauch maßgeblich beeinflußt. Die blutdrucksenkende Wirkung reduziert zwar die Nachlast, führt aber doch auch zu einer leichten Steigerung der Herzfrequenz. In der Summe ihrer Wirkungen steigern die Nitrate die myokardiale Perfusion und reduzieren gleichzeitig den myokardialen Sauerstoffbedarf (Packer 1983). Nitrate haben kaum unerwünschte Wirkungen. Sie verursachen nur gelegentlich Kopfschmerzen. Nitrate führen aber bei ununterbrochener Anwendung zur Entwicklung einer Toleranz (Parker 1984), die einen Teilverlust der Nitrat-

wirkung mit sich bringt. Die Toleranzentwicklung ist besonders bei Retard-
präparaten, aber auch bei ununterbrochener Salbenanwendung ausgeprägt.
Bei Intervallbehandlung mit täglich zweimaliger Gabe des Arzneimittels bleibt
jedoch die volle Nitratwirkung erhalten (Blasini 1984).

2. Betablocker

Betablocker eignen sich ebenfalls hervorragend zur Behandlung der Koronarinsuffizienz. Sie reduzieren in erster Linie die sympathische Stimulierbarkeit
des Herzens und vermindern den Sauerstoffbedarf des Herzens durch ihren
antihypertensiven und frequenzsenkenden Effekt. Ihre antiarrhythmische
Wirkung, die Reduktion der nicht veresterten Fettsäuren im Plasma und eventuell auch ein Absenken der Blutviskosität (Dintenfass 1976) sind zusätzliche
kardioprotektive Eigenschaften der Betablocker.

Dennoch sind die Betablocker im Hinblick auf ihre bronchokonstriktorische
und auf ihre peripher vasokonstriktorische Wirkung beim älteren Menschen mit
Vorsicht anzuwenden, auch wenn ihre ursprünglich stark betonte, negativ inotrope Wirkung nur bei latenter oder bei manifester kardialer Dekompensation
Bedeutung besitzt. Ihr hemmender Einfluß auf Reizbildung und Reizleitung
limitiert auch ihre Anwendung bei Reizleitungsstörungen (AV-Block II. und
III. Grades). Die im Alter zunehmende Inzidenz eines Diabetes mellitus und
die häufige Kombination dieser Stoffwechselstörung mit einer Angina pectoris
erfordert eine Berücksichtigung der Wirkung der Betablocker auf den Kohlen-

Tabelle 22. Adrenerge Rezeptoren. Organverteilung, Rezeptortypen
und Wirkungen

	Rezeptortyp	Wirkung
1. Kreislauforgane oder -funktionen		
Herz	Beta-1	Zunahme der Reizbildung, Reizleitung, Kontraktilität
Gefäße	Alpha	Zunahme der Konstriktion
	Beta-2	Zunahme der Dilatation
Niere	Beta-1	Zunahme der Reninsekretion
Bronchien	Beta-2	Zunahme der Erweiterung
2. Stoffwechselorgane und -funktionen		
Pankreas	Alpha	Hemmung der Insulinsekretion
	Beta-2	Stimulation der Insulinsekretion
Skelettmuskel	Beta-2	Zunahme der Glykogenolyse
	Beta-2	Zunahme des Kalium-Influx
Fettgewebe	Beta-1	Zunahme der Lipolyse

hydratstoffwechsel. Während die Beta-1-Rezeptoren die Reizbildung, Reizleitung und Inotropie stimulieren, vermitteln die Beta-2-Rezeptoren sowohl
die Glykogenolyse in der Muskulatur wie auch die Insulinsekretion aus dem
Pankreas (Tabelle 22). Damit werden bei einer Blockade dieser Rezeptoren
die Erscheinungen der Gegenregulation bei der Hypoglykämie unterdrückt
und die Insulinsekretion gehemmt (Loubatieres 1971).

Die Frage nach dem optimalen Betablocker zur Behandlung der Koronarinsuffizienz muß offen bleiben. Die individuellen Ansprüche des betroffenen
Patienten müssen darüber entscheiden, welcher Betablocker zum Einsatz kommen soll (Tabelle 22). Kardioselektive Betablocker haben wenig Einfluß auf
die periphere Durchblutung oder auf einen Bronchospasmus, sie eignen sich
aber auch kaum zur Behandlung eines hyperkinetischen Herzsyndroms. Ebensowenig ist die intrinsische sympathomimetische Aktivität eine Empfehlung zur
Behandlung eines hyperkinetischen Syndroms oder tachykarder Arrhythmien.
Diese sympathomimetische Aktivität eines Betablockers ist aber vorteilhaft bei
leichter Herzinsuffizienz oder bei geringen Reizleitungsstörungen. Die Anwendung von Betablockern mit ausgeprägter kardiodepressiver Wirkung erweist sich
bei sympathikotonen Regulationsstörungen und bei tachykarden Arrhythmien
als günstig, bei kardialer Insuffizienz, bei Bradykardie und bei Erregungsleitungs-
störungen aber als ungünstig.

3. Kalziumantagonisten

Kalziumantagonisten haben sowohl in die Behandlung des akuten Angina
pectoris-Anfalles wie auch in die Therapie der chronischen oder latenten
Koronarinsuffizienz Eingang gefunden. Ähnlich dem Nitroglyzerin kann auch
Nifedipin im Anfall sublingual verabreicht werden (Ludbrook 1982, Raff 1972).
Kalziumantagonisten hemmen den Kalziumeinstrom in die Zelle der Gefäßwand.
Dieser Kalziumeinstrom ist für die Aktivierung der Myofibrillen-ATPase und
damit der Gefäßkonstriktion notwendig. In der Herzmuskelzelle wird durch
die Hemmung des Kalziumeinstromes ebenfalls weniger ATP gebildet, damit
weniger phosphatgebundene Energie in Arbeit umgesetzt und damit Sauerstoff
eingespart (Fleckenstein 1972). Die Gefäßerweiterung durch Kalziumantagonisten führt zum akuten Abfall des peripheren Gefäßwiderstandes mit Senkung
des arteriellen Mitteldruckes (Ludbrook 1982), aber auch zur Erweiterung der
epikardialen Arterien und der koronaren Arteriolen (Conti 1983). Sie senken
die Nachlast aber auch die Vorlast (Packer 1983) und reduzieren damit den
Sauerstoffverbrauch, steigern aber zusätzlich die koronare Durchblutung
(Hugenholtz 1981).

Die verschiedenen Kalziumantagonisten besitzen keine einheitliche chemische Struktur und deshalb auch keinen gemeinsamen Rezeptor. Auch werden
verschiedene, vom Kalziuminflux abhängige Reaktionen, wie z.B. die Reizbildung, die Reizleitung, die Kontraktilität des Herzens und die Gefäßkontrak-
tion, durch einen bestimmten Kalziumantagonisten in verschiedenen Geweben
quantitativ unterschiedlich beeinflußt (Hess 1982, Henry 1980, Millard 1982).

Ein Vergleich der Wirkungen verschiedener Kalziumantagonisten ergibt
(Tabelle 23), daß Nifedipin eine ausgeprägte Wirkung auf die Erweiterung

Tabelle 23. *Vergleich der Wirkungen einiger Kalziumantagonisten*

	Herzfrequenz	AV-Überleitung	Rhythmus-störung	Koronar-durchblutung	Peripherer Widerstand
Nifedipin	(+)	0	0	+ +	− −
Diltiazem	(−)	−	(−)	+	−
Verapamil	−	−	−	+	−

+ steigt, − reduziert, 0 kein Einfluß.

der peripheren und der Koronargefäße besitzt und sich damit besonders gut zur Blutdrucksenkung und zur Behandlung der Angina pectoris eignet. Dagegen hat Nifedipin kaum eine antiarrhyhtmische Wirkung, während sich Verapamil durch seinen hemmenden Einfluß auf die Reizbildung und Reizleitung besonders zur Behandlung von Vorhoftachykardien eignet. Die negativ inotrope Wirkung ist bei Verapamil am stärksten ausgeprägt, praktisch allerdings nur dann von Bedeutung, wenn schon eine kardiale Dekompensation vorliegt, oder wenn es mit einem ebenfalls negativ inotrop wirkenden Betablocker kombiniert wird (Packer 1982). Die Wirkungen des Diltiazem liegen hinsichtlich Gefäß-erweiterung und Reizleitung zwischen jenen von Nifedipin und Verapamil. Die unerwünschten Wirkungen der Kalziumantagonisten sind quantitativ und qualitativ gering. Selten verursachen sie Kopfschmerzen oder intestinale Beschwerden (Obstipation). Für Nifedipin ist bei bestehender Niereninsuffizienz eine Verschlechterung der Nierenfunktion möglich; sein Einsatz bedarf in diesen Fällen laufender Kontrollen (Diamond 1984).

Kalziumantagonisten eignen sich besonders zur Behandlung einer in Ruhe auftretenden oder einer spastischen Angina (Meyer 1983). Sie können vorteilhaft mit Nitraten kombiniert werden (Conti 1983), während bei der Kombination mit Betablockern mit Vorsicht vorgegangen werden muß. Bei dieser Kombination addieren sich besonders im Falle des Verapamils die Wirkungen beider Arzneimittel auf die Reizbildung und auf die Reizleitung. Die geringe, negativ inotrope Wirkung beider Substanzen spielt offenbar keine so bedeutsame Rolle. Es ist sogar möglich, daß die Behandlung der koronaren Herzkrankheit mit einem Kalziumantagonisten und mit einem Betablocker zu einer Besserung der linksventrikulären Funktion führt (White 1985, Packer 1983, Hill 1982).

Die Behandlung der Prinzmetal-Angina

Die Prinzmetal-Angina wird durch Gefäßspasmen der Koronararterien ausgelöst und ihre Behandlung bedarf eines relaxierenden Einflusses auf die glatte Muskulatur der Koronargefäße. Diese Gefäßrelaxation wird ganz ausgezeichnet durch Kalziumantagonisten vermittelt, aber auch Nitrate sind gut wirksam. Die Verwendung von Betablockern ist bei der Prinzmetal-Angina kontraindiziert. Es überwiegen nämlich durch die Blockade der für die Dilatation kompetenten Beta-2-Rezeptoren die Konstriktoren vom Alpha-Typ, welche den koronaren Blutfluß weiter verschlechtern (Kern 1983).

Die Behandlung der instabilen Angina pectoris

Mit Rücksicht auf die Rolle des funktionellen Gefäßtonus, der die durch Sklerose bedingte Gefäßenge weiter verstärkt, sind Kalziumantagonisten in hoher Dosierung die Mittel der Wahl und werden durch Nitrate gut ergänzt. Ein zusätzlich erhöhter Blutdruck macht die Anwendung von Nifedipin, eine zusätzliche Tachykardie die Anwendung von Verapamil empfehlenswert.

Das Persistieren der Angina unter dieser Behandlung macht die Progression der instabilen Angina in ein Präinfarktsyndrom wahrscheinlich (Lichtlen 1983) und ergibt die Indikation zur Koronarangiographie. Diese Angiographie sollte über die Notwendigkeit und Möglichkeit einer Angioplastie oder eines aortokoronaren Bypass entscheiden.

Der aortokoronare Bypass

Die Einführung des aortokoronaren Bypass hat die chirurgischen Interventionen bei der Angina pectoris vervielfacht. Seit seiner breiten Anwendung ist auch genügend Zeit vergangen, um die Methode hinsichtlich ihres Erfolges zu überprüfen und die Indikationen anhand der Therapieerfolge und Überlebensraten neuerlich abzugrenzen.

Vergleiche der konservativen (medikamentösen) Therapie mit dem chirurgischen Verfahren (CASS Principle Investigators and their Associates 1983a, CASS Principle Investigators and their Associates 1983b, The Veterans Administration Coronary Artery Bypass Surgery Cooperative Study Group 1984) ergaben, daß bei stabiler Angina oder bei Patienten, die nach einem Infarkt asymptomatisch bleiben, die chirurgische Intervention keine Vorteile hat. Die Indikation zur Bypass-Operation stellen demnach die schweren Anginen oder die komplizierten Koronarstenosen dar: Eine massive Stenose der linken Koronararterie, eine schwere, subjektiv kaum erträgliche Angina und eine Drei-Gefäßerkrankung, eventuell kompliziert durch eine gering reduzierte linksventrikuläre Funktion stellen klare Indikationen für den chirurgischen Eingriff dar. Unter diesen Indikationen weisen 7 bzw. 11 Jahre nach Beobachtungsbeginn die chirurgisch versorgten Patienten auch dann eine geringere Mortalität als die medikamentös behandelten Patienten auf (The Veterans Administration Coronary Artery Bypass Surgery Cooperative Study Group 1984), wenn sie älter als 65 Jahre waren (Gersh 1985). Leichtere Formen der Koronarinsuffizienz, eine stabile Angina, oder aber schwere Koronarinsuffizienzen, die durch eine kardiale Dekompensation kompliziert sind, haben unter einer medikamentösen Therapie eine ähnliche Prognose wie nach einem aortokoronaren Bypass. Jene kleine Subgruppe von Patienten mit einer Drei-Gefäßerkrankung normaler linksventrikulärer Funktion und leichter Angina, die primär weder einer medikamentösen noch einer chirurgischen Therapie zuzuordnen ist, kann durch die

Radionuklid-Angiographie und besser noch durch eine ergometrische Belastung zugeordnet werden: Eine deutliche ST-Senkung und eine Verminderung der Auswurffraktion kennzeichnen jene Gruppe von Patienten, deren Lebenserwartung unter einer medikamentösen Therapie gering ist und die einer chirurgischen Therapie zugeführt werden sollten (Bonow 1984).

Unter den Risikofaktoren für die Bypass-Operation kommt der Linkskompensation des Herzens die größte Bedeutung zu. Hohes Lebensalter (über 65 Jahre) besitzt als Einzelfaktor keinen Einfluß auf die Mortalität, ist aber öfter als jüngeres Alter mit einer linksventrikulären Dekompensation (Gersh 1983), mit einer ausgeprägten Aortenverkalkung (Knapp 1981), aber auch mit einer massiven Stenose der linken Koronararterie vergesellschaftet. Patienten über 70 Jahre weisen häufiger postoperative Komplikationen, wie supraventrikuläre Tachykardien, passagere Psychosen, Insulte und Lungenembolien auf. Die Mortalität unterscheidet sich allerdings kaum von jener der unter 70jährigen Patienten (Knapp 1981). Mit einer schlechteren Überlebensrate belastet sind jene Patienten, die präoperativ einen Infarkt durchgemacht haben und die Arrhythmien oder regionale Motilitätsstörungen der Herzwand aufweisen. Ein intraoperativer Infarkt wird in bis zu 10% und ein späterer Bypass-Verschluß in bis zu 20% beobachtet. Von Bedeutung für die Funktion und Durchgängigkeit des üblicherweise für den Bypass verwendeten Saphena-Interponats ist die Persistenz einer Hyperlipidämie als Risikofaktor der Koronarsklerose. Weniger eine Hypertonie, ein Diabetes oder der Nikotinabusus als vielmehr hohe Plasmaspiegel der "Very low" (VLDL) und "Low density lipoproteins" (LDL) begünstigen die Sklerose auch im Interponat (Campeau 1984).

Die perkutane transluminale Koronardilatation
(PTKD, koronare Angioplastie)

Die perkutane, transluminale Gefäßdilatation ist seit dem Jahre 1964 (Dotter 1964) ein im peripheren Gefäßsystem häufig angewendetes Verfahren. Sie eignet sich aber auch sehr gut zur Dilatation von Stenosen der Koronargefäße (Grüntzig 1979, Schmutzler 1983). Dabei handelt es sich zwar um eine invasive Methode, doch ist der notwendige Aufwand wesentlich geringer als bei der koronaren Bypassoperation. Ähnlich wie für den koronaren Bypass sind die Indikationen für eine PTKD die schwere, invalidisierende Angina bei einer umschriebenen, kurzen (nicht länger als 1 cm), proximalen und nicht kalzifizierten Stenose einer Koronararterie (Cowley 1981). Die diffus sklerosierende Koronarsklerose mit Beteiligung auch kleiner Koronargefäße scheidet dagegen als Indikation zur Durchführung einer PTKD aus.

Die PTKD wird in etwa 60% erfolgreich durchgeführt, d.h. bei 60 von 100 Patienten wird eine Reduktion der Stenose um mindestens 20% erreicht. Zur PTKD eignet sich besonders gut der Ramus descendens der linken Koronararterie, gefolgt von der rechten Koronararterie. Stenosen des Ramus circumflexus der linken Koronararterie werden weniger erfolgreich dilatiert (Cowley 1981). Ein besonderer Gesichtspunkt der PTKD ist, daß von den erfolgreich dilatierten Patienten nicht nur 80% klinisch gebessert sind, sondern daß mehr als die Hälfte dieser Patienten wieder ihrer Beschäftigung nachgeht (Holmes 1982). Die Langzeitbeobachtung der erfolgreich dilatierten Patienten zeigt aber auch, daß in bis zu 20% mit einer Restenosierung gerechnet werden muß. Ein Koronarspasmus aber auch eine gelegentlich auftretende Dissektion des dilatierten Koronargefäßes sind weitere Komplikationen der PTKD.

Die nicht erfolgreich dilatierten oder klinisch nicht gebesserten Patienten werden häufig (bis über 70%) einer aortokoronaren Bypassoperation zugeführt. Die PTKD eignet sich nicht nur zur Dilatation einer stenosierten Koronararterie, sondern sie wird auch erfolgreich zur Rekanalisierung eines stenosierten Saphena-Interponats nach Bypassoperation eingesetzt. Auch in dieser Indikation bringt die PTKD gute Ergebnisse, selbst wenn die Rate der Restenosierungen besonders im proximalen Anteil des Interponats hoch ist (Douglas 1982).

Der Herzinfarkt

Die Inzidenz des Herzinfarktes, aber auch seine Mortalität nehmen mit zunehmendem Lebensalter zu. Eine gelegentlich für das höchste Alter beobachtete Abnahme der Infarktrate steht wahrscheinlich mit der Selektion eines nicht koronarkranken Personenkreises zusammen (Goldman 1982) (Tabelle 24).

Tabelle 24. *Altersspezifische Mortalität für Patienten mit primärer Diagnose eines akuten Herzinfarktes im Jahre 1978/79*

Alter	Mortalitätsrate pro 100000
40–49	12
50–59	48
60–69	166
70–79	476
alle	147

Nach Goldman 1982.

Oft unterscheidet sich die klinische Symptomatik des frischen Herzinfarktes bei älteren Personen kaum von jener jüngerer Personen und ist charakterisiert durch den plötzlichen Herzschmerz verbunden mit Engegefühl, Angst und der Schmerzausstrahlung in den linken Arm oder in den Kieferwinkel. Mit zunehmendem Alter wird die klinische Symptomatik zunehmend uncharakteristisch. Die Schmerzintensität läßt nach und die Zahl der asymptomatisch verlaufenden Infarkte nimmt zu. Die im Alter atypische Symptomatik ergibt sich nicht selten durch die infarktbedingte Einschränkung der Pumpleistung des Herzens. Damit dekompensieren jene Organfunktionen, die bis zum Auftreten des Infarktes gerade noch kompensiert waren. Eine latente zerebrale Durchblutungsstörung reagiert oft mit Verwirrtheit und nicht selten mit einer Synkope und ein bereits latent dekompensiertes Herz wird zur Dyspnoe und gelegentlich zum Lungenödem führen. Aus diesen Gründen stehen im höheren Lebensalter neben dem retrosternal verspürten Herzschmerz die plötzlich einsetzende Atemnot des Patienten, eine akute zerebrale Dekompensation unter dem Bild einer Verwirrtheit, einer transitorisch ischämischen Attacke oder eines Schlaganfalles im Vordergrund, gefolgt von den Allgemeinsymptomen wie Schwindelgefühl, Schwäche, kalter Schweiß (Pathy 1967). Gelegentlich dominieren abdominelle Beschwerden wie Übelkeit, Brechreiz oder auch Durchfall. Im höheren Alter hat das klinische Erscheinungsbild auch prognostische Bedeutung, weil die Lebenserwartung der Patienten mit zerebralen Erscheinungen besonders häufig reduziert gefunden wird (Librach 1976). Auch ein im höheren Lebensalter nur mühsam stabilisierter Sinusrhythmus bricht rascher zusammen und das Reizleitungssystem reagiert im besten Fall mit einigen ventrikulären Extrasystolen und im schlimmsten Fall mit Kammerflimmern. Dieser zum Teil abgeschwächte und zum anderen Teil von der typischen Symptomatik abweichende Verlauf des Herzinfarktes macht im höheren Lebensalter die Diagnose schwieriger und der Herzinfarkt bleibt immer häufiger unerkannt (Kannel 1984, Melichar 1963) (Tabelle 25).

Tabelle 25. *Prozentsatz unerkannter Herzinfarkte nach Alter und Geschlecht*

Alter	Männer	Frauen
45–54	17,9%	41,2%
55–64	25,4%	30,5%
65–74	29,1%	34,7%
75–84	41,9%	35,7%
85–94	33,3%	45,5%

Nach Kannel 1984.

Die Diagnose des Herzinfarktes erfolgt im höheren Lebensalter ebenso wie bei jüngeren Patienten durch Registrierung typischer EKG-Veränderungen und durch den Nachweis infarkttypischer Enzymveränderungen im Serum wie CPK-MB, GOT und LDH. Der Rückgang aber auch die Änderung der klinischen Symptomatik mit zunehmendem Alter läßt die EKG-Aufzeichnung und die Bestimmung infarktbezogener Enzyme im höheren Lebensalter schon bei leisem Verdacht und manchmal uncharakteristischer Symptomatik ratsam erscheinen.

Die Komplikationen des frischen Herzinfarktes

Die Komplikationen des Herzinfarktes unterscheiden sich qualitativ bei älteren Menschen nicht von jenen, die bei jüngeren Personen beobachtet werden. Sie treten im höheren Lebensalter allerdings häufiger auf und sie sind auch mit einer höheren Mortalität belastet.

Unter den Komplikationen des frischen Herzinfarktes sind die Rhythmusstörungen und das Pumpversagen des Herzens am bedeutungsvollsten. Rhythmusstörungen treten in den ersten Minuten bis Stunden des Infarktes am häufigsten auf. Neben sinuatrialen Störungen sind besonders vereinzelt oder gekoppelt auftretende ventrikuläre Extrasystolen und ventrikuläre Tachykardien Ausdruck einer oft nur passageren elektrischen Instabilität, oft führen sie aber auch zum Kammerflimmern, das unbehandelt fatal endet. Tatsächlich ist das Kammerflimmern die häufigste Todesursache in der Frühphase des Infarktes und das schwerwiegendste Argument zur möglichst raschen Hospitalisierung des betroffenen Patienten (Slany 1984). Während die Rhythmusstörungen in den ersten beiden Stunden, in denen sich 50% der Infarkt-Gesamtmortalität ereignen, überwiegen, wird in weiterer Folge das Herzversagen zahlenmäßig aber auch prognostisch zur bedeutendsten Komplikation. Die Dyspnoe des Patienten und pulmonale Rasselgeräusche sind erste klinische Hinweise für das Herzversagen, das radiologisch meistens bestätigt und durch hämodynamisches Monitoring mit Anstieg des linksventrikulären Füllungsdruckes gesichert wird. Der kardiogene Schock bezeichnet das akute Herzversagen mit Abfall des systolischen Blutdruckes unter 80 mm Hg, mit Absinken des Herzindex (Herzzeitvolumen/m^2) unter 1,8 Liter und mit einem Anstieg des linksventrikulären Füllungsdruckes über 18 mm Hg. Dabei reduziert in einem Circulus vitiosus das Absinken der Auswurffraktion die koronare Durchblutung und damit wieder die Pumpleistung. Außerdem kann die Infarktgröße zunehmen.

Weitere Komplikationen des Herzinfarktes sind das Herzwandaneurysma und die Herzruptur, welche letztere bei Frauen und bei Hypertonie häufiger beobachtet werden, sowie der Ventrikelseptumdefekt, der ohne chirurgische Intervention einen fatalen Ausgang nimmt. Auch die Mitralinsuffizienz kann den Herzinfarkt komplizieren und gelegentlich durch eine Papillarmuskelnekrose und einen Abriß eines Papillarmuskels bedingt sein.

Die Behandlung des akuten Herzinfarktes

Auch wenn die Hospitalisierung von Patienten mit akutem Herzinfarkt mit dem in den U.S.A. beobachteten Rückgang der Infarktmortalität nicht eindeutig in Verbindung zu bringen ist (Goldman 1982, 1984), scheint doch die möglichst rasche Aufnahme in ein Krankenhaus mit den Möglichkeiten der parenteralen antiarrhythmischen Behandlung und einer eventuell notwendigen Defibrillation die Prognose des akuten Herzinfarktes zu verbessern (Slany 1984, Dunn 1984). Diese Spitalsaufnahme erfolgt jedoch bei alten Menschen verzögert, weil sowohl der Patient wie auch seine Angehörigen meistens eine abwartende Haltung einnehmen und weil oft auch eine uncharakteristische Symptomatik die rasche Diagnose verhindert.

Die Schmerzbehandlung und die Sedierung sind wichtige Allgemeinmaßnahmen der Behandlung. Bei der Auswahl der Analgetika muß gerade beim älteren Menschen der respiratorisch depressiven Wirkung der Opiate Beachtung geschenkt werden. Die Verabreichung von Nitraten ist in jedem Fall angezeigt und Betablocker sollten nur bei Vorliegen von Kontraindikationen vorenthalten werden. Bei Ausbleiben von Komplikationen kann nach etwa 3–4tägiger Beobachtung langsam mit der Mobilisierung des Patienten begonnen werden.

Bei Auftreten von Rhythmusstörungen, besonders bei Auftreten von ventrikulären Extrasystolen oder Kammertachykardien ist die parenterale Verabreichung von Lidocain (3 mg/min nach einem Bolus von 1 bis 1,5 mg/kg Körpergewicht) angezeigt. Die prophylaktische Lidocain-Infusion auch beim Ausbleiben einer Rhythmusstörung wird gelegentlich empfohlen (Harrison 1982), scheint aber deshalb nicht sinnvoll, weil Antiarrhythmika selbst arrhythmogen und auch negativ inotrop wirksam sind.

Die kardiale Dekompensation ist eine mit zunehmendem Lebensalter gehäuft auftretende und quoad vitam gefürchtete Komplikation (Wilcox 1980). Sie verläuft im Rahmen eines Infarktes sowohl unter dem Bild eines Linksherzversagens mit Dyspnoe, zarten Rasselgeräuschen über den Lungenbasen bis zum massiven Lungenödem, wie auch unter dem Bild des Rechtsherzversagens mit gestauten Halsvenen bis zur schweren Leberstauung, aber auch unter dem Bild eines Vorwärtsversagens mit extremer Schwäche und Abgeschlagenheit. Die kardiale Insuffizienz bedarf eines differenzierten Vorgehens, das oft unter Ausschluß von Herzglykosiden durchgeführt wird. Glykoside wirken nämlich zwar positiv inotrop und kommen bei entsprechendem Bedarf wie bei tachykarden Arrhythmien des Herzversagens auch zum Einsatz, doch verstärken sie die durch den Infarkt induzierte, elektrische Instabilität, disponieren zu ventrikulären Extrasystolen und erhöhen den myokardialen Sauerstoffbedarf. Nitrate entlasten dagegen das Herz durch Senkung der Vorlast, in geringerem Ausmaß auch der Nachlast und verbessern durch die Erweiterung der Koronargefäße sowie durch Steigerung der myokardialen Perfusion die Herzleistung. Durch den Einsatz eines Diuretikums wird das Plasmavolumen und damit wieder die Vorlast reduziert. Gelegentlich kann auch ein stärkeres Absenken des peripheren Widerstandes notwendig werden. In diesen Fällen werden ein "Converting-enzyme-inhibitor" (Captopril), Prazosin oder ganz besonders ein Kalziumantagonist die Mittel der Wahl sein.

Im kardiogenen Schock reichen die oben genannten Maßnahmen nicht zuletzt wegen der zusätzlich bestehenden Hypovolämie nicht aus. In diesem Falle müssen als Sympathikomimetika Dobutamin oder bei anurischen Patienten das stärker frequenzsteigernde Dopamin (jeweils 1–10 µg/kg Körpergewicht/min) versucht werden. Oft hilft schon ein rascher Therapiebeginn bei Schmerzen, Tachykardien, Blutdruckschwankungen oder bei Rhythmusstörungen, den kardiogenen Schock zu vermeiden (Geddes 1980).

Die Thrombolyse bei frischem Herzinfarkt

Die thrombolytische Behandlung eines akut verschlossenen Koronargefäßes erfolgt mit der Absicht, die Perfusion wieder herzustellen und das nekrotische Muskelareal zu verkleinern. Diese Verkleinerung des Nekroseareals verbessert die Motilität der Herzwand und erhöht die Auswurffraktion, welche wiederum die koronare Perfusion verbessert (Schwarz 1984). Voraussetzung für eine erfolgreiche Lyse des okkludierenden Thrombus ist ein Therapiebeginn spätestens 3 Stunden nach Einsetzen der ersten klinischen Symptome. Ein späterer Lysetermin reduziert den Erfolg der Thrombolyse, der bei intrakoronarer Streptokinaseverabreichung in 75–95% und bei intravenöser Streptokinaseinfusion in 45–70% registriert wird (Rogers 1983, Schröder 1983). Höheres Lebensalter stellt keine Kontraindikation für eine Thrombolyse dar, jedenfalls wurden bisher Patienten bis zum 75. Lebensjahr ohne nachteilige Folgen lysiert (Schröder 1983).

Ausschlußkriterien für die thrombolytische Behandlung eines Herzinfarktes sind schwere Zweiterkrankungen wie Karzinome, Nieren- und Leberinsuffizienz, eine bestehende Kontraindikation für eine Antikoagulantienbehandlung, eine bereits früher durchgeführte Streptokinasebehandlung, aber auch eine kardiale Insuffizienz, welche schon vor dem Infarktereignis behandelt wurde. Mit hohem Personal- und Sachaufwand und mit der durch die Vorbereitung erzwungenen Verzögerung wird die erfolgreichere intrakoronare Lyse mit 4000 E/min und einer Gesamtdosis von 250 000 bis 350 000 E Streptokinase durchgeführt. Eine Alternative stellt die intravenöse Verabreichung dar, die rascher und einfacher und auch in einem kleineren Krankenhaus erfolgen kann, deren Erfolgsrate allerdings unter jener der intrakoronaren Lyse liegt. Bei der intravenösen Anwendung sind 1,0 Mio bis 1,5 Mio E zu empfehlen, die in 45 bis 60 min infundiert werden. Unabhängig von der Applikationsart werden Cortison zur Vermeidung von Unverträglichkeitsreaktionen sowie Heparin bis zur Erreichung des vierfachen Ausgangswertes der Thrombinzeit verabreicht.

Um die Vorteile beider Applikationsformen (intrakoronar und intravenös) zu verbinden, wird häufig dazu übergegangen, mit der intravenösen Behandlung zu beginnen und mit der intrakoronaren Lyse fortzusetzen (Simoons 1985).

Als wesentliche Nebenwirkung treten Blutungen in 5–7% auf, die in der Regel durch Transfusionen beherrschbar sind. Bei der intrakoronaren Lyse addieren sich noch die Komplikationen des Herzkatheters, der auf ein vulnerables Myokard trifft. Die Rate der Reokklusionen beträgt 20–30% und ist abhängig von der Ausdehnung der ursprünglichen Koronarstenose. Deshalb wird bei gegebener Indikation eine PTKD oder eine Bypass-Operation an die Thrombolyse angeschlossen.

Die erfolgreiche Rekanalisation des thrombotisch verschlossenen Koronargefäßes vermindert die Mortalität des Herzinfarktes innerhalb der nächsten 30 Tage (Kennedy 1982), doch liegen Berichte über den Langzeiterfolg dieser Therapieform kaum vor bzw. sind solche eher ernüchternd (Leibott 1982).

Die Prävention des Reinfarktes

Ein durchgemachter Herzinfarkt hat hohen Stellenwert als prognostischer Indikator für eine Reinfarzierung (Peel 1962, Luria 1979). Aus diesem Grund hat die Sekundärprävention große Bedeutung. Für diese Sekundärprävention wurden und werden Antikoagulantien, Aggregationshemmer, Antiarrhythmika und Betablocker verabreicht. Während die prophylaktische antiarrhythmische Behandlung keinerlei positive Effekte für die Sekundärprävention hat, kommt der Antikoagulation und der Aggregationshemmung einerseits und der Prophylaxe mittels Betablockern doch Bedeutung zu.

A. Betablocker

Die Verabreichung eines Betablockers verbessert die Prognose des akuten Herzinfarktes, und zwar unabhängig davon, ob kardioselektive oder nicht-kardioselektive gegeben werden. Auch eine intrinsische sympathomimetische Aktivität hat auf die prognostische günstige Wirkung des Betablockers keinen Einfluß (Norwegian Multicenter Study 1981, Betablocker Heart Attack Trial Research Group 1982, Hjalmarson 1982, Turi 1983, Yusuf 1985). Der vom Betablocker abhängige Rückgang der Infarktmortalität ist unabhängig vom Lebensalter (Hjalmarson 1982) (Tabelle 26).

Die Kontraindikationen für eine Betablockerbehandlung nehmen aber mit dem Lebensalter zu. Zu diesen Kontraindikationen gehören die kardiale Dekompensation, das Bronchialasthma, bradykarde Rhythmusstörungen, Überleitungsstörungen und die Hypotonie (Lehmann 1981).

Tabelle 26. *Betablocker und die Mortalität nach Herzinfarkt in verschiedenen Altersstufen*

Altersgruppe	Plazebo	Metoprolol	Effekt
40–64	26/453 (5,7%)	21/464 (4,5%)	21,0%
65–69	25/174 (14,4%)	11/165 (6,7%)	53,5%
70–74	11/70 (15,0%)	8/69 (11,6%)	22,6%

$$\text{Effekt als prozentuelle Reduktion der Mortalität} = \frac{(\text{Plazebo} - \text{Metoprolol}) \times 100}{\text{Plazebo}}$$

Nach Hjalmarson 1982.

Durch den Betablocker werden die nervös sympathomimetische Aktivität und der myokardiale Sauerstoff- bzw. Energiebedarf reduziert und durch Hemmung der Lipolyse die Substratutilisation des Myokards verringert. Damit werden morphologische Veränderungen der Mitochondrien im Infarktrandbezirk reduziert und das Infarktareal klein gehalten (Braunwald 1983). Ausdruck dafür ist ein geringerer Anstieg des Myoglobins und der CK im Serum (Pedersen 1984). Zusätzlich haben die Betablocker eine aggregationshemmende Wirkung (Seibold 1982), die bei nicht-kardioselektiv wirkenden Betablockern am stärksten ausgeprägt ist (Schulz 1984).

Der richtige Zeitpunkt zur Verabreichung eines Betablockers wird unterschiedlich beurteilt (Turi 1983). Es scheint aber der möglichst rasche Einsatz der Betablocker am sinnvollsten, weil die Myokardnekrosen in den ersten 6 Stunden des Infarktes entstehen und damit auch nur in dieser Zeit verhindert werden können (Dietz 1981, Ryden 1983). Umgekehrt bietet auch das Zuwarten durch Stunden oder einige Tage Vorteile, weil dadurch ein Linksherzversagen nicht

zusätzlich belastet wird. Die Reduktion der Infarktmortalität durch den Betablocker ist im ersten Jahr nach dem Infarkt gesichert; wenigstens in dieser Zeit
sollte er verabreicht werden (Yusuf 1985).

B. Heparin, Antikoakulantien und Aggregationshemmer
nach einem akuten Herzinfarkt

1. Heparin. Die Heparinisierung eines Patienten mit akutem Herzinfarkt hat das
Ziel, murale Thromben im speziellen und thromboembolische Komplikationen
im allgemeinen zu verhindern (Frishman 1979, Klingemann 1981). Diese Komplikationen treten beim frischen Herzinfarkt in 20–40% und bei älteren Menschen besonders häufig auf (Nicolaides 1971). Die Thromboseneigung hat
hämodynamische, besonders aber hyperkoagulatorische Ursachen. Neben einer
Strömungsverlangsamung kommt es zu gesteigerter Thrombinwirkung, zu einem
Fibrinanstieg und zu einer gesteigerten Plättchenaggregation (Gidron 1977).
Tatsächlich können mit einer frühzeitig einsetzenden Heparinbehandlung
thromboembolische Komplikationen deutlich reduziert werden. Ein Einfluß
auf die Lebenserwartung ist allerdings nicht eindeutig gesichert (Working Party
1969).

2. Antikoagulantien. Die Behandlung mit Antikoagulantien nach abgelaufenem
Infarkt war durch Jahrzehnte ein kontroversielles Thema. Bei klarer Indikationsstellung, richtiger Auswahl der Patienten und exakter Dosierung scheint jetzt
aber der Vorteil einer Antikoagulantienbehandlung auch bei älteren Patienten
erwiesen zu sein (Sixty Plus Reinfarction Study Research Group 1980, Mitchell
1981). Selbst die erhöhte Blutungskomplikation kann die Vorteile der Antikoagulation nicht schmälern (Sixty Plus Reinfarction Study Research Group
1982). Der gewichtigste Vorteil der Antikoagulantienbehandlung ist zweifellos
die Reduktion der Mortalität in der Spätphase des Herzinfarktes (Mitchell 1981).
Er rechtfertigt eine Dauer dieser Behandlung bis über 2 Jahre nach dem Infarktereignis (Deutsch 1984).

3. Aggregationshemmung. Die Bürde einer Antikoagulantienbehandlung für
den betroffenen Patienten mit regelmäßiger Kontrolle der Blutgerinnung, dem
Risiko der Blutungsneigung und auch das Faktum, daß die Koronarthrombose
ein arterielles Geschehen ist, begünstigen den Einsatz der Aggregationshemmer
bei der Infarktprophylaxe. Ihr Einfluß auf die Reduktion der Inzidenz sowohl
des Infarktes wie auch der Mortalität gefährdeter Patienten scheint erwiesen
(Marcus 1983, E.P.S.I.M. Research Group 1982, Breddin 1979) und den Antikoagulantien nicht unbedingt unterlegen zu sein. Bei Verwendung von gepuffer-
ter Azetylsalizylsäure in niedriger Dosierung (täglich 325 mg) bleibt die aggregationshemmende Wirkung unverändert erhalten und die gastrointestinalen
Nebenwirkungen sind gering (Lewis 1983). Dennoch muß stets berücksichtigt
werden, daß die längerdauernde Einnahme von Salizylsäurepräparaten Erosionen
und auch Ulzerationen der Magen- und Duodenalschleimhaut verursachen kann,
die bei der verminderten Empfindlichkeit des älteren Menschen und der gleichzeitigen analgetischen Wirkung dieses Medikamentes unbemerkt bleiben können.

Die klinische Bedeutung des Nachweises einer aggregationshemmenden Wirkung der Betablocker ist unklar. Keinesfalls kann diese Wirkung den Einsatz des Heparins oder der Antikoagulation ersetzen. Gegen einen protektiven Einfluß dieser aggregationshemmenden Wirkung der Betablocker spricht zur Zeit noch die Tatsache, daß bei betablockierten Patienten die zusätzliche Verabreichung von Azetylsalizylsäure die Inzidenz von Infarkt und Mortalität weiter senkt (Lewis 1983).

Die Herzinsuffizienz im höheren Lebensalter

Die Herzinsuffizienz wird im höheren Lebensalter sehr häufig angetroffen und gewinnt mit zunehmendem Lebensalter eine zunehmende Bedeutung. Nach einer Statistik aus den U.S.A. (Tabelle 27) steigt die Frequenz der Herzinsuffizienz von 0,01% in den beiden ersten Lebensjahrzehnten bis zu etwa 10% nach dem 75. Lebensjahr (Klainer 1965). In diesem Lebensabschnitt unterscheiden sich sowohl die Ursachen wie auch die Erscheinungsformen der kardialen Dekompensation von der Herzinsuffizienz jüngerer Patienten.

Tabelle 27. *Die Herzinsuffizienz in verschiedenen Lebensabschnitten*

Alter	Herzinsuffizienz (in % der Bevölkerung)
0–24	ca. 0,01
25–44	ca. 0,1
45–64	ca. 1,0
65–74	ca. 4–5
über 75	ca. 10,0

Nach Klainer 1965.

Ursachen

Unter den Ursachen der Herzinsuffizienz müssen zunächst jene hämodynamischen und metabolischen Erkrankungen differenziert werden, die vom primär gesunden Herzen eine erhöhte Leistung verlangen, die gerade im höheren Lebensalter kaum oder nicht erbracht werden kann. Dieses Herzversagen wird deshalb auch als "High output failure" bezeichnet und findet sich bei schweren Anämien, bei Hyperthyreosen und bei arteriovenösen Verbindungen, wie z.B. bei der Leberzirrhose.

Unter den primär kardialen Ursachen der Herzinsuffizienz stehen im Alter die Koronarsklerose mit Reduktion des Sauerstoffangebotes und des Muskelquerschnittes sowie die Druckbelastung des Herzens bei Hypertonie weit im Vordergrund. Diese Druckbelastung reduziert die Kontraktilität des Herzmuskels ebenso wie eine Volumenbelastung (Parmley 1985). Als weitere Ursachen folgen mit großem Abstand die Rhythmusstörungen, die Kardiomyopathien, die angeborenen Vitien, die Perikarditiden, die Endokardfibrosen u.a.m.

Pathophysiologisch von Bedeutung sind die humoralen Veränderungen, die bei der Herzinsuffizienz beobachtet werden und die sich nicht immer in ursächliche und in konsekutive Mechanismen trennen lassen (Francis 1985). Jedenfalls besteht ein Zusammenhang zwischen dem Ausmaß der Herzinsuffizienz und den Plasmakatecholaminen, welche zur Aufrechterhaltung der kardiovaskulären Funktion vom Nebennierenmark sezerniert werden (Francis 1982). Aus Gründen der Kompensation oder zur Aufrechterhaltung des Perfusionsdruckes kommt es bei der Herzinsuffizienz auch zur Aktivierung des Renin-Angiotensin-Aldosteron-Systems, das ebenso wie die Katecholamine durch Vasokonstriktion die Nachlast des Herzens erhöht und zusätzlich die Natrium- und Flüssigkeitsretention begünstigt (Cody 1982). Schließlich wird unter den Bedingungen eines unzureichenden Blutflusses auch Vasopression, ein weiteres vasokonstriktorisches Hormon vermehrt sezerniert (Franics 1984) (Abb. 9).

Die vasokonstriktorische Reaktion, die vom Organismus als Kompensation für den reduzierten Blutfluß über drei verschiedene humorale Mechanismen ausgelöst wird, belastet den linken Ventrikel zusätzlich und verschlechtert in einem Circulus vitiosus die Herzinsuffizienz weiter. Die Unterbrechung dieses Circulus vitiosus bietet allerdings die Möglichkeit, die Nachlast und damit auch die pulmonale Stauung entscheidend zu senken und die Kontraktilität zu erhöhen (Levine 1985) (Abb. 9).

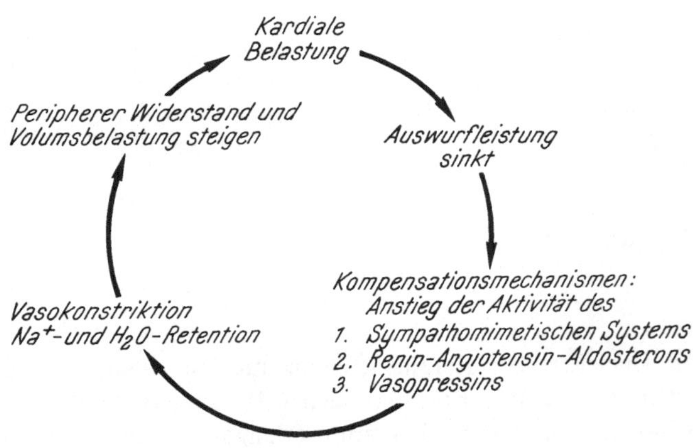

Abb. 9. Kardiale Dekompensation (Pathophysiologie)
(nach Francis 1985)

Unter den Kardiomyopathien spielt als primäre Form die idiopathische, hypertrophe Herzerkrankung beim älteren Menschen eine größere Rolle als vielfach angenommen wird (Whiting 1971). Sie wird nur seltener diagnostiziert, weil bei ihr die anginösen Beschwerden, die Dyspnoe und auch Synkopen im Vordergrund stehen (Albin 1977) und zu Fehldiagnosen Anlaß geben. Das von der Lage und von der Atmung abhängige, hochfrequente und eher spätsystolische Geräusch, das vorwiegend über die Herzspitze zu hören ist, stellt gemeinsam mit der erwähnten Anamnese und den Zeichen der Linkshypertrophie die Indikation zur Echokardiographie, welche das klassische Zeichen der asymmetrischen, septalen Hypertrophie in idealer Weise darzustellen vermag. Die exakte Diagnose ist deshalb so wichtig, weil die übliche Behandlung der Herzinsuffizienz mit positiv inotropen Substanzen (Digitalis und beta-adrenerge Arzneimittel) und mit Diuretika und Nitraten die Obstruktion verstärken und/oder die Auswurfleistung reduzieren. Betablocker und Kalziumantagonisten sind dagegen die Mittel der Wahl.

Eine oft zu wenig beachtete Rolle spielt auch die sekundäre Kardiomyopathie nach Zytostatika-Behandlung. Ebenso haben die restriktiven Formen der Kardiomyopathien, die durch Fibrosierung oder Amyloideinlagerung eine adäquate diastolische Füllung verhindern, im Alter zunehmende Bedeutung.

Diagnose

Für die Diagnose der kardialen Insuffizienz haben Anamnese und klinische Untersuchung die größte Bedeutung und werden ergänzt durch das EKG und die Röntgenuntersuchung.

Die Symptome der kardialen Insuffizienz werden durch die zwei entscheidenden hämodynamischen Störungen, das sind der Rückgang der Auswurfleistung und die Erhöhung des intrakardialen, enddiastolischen Druckes bestimmt (Abb. 10).

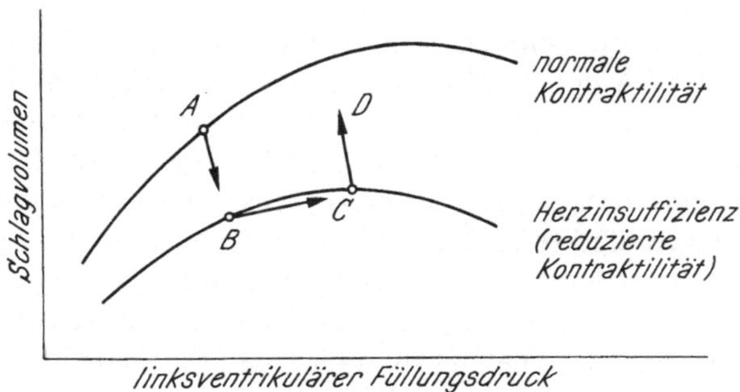

Abb. 10. Die kardiale Insuffizienz im Frank-Starling-Diagramm

Bei Rückgang der Kontraktilität (A → B) wie z.B. bei koronarer Minderperfusion müssen der Füllungdruck aber auch das diastolische Füllungsvolumen ansteigen, um über den Frank-Starling-Mechanismus das Schlagvolumen kompensatorisch zu steigern (B → C). Die verminderte Auswurfleistung stimuliert das sympathomimetische System mit Katecholaminfreisetzung und erhöht durch dessen positiv inotrope Wirkung die Kontraktilität (C → D).

Während beim Vorwärtsversagen des Herzens die Müdigkeit, Abgeschlagenheit, Antriebslosigkeit, Verwirrtheit und Inappetenz im Vordergrund stehen, verursacht die Stauung im kleinen Kreislauf Atemnot, Hustenreiz, Hüsteln, Lungenödem und Pleuraerguß. Die Stauung im großen Kreislauf führt zu Fuß- und Unterschenkelödemen, zur Leberschwellung mit Druck und Schmerz im rechten Oberbauch sowie durch Stauung im Splanchinkusgebiet zu Appetitlosigkeit, Völlgefühl und Flatulenz. In Extremfällen einer kardialen Stauung resultieren eine Kachexie und bei renaler Minderdurchblutung eine Oligurie mit BUN-Anstieg. Umgekehrt ist die Nykturie ein klassischer Hinweis für das Herzversagen. Wenn sich das Rechtsherzversagen als Folge einer Linksinsuffizienz einstellt, dann kombinieren sich die klinischen Erscheinungen, wobei der Pulmonalarteriendruck durch Vorwärtsversagen des rechten Ventrikels absinken kann.

Alle genannten Erscheinungen der kardialen Insuffizienz sind gerade im Alter unspezifisch und uncharakteristisch. Die zunehmend sitzende Lebensweise des betagten Menschen fördert den Muskelschwund und führt zum Kräfteverfall und zur Schwäche. Diese Lebensweise verhindert aber auch lange Zeit, daß die Belastungsdyspnoe als klassisches Symptom der Herzinsuffizienz dem Patienten selbst oder aber seiner Umgebung auffällt.

Das Herzversagen imitiert im Alter viele andere Organerkrankungen wie z.B. die Zerebralsklerose, die Angina abdominalis, intestinale Malignome oder bronchopulmonale Erkrankungen. Aus diesem Grunde stellt die frühzeitige Erkennung der Herzinsuffizienz im höheren Lebensalter eine besondere Herausforderung dar.

Die klinische Untersuchung

Die Beurteilung der Pulsqualitäten ist im Alter schwierig, weil die sklerotischen und verkalkten Gefäße die Druckwelle erhöhen und verkürzen. Damit wird bei der Aortenstenose unter Umständen ein normaler Puls vorgetäuscht. Eine Ruhetachykardie ist aber immer verdächtig auf das Vorliegen einer Herzinsuffizienz, wenn auch stets eine Anämie, eine Hyperthyreose sowie pulmonale Erkrankungen inklusive Lungeninfarkte als Ursache der Frequenzsteigerung ausgeschlossen werden müssen. Der Füllungszustand der Halsvenen gibt oft eine gute Information über den Funktionszustand des rechten Herzens. Eine Venenstauung spricht für eine Rechtsinsuffizienz, eine Pulsation für eine Trikuspidalinsuffizienz.

Die Perkussion des Herzens erlaubt im Alter keine exakte Bestimmung der Herzgrenzen. Selbst der Herzspitzenstoß ist nicht immer tastbar, weil ein starrer Thorax oder ein Emphysem diese physikalische Untersuchung erschweren. Der Thoraxwand mitgeteilte Pulsationen sind in den Interkostalräumen sichtbar oder sind mittels der auf der Thoraxwand liegenden Hand zu verspüren. Ein tastbares Schwirren spricht je nach Lokalisation für eine Aortenstenose oder für eine hypertrophe, obstruktive Kardiomyopathie. Bei der Auskultation gelten für die Beurteilung von Vitien jene Regeln, die auch bei jüngeren Patienten beachtet werden. Die Insuffizienz des linken Ventrikels wird häufig durch einen dritten Herzton signalisiert. Rasselgeräusche über beiden Lungenbasen oder ein

Pleuraerguß sind weitere Hinweise auf eine kardiale Insuffizienz. Die druckempfindliche, vergrößerte Leber ist in Verbindung mit Beinödemen und eventuell einem Aszites Ausdruck einer Rechtsinsuffizienz. Die Pulsation des Leberrandes spricht so wie die Jugularispulsation für eine Trikuspidalinsuffizienz.

Im EKG sind zunächst Rhythmusstörungen zu differenzieren. Bradykarde Störungen haben häufig eine Herzinsuffizienz zur Folge, während tachykarde Störungen meistens Ausdruck einer solchen sind. Überleitungsstörungen, Schenkelblockbilder und Extrasystolen besitzen sowohl für die Auslösung wie auch als Folge einer Herzinsuffizienz Bedeutung. Hinweise für eine koronare Minderdurchblutung oder für einen durchgemachten Herzinfarkt sind ebenfalls diagnostisch wertvoll.

Das Herz-Lungen-Röntgen hat trotz vieler anderer und neuerer Untersuchungsmethoden seine Bedeutung kaum eingebüßt. Die Herzgröße, seine Konfiguration, Verkalkungen der Herzklappen, der Koronargefäße oder der Aorta oder Hinweise für einen Perikarderguß sind ebenso wichtig wie pleuropulmonale Veränderungen bei Stauung, Erguß, Infiltration oder Emphysem.

Die Echokardiographie hat die kardiologische Diagnostik wesentlich bereichert. Sie ist gerade beim älteren Menschen als nicht-invasive Untersuchung nahezu unverzichtbar geworden (Feigenbaum 1975), wenn auch in dieser Altersgruppe die Untersuchungsbedingungen durch ein bestehendes Emphysem, einen faßförmigen Thorax und verkalkte Rippenknorpel erschwert sind. Jedenfalls erlaubt die Echokardiographie eine gute Beurteilung der Myokardstärke und der Ventrikelgröße, der anatomischen Klappenveränderungen, besonders der Sklerose und Verkalkung des Mitralringes und der Aortenklappen, sowie des funktionellen Klappenspieles inklusive eines Mitralklappenprolaps (Gerstenblith 1977).

Die mit Technetium-99 durchgeführte Radionuklidangiographie eignet sich sehr gut zur Darstellung der Ventrikelwandbewegungen. Durch die exakte Quantifizierung der Meßgrößen ermöglicht sie auch eine gute Erfassung der Ventrikelfunktion (Auswurffraktion). Sie differenziert die durch koronare Durchblutungsstörungen bedingten regionalen Asynergien des Herzmuskels gut gegen die globale Asynergie der Herzinsuffizienz (Bodenheimer 1980a). Bei der Szintigraphie mit Thallium-201 wird die mit Rückgang der Myokarddurchblutung reduzierte Thalliumaufnahme zur Darstellung von Perfusionsdefekten verwendet. Dabei können auch reversible Defekte wie z.B. bei der Variant Angina aufgezeigt werden. Falsch negative Ergebnisse beim Herzinfarkt limiteren die Methoden (Bodenheimer 1980b).

Der Einsatz invasiver Untersuchungsmethoden muß gerade beim älteren Menschen mit Rücksicht auf die zu erwartenden Komplikationen und im Hinblick auf die zunehmenden Möglichkeiten nicht-invasiver Untersuchungstechniken mit Zurückhaltung betrieben werden. Der Rechtsherzkatheter ermöglicht die Messung des pulmonalarteriellen Druckes und des Herzzeitvolumens und erlaubt bei wiederholter Messung auch eine Aussage über Erfolg und Mißerfolg der Behandlung einer Herzinsuffizienz. Der Linksherzkatheter dient vorwiegend zur Abklärung der linksventrikulären Druckverhältnisse oder zur Darstellung des koronaren Gefäßsystems. Sein Einsatz wird vor allem bei der Planung oder Vorbereitung von chirurgischen Eingriffen an den Herzklappen oder an den Koronargefäßen (PTKD oder Bypass) inklusive der intrakoronaren Lysetherapie notwendig sein.

Die Bestimmung der systolischen Zeitintervalle ist eine einfache, apparativ nicht aufwendige Untersuchung, die mit Hilfe des EKG, eines Phonokardiogramms und einer Karotispulsschreibung die Präejektionszeit und die linksventrikuläre Auswurfzeit ermittelt. Der Quotient aus Präejektionszeit und linksventrikulärer Auswurfzeit verweist bei einem Anstieg auf die Zunahme und bei einem Abfall auf eine Abnahme einer Herzinsuffizienz.

Die Behandlung der kardialen Insuffizienz

Die Grundpfeiler der Behandlung der kardialen Insuffizienz sind im Alter ebenso wie bei jüngeren Patienten (Abb. 11):
1. die Steigerung der Kontraktilität
2. die Senkung der Vorlast und
3. die Senkung der Nachlast.

Für die Steigerung der Kontraktilität stehen in erster Linie die Digitalisglykoside zur Wahl und bei speziellen Indikationen werden auch sympathomimetisch wirksame Arzneimittel in Erwägung gezogen. Die Senkung der Vorlast, das ist die Reduktion der diastolischen Dehnung der Herzmuskelfasern, erfolgt am raschesten durch eine Erweiterung des venösen Strombettes und nachhaltig durch eine Senkung des Plasmavolumens bzw. durch eine Reduktion des Extrazellulärvolumens. Die Senkung der Nachlast ist gleichbedeutend mit einer Blutdruck-

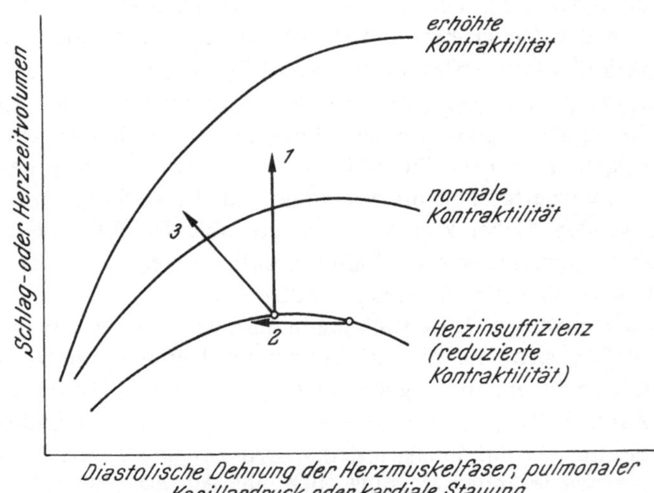

Abb. 11. Die Behandlung der kardialen Insuffizienz im Frank-Starling-Diagramm. *1* Erhöhung der Kontraktilität durch positiv inotrope Arzneimittel, *2* Reduktion der Vorlast durch Diurese oder Venendilatation, *3* Reduktion der Nachlast durch Blutdrucksenkung

senkung, die durch gefäßerweiternde Mittel besonders rasch und erfolgreich durchgeführt wird. Diuretika nehmen durch Senkung des Plasmavolumens Einfluß sowohl auf die Vorlast wie auch auf die Nachlast.

Die Besonderheit der Behandlung der kardialen Insuffizienz im Alter hat mehrere Gründe:

Erstens ist die Diagnose einer kardialen Insuffizienz im Alter schwieriger zu stellen als bei jüngeren Patienten. Die klassischen Symptome der kardialen Insuffizienz, wie z.B. Dyspnoe, Beinödeme oder Pleuraerguß, haben bei der im Alter vorliegenden Polymorbidität häufig andere Ursachen als die Herzinsuffizienz. Dieser Umstand verlangt eine ganz besonders exakte Diagnostik und ist im übrigen auch der Grund dafür, daß im höheren Lebensalter Herzglykoside öfter als sonst in falscher Indikation verabreicht werden.

Eine weitere Besonderheit bei der Behandlung der kardialen Insuffizienz im Alter stellen die geänderten pharmakokinetischen Voraussetzungen dar, die im Kapitel 14 (S. 294) gesondert zur Darstellung gebracht sind. Diese geänderten Voraussetzungen verlangen eine sorgfältige Anpassung der Glykosid-Dosierung an die Veränderungen von Nierenfunktion und Verteilungsvolumen und erhöhen gleichzeitig das Risiko der Glykosidintoxikation.

Die dritte Besonderheit ergibt sich aus der Ätiologie der Herzinsuffizienz im Alter. Mit zunehmendem Alter rücken nämlich die koronarsklerotische Myokardiopathie und die Hypertonie als Ursachen einer kardialen Dekompensation immer stärker in den Vordergrund und müssen bei den therapeutischen Überlegungen auch stärker berücksichtigt werden.

Schließlich muß auf die zunehmende Zahl von Arzneimitteln verwiesen werden, die für betagte Menschen verordnet und von diesen auch eingenommen werden. Sie nehmen häufig Einfluß auf die Behandlung der Herzinsuffizienz. Zusätzlich eingenommene Arzneimittel müssen daher sowohl bei der Beurteilung der Herzinsuffizienz wie auch bei der Planung ihrer Behandlung Berücksichtigung finden.

Herzglykoside

Trotz des zunehmenden Einsatzes gefäßerweiternder Arzneimittel, der sich auf ihre die Vorlast und die Nachlast senkende Wirkung gründet, ist die Stellung der Herzglykoside als kontraktilitätssteigernde Arzneimittel unangefochten (Michel 1981, Sodums 1981, Polzien 1980). Zu dieser auch im höheren Lebensalter unverändert positiv inotropen Wirkung der Herzglykoside treten allerdings jene Nebenwirkungen, die ihren Einsatz gelegentlich problematisch und selten auch fragwürdig erscheinen lassen. Die besonders im Alter reduzierte Compliance (Michel 1981) führt bei einem hohen Prozentsatz der digitalisierten Patienten nicht nur zu einem unzureichenden Plasmaspiegel des Arzneimittels, sondern auch zu einem unbefriedigenden Behandlungseffekt. Umgekehrt werden Herzglykoside gerade im Alter nicht selten aus falscher Indikation oder in einer Dosierung gegeben, welche die Stoffwechsel- und Ausscheidungsleistung der Leber und der Nieren unberücksichtigt lassen. Daraus resultieren Über- und Unterdosierungen, die das Ziel einer Kontraktilitätssteigerung entweder gar nicht erreichen oder so deutlich über das Ziel schießen, daß toxische und bedrohliche Reaktionen auftreten (Landahl 1977).

Epidemiologische Untersuchungen zeigen, daß bei kaum 50% der mit Herzglykosiden behandelten Patienten die Digitalisdosis der nach Körpergewicht und Nierenfunktion errechneten Erhaltungsdosis entspricht, auch wenn keine der untersuchten Personen eine Digitalis-Intoxikation aufweist (Koenig 1984). Zu den Indikationen zur Digitalisbehandlung werden — so wie bei jüngeren Patienten — auch im höheren Lebensalter subjektive und/oder objektive Dekompensationszeichen gerechnet (Tabelle 28). Zu den objektiven Kriterien des Glykosideinsatzes gehören in erster Linie die tachykarde kardiale Dekompensation und ganz besonders die Dekompensation mit tachykardem Vorhofflimmern. Zu den Indikationen der Digitalisbehandlung werden das Vorliegen pulmonaler und peripherer Stauungszeichen aber auch der klinische oder radiologische Nachweis einer Herzvergrößerung gerechnet.

Eine Digitalisierung außerhalb dieses Indikationsbereiches wird gelegentlich noch aus prophylaktischen Gründen vorgenommen. Für die Wirksamkeit einer solche Prophylaxe gibt es allerdings keine Beweise. Ganz und gar keine Indikation ist aber das Alter per se.

Tabelle 28. *Indikationen zur Digitalisbehandlung*

1. Die manifeste, flimmernde und tachykarde Herzinsuffizienz
2. Die manifeste Herzinsuffizienz
3. Die belastungsabhängige (latente) Herzinsuffizienz
4. Die Herzvergrößerung auch ohne klinische Zeichen der Herzinsuffizienz (mit Ausnahme der hypertrophen, obstruktiven Myokardiopathie)
5. Das tachykarde Vorhofflimmern

Nach Michel 1981.

Zu den Kontraindikationen für eine Digitalisbehandlung gehören Störungen der Reizbildung und der Reizleitung. Zu nennen sind besonders das Sick-Sinus-Syndrom, bradykarde Rhythmusstörungen und eine AV-Blockierung. Kontraindiziert sind die Herzglykoside auch bei der hypertrophen, obstruktiven Myokardiopathie und bei Vorliegen einer Störung des Elektrolytstoffwechsels (besonders bei Hyperkalzämien und bei Hypokaliämie).

Bei der Wahl des Herzglykosids spielen die Steuerbarkeit der Behandlung sowie die Funktion der Leber und der Nieren die entscheidenden Rollen (Ewy 1969). Digitoxin wird vorwiegend hepatal metabolisiert und bietet sich deshalb besonders zur Anwendung bei niereninsuffizienten Patienten an. Allerdings ist die Neigung zur Kumulation, die zur Steuerbarkeit der Behandlung in umgekehrtem Verhältnis steht, bei Digitoxin hoch und führt zur Zurückhaltung bei seiner Anwendung. Digoxin, aber auch seine methylierten und azetylierten Analoge werden so wie Digitoxin rasch resorbiert, kaum metabolisiert und zu 90% über die Nieren ausgeschieden. Sie sind leichter steuerbar und haben sich beim älteren Menschen gut bewährt. Äquipotente Dosen zu 0,25 mg Digoxin sind 0,2 mg Azetyldigoxin und 0,1 mg Methyldigoxin.

Die Dosierung der Herzglykoside im Alter unterscheidet sich nicht wesentlich von der Dosierung bei jüngeren Patienten. Stets bleiben die Nierenfunktion und das Körpergewicht die determinierenden Faktoren. Es ist aber von großer praktischer Bedeutung, daß nicht das Plasmakreatinin, sondern die Kreatinin-Clearance als Maß der Nierenfunktion gesehen wird (s. S. 136). Zwei einfache Regeln erweisen sich als gute und praktische Hilfe für die Bestimmung der Digoxin-Erhaltungsdosis. Die erste Regel berücksichtigt den altersbedingten Rückgang der Nierenfunktion

$$\text{Zahl der Digoxin-Tabletten} = \frac{\text{Körpergewicht (kg)}}{0{,}4 \times (50 + \text{Alter in Jahren})}$$
$$\text{(à 25 mg)}$$

In der zweiten Regel wird ein besonders starker Rückgang der Nierenfunktion berücksichtigt. Demnach ist das Herzglykosid reziprok zum Wert des Plasmakreatinins zu dosieren:

Plasma-Kreatinin 1,0 mg% = normale Erhaltungsdosis
Plasma-Kreatinin 2,0 mg% = 1/2 Erhaltungsdosis
Plasma-Kreatinin 3,0 mg% = 1/3 Erhaltungsdosis usw.

Eine deutliche Konzession an das höhere Lebensalter stellt der Verzicht auf initiale Sättigungsdosen dar. Diese Empfehlung hat das Ziel, eine zu hohe Anflutung des Glykosid und damit auch konsekutive Intoxikationen zu vermeiden (Caird 1972).

Glykosidintoxikationen

Intoxikationen mit Herzglykosiden sind in der Regel auf Überdosierungen der Arzneimittel zurückzuführen. Nur selten lösen Störungen des Elektrolytstoffwechsels wie Hypokaliämien oder Hypomagnesämien, die häufig nach langdauernder entwässernder Behandlung, nach Diarrhöen oder nach Infusionsbehandlungen auftreten, oder wie Hyperkalzämien Intoxikationen bei einem im Normbereich liegenden Glykosid-Plasmaspiegel aus. Intoxikationserscheinungen bei normalem Glykosidspiegel sind auch dann denkbar, wenn das Myokard überempfindlich reagiert, wie es bei koronaren Durchblutungsstörungen gelegentlich der Fall ist.

Der therapeutische Bereich des Digoxin-Plasmapiegels liegt zwischen 1,0 und 2,0 ng/ml, der toxische Bereich wird bei 3,0 ng/ml erreicht. Die Häufigkeit von Digitalisintoxikationen ist mit dem Alter (Ogilvie 1972), mit einer Niereninsuffizienz, mit einem durchgemachten Herzinfarkt und mit einem Untergewicht positiv korreliert und erreicht eine Inzidenz von 25% (Goldberg 1980). Die Intoxikation präsentiert sich im Alter eher als Anorexie denn als Übelkeit oder Brechreiz und es steht nicht das Farbensehen, sondern ein getrübtes, verschwommenes Sehen im Vordergrund. Die neurologische Symptomatik ist im Alter akzentuiert durch Verwirrtheit, Halluzinationen und Stimmungsschwankungen.

Arrhythmien können als erste aber auch als ausschließliche Zeichen der Digitalisintoxikation auftreten (Goldberg 1980). Auf die Interaktionen der Herzglykoside mit anderen Pharmaka ist auf S. 296 verwiesen.

Diuretika

Einen weiteren Eckpfeiler in der Behandlung der kardialen Insuffizienz stellen die Diuretika dar. Sie gehören überhaupt zu den im höheren Lebensalter am meisten verwendeten Arzneimittel, weil es bei ihrer Anwendung kaum Kontraindikationen gibt, obzwar viele und zum Teil auch schwere Nebenwirkungen auftreten.

Bei der Behandlung der kardialen Insuffizienz reduzieren sie durch Verkleinerung des Plasmavolumens und des Extrazellulärraumes sowie durch Senkung des Blutdruckes sowohl die Vorlast wie auch die Nachlast. Die Reduktion der Vorlast ist gleichbedeutend mit einem Rückgang der Stauung und damit auch der Dyspnoe der Patienten. Die Reduktion der Nachlast ermöglicht einen Rückgang des pulmonalen Kapillardruckes, d.h. der pulmonalen Stauung, sie ermöglicht aber auch einen Anstieg des Schlagvolumens bzw. des HZV (s. Abb. 11).

Die Nebenwirkungen der Diuretika betreffen vorwiegend den Kalium- und den Natriumspiegel sowie das Plasma- und das Extrazellulärvolumen. Sie sind beim älteren Menschen umso stärker ausgeprägt, weil das Körperwasser im höheren Lebensalter absinkt (Leaf 1984) und auch das Kalium häufig vermindert gefunden wird. Als Folge des Flüssigkeitsverlustes kann es zur Exsikkose und deren Komplikationen kommen. Zu diesen Komplikationen gehören der Blutdruckabfall und die orthostatische Dysregulation, aber auch die Hypovolämie mit Rückgang des HZV und der renalen Filtration und mit einem extrarenalen BUN-Anstieg.

Die Hypokaliämie führt einerseits zu einer neuromuskulären Störung, die bei der quergestreiften Muskulatur bis zur Atemmuskellähmung und bei der glatten Muskulatur bis zum Ileus führen kann. Im Herzen kommt es zu Störungen der Reizbildung und Reizleitung mit AV-Blockierungen und Rhythmusstörungen, die vom Vorhof aber auch vom Ventrikel ausgehen können. Die Hypokaliämie sensibilisiert das Myokard aber auch für die Herzglykoside und begünstigt die Digitalis-Intoxikation.

Die Vermeidung dieser Diuretika-Nebenwirkungen gelingt am besten durch eine dem Alter angepaßte langsame und vorsichtige Entwässerung, die weniger durch eine bestimmte Auswahl des Diuretikums als vielmehr durch eine niedrige Dosierung und/oder eine intermittierende Verabreichung erzielt wird. Thiazide oder Furosemid sind die Mittel der Wahl. Besteht bei einem Patienten jedoch aus anderen Gründen eine Hypokaliämie oder eine Neigung zu dieser Elektrolytstoffwechselstörung, dann sollten von vornherein kaliumsparende Diuretika verabreicht oder mit Saluretika kombiniert werden. Für diese Kombination eignen sich Spironolaktone, Amilorid oder Triamteren.

Vasodilatatoren

Die Gefäßerweiterung ist die dritte tragende Säule der Behandlung der Herzinsuffizienz (Abb. 11). Sie ist in den letzten Jahren nicht zuletzt durch besseres

Verständnis der pathophysiologisch ablaufenden humoralen Mechanismen (Francis 1985) sowohl für die Behandlung der akuten Linksinsuffizienz wie auch für die Behandlung der chronischen globalen Herzinsuffizienz unverzichtbar geworden (Levine 1985).

Die Vasodilatatoren werden hinsichtlich ihres Angriffspunktes vorwiegend am venösen oder vorwiegend am arteriellen Schenkel unterschieden. Mit diesen Angriffspunkten ist auch eine funktionelle Differenzierung in eine Reduktion vorwiegend der Vorlast oder vorwiegend der Nachlast verbunden (Fischer 1981) (Tabelle 29).

Die Senkung der Vorlast, das ist der linksventrikulären, enddiastolischen Dehnung der Herzmuskelfasern, erfolgt in der Praxis durch die bereits erwähnten Diuretika und durch die Anwendung von Nitraten. Natrium-Nitroprussid, das ebenfalls die Vorlast stark reduziert, senkt auch den Blutdruck und damit die Nachlast, kann nur intravenös infundiert werden und bedarf außerdem einer kontinuierlichen Blutdruckregistrierung. Die Vorlast wird auch durch Prazosin gesenkt, doch ist dieses Arzneimittel bereits unter die vorwiegend die Nachlast senkenden Medikamente zu rechnen.

Tabelle 29. *Wirkungen einiger Gefäßdilatatoren bei Herzinsuffizienz*

	Vorlast	Nachlast
Nitrate	+	−
Nitroprussid	+	+
Phentolamin	+	+
Prazosin	+	+
Hydralazin	−	+
Kalziumantagonisten	−	+
ACE-Hemmer	+	+

Mit Reduktion der Vorlast sinken die periphere Stauung und der myokardiale Sauerstoffverbrauch. Eine nennenswerte Verbesserung der Kontraktilität ist allerdings nicht zu erzielen.

Zur Senkung der Nachlast, die der linksventrikulären myokardialen Wandspannung oder der Einfachheit halber dem mittleren Aortendruck entspricht, eignet sich der erwähnte Alpha-Rezeptorenblocker Prazosin ebenso wie Hydralazin, wie die Kalziumantagonisten oder wie die Angiotensin-converting-enzyme (ACE)-Hemmer. In der Langzeitbehandlung kommt der Hemmung des Renin-Angiotensin-System offenbar größere Bedeutung zu als der Aktivitätsreduktion des adrenergen Systems (Bayliss 1985).

Die Reduktion der Nachlast senkt, so wie die Reduktion der Vorlast, den myokardialen Sauerstoffverbrauch und führt zusätzlich zu einer Zunahme des Schlagvolumens (Abb. 11) (Wirtzfeld 1980).

Nachteile, die allen gefäßdilatierenden Arzneimitteln gemeinsam wären, gibt es nicht. Selbst die nach Gefäßerweiterung obligate und reflektorisch gesteigerte

Herzfrequenz ist bei den einzelnen Gefäßdilatatoren verschieden stark ausgeprägt. Sie kommt nach Hydralazin sehr deutlich und nach Nifedipin kaum zum Ausdruck. Die Blutdruckwirkung der Vasodilatatoren ist sowohl vom verwendeten Arzneimittel aber auch individuell abhängig und bedarf ständiger Kontrollen.

Für Nitrate und Prazosin ist außerdem die Entwicklung einer Toleranz bekanntgeworden. Diese Toleranz führt zu Wirkungseinbußen, so daß Therapiekontrollen notwendig sind (Desch 1979, Parker 1984).

Die für Kalziumantagonisten nachgewiesene, sehr geringe negativ inotrope Wirkung limitiert ihre Anwendung kaum. Bei einer Herzinsuffizienz im Rahmen einer Hypertonie und/oder einer Koronarinsuffizienz, wie sie für das höhere Lebensalter typisch ist, reduzieren Nifedipin oder Diltiazem die ventrikuläre Wandspannung und damit den myokardialen Sauerstoffbedarf, verbessern das Sauerstoffangebot durch koronare Gefäßdilatation und erhöhen damit in Summe auch die Kontraktilität des Herzens.

Die zur Zeit zur Verfügung stehenden ACE-Hemmer Captopril und Enalapril senken die Nachlast durch Hemmung der Angiotensin-II-Synthese. Ihre Wirkung erfolgt rasch und rechtfertigt auch den Einsatz bei akutem Linksherzversagen.

Das praktische Vorgehen bei der Behandlung der Herzinsuffizienz im Alter

Akutes Herzversagen

Das akute Herzversagen ist in aller Regel ein Linksherzversagen, das im Rahmen einer sklerotischen Kardiomyopathie, im Rahmen einer hypertensiven Herzkrankheit und beim frischen Herzinfarkt auftritt.

Die Behandlung des Lungenödems als Ausdruck der akuten Linksherzinsuffizienz verlangt ein rasches Vorgehen. Hier ist die möglichst schnelle Entlastung des Herzens entscheidend. Diese Entlastung erfolgt zur Zeit am schnellsten und auch am besten mittels Senkung der Vorlast durch Anwendung von Nitroglyzerin und Nitraten. Die gleichzeitige Einleitung einer diuretischen Behandlung verstärkt die Reduktion der Vorlast, wirkt allerdings langsamer und auch verzögert und ist außerdem an einen ausreichenden Filtrationsdruck gebunden.

Die kardiotone Behandlung mit einem Herzglykosid kommt für das Lungenödem aus pharmakokinetischen Gründen zu spät. Da das Lungenödem aber oft Ausdruck einer chronischen Herzbelastung ist, erscheint die Einleitung einer Glykosidbehandlung durchaus sinnvoll.

Auch wenn ihre Anwendung an die stationäre Aufnahme des Patienten oder sogar an eine Intensivüberwachung gebunden ist, bedürfen die positiv inotrop wirkenden Arzneimittel Dopamin und Dobutamin aus der Reihe der Sympathikomimetika bei der Therapie des akuten Herzversagens besondere Erwähnung. Sie bilden in der schwersten Phase der Herzinsuffizienz, dem Vorwärtsversagen, den letzten kontraktilitätssteigernden Ausweg. Dem Dopamin, das als Nebenwirkung stark frequenzsteigernd wirkt, wird bei gleichzeitiger Anurie der Vorzug gegeben. Die kombinierte Anwendung beider Arzneimittel ist möglich.

Chronische Herzinsuffizienz

Bei der Behandlung der chronischen Herzinsuffizienz sollten Allgemeinmaßnahmen am Beginn jeder Behandlung stehen. Soweit besonders der ältere Mensch
nicht schon eine Ruhig- oder Schonstellung eingenommen hat, sollte eine solche,
eventuell inklusive einer Bettruhe verordnet werden. Die medikamentöse Behandlung stützt sich auf die Anwendung von Herzglykosiden, von Diuretika und
von Vasodilatatoren.

Wenn auch aus den angelsächsischen Ländern der Anwendung von Herzglykosiden viel Skepsis entgegengebracht wird, stellen diese nach wie vor in den
meisten Fällen die erste Behandlung einer kardialen Insuffizienz dar. Die erwähnte Skepsis beruht auf der arrhythmogenen Wirkung und auf der Zunahme des
myokardialen Sauerstoffverbrauches und hat auch in mitteleuropäischen Ländern
zu einer differenzierten Anwendung der Herzglykoside geführt. Sie sind besonders vorteilhaft bei der durch eine Arrhythmie und/oder Tachykardie komplizierten Herzinsuffizienz. Bei der normfrequenten und rhythmischen Herzinsuffizienz muß ihre Anwendung gegen die Behandlung mit einem Diuretikum
abgewogen werden. Eine gleichzeitig bestehende Hypertonie und eine Koronarinsuffizienz werden für die Anwendung des Diuretikums, eine diabetische Stoffwechsellage für die Glykosidbehandlung sprechen. Das Vorliegen ventrikulärer
Rhythmusstörungen bildet schließlich die Indikation zum primären Einsatz
des Diuretikums. Sollten Elektrolytstörungen bestehen, dann müssen diese ausgeglichen werden und die Behandlung sowohl mit Herzglykosiden wie auch mit
Diuretika besonders sorgfältig überwacht werden.

Die Vasodilatatoren stellen die dritte Stufe der Behandlung dar. Auch ihre
Anwendung sollte differenziert erfolgen und auf den Patienten einerseits und
die Grundkrankheit andererseits abgestimmt werden. Nitrate und/oder Kalziumantagonisten sind zu empfehlen, wenn das Herzversagen als Folge einer Koronarinsuffizienz auftritt. Dagegen ist das Hydralazin wegen seiner reflektorischen
Tachykardie gerade in dieser Konstellation ungünstig. Bei hohem Blutdruck
und pulmonaler Stauung bewähren sich besonders das Prazosin oder ein ACE-
Hemmer. Gerade letztere stellen oft den letzten Ausweg bei sonst therapierefraktären Formen der Herzinsuffizienz dar, doch scheint ein hoher Plasma-
reninspiegel Voraussetzung für die Wirksamkeit der ACE-Hemmer zu sein
(Wenting 1983).

Das Cor pulmonale

Nach Definition der WHO ist das Cor pulmonale eine Veränderung der Funktion und Struktur des rechten Ventrikels infolge von Krankheiten, die die
Funktion und Struktur der Lungen betreffen.

Das Cor pulmonale ist keine typische Erkrankung des höheren Lebensalters,
seine Inzidenz nimmt sogar im 9. und im 10. Lebensjahrzehnt ab (Linzbach
(1973). Es stellt aber dennoch einen beachtenswerten Anteil der bei älteren
Menschen auftretenden Herzinsuffizienz dar.

So wie die Hypertonie das linke Herz belastet, so führen verschiedene Erkrankungen der Lungen, der Lungengefäße oder auch thorakale Ventilationsstörungen zur Belastung des rechten Herzens (Tabelle 30).

Tabelle 30. *Erkrankungen und Leiden, die zum Cor pulmonale disponieren*

1. Chronisch-obstruktive Lungenerkrankung
2. Schwere Kyphoskoliose
3. Rezidivierende Lungeninfarkte
4. Pickwick-Syndrom
5. Lungenfibrose
6. Pulmonale Vaskulitis

Die häufigste Ursache eines Cor pulmonale ist die chronisch obstruktive Lungenerkrankung, welche als Sammelbegriff für die chronische Bronchitis, das Asthma bronchiale und das Emphysem dient. Pathophysiologisch kommt es bei diesen Krankheiten erst spät zur obstruktiven Gefäßveränderung. Viel eher schon führen die allgemeine aber auch die regionale Hypoxie und die Azidose zur reflektorischen Gefäßkonstriktion mit Belastung des rechten Herzens (Liljestrand 1958, Enson 1964). Dieser Mechanismus hat bei fast allen Ursachen des Cor pulmonale Bedeutung und spielt therapeutisch eine große Rolle.

Klinisch imponiert der Patient in der Regel durch eine chronische, eventuell spastische Bronchitis, eine Halsvenenstauung, Leberschwellung und durch periphere Ödeme, aber er bleibt ohne Hinweise auf eine Linksherzinsuffizienz. Im EKG finden sich die Zeichen der Rechtsbelastung des Vorhofs und der Kammer mit Ablenkung der Herzachse aber auch mit Erregungsrückbildungsstörungen. Charakteristisch sind auch die Veränderungen der Blutgase mit Abnahme der Sauerstoffsättigung und mit respiratorischer Azidose.

Die Grundlage der Behandlung des Cor pulmonale besteht zunächst in der Therapie der zugrunde liegenden Lungenkrankheit. Erst dann kann die Reduktion der pulmonalen Hypertension und schließlich die Behandlung des dekompensierenden Herzens erfolgen.

Bei der Bedeutung von Azidose und Hypoxie für die pulmonale Gefäßkonstriktion und damit für die Rechtsbelastung des Herzens ist von einer Sauerstoffzufuhr nicht nur die Korrektur des erniedrigten Sauerstoffpartialdruckes, sondern auch eine rasche Entlastung des rechten Ventrikels zu erwarten. Die Sauerstoffdosierung muß allerdings so gewählt werden, daß eine Atemdepression vermieden wird.

Ein intaktes und durchgängiges Bronchialsystem ist Voraussetzung für eine gute pulmonale Durchlüftung. Beta-Sympathikomimetika sowie Xanthinderivate wie Euphyllin und Aminophyllin sind geeignete Bronchodialatatoren und heben zusätzlich sowohl die rechts- wie auch die linksventrikuläre Auswurffraktion um bis zu 50% (Matthay 1978). Ein zusätzlich bestehender Bronchialinfekt führt durch Schleimhautschwellung und Steigerung des Bronchialsekrets zur weiteren Bronchialobstruktion und bedarf einer antibiotischen Behandlung.

Eine Senkung des pulmonalen Gefäßwiderstandes ist auch mit systemisch wirksamen, gefäßdilatierenden Medikamenten wie z.B. Hydralazin oder Kalziumantagonisten möglich, doch sind bei ihrer Anwendung sowohl die Senkung des systemischen Blutdruckes wie auch die begleitende Reflextachykardie zu beachten. Ein positiver Langzeiteffekt dieser Arzneimittel ist nicht gesichert (Packer 1982).

Der Anwendung von Diuretika kommt beim Cor pulmonale große Bedeutung zu (Rüegger 1983). Diuretika senken den Zentralvenendruck, reduzieren die Ödeme und damit die Belastung des rechten Ventrikels. Sie benötigen gerade im höheren Alter eine strenge Kontrolle, damit ein exzessiver Natriumverlust, eine orthostatische Hypotonie, eine hämodynamisch wirksame Bluteindickung aber auch eine Reduktion der Auswurffraktion vermieden wird. Ein Aderlaß zur Verbesserung der Viskosität bei sekundärer Polyglobulie kann nur mit größter Vorsicht und erst bei einem Hämatokrit von über 60% ins Auge gefaßt werden.

Digitalisglykoside werden bei chronisch obstruktiver Lungenerkrankung mit Cor pulmonale allgemein verwendet, doch ist ihr Einsatz bei dieser Form der Herzinsuffizienz nicht unumstritten. Es steht nämlich der Kontraktilitätsverbesserung des rechten Ventrikels ein leichter Anstieg des Pulmonalarteriendruckes entgegen. Das beim Cor pulmonale häufige Vorhofflimmern, das medikamentös nicht mehr konvertiert werden kann, stellt eine zusätzliche Indikation zur Glykosidbehandlung dar.

Literatur

Abu-Erreish, G. M., Neely, J. R., Whitmer, J. T., Whitman, V., Sanadi, D. R.: Fatty acid oxydation by isolated perfused working hearts of aged rats. Am. J. Physiol. 232: E258–262 (1977).

Alber, G., Michel, D.: Sick-Sinus-Syndrom. Fortschr. Med. 93: 478–481 (1975).

Albin, E. L., Chandraratna, P. A. N., Littman, B. B., Lopez, J. M., Samet, P.: Idiopathic hypertrophic subaortic stenosis in the elderly. Am. J. Med. Sci. 274: 163–167 (1977).

Anderson, J. L., Rodier, H. E., Pratt, C., Lichtenstein, E.: Ventricular antiarrhythmic effects of beta-adrenergic blocking drugs: a review of mechanism and clinical studies. J. Clin. Pharmacol. 22: 335–347 (1982).

Bayliss, J., Norell, M. S., Canepa-Anson, R., Reid, C., Poole-Wilson, P., Sutton, G.: Clinical importance of the renin-angiotensin system in chronic heart failure: double blind comparison of captopril and prazosin. Brit. Med. J. 290: 1861–1865 (1985).

Bemis, C. E.: When is coronary arteriography indicated? Geriatrics 36/9: 89–99 (1981).

Bergbauer, M., Sabin, G.: Die Reduktion der kardialen Auswurfleistung als Problem der Schrittmacherbehandlung. Akt. Gerontol. 13: 61–63 (1983).

Beta-blocker Heart Attack Trial Research Group: A randomized trial of propranolol in patients with acute myocardial infarction: I. Mortality result. J. A. M. A. 247: 1707–1714 (1982).

Beyer, J., Weber, F., Lüderitz, B.: Technische Probleme bei Vorhof-stimuierten und Vorhofgesteuerten Schrittmachersystemen. Herzmedizin 4: 107–111 (1981).

Blackburn, H., Vasquez, C. L., Keys, A.: The aging electrocardiogram. Am. J. Cardiol. 20: 618–627 (1967).

Blasini, R., Reiniger, G., Brügmann, U., Rudolph, W.: Vermeidung einer Toleranzentwicklung unter Isosorbiddinitrat durch Intervalltherapie. Herz 9: 166–170 (1984).

Bloor, C. M.: Valvular heart disease in the elderly. J. Am. Geriatr. Soc. 30: 466–472 (1982).

Blumenstock, J.: Epidemiologie der Risikofaktoren für koronare Herzkrankheiten im Alter. Münch. Med. Wschr. 126: 188–192 (1984).

Bodenheimer, M. M., Banka, V. S., Helfant, R. H.: Nuclear cardiology. I. Radionuclide angiographic assessment of left ventricular contraction: uses, limitations and future directions. Am. J. Cardiol. 45: 661–673 (1980a).

Bodenheimer, V. S., Banka, V. S., Helfant, R. H.: Nuclear cardiology. II. The role of myocardial perfusion imaging using thallium-201 in diagnosis of coronary heart disease. Am. J. Cardiol. 45: 674–684 (1980b).

Bolm-Audorff, U., Köhler, U., Becker, E., Fuchs, E., Mainzer, K., Peter, J.-H., v. Wichert, P.: Nächtliche Herzrhythmusstörungen bei Schlafapnoe-Syndrom. Dtsch. Med. Wschr. 109: 853–856 (1984).

Bonow, R. O., Kent, K. M., Rosing, D. R., Gordon, K. K., Lakatos, E., Borer, J. S., Bacharach, S. L., Green, M. V., Epstein, S. E.: Exercise-induced ischemia in mildly symptomatic patients with coronary-artery disease and preserved left ventricular function. New Engl. J. Med. 311: 1339–1345 (1984).

Braunwald, E., Muller, J. E., Kloner, R. A., Maroko, P. R.: Role of beta-adrenergic blockade in the therapy of patients with myocardial infarction. Am. J. Med. 74: 113–123 (1983).

Breddin, K., Loew, D., Lechner, K., Überla, K., Walter, E.: Secundary prevention of myocardial infarction: comparison of acetylsalicylic acid, phenprocoumon and placebo: a multicenter two-year prospective study. Throm. Haemostas. 41: 225–236 (1979).

Breivik, K., Ohm, O.-J.: Permanent pacemaker treatment in older age groups. Acta Med. Scand. 216: 119–125 (1984).

Caird, F. I.: Metabolism of digoxin in relation to therapy in the elderly. Gerontol. Clin. 16: 68–74 (1972).

Calvert, A., Lown, B., Gorlin, R.: Ventricular premature beats and anatomically defined coronary heart disease. Am. J. Cardiol. 39: 627–634 (1977).

Camm, A. J., Evans, K. E., Ward, D. E., Martin, A.: The rhythm of the heart in active elderly subjects. Am. Heart J. 99: 598–603 (1980).

Campeau, L., Enjalbert, M., Lesperance, J., Bourassa, M. G., Kwiterovich, P., Wacholder, S., Sniderman, A.: The relation of risk factors to the development of atherosclerosis in saphenous vein bypass grafts and the progression of disease in the native circulation: a study 10 years after aortocoronary bypass surgery. New Engl. J. Med. 311: 1329–1332 (1984).

Carver, J., Spitzer, S., Mason, D.: Current concepts in pacing. Geriatrics 36/3: 105–116 (1981).

CASS Principal Investigators and their Associates: Coronary artery surgery study (CASS): a randomized trial of coronary artery bypass surgery. Quality of life in patients randomly 939–950 (1983a).

CASS Principal Investigators and their Associates: Coronary artery surgery study (CASS): a randomized triaof coronary artery bypass surgery. Quality of life in patients randomly assigned to treatment groups. Circulation 68: 951–960 (1983b).

Cody, R. J., Laragh, J. H.: Use of captopril to estimate renin-angiotensin-aldosterone activity in the pathophysiology of chronic heart failure. Am. Heart J. 104: 1184–1189 (1982).

Conen, D., Gerber, A., Dubach, U. C.: Das Syndrom des kranken Sinusknotens – klinische Präsentation, diagnostische und therapeutische Maßnahmen bei einem ambulanten Patientengut. Schweiz. Med. Wschr. 115: 301–304 (1985).

Conti, C. R., Feldman, R. L., Pepine, C. J., Hill, J. A., Conti, J. B.: Effect of glyceryl trinitrate on coronary and systemic hemodynamics in man. Am. J. Med. 74(6B): 28–39 (1983).

Conti, C. R., Hill, J. A., Feldman, R. L., Mehta, J. L., Pepine, J. L.: Nitrates for treatment of unstable angina pectoris and coronary vasospasm. Am. J. Med. 74(6B): 40–44 (1983).

Cooper, R., Stamler, J., Dyer, A., Garside, D.: The decline in mortality from coronary heart disease, U.S.A. 1968–1975. J. Chron. Dis. 31: 709–720 (1978).

Cowley, M. J., Vetrovec, G. W., Wolfgang, T. C.: Efficacy of percutaneous transluminal coronary angioplasty: Technique, patient selection, salutary results, limitations and complications. Am. Heart J. 101: 272–280 (1981).

Das, D. N., Fleg, J. L., Lakatta, E. G.: Effect of age on the components of atrioventricular conduction in normal man. Am. J. Cardiol. 49: 1031 (1982).

Denes, P., Dhingra, R. C., Wu, D., Wyndham, C. R., Amat-y-Leon, F., Rosen, K. M.: Sudden death in patients with chronic bifascicular block. Arch. Int. Med. 137: 1005–1010 (1977).

Desch, C. E., Magorien, R. D., Triffon, D. W., Blanford, M. F., Unverferth, D. V., Leier, C. V.: Development of pharmacodynamic tolerance to prazosin in congestive heart failure. Am. J. Cardiol. 44: 1178–1182 (1979).

Deutsch, E.: Welche Hilfe bietet eine Antikoagulantientherapie bei und nach Myokardinfarkt? Herz u. Gefäße 4: 515–521 (1984).

Diamond, J. R., Cheung, J. Y., Fang, L. S. T.: Nifedipine-induced renal dysfunction. Am. J. Med. 77: 905–909 (1984).

Dietz, R., Schömig, A., Strasser, R., Kübler, W.: Catecholamines in myocardial hypoxia and ischemia. In: Catecholamines and the Heart (Delius, W., Gerlach, E., Grobecker, H., Kübler, W., Hrsg.), S. 201. Berlin-Heidelberg-New York: Springer 1981.

Dintenfass, L., Lake, B.: Betablockers and blood viscosity. Lancet i: 1026 (1976).

Dotter, C. T., Judkins, M. P.: Transluminal treatment of arteriosclerotic obstruction: description of a new technic and a preliminary report of its application. Circulation 30: 654–670 (1964).

Douglas, J. S., Grüntzig, A. R., King, S. B., Hollman, J.: Long-term results of percutaneous transluminal angiplasty for aortocoronary saphenous vein graft stenosis. Circulation 66: Suppl. 2/II: 124 (1982).

Dunn, F. G.: Coronary heart disease and myocardial infarction. In: Cardiovascular Disease in the Elderly (Messerli, F. H., Hrsg.), S. 149–169. M. Nijhoff 1984.

Enson, Y., Giutini, C., Lewis, M. L., Morris, T. Q., Ferrer, M. I., Harvey, R. M.: The influence of hydrogen ion concentration and hypoxia on the pulmonary circulation. J. Clin. Invest. 43: 1146–1162 (1964).

E. P. S. I. M. Research Group: A controlled comparison of aspirin and oral anticoagulants in prevention of death after myocardial infarction. New Engl. J. Med. 307: 701–708 (1982).

Ewy, G. A., Kapadia, G. G., Yao, L., Lullin, M., Marcus, F. I.: Digoxin metabolism in the elderly. Circulation 39: 449–453 (1969).

Falk, P. H., Zoll, P. M., Zoll, R. H.: Safety and efficacy of noninvasive cardiac pacing. New Engl. J. Med. 309: 1166–1168 (1983).

Feigenbaum, H.: The value of echocardiography in older patients. Geriatrics 30/6: 106–111 (1975).

Fischer, E., Siegenthaler, W.: Vasidilatatoren bei der Herzinsuffizienz? Dtsch. Med. Wschr. 106: 1263–1266 (1981).

Fitzgerald, D., Doyle, V., Kelly, G., O'Malley, K.: Cardiac sensitivity to isoprenaline, lymphocyte beta-adrenoceptors and age. Clin. Sci. 66: 697–699 (1984).

Fleckenstein, A., Tritthart, H., Döring, H.-J., Byon, K. Y.: BAY a 1040 – ein hochaktiver Ca^{++}-antagonistischer Inhibitor der elektromechanischen Koppelungsprozesse im Warmblüter-Myokard. Arzneimittel-Forschg. 22: 22–33 (1972).

Fleg, J. L., Kennedy, H. L.: Cardiac arrhythmias in a healthy elderly population. Chest 81: 302–307 (1982).

Francis, G. S., Goldsmith, S. R., Cohn, J. N.: Relationship of exercise capacity to resting left ventricular performance and basal plasma norepinephrine levels in patients with congestive heart failure. Am. Heart J. 104: 725–731 (1982).

Francis, G. S., Goldsmith, S. R., Levine, T. B., Olivari, M. T.: Cohn, J. N.: The neurohumoral mechanisms involved in congestive heart failure. Ann. Int. Med. 101: 307–377 (1984).

Francis, G. S.: Neurohumoral mechanisms involved in congestive heart failure. Am. J. Cardiol. 55: 15A–21A (1985).

Frishman, W. H., Ribner, H. S.: Anticoagulation in myocardial infarction: modern approach to an old problem. Am. J. Cardiol. 43: 1207–1213 (1979).

Frishman, W. H., Furberg, C. D., Friedewald, W. T.: Beta-adrenergic blockade for survivors of acute myocardial infarction. New Engl. J. Med. 310: 830–837 (1984).

Gann, D., Tolentino, A., Samet, P.: Electrophysiologic evaluation of elderly patients with sinus bradycardia. Ann. Int. Med. 90: 24–29 (1979).

Gardin, J. M., Henry, W. L., Savage, D. D., Epstein, S. E.: Echocardiographic evaluation of an older population without clinically appearent heart disease. Am. J. Cardiol. 39: 277 (1977).

Geddes, J. S., Adgey, A. A. J., Pantridge, J. F.: Prevention of cardiogenic shock. Am. Heart J. 99: 243–254 (1980).

Gersh, B. J., Kronmal, R. A., Frye, R. L., Schaff, H. V., Ryan, T. J., Gosselin, A. J., Kaiser, G. C., Killip, T., and CASS participants: Coronary arteriography and coronary artery bypass surgery: morbidity and mortality in patients ages 65 years or older. Circulation 67: 483–491 (1983).

Gersh, B. J., Kronmal, R. A., Schaff, H. V., Frye, R. L., Ryan, T. J., Mock, M. B., Myers, W. O., Athearn, M. W., Gosselin, A. J., Kaiser, G. C., Bourassa, M. G., Killip, T.: Comparison of coronary bypass surgery and medical therapy in patients 65 years of age or older. New Engl. J. Med. 313: 217–224 (1985).

Gerstenblith, G., Frederiksen, J., Yin, F. C. P., Fortuin, N. J., Lakatta, E. G., Weisfeldt, M. L.: Echocardiographic assessment of a normal adult aging population. Circulation 56: 273–278 (1977).

Gerstenblith, G., Spurgeon, H. A., Froehlich, J. P., Weisfeldt, M. L., Lakatta, E. G.: Diminished inotropic responsiveness to ouabain in aged rat myocardium. Circul. Res. 44: 517–523 (1979).

Gibson, T. C., Heitzman, M. R.: Diagnostic efficacy of 24-hour electrocardiographic monitoring for syncope. Am. J. Cardiol. 53: 1013–1017 (1984).

Gidron, E., Margalit, R., Oliven, A., Shalitin, Y.: Effect of myocardial infarction on components of fibrinolytic system. Brit. Heart J. 39: 19–24 (1977).

Glasser, S. P., Clark, P. I., Applebaum, N. J.: Occurrence of frequent complex arrhythmias detected by ambulatory monitoring. Chest 75: 565–568 (1979).

Goldberg, P. B., Roberts, J.: Pharmacology. In: The Aging Heart (Weisfeldt, M. L., Hrsg.), S. 215–246. New York: Raven Press 1980.

Goldman, L., Cook, E. F.: The decline in ischemic heart disease mortality rates. Ann. Int. Med. 101: 825–836 (1984).

Goldman, L., Cook, F., Hashimoto, B., Stone, P., Muller, J., Loscalzo, A.: Evidence that hospital care for acute myocardial infarction has not contributed to the decline in coronary mortality between 1973–1974 and 1978–1979. Circulation 65: 936–942 (1982).

Gordon, T., Castelli, W. P., Hjortland, M. C., Kannel, W. B., Dawber, T. R.: Predicting coronary heart disease in middle-aged and older persons. J. A. M. A. 238, 497–499 (1977).

Goren, C., Denes, P.: The role of Holter monitoring in detecting digitalis-provoked arrhythmias. Chest 79: 555–558 (1981).

Grüntzig, A. R., Senning, A., Siegenthaler, W. E.: Nonoperative dilatation of coronary-artery stenosis. Percutaneous transluminal coronary angioplasty. New Engl. J. Med. 301: 61–68 (1979).

Guarnieri, T., Filburn, C. R., Zitnik, G., Roth, G. S., Lakatta, E. G.: Contractile and biochemical correlates of beta-adrenergic stimulation of the aged heart. Am. J. Physiol. 239: H501–508 (1980).

Gülker, H., Brisse, B., Bender, F.: Neue Antiarrhythmika. Med. Klinik 80: 323–326, 409–413, 473–477 (1985).

Hager, W. D., Fenster, P., Mayersohn, M., Perrier, D., Graves, P., Marcus, F. I., Goldman, S.: Digoxin-quinidine interaction. New Engl. J. Med. 300: 1238–1241 (1979).

Hansford, R. G.: Metabolism and energy production. In: The Aging Heart (Weisfeldt, M. L., Hrsg.), S. 25–76. New York: Raven Press 1980.

Harburg, E., Erfurt, J. C., Chape, C., Hauenstein, L. S., Schull, W. J., Schork, M. A.: Socioecological stressor areas and black-white blood pressure: Detroit. J. Chron. Dis. 26: 595–611 (1973).

Harrison, D. C., Berte, L. E.: Should prophylactic antiarrhythmic drug therapy be used in acute myocardial infarction? J. A. M. A. 247: 2019–2021 (1982).

Henry, P. D.: Comparative pharmacology of calcium antagonists: nifedipine, verapamil and diltiazem. Am. J. Cardiol. 46: 1047–1058 (1980).

Hess, O. M., Hirzel, H. O., Krayenbühl, H. P.: Calcium-Antagonisten in der Behandlung von Herzkrankheiten. Schweiz. Med. Wschr. 112: 689–692 (1982).

Hill, J. A., Feldman, R. L., Pepine, C. J., Conti, C. R.: Randomized double-blind comparison of nifedipine and isosorbid dinitrate in patients with coronary arterial spasm. Am. J. Cardiol. 49: 431–438 (1982).

Hjalmarson, A., Elmfeldt, D., Herlitz, J., Holmberg, S., Malek, I., Ryden, L., Swedberg, K., Vedin, A., Waagstein, F., Waldenström, A., Waldenström, J., Wedel, H., Wilhelmsen, L., Wilhelmsson, C.: Effekt von Metoprolol auf die Mortalität beim akuten Myokardinfarkt. Münch. Med. Wschr. 124: 32–45 (1982).

Hjermann, I., Holme, I., Byre, K. V., Leren, P.: Effect of diet and smoking intervention on the incidence of coronary heart disease. Lancet ii: 1301–1310 (1981).

Holmes, D. R., Vlietstra, R. E., Mock, M. B., Smith, H. C., Cowley, M. J., Kent, K. M., Detre, K. M.: Follow-up of patients undergoing percutaneous transluminal coronary angioplasty (PTCA): a report from the NHLBI PTCA Registry. Am. J. Cardiol. 49: 916 (1982).

Horowitz, L. N., Josephson, M. E., Farshidi, A., Spielman, S. R., Michelson, E. L., Greenspan, A. M.: Recurrent sustained ventricular tachycardia. Role of the electrophysiologic study in selection of antiarrhythmic regimes. Circulation 58: 986–997 (1978).

Howell, T. H.: Heart weights among octogenarians. J. Am. Geriat. Soc. 29: 572–575 (1981).

Hugenholtz, P. G., Michels, H. R., Serruys, P. W., Brower, R. W.: Nifedipine in the treatment of unstable angina, coronary spasm and myocardial ischemia. Am. J. Cardiol. 47: 163–173 (1981).

Hutchins, G. M., Bulkley, B. H., Miner, M. M., Boitnott, J. K.: Correlation of age and heart weight with tortuosity and caliber of normal human coronary arteries. Am. Heart J. 94: 196–202 (1977).

Hutchins, G. M.: Structure of the aging heart. In: The Aging Heart (Weisfeldt, M. L.), S. 7–23. New York: Raven Press 1980.

Johnson, A. D., Laiken, S. L., Engler, R. L.: Hemodynamic compromise associated with ventriculoatrial conduction following transvenous pacemaker placement. Am. J. Med. 65: 75–79 (1978).

Kannel, W. B.: Some lessons in cardiovascular epidemiology from Framingham. Am. J. Cardiol. 37: 269–282 (1976).

Kannel, W. B., Abbot, R. D.: Incidence and prognosis of unrecognized myocardial infarction. New Engl. J. Med. 311: 1144–1147 (1984).

Kennedey, H. L., Whitlock, J. A., Sprague, M. K., Kennedy, L. J., Buckingham, T. A., Goldberg, R. J.: Long-term follow-up of asymptomatic healthy subjects with frequent and complex ventricular ectopy. New Engl. J. Med. 312: 193–197 (1985).

Kennedy, J. W., Ritchie, J. L., Davis, K. B., Fritz, J. K.: Western Washington randomized trial of intracoronary streptokinase in acute myocardial infarction. New Engl. J. Med. 309: 1477–1482 (1982).

Kent, K. M., Borer, J. S., Green, M. V., Bacharach, S. L., McIntosh, C. L., Conkle, D. M., Epstein, S. E.: Effects of coronary artery bypass on global and regional left ventricular function during exercise. New Engl. J. Med. 298: 1434–1439 (1978).

Keon, W. J.: Coronary artery surgery: who benefits? Canad. Med. Ass. J. 131: 551–552 (1984).

Kern, J. J., Ganz, P., Horowitz, J. D., Gaspar, J., Barry, W. H., Lorell, B. H., Grossman, W., Mudge, G. H.: Potentiation of coronary vasoconstriction by beta-adrenergic blockade in patients with coronary artery disease. Circulation 67: 1178–1185 (1983).

Klainer, L. M., Gibson, T. C., White, K. L.: The epidemiology of cardiac failure. J. Chron. Dis. 18: 797–814 (1965).

Klingemann, H.-G., Egbring, R.: Heparin beim akuten Myokardinfarkt? Dtsch. Med. Wschr. 106: 544–546 (1981).

Knapp, W. S., Douglas, J. S., Craver, J. M., Jones, E. L., King, S. B., Bone, D. K., Bradford, J. M., Hatcher, C. R.: Efficacy of coronary artery bypass grafting in elderly patients with coronary artery disease. Am. J. Cardiol. 47: 923–930 (1981).

Kober, G., Perschon, G., Kaltenbach, M.: Häufigkeit, Lokalisation und Schwere der stenosierenden Koronarsklerose in Abhängigkeit vom Lebensalter. Ztschr. Kardiol. 69: 154–164 (1980).

Koenig, W., Keil, U., Stieber, J., Döring, A., Pöppl, S. J., Mraz, W.: Zur Epidemiologie der Digitalismedikation. Dtsch. Med. Wschr. 109: 412–418 (1984).

Koster, R., Wellens, H. J. J.: Quinidine induced ventricular flutter and fibrillation without digitalis therapy. Am. J. Cardiol. 38: 519–523 (1976).

Kostis, J. B., Moreyra, A. E., Natarajan, N., Gotzoyannis, S., Hosler, M., McCrone, K., Kuo, P. T.: Ambulatory electrocardiography: what is normal? Am. J. Cardiol. 43: 420 (1979).

Kowey, P. R., Eisenberg, R., Engel, T. R.: Sustained arrhythmias in hypertrophic obstructive cardiomyopathy. New Engl. J. Med. 310: 1566–1569 (1984).

Kubo, S. H., Cody, R. J., Laragh, J. H., Prida, X. E., Atlas, S. A., Yuang, Z., Sealey, J. E.: Immediate converting-enzyme inhibition with intravenous enalapril in chronic congestive heart failure. Am. J. Cardiol. 55: 122–126 (1985).

Lakatta, E. G., Yin, F. C. P.: Myocardial aging: functional alterations and related cellular mechanisms. Am. J. Physiol. 242: H927–941 (1982).

Landahl, S., Lindblad, B., Roupe, S., Steen, B., Svanborg, A.: Digitalis therapy in a 70-year-old population. Acta Med. Scand. 202: 437–443 (1977).

Lang, E., Rupprecht, E.: Aktuelle Themen der Alterskardiologie. Fortschr. Med. 99: 1022–1024 (1981).

Leaf, A.: Dehydration in the elderly. New Engl. J. Med. 311: 971–792 (1984).

Lehmann, H.-U., Witt, E., Oeff, M., Hochrein, H.: Risiken einer Behandlung mit Beta-Rezeptorenblockern beim akuten Myokardinfarkt. Dtsch. Med. Wschr. 106: 1447–1451 (1981).

Leibott, R. H., Katz, R. J., Wassermann, A. G., Bren, G. B., Varghese, J., Ross, A. M.: A randomized controlled trial of intracoronary streptokinase in acute myocardial infraction: preliminary (cautionary) observations. Circulation 66/II: 334 (1982).

Leppo, L. A., O'Brien, J., Rothendler, J. A., Getchell, J. D., Lee, V. W.: Dipyridamole-Thallium-201 scintigraphy in the prediction of future cardiac events after acute myocardial infarction. New Engl. J. Med. 310: 1014–1018 (1984).

Leren, P., Helgeland, A., Holme, I., Foss, P. O., Hjermann, I., Lund-Larsen, P. G.: Effect of propranolol and prazosin on blood lipids. Lancet ii: 4–6 (1980).

Levine, T. B.: Role of vasodilators in the treatment of congestive heart failure. Am. J. Cardiol. 55: 32A–35A (1985).

Lewis, H. D., Davis, J. W., Archibald, D. G., Steinke, W. E., Smitherman, T. C., Doherty, J. E., Schnaper, H. W., LeWinter, M. M., Linares, E., Pouget, J. M., Sabharwal, S. C., Chesler, E., DeMots, H.: Protective effects of aspirin against acute myocardial infraction and death in mean with unstable angina. New Engl. J. Med. 309: 396–403 (1983).

Librach, G., Schadel, M., Seltzer, M., Hart, A., Yellin, N.: The initial manifestation of acute myocardial infraction. Geriatrics 31/7: 41–46 (1976).

Lichtlen, P. R.: Unstabile Angina pectoris and Prä-Infarktsyndrom. Internist 24: 372–382 (1983).

Liljestrand, G.: Chemical control of the distribution of the pulmonary blood flow. Acta Physiol. Scand. 44: 216–240 (1958).

Linzbach, A. J., Akuamoa-Boateng, E.: Die Altersveränderungen des menschlichen Herzens. Das Herzgewicht im Alter. Klin. Wschr. 51: 156–163 (1973).

Linzbach, A. J., Akuamoa-Boateng, E.: Die Altersveränderungen des menschlichen Herzens. Die Polypathie des Herzens im Alter. Klin. Wschr. 51: 164–175 (1973).

Lipid Research Clinics Program: The lipid research clinics coronary primary prevention trial results. J.A.M.A. 251: 351–364 (1984).

Loubatieres, A., Mariami, M. M., Sorel, G., Savi, L.: The action of beta-adrenergic blocking and stimulating agents on insulin secretion. Characterization of the type of beta-receptor. Diabetologia 7: 127–137 (1971).

Lucki, R. J.: Intoxication with quinidine. Chest 73: 129–131 (1978).

Ludbroock, P. A., Tiefenbrunn, A. J., Reed, F. R., Sobel, B. E.: Acute hemodynamic responses to sublingual nifedipine: dependence on left ventricular function. Circulation 65: 489–498 (1982).

Lüderitz, B., Manz, M., Steinbeck, G.: Medikamentöse Langzeittherapie bei ventrikulären Herzrhythmusstörungen. Dtsch. Med. Wschr. 108: 1663–1667 (1983).

Lüderitz, B.: Therapie der Herzrhythmusstörungen. Berlin-Heidelberg-New York: Springer 1984.

Ludmer, P. L., Goldschlager, N.: Cardiac pacing in the 1980s. New Engl. J. Med. 311: 1671–1680 (1984).

Luria, M. H., Knoke, J. D., Wachs, J. S., Luria, M. A.: Survival after recovery from acute myocardial infarction. Am. J. Med. 67: 7–14 (1979).

Malcolm, D., Sniderman, A., Morin, J. E.: Successful coronary artery bypass surgery in a 80-year old man with Prinzmetal's angina. Canad. Med. Ass. J. 119: 749–750 (1978).

Marcus, A. J.: Aspirin as an antithrombotic medication. New Engl. J. Med. 309: 1515–1517 (1983).

Maseri, A.: Angina pectoris: the new emerging face. Triangel 22/1: 23–30 (1983).

Matthay, R. A., Berger, H. J., Loke, J., Gottschalk, A., Zaret, B. L.: Effects of aminophylline upon right and left ventricular performance in chronic obstructive pulmonary disease. Am. J. Med. 65: 903–910 (1978).

Mehlman, D. J., Arnsdorf, M. F.: Antiarrhythmic therapy for the elderly: a two-edged sword. Geriatrics 34/5: 29–62 (1979).

Melichar, F., Jedlicka, V., Havlik, L.: A study of undiagnosed myocardial infarctions. Acta Med. Scand. 174: 761–768 (1963).

Mestroni, L., Fonda, F., Camerini, F.: Ventricular arrhythmias in congestive cardiomyopathy. New Engl. J. Med. 309: 377–378 (1983).

Meyer, J.: Der Einsatz von Kalziumantagonisten in der Therapie der koronaren Herzkrankheit. Internist 24: 408–414 (1983).

Michel, D.: Digitalis-Therapie im Alter. Fortschr. Med. 99: 578–582, 672–675 (1981).

Mihalick, M. J., Fisch, C.: Electrocardiographic findings in the aged. Am. Heart J. 87: 117–128 (1974).

Millard, R. W., Lathrop, D. A., Grupp, G., Ashraf, M., Grupp, I. L., Schwartz, A.: Differential cardiovascular effect of calcium-channel blocking agents: potential mechanisms. Am. J. Cardiol. 49: 499–506 (1982).

Mitchell, J. R. A.: Anticoagulants in coronary heart disease – retrospect and prospect. Lancet i: 257–262 (1981).

Mitrovic, V., Thormann, Neuss, H., Schlepper, M.: Vena-Cava-Superior-Syndrome nach Schrittmacher-Behandlung. Herzmedizin 4: 124–127 (1981).

Müller, Ch., Glogar, D., Schemper, M., Scheibelhofer, W., Pacher, R., Laczkovics, A., Kaliman, J.: Todesursachen von Schrittmacherpatienten – Abhängigkeit von der Implantationsindikation. Wien. klin. Wschr. 96: 60–64 (1984).

Muller, J. E., Turi, Z. G., Pearle, D. L., Schneider, J. F., Servas, D. H., Morrison, J., Stone, P. H., Rude, R. E., Rosner, B., Sobel, B. E., Tate, C., Scheiner, E., Roberts, R., Hennekens, C. H., Braunwald, E.: Nifedipine and conventional therapy for unstable angina pectoris: a randimized, double-blind comparison. Circulation 69: 728–739 (1984).

Multiple Risk Factor Intervention Trial Research Group: Multiple risk factor intervention trial. J. A. M. A. 248: 1465–1477 (1982).

Myerburg, R. J., Conde, C., Sheps, D. S., Appel, R. A., Kiem, I., Sung, R. J., Castellanos, A.: Antiarrhythmic drug therapy in survivors of prehospital cardiac arrest: Comparison of effects on chronic ventricular arrhythmias and recurrent cardiac arrest. Circulation 59: 855–863 (1979).

Nager, F., Kappenberger, L.: Hämodynamik nach Schrittmacherimplantation. Internist 18: 14–20 (1977).

Nager, F.: Der heutige Stand der Arrhythmie-Behandlung. Sandorama 2: 5–10 (1979).

Nelson, R. D., Ezri, M. D., Denes, P.: Arrhythmias and conduction disturbances in the elderly. In: Cardiovascular Disease in the Elderly (Messerli, F. H., Hrsg.), S. 83–107. Boston: Martinus Nijhoff 1984.

Nicolaides, A. N., Kakkar, V. V., Renney, J. T. G., Kidner, P. H., Hutchison, D. C. S., Clarke, M. B.: Myocardial infarction and deep-vein thrombosis. Brit. Med. J. 1: 432–434 (1971).

Nixon, J. V., Pennington, W., Ritter, W., Shapiro, W.: Efficacy of propranolol in the control of exercise induced or augmented ventricular ectopic activity. Circulation 57: 115–122 (1978).

Norwegian Multicenter Study: Timolol-induced reduction in mortality and reinfarction in patients surviving acute myocardial infarction. New Engl. J. Med. 304: 801–807 (1981).

Ochs, H. R., Greenblatt, D. J., Woo, E., Smith, T. W.: Reduced quinidine clearance in elderly persons. Am. J. Cardiol. 42: 481–485 (1978).

Oeser, J., Fehr, R., Brinkmann, B.: Aortic and coronary atherosclerosis in a Hamburg autopsy series. Virchows Arch. A Path. Anat. Histol. 384: 131–148 (1979).

Ogilvie, R. I., Ruedy, J.: An educational program in digitalis therapy. J. A.M. A. 222: 50–55 (1972).

Olinger, G. N., Bonchek, L. I., Keehan, M. H., Tresch, D. D., Siegel, R., Bamrah, U., Tristani, F. E.: Unstable angina: the case for operation. Am. J. Cardiol. 42: 634–640 (1978).

Oltmanns, D.: Myokardiales Reizschwellenverhalten nach Implantation permanenter Herzschrittmacherelektroden. Herzmedizin 4: 120–122 (1981).

Oswald, G. A., Corcoran, S., Yudkin, J. S.: Prevalence and risks of hyperglycaemia and undiagnosed diabetes in patients with acute myocardial infarction. Lancet i: 1264–1267 (1984).

Packer, M., Greenberg, B., Massie, B., Dash, H.: Deleterious effects of hydralazine in patients with pulmonary hypertension. New Engl. J. Med. 306: 1326–1331 (1982).

Packer, M., Meller, J., Medina, N., Yushak, M., Smith, H., Holt, J., Guerrero, J., Todd, G. D., McAllister, R. G., Gorlin, R.: Hemodynamic consequences of combined beta-adrenergic and slow calcium channel blockade in man. Circulation 65: 660–668 (1982).

Packer, M.: New perspectives on therapeutic application of nitrates as vasodilator agents for severe chronic heart failure. Am. J. Med. 74(6B): 61–72 (1983).

Parker, J. O.: Nitrate tolerance. Herz 9: 137–145 (1984).

Parmley, W. W.: Pathophysiology of congestive heart failure. Am. J. Cardiol. 55: 9A–14A (1985).

Parsonnet, V., Crawford, C. C., Bernstein, A. D.: The 1981 United States survey of cardiac pacing practices. Am. J. Coll. Cardiol. 3: 1321–1332 (1984).

Pathy, M. S.: Clinical presentation of myocardial infarction in the elderly. Brit. Heart J. 29: 190–199 (1967).

Pedersen, F., Rasmussen, S. L., Kolendorf, K., Christiansen, E.: The effect of alprenolol on serum myoglobin levels in acute myocardial infarction. Scand. J. Clin. Lab. Invest. 44: 649–654 (1984).

Peel, A. A. F., Semple, T., Wang, I., Lancaster, W. M., Dall, J. L. G.: A coronary prognostic index for grading the severity of infarction. Brit. Heart J. 24: 745–760 (1962).

Peters, R. W., Scheinman, M. M., Modin, G., O'Young, J., Somelofski, C. A., Mies, C.: Prophylactic permanent pacemakers for patients with chronic bundle branch block. Am. J. Med. 66: 978–985 (1979).

Podrid, P. J.: Aggravation of ventricular arrhythmia. A drug-induced complication. Drugs 29/Suppl. 4: 33–44 (1985).

Polzien, P., Polzien, E.: Die Behandlung der chronischen Herzinsuffizienz im Alter. Dtsch. Med. Wschr. 105: 1201–1202 (1980).

Pomerance, A.: Pathology of the heart with and without cardiac failure in the aged. Brit. Heart J. 27: 697–710 (1965).

Port, S., Cobb, R. F., Coleman, R. E., Jones, R. H.: Effect of age on the response of the left ventricular ejection fraction to exercise. New Engl. J. Med. 303: 1133–1137 (1980).

Rabkin, S. W., Mathewson, F. A. L., Hsu, P.-H.: Relation of body weight to development of ischemic heart disease in a cohort of young North American men after a 26 year observation period: The Manitoba Study. Am. J. Cardiol. 39: 452–458 (1977).

Raff, W. K., Kosche, F., Lochner, W.: Untersuchungen mit Nifedipine, einer coronargefäßerweiternden Substanz mit schneller sublingualer Wirkung. Arzneimittel-Forschg. 22: 33–39 (1972).

Rhomberg, H. P.: Koronare Risikofaktoren in einer ländlichen Bevölkerung und deren Beeinflußbarkeit innerhalb von drei Jahren. Wien. Klin. Wschr. 93/Suppl. 127 (1981).

Rodeheffer, R. J., Gerstenblith, G., Becker, L. C., Fleg, J. L., Weisfeldt, M. L., Lakatta, E. G.: Exercise cardiac output is maintained with advancing age in healthy human subjects: cardiac dilatation and increased stroke volume compensate for a diminished heart rate. Circulation 69: 203–213 (1984).

Rodstein, M., Wolloch, L., Gubner, R. S.: Mortality study of the significance of extrasystoles in an insured population. Circulation 44: 617–625 (1971).

Rogers, W. J., Mantle, J. A., Hood, W. P., Baxley, W. A., Whitlow, P. L., Reeves, R. C., Soto, B.: Prospective randomized trial of intravenous and intracoronary streptokinase in acute myocardial infarction. Circulation 68: 1051–1061 (1983).

Rose, G., Marmot, M. G.: Social class and coronary heart disease. Brit. Heart J. 45: 13–19 (1981).

Rose, G. A., Wilson, R. R.: Unexplained heart failure in the aged. Brit. Heart J. 21: 511–517 (1959).

Rosenbaum, M. B., Chiale, P. A., Halpern, M. S., Nau, G. J., Przybylski, J., Levi, R. J., Lazzari, J. O., Elizari, M. V.: Clinical efficacy of amiodarone as an antiarrhythmic agent. Am. J. Cardiol. 38: 934–944 (1976).

Rüegger, M., Medici, T. C.: Neue Therapien für das Cor pulmonale? Dtsch. Med. Wschr. 108: 1886–1887 (1983).

Ryden, L., Ariniego, R., Arnman, K., Herlitz, J., Hjalmarson, A., Holmberg, S., Reyes, C., Smedgard, P., Svedberg, K., Vedin, A., Waagstein, F., Waldenström, A., Wilhelmsson, C., Wedel, H., Yamamoto, M.: A double-blind trial of metoprolol in acute myocardial infarction. New Engl. J. Med. 308: 614–618 (1983).

Sanders, S., Denes, P.: Clinical significance and electrocardiographic characteristics of paroxysmal AV block detected on Holter monitoring. Clin. Res. 27: 620 (1979).

Sbarabaro, J. A., Rawlin, D. A., Fozzard, H. A.: Suppression of ventricular arrhythmias with intravenous disopyramide and lidocain: efficacy comparison in a randomized trial. Am. J. Cardiol. 44: 513–520 (1979).

Schaudig, A., Zimmermann, M., Thurmayr, R., Beyer, J.: Komplikationen der Schrittmachertherapie. Internist 18: 25–30 (1977).

Scheinman, M. M.: Induction of ventricular tachycardia: a promising new technique or clinical electrophysiology gone away? Circulation 58: 998–999 (1978).

Schenk, K. E.: Altersveränderungen der Mitralklappen und ihre Bedeutung für die Klappenfunktion. Ztschr. f. Kreislforsch. 60: 110–119 (1971).

Schettler, G.: Die Ätiologie der Arteriosklerose. Internist 19: 611–620 (1978).

Schmidt, S. B., Katz, R. J.: PVCs in the elderly: when to start worrying. Geriatrics 40/8: 30–44 (1985).

Schmutzler, H., Rutsch, W.: Die transluminale Koronar-Dilatation. Internist 24: 402–407 (1983).

Schocken, D. D., Roth, G. S.: Reduced beta-adrenergic receptor concentrations in ageing man. Nature 267: 856–858 (1977).

Schröder, R.: Sekundäre Prävention nach Myokardinfarkt. Dtsch. Med. Wschr. 106: 546–553 (1981).

Schröder, R.: Intrakoronare versus systemische Thrombolyse. Internist 24: 396–401 (1983).

Schröder, R., Biamino, G., v. Leitner, E.-R., Linderer, T., Brüggemann, T., Heitz, J., Vöhringer, H.-F., Wegscheider, K.: Intravenous short-term infusion of streptokinae in acute myocardial infarction. Circulation 67: 536–548 (1983).

Schulz, V.: Hemmung der Thrombozytenaggregation durch Beta-Blocker. Fortschr. Med. 102: 1203–1205 (1984).

Schwarz, F., Kübler, W.: Thrombolytische Therapie des akuten Herzinfarktes. Internist 25: 713–720 (1984).

Seibold, H., Lippert, R., Stauch, M.: Beeinflussung von Aggregationsparametern der Thrombozyten durch Langzeitbetablockade bei Patienten mit koronarer Herzkrankheit. Therapiewoche 32: 3553–3559 (1982).

Shaw, D. B., Holman, R. R., Gowers, J. I.: Survival in sinoatrial disorder (sick-sinus syndrome). Brit. Met. J. 1: 139–141 (1980).

Simonson, E.: The effect of age on the electrocariogram. Am. J. Cardiol. 29: 64–73 (1972).

Simoons, M. L., Serruys, P. W., Brand, M., Bär, F., DeZwaan, C., Res, J., Verheugt, F. W. A., Krauss, X. H., Remme, W. J., Vermeer, F., Lubsen, J.: Improved survival after early thrombolysis in acute myocardial infarction. Lancet ii: 578–581 (1985).

Sixty Plus Reinfarction Study Research Group: A double-blind trial to assess long-term oral anticoagulant therapy in elderly patients after myocardial infarction. Lancet ii: 989–994 (1980).

Sixty Plus Reinfarction Study Research Group: Risks of long-term oral anticoagulant therapy in elderly patients after myocardial infarction. Lancet i: 64–68 (1982).

Slany, J.: Akuter Myokardinfarkt beim alten Menschen. Fortschr. Med. 102: 507–511 (1984).

Smith, J. W., Marcus, F. I., Serokman, R.: Prognosis of patients with diabetes mellitus after acute myocardial infarction. Am. J. Cardiol. 54: 718–721 (1984).

Sodums, M. T., Walsh, R. A., O'Rourke, R. A.: Digitalis in heart failure. Farewell to the foxglove? J. A. M. A. 246: 158–160 (1981).

Stern, M. P.: The recent decline in ischemic heart disease mortality. Ann. Int. Med. 91: 630–640 (1979).

Taran, L. M., Szilagyi, N.: Electrocardiographic changes with advancing age. Geriatrics 13: 352–358 (1958).

Theisen, K.: Pharmakotherapie der paroxysmalen Tachykardie. Dtsch. Med. Wschr. 108: 1021–1027 (1983).

Thom, T. J., Kannel, W. B.: Downward trend in cardiovascular mortality. Ann. Rev. Med. 32: 427–434 (1981).

Tomanek, R. J.: Coronary vasculature of the aging heart. In: The Aging Heart (Weisfeldt, M. L., Hrsg.), S. 115–135. New York: Raven Press 1980.

Tragl, K. H.: Risikofaktoren und atherosklerotische Komplikationen in Wien: Herzinfarkt und Schlaganfall. Acta Med. Austr. 10: 1–10 (1983).

Turi, Z. G., Braunwald, E.: The use of beta-blockers after myocardial infarction. J. A. M. A. 249: 2512–2516 (1983).

The Veterans Administration Coronary Artery Bypass Surgery Cooperative Study Group: Eleven-year survival in the Veterans Administration randomized trial of coronary bypass surgery for stable angina. New Engl. J. Med. 311: 1333–1339 (1984).

Waller, B. F., Roberts, W. C.: Cardiovascular disease in the very elderly. Am. J. Cardiol. 51: 403–421 (1983).

Wang, R., Camm, J., Ward, D., Washington, H., Martin, A.: Treatment of chronic atrial fibrillation in the elderly, assessed by ambulatory electrocardiographic monitoring. J. Am. Geriatr. Soc. 28: 529–534 (1980).

Warnowicz, M. A., Denes, P.: Chronic ventricular arrhythmias: comparative drug effectiveness and toxicity. Progr. Cardiovasc. Dis. 23: 225–236 (1980).

Wasserman, A. G., Katz, R. J., Varghese, J., Leiboff, R. H., Bren, G. G., Schlesselman, S., Varma, V. M., Reba, R. C., Ross, A. M.: Exercise radionuclid ventriculographic responses in hypertensive patients with chest pain. New Engl. J. Med. 311: 1276–1280 (1984).

Wellens, H. J. J., Bär, F. W. H. M., Lie, K. I., Düren, D. R., Dohmen, H. J.: Effect of procainamide, propranolol and verapamil on mechanism of tachycardia in patients with chronic recurrent ventricular tachycardia. Am. J. Cardiol. 40: 579–585 (1977).

Wenting, G. J., Manin't Veld, A. J., Woittiez, A. J., Boomsma, F., Laird-Meeter, K., Simoons, M., Hugenholtz, P. G., Schalekamp, M. A. D. H.: Effects of captopril in acute and chronic heart failure. Correlations with plasma levels of noradrenaline, renin, and aldosterone. Brit. Heart J. 49: 65–76 (1983).

White, D., Polak, J. F., Wynne, J., Holman, B. L., Antman, E. M., Nesto, R. W.: Addition of nifedipin to maximal nitrate and beta-adrenoreceptor blocker therapy in coronary artery disease. Am. J. Cardiol. 55: 1303–1307 (1985).

Whiting, R. B., Powell, W. J., Dinsmore, R. E., Sanders, C. A.: Idiopathic hypertrophic sub-aortic stenosis in the elderly. New Engl. J. Med. 285: 196–200 (1971).

Wilcox, R. G., Hampton, J. R.: Importance of age in prehospital and hospital mortality of heart attacks. Brit. Heart J. 44: 503–507 (1980).

Winkle, R. A., Gradman, A. H., Fitzgerald, J. W., Bell, P. A.: Antiarrhythmic drug effect assessed from ventricular arrhythmia reduction in the ambulatory electrocardiogram and treadmill test: comparison of propranolol, procainamide and quinidine. Am. J. Cardiol. 42: 473–480 (1978).

Wirtzfeld, A., Klein, G., Himmler, F. C., Schmidt, G., Kutschera, I., Sauer, E.: Oral wirksame Vasodilatoren bei der chronischen therapieresistenten Herzinsuffizienz. Dtsch. Med. Wschr. 105: 1379–1383 (1980).

Wohl, A. J., Laborde, J., Atkins, J. M., Blomqvist, C. G., Mullins, C. B.: Prognosis of patients permanently paced for sick sinus syndrome. Arch. Int. Med. 136: 406–408 (1976).

Working Party on Anticoagulant Therapy in Coronary Thrombosis to the Medical Research Council: Assessment of short-term anticoagulant administration after cardiac infarction. Brit. Med. J. 1: 335–342 (1969).

Yin, F. C. P., Raizes, G. S., Guarnieri, T., Spurgeon, H. A., Lakatta, E. G., Fortuin, N. J., Weisfeldt, M. L.: Age-associated decrease in ventricular response to a hemodynamic stress during beta-adrenergic blockade. Brit. Heart J. 40: 1349–1355 (1978).

Yin, F. C. P., Milnor, W. R., Weisfeldt, M. L.: Mechanism for the age-associated decrease in maximal exercise capacity. Clin. Res. 28: 473 (1980).

Yin, F. C. P.: The aging vasculature and its effects on the heart. In: The Aging Heart (Weisfeldt, M. L., Hrsg.), S. 137–213. New York: Raven Press 1980.

Yusuf, S., Peto, R., Lewis, J., Collins, R., Sleight, P.: Beta blockade during and after myocardial infarction: an overview of the randomized trials. Progr. Cardiovasc. Dis. 27: 335–371 (1985).

Zeldis, S. M., Levine, B. J., Michelson, E. L., Morganroth, J.: Cardiovascular complaints. Chest 78: 456–462 (1980).

Zipes, D. P., Troup, P. J.: New antiarrhythmic agents. Amiodarone, aprindine, disopyramide, ethmozin, mexiletine, tocainide, verapamil. Am. J. Cardiol. 41: 1005–1024 (1978).

6. Die Niere im Alter

Anatomie und Funktion der Niere im Alter

Die Niere unterliegt im Verlaufe des Lebens anatomischen und funktionellen Veränderungen, deren Ausmaß eine direkte Beziehung zum Lebensalter besitzt. Sie werden bei jedem Menschen und unabhängig von Nierenerkrankungen beobachtet. Die stärksten Nierenveränderungen werden allerdings durch Krankheiten verursacht, welche im Alter gehäuft auftreten und nicht primär von der Niere ausgehen müssen. Zu diesen Erkrankungen gehören Harnwegsinfekte, ein Diabetes mellitus und ganz besonders ein erhöhter Blutdruck.

Anatomie und Histologie

Mit zunehmendem Alter sinken Größe und Gewicht der Nieren. Beim erwachsenen Mann beträgt das Nierengewicht bis zu 290 g und sinkt bis zum 90. Lebensjahr auf etwa 200 g ab. Es liegt bei der Frau jeweils um etwa 25% tiefer als beim Mann. Der Gewichtsverlust betrifft vorwiegend die Nierenrinde und geht histologisch mit einer Abnahme der Zahl der Glomeruli einher. Es kommt aber nicht nur zu einem Verlust, sondern auch zu einer Sklerosierung der Glomeruli (McLachlan 1978). Dieser Verlust an Parenchym führt zu einer stärkeren Windung der Gefäße. Die Degeneration der kortikalen Glomeruli führt zur Obliteration der afferenten Arteriolen, während die Degeneration der medullären Glomeruli die Shunt-Bildung afferenter und efferenter Arteriolen begünstigt. Damit kommt es zu einer Änderung der Durchblutungsverhältnisse mit Begünstigung des Nierenmarkes. Während die Zahl der epithelialen Zellen sinkt und damit auch die Filterleistung der Niere zurückgeht, nimmt die Zahl der mesangialen Zellen zu. Elektronenoptisch nimmt die Dicke sowohl der glomerulären wie auch der tubulären Basalmembran zu, allerdings sinkt die Permeabilität erst ab einem größeren Ausmaß dieser Basalmembranverdickung. Die langsame aber stetige medulläre, interstitielle Fibrosierung führt schließlich auch zur Obliteration der Nierentubuli.

Durchblutung der Nieren

Die Nierendurchblutung beträgt beim erwachsenen Mann etwa 600 ml/min und sinkt bis zur 8. Lebensdekade langsam auf etwa 300 ml/min ab. Dieser Rückgang der Nierendurchblutung ist in erster Linie das Resultat der renalen

Gefäßveränderungen, aber auch einer wenigsten bei Belastung auftretenden
Verminderung des Herzzeitvolumens (Port 1980). Die Messung der Nierendurchblutung mittels der [133] Xenonauswasch-Methode ergibt einen Rückgang
des mittleren Blutflusses der Niere, besonders aber des kortikalen Blutflusses
und auch eine altersbedingte, reduzierte Vasodilatation nach Azetylcholin
(Hollenberg 1974).

Die Nierenfunktion

Sowohl die glomeruläre wie auch die tubuläre Funktion der Niere sinken mit zunehmendem Alter. Der Funktionsverlust beginnt zwar schon sehr früh, verläuft
aber keineswegs linear, sondern im höheren Lebensalter deutlich rascher. Die
Funktionseinschränkung des frühen Erwachsenenalters wird noch durch eine
Hypertrophie der verbleibenden Nephrone kompensiert (Epstein 1979).

Die glomeruläre Funktion

Gleichzeitig mit dem Rückgang der Nierendurchblutung kommt es auch zu
einem Absinken der glomerulären Filtrationsrate. Dieser Rückgang der Filtra-
tionsleistung wird bereits nach dem 40. Lebensjahr beobachtet. Dabei sinken
sowohl die PAH-Clearance als Ausdruck der Nierendurchblutung wie auch die
Kreatinin- und Inulin-Clearance als Parameter der glomerulären Filtration
(Slack 1976). Entsprechend der großen individuellen Schwankungsbreite vari-
ieren auch die Angaben über den Rückgang der Kreatinin-Clearance nach dem
40. Lebensjahr. Für den Großteil aller Personen ist jedoch eine Reduktion der
Kreatinin-Clearance von etwa 8,0–10,0 ml/min/1,73 m² Körperoberfläche pro
Lebensdekade anzunehmen (Abb. 12).

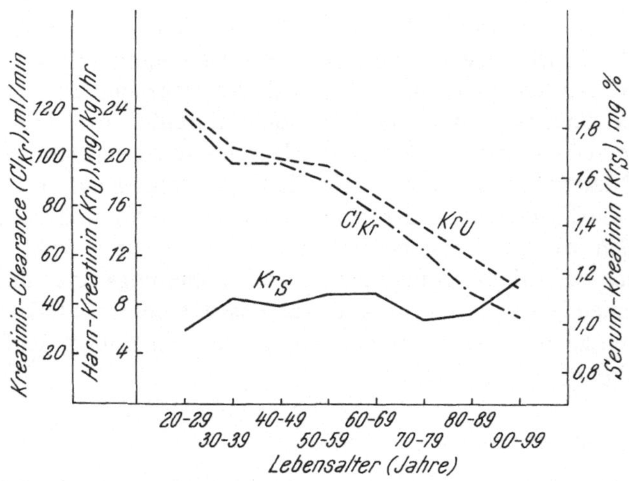

Abb. 12. Plasmakreatinin, Ausscheidung von Kreatinin und Kreatinin-Clearance in
Abhängigkeit vom Lebensalter (nach Follath 1981 und Kampmann 1974)

Trotz der Abnahme der Kreatinin-Clearance mit zunehmendem Lebensalter steigt das Plasmakreatinin nicht oder nur geringfügig an, weil bei dem gleichzeitigen Rückgang der Muskelmasse das aus dem Muskel freiwerdende Kreatinin ebenfalls abnimmt. Deshalb kann das Plasmakreatinin des älteren Menschen auch nicht als Ausdruck der Nierenfunktion herangezogen werden (Kampmann 1974, Follath 1981). Um die Nierenfunktion dennoch beurteilen zu können, ohne dem Patienten die im Alter oft schwierige Aufgabe des Harnsammelns auflasten zu müssen, wurde eine Formel angegeben, die bei Kenntnis des Plasmakreatinins, des Alters und des Körpergewichts des Patienten eine grobe Beurteilung seiner Kreatinin-Clearance erlaubt (Cockcroft 1976).

$$Cl_{Cr} = \frac{(140 - \text{Alter}) \times \text{Gewicht (kg)}}{72 \times Cr \text{ (mg\%)}} \, .$$

Die Inulin-Clearance des Erwachsenen beträgt etwa 120 ml/min/1,73 m² Körperoberfläche und geht zunächst langsam, mit zunehmendem Lebensalter aber immer schneller zurück. Sie wird im 60. Lebensjahr bei etwa 95 ml und im 90. Lebensjahr bei etwa 65 ml/min/1,73 m² gefunden (Davies 1950, Slack 1976). In den selben Zeiträumen sinkt die PAH-Clearance von 620 ml auf 430 ml bzw. 290 ml/min ab.

Mit dem Rückgang der Inulin- und der PAH-Clearance steigt die Filtrationsfraktion, das ist der Fraktionsanteil am effektiven Nierenplasmastrom langsam aber kontinuierlich an. Dieser relative Anstieg erfolgt im Rahmen der Sklerose der efferenten Arteriolen, die zu einem Druckanstieg im kapillären Stromgebiet führt.

Die Tubulusfunktion

Zunehmendes Lebensalter führt auch im Tubulusapparat der Niere zur Einschränkung der spezifischen Leistungen (Epstein 1979).

1. Wasserausscheidung (Verdünnungsfähigkeit) geht zurück
2. Konzentrierfähigkeit sinkt
3. Konservierungsfähigkeit für Natriumionen ist rückläufig
4. Fähigkeit der Wasserstoffionen Ausscheidung (Säure-Basen-Homeostase) sinkt
5. Ausscheidungsschwelle für Glukose steigt.

Ähnlich wie bei der glomerulären Filtration sinken auch die tubulären Funktionen zunächst nur langsam und sind nur mittels entsprechender Belastungsuntersuchungen erkennbar. Klinische Bedeutung erhalten die Funktionseinschränkungen des Tubulusapparates besonders dann, wenn bei dem im höheren Lebensalter häufigen Flüssigkeitsmangel durch unzureichende Zufuhr oder durch unkontrollierte Entwässerung die reduzierte Konzentrierfähigkeit der Niere nicht mehr ausreicht, um die harnpflichtigen Stoffe zur Ausscheidung zu bringen. Eine verminderte Effizienz des Gegenstrommechanismus und ein mit dem Alter abnehmender Flüssigkeitstransport aus dem Tubuluslumen in das medulläre Interstitium sind die Grundlagen der verminderten Konzentrierfähigkeit (Beck 1982).

Nach einer salzfreien Diät benötigt die Niere des älteren Menschen auch zunehmend länger, um mit einer Verminderung der Salzausscheidung im Harn zu reagieren (Epstein 1976). Diese Verzögerung bei der Salzkonservierung ist ein komplexer Vorgang, bei dem der verminderte Blutfluß und das reduzierte Glomerulusfiltrat zwar die Konservierung begünstigen, der Rückgang der Plasmareninaktivität und des Plasmaaldosterons aber schließlich für den Salzverlust verantwortlich zeichnen.

Eine weitere Teilfunktion des Tubulus, nämlich der Homeostasemechanismus zur Aufrechterhaltung einer ausgeglichenen Säure-Basen-Bilanz, ist im höheren Lebensalter in seiner Anpassungsfähigkeit gestört. Nach Belastung mit Ammoniumchlorid scheiden alte Menschen diese Säurelast schlechter aus als junge Personen. Diese verminderte Anpassungsfähigkeit geht allerdings mit der Inulin-Clearance parallel, so daß ein spezifischer tubulärer Defekt nicht angenommen werden kann (Adler 1972).

Die individuelle Schwankungsbreite der Nierenschwelle für Glukose ist sehr groß. Während sie in der Regel bei einem Blutzuckerspiegel von etwa 180 mg% anzunehmen ist, wird im jugendlichen Alter gelegentlich eine Glukosurie bei schon 130 mg% gefunden. Im höheren Lebensalter jedoch steigt diese Nierenschwelle für Glukose und führt manchmal erst bei einem BZ von 300 mg% zur Zuckerausscheidung (Butterfield 1967). Die praktische Bedeutung des Anstiegs der Nierenschwelle für Glukose im Alter ist nicht sehr hoch, sie steigt aber dann, wenn anhand der Glukosurie Screening-Untersuchungen zur Entdeckung eines Diabetes mellitus durchgeführt werden oder wenn das Ausmaß einer Glukosurie für die Beurteilung einer diabetischen Stoffwechsellage herangezogen wird.

Erkrankungen der Niere im Alter

Die Glomerulonephritis

Die akute Glomerulonephritis (GN) ist vorwiegend eine Erkrankung des jüngeren Lebensalters, wird aber auch bei betagten Menschen angetroffen. Im höheren Lebensalter nimmt sie oft einen ungewöhnlichen klinischen Verlauf und weist im Vergleich mit jüngeren Patienten oft pathogenetische Unterschiede auf.

Zwar gehören auch im Senium Hämaturie, Proteinurie und Hypertonie sowie Oligurie und Azotämie zu den diagnostisch wichtigen Kriterien der GN, dennoch sind nach klinischem Verlauf die Ödeme, die Hypertonie und ganz besonders die Linksdekompensation des Herzens die Leitsymptome der Erkrankung (Frocht 1984, Lien 1979).

Bei den auslösenden Ursachen der GN spielt im höheren Lebensalter die Streptokokken-Pharyngitis kaum eine Rolle. Viel eher sind es Hautinfektionen oder Infektionen mit Pneumokokken, die einer GN vorausgehen. Der Antistreptolysintiter ist bei diesen Hautaffektionen ein schlechter Indikator des Streptokokkeninfektes, weil in der Haut das Streptolysin O an Lipide gebunden wird und damit die Antikörperbildung verhindert wird (Montoliu 1980). Serologisch kommt es mit großer Regelmäßigkeit zum Komplementabfall, der differentialdiagnotische Bedeutung bei der Abgrenzung der GN gegen die rasch progrediente GN besitzt (Montoliu 1981). Neben den Infekten als auslösende Ursache der akuten GN sind es noch selten die verschiedenen Erscheinungsformen sogenannter Kollagenkrankheiten mit Panarteriitis nodosa, der Schönlein-Henochschen Purpura, dem Goodpasture-Syndrome, dem hämolytisch-urämischen Syndrom u.a.m. (Arieff 1971).

Das Spektrum der histologischen und immunologischen Manifestationen unterscheidet sich im Alter nicht von Erkrankungen bei jungen Menschen, wenn auch die intrakapillär proliferativen und exsudativen Formen im Vordergrund stehen.

Therapeutisch werden Kortikosteroide, immunsuppressive Mittel und auch Heparin versucht, sind jedoch ohne wesentliche Bedeutung für die Prognose der Erkrankung (Arieff 1971). Von Bedeutung ist dagegen die Sanierung eines ursächlichen Herdgeschehens und in manchen Fällen kann eine Dialysetherapie zur Überwindung einer passageren Oligurie beitragen.

Die Prognose der akuten GN ist im höheren Lebensalter und gerade nach Streptokokkeninfekten gut (Lien 1979) und nur mit geringer Mortalität belastet. Sie verschlechtert sich aber, wenn im histologischen Bild die extrakapilläre Proliferation zunimmt und Halbmonde auftreten. Die histologische Verlaufskontrolle ermöglicht demnach eine prognostische Aussage, wird aber bei der im Alter meistens guten Prognose der GN, bei dem zwar geringen aber doch existenten Punktionsrisiko und bei der mit zunehmendem Alter immer geringer werdenden Bedeutung der Prognose kaum durchgeführt werden.

Die rasch progrediente Glomerulonephritis

Bei der rasch progredienten Glomerulonephritis (RPGN) handelt es sich zwar um eine Erscheinungsform der akuten GN, dennoch stellt sie hinsichtlich ihrer Ätiologie, ihrer Histologie, ihres Verlaufes und ihrer Prognose ein weitgehend eigenständiges Krankheitsbild dar. Ähnlich wie für die akute GN bilden Streptokokkeninfekte auch für die RPGN gelegentlich den pathogenetischen Ausgangspunkt, sie treten aber gegenüber Vaskulitiden, dem Goodpasture-Syndrom und überhaupt den Kollagenkrankheiten in den Hintergrund. Dementsprechend werden bei der RPGN häufig anti-glomeruläre Basalmembran-Antikörper und Immunkomplexe nachgewiesen. Daneben gibt es noch die idiopathische RPGN, für welche keine herkömmlichen Ursachen bekannt sind (Beirne 1977).

Bei aller ätiologischen Vielfalt ist die Histologie der RPGN einheitlich und wird von der extrakapillären Proliferation mit typischer Halbmondbildung geprägt.

Die Klinik der RPGN ist ähnlich jener der akuten GN und charakterisiert durch Nierenschmerzen, Ödembildung, Hämaturie, Proteinurie und einem Blutdruckanstieg, der exzessive Werte erreichen kann. Der Unterschied zur akuten GN besteht in einer meistens sehr stark ausgeprägten Oligurie mit einer rasch progredienten Niereninsuffizienz. Einzig die fokale Verteilung der Halbmonde verzögert den Spontanverlauf und damit die Prognose.

Als Behandlung dieser in der Regel rasch zur Niereninsuffizienz und Urämie führenden Verlaufsform einer GN werden Kortikosteroide und immunsuppressive Medikamente verwendet. Die Erfolge, die damit erzielt werden, sind aber dürftig. Bei jenen Fällen der RPGN allerdings, bei denen zirkulierende Antikörper oder Antikörper gegen die glomeruläre Basalmembran ätiologisch verantwortlich sind, hat die Einführung der Plasmapherese in das Therapiekonzept teilweise gute Erfolge gebracht (Kincaid 1978).

Die interstitielle Nephritis

Pathologisch anatomisch ist die akute interstitielle Nephritis gekennzeichnet durch eine lymphozytäre und plasmazelluläre Infiltration des Niereninterstitiums und durch eine Bindegewebszunahme. Zusätzlich sind die Tubuli gelegentlich dilatiert. Diese Veränderungen sind nicht regelmäßig über die Niere verteilt, sondern zeigen ein fleckförmiges Muster und ziehen senkrecht von den Nierenpapillen in das Mark und bis an die Rindenoberfläche.

Im chronischen Stadium der interstitiellen Nephritis nimmt das Bindegewebe zu und es bilden sich Narben, welche die Nierenoberfläche in den betroffenen Arealen tief einziehen und zur Schrumpfung des Organes Anlaß geben. Im Spätstadium und ganz besonders nach Phenazetinabusus, bei Diabetes mellitus und bei der Pyelonephritis kommt es zur Nekrose der Papillen.

Unter den klinischen Symptomen der interstitiellen Nephritis, die in der Regel schleichend auftreten, stehen Müdigkeit, Schwäche, Anämie, Appetitlosigkeit und Gewichtsverlust im Vordergrund. Selten tritt Fieber auf. Im Harn sind im ersten Stadium lediglich eine geringe Proteinurie und eine leichte Hämaturie nachweisbar. Die Nierenfunktion selbst bleibt lange Zeit normal, weil der Ausfall einzelner Nephrone durch kompensatorische Hypertrophie der verbleibenden Nephrone ausgeglichen wird. In späteren Stadien werden allerdings die Zeichen des Tubulusschadens mit Konzentrationsschwäche, Kaliumverlust, hyperchlorämischer Azidose und eventuell einem renalen Diabetes insipidus nachweisbar. Letztlich kommt es zur Azotämie und zur chronischen Niereninsuffizienz.

Die Einteilung der interstitiellen Nephritis erfolgt am besten nach ätiologischen Gesichtspunkten (Murray 1975, Babucke 1974, Eknoyan 1982):

1. Angeborene oder erworbene obstruktive Veränderungen der ableitenden Harnwege mit einer konsekutiven Pyelonephritis in etwa 30%.
2. Die toxische interstitielle Nephritis nach Analgetikaabusus (Zollinger 1980) oder nach Schwermetallvergiftung in etwa 20%.
3. Eine metabolisch verursachte interstitielle Nephritis bei Stoffwechselabweichungen oder -krankheiten wie bei Diabetes mellitus, Hyperurikämie, Hyperkalzämie und Hypokaliämie in insgesamt etwa 30% (Schwartz 1967).
4. Die immunologisch ausgelöste interstitielle Nephritis, z.B. beim Lupus erythematodes disseminatus oder beim Sjögren-Syndrom.
5. Die infiltrative verursachte interstitielle Nephritis bei Lymphomen und Leukämien.

Beim älteren Menschen sind es vorwiegend die Pyelonephritis und der Diabetes mellitus, die zur interstitiellen Nephritis führen, doch sind nicht selten auch eine Hyperurikämie oder eine Hyperkalzämie an deren Entstehen beteiligt.

Bei Vorliegen einer interstitiellen Nephritis läßt sich in weit über 50% eine Pyelonephritis nachweisen. Umgekehrt steht die Pyelonephritis weit seltener mit einer interstitiellen Nephritis in Verbindung. Tatsächlich lassen sich aus dem Biopsiematerial einer pyelonephritischen Niere diabetischer Patienten nur selten Bakterien kultivieren, so daß die Existenz einer primär bakteriellen interstitiellen Nephritis gelegentlich überhaupt in Frage gestellt wird (Losse 1977, Losse 1980, Murray 1975, Halverstadt 1966).

Häufig sind gerade im höheren Lebensalter Arzneimittel die Ursache einer interstitiellen Nephritis. Besonders Sulfonamide, Penicilline, Phenazetine und Thiazide und in selteneren Fällen andere Antibiotika und andere Diuretika sowie nicht-steroidale Antirheumatika führen zur interstitiellen Form einer Nephritis (Pommer 1983). Der Verlauf dieser arzneimittelinduzierten Nephritis ist zwar günstig, dennoch bleibt vielfach ein erhöhtes Plasmakreatinin bestehen.

Die Papillennekrose bildet mit der medullären Nekrose eine der Komplikationen der interstitiellen Nephritis. Sie findet sich besonders häufig bei einem Diabetes mellitus, bei einer Pyelonephritis, bei Harnwegsobstruktionen und nach Analgetikaabusus (Eknovan 1982, Zollinger 1980). Unter den klinischen Erscheinungen überwiegen die Proteinurie mit 81%, die Bakteriurie und die Pyurie mit jeweils 70%, Fieber und Schüttelfrost mit 67%, eine Leukozytose und eine Azotämie mit jeweils 59% sowie eine tubuläre Konzentrationsschwäche mit 52%. Im Harnsediment finden sich als charakteristischer Befund neben den Leukozyten noch Erythrozyten und Fragmente medullären Gewebes. Mit Hilfe bildgebender Verfahren (Röntgen, Ultraschall) kommt eine verkleinerte Niere zur Darstellung, die durch narbige Einziehungen an der Oberfläche und durch Höhlen- und Sinusbildungen im oft asymmetrisch verzogenen Nierenbecken gekennzeichnet ist.

Der Harnwegsinfekt — die Pyelonephritis

Der Harnwegsinfekt gehört zu den häufigen Infektionen des höheren Lebensalters und die Pyelonephritis als häufigste Nierenerkrankung zeigt bei älteren Menschen einen zusätzlichen Gipfel ihrer Inzidenz. Dieser Anstieg der Inzidenz der Pyelonephritis bei alten Menschen wird noch einmal akzentuiert, wenn diese in ein Pflegeheim oder in ein Krankenhaus aufgenommen werden. Während nämlich von den daheim lebenden, über 60jährigen Männern 10% bzw. 20% an einem Harnwegsinfekt leiden (Kresbach 1967, Romano 1981), steigt dieser Prozentsatz für die kurzfristig hospitalisierten, älteren Patienten auf über 30% und für die langfristig hospitalisierten Patienten auf 35—50% an (Romano 1981). Auch die für den Harnwegsinfekt verantwortlichen Bakterien zeigen eine deutliche Beziehung zum Abhängigkeitsverhältnis eines betagten Menschen. Wenn dieser in seiner Wohnung und unter gewohnten Bedingungen lebt, werden bei Auftreten eines Harnwegsinfektes in etwa 75% der Patienten E. coli und in weniger als 10% ein Proteus aus dem Harn kultiviert. Wird dieser ältere Mensch allerdings über Monate oder Jahre in einem Krankenhaus oder in einen Pflegeheim versorgt, dann werden immer seltener E. coli und dafür immer häufiger Proteus, Klebsiellen und Pseudomonas aus dem Harn gezüchtet (Seneca 1981).

Für die Harnkultur ist die Harngewinnung mittels Mittelstrahlharn beim Mann problemlos möglich. Bei der Frau aber wird der Mittelstrahlharn in über 50% kontaminiert gefunden und es muß bei ihr entweder die Katheterisierung oder die suprapubische Punktion durchgeführt werden (Lye 1978). Sollte jedoch ein Patient bereits durch einen Dauerkatheter versorgt sein, dann kann der Harn aus diesem Katheter nicht für eine Kultur verwendet werden, weil bei kontaminiertem Katheter die Harnblase nicht notwendigerweise ebenfalls infiziert sein muß (Grahn 1985). In diesem Fall muß für die Harnkultur ein neuer Katheter gesetzt oder suprapubisch punktiert werden.

Von signifikanter Bakterurie wird dann gesprochen, wenn pro ml Harn mehr als 100 000 Keime gezählt werden. Ist die Keimzahl geringer, dann liegt eine signifikante Bakteriurie nicht vor und werden mehrere verschiedene Keime gefunden, dann ist eine Kontamination wahrscheinlich.

Die hohe Inzidenz von Harnwegsinfekten bei alten Menschen wird durch einige Faktoren hervorgerufen und/oder begünstigt:

1. In erster Linie führen obstruktive Uropathien zum Harnwegsinfekt. Beim Mann ist es vorwiegend die Prostatahypertrophie und bei der Frau sind es gynäkologische Zysten oder Tumoren, die zum Harnstau führen können. Bei beiden Geschlechtern kommen für eine Harnabflußbehinderung noch Nierensteine, Divertikel, Tumoren und chronische (spezifische) Entzündungen des gesamten Urogenitaltraktes in Frage. Auch die retroperitoneale Fibrose und paraaortale Tumoren begünstigen ebenso wie ein vesikourethraler Reflux die Infektion des Harntraktes.

2. Neuromuskuläre Störungen der Blasenmuskulatur, die im Alter häufig auftreten, verhindern die vollständige Blasenentleerung und begünstigen den Infekt.

3. Die bakterizide Wirkung des Prostatasekretes geht mit der im Alter sinkenden Sekretproduktion langsam verloren (Stamey 1968).

4. Bei fäkaler Inkontinenz kommt es zur Verschmutzung des Perineums und zum nachfolgenden Harnwegsinfekt besonders bei Frauen.

5. Die häufige Verwendung von Blasenkathetern im Alter begünstigt ebenfalls die Infektion des Harntraktes. Besonders im Krankenhaus entstehen mehr als 80% der dort erworbenen Harnwegsinfekte durch Blasenkatheter (Platt 1982, Thompson 1984). Dabei besitzt auch die zunächst geringe Bakteriurie klinische Bedeutung (Stark 1984).

6. An disponierenden Faktoren für die Entstehung des Harnwegsinfektes sind noch zu nennen:
a) Der Diabetes mellitus, der neben der interkapillären Glomerulosklerose vorwiegend durch Ischämie zur Papillennekrose führt.
b) Die mit dem Alter zunehmende Immunschwäche.
c) Die Neigung zur Dehydratation.

d) Eine Hypokaliämie, die im Tubulusbereich zur Vakuolisierung und später zur interstitiellen Fibrose führt, welche funktionell mit einer Konzentrationsschwäche und mit einer Polyurie vergesellschaftet ist.

e) Eine durch Inaktivität, Skelettmetastasen oder durch ein multiples Myelom verursachte Hyperkalzämie setzt degenerative Epithelschäden im distalen Nephron mit anschließender Nekrose und Kalzifizierung.

f) Die Hyperurikämie des höheren Lebensalters wird meistens durch maligne oder myeloproliferative Erkrankungen oder durch katabole Zustände (Zürcher 1977) hervorgerufen und führt durch die Harnkonzentrierung zur Harnsäureablagerung an der Papillenspitze und in den Sammelrohren (Babucke 1974) und in weiterer Folge zur Fibrosierung und abakteriellen interstitiellen Nephritis.

Eine strenge Stadieneinteilung des Harnwegsinfektes ist bei den fließenden Übergängen, die beobachtet werden, nur schwer möglich:

1. Von asymptomatischer Bakteriurie muß dann gesprochen werden, wenn die positive Bakterienkultur des Harnes eher zufällig, jedenfalls nicht in Kombination mit den klinischen Begleiterscheinungen einer Blasenentzündung oder eines aufsteigenden Harnwegsinfektes gefunden wird. Sie weist bei älteren Menschen eine besonders hohe Inzidenz auf und ist auch mit einer Verkürzung der Lebenserwartung verbunden (Dontas 1981).

2. Eine akute Zystitits liegt dann vor, wenn neben einer signifikanten Infektion auch die dazugehörenden klinischen Symptome wie häufiger Harndrang, Brennen beim Urinieren und oft auch Schmerzen im unteren Abdomen nachweisbar sind. Gerade beim älteren Menschen kann die Temperatursteigerung fehlen, jedoch können Inkontinenz und eventuell auch Verwirrtheit den Infekt begleiten.

3. Die Diagnose einer Pyelonephritis verlangt den Nachweis einer signifikanten Infektion mit einer der Lokalisation entsprechenden Symptomatik. Der Nachweis von Antikörpern an der Bakterienoberfläche, der mittels fluoreszierenden Antihuman-Globulin geführt wird, spricht für die Herkunft der Bakterien aus dem Nierenbereich (Jones 1974).

a) In der akuten Phase der Erkrankung dominieren das Fieber und der Flankenschmerz bzw. wird das betroffene Nierenlager vom Patienten als empfindlich und klopfschmerzhaft angegeben.

b) Im chronischen Verlauf der Pyelonephritis stehen dagegen der Gewichtsverlust des Patienten, die Anämisierung mit Müdigkeit und Krankheitsgefühl, eventuell Subfebrilität und manchmal auch eine Exsikkose im Vordergrund. Zu diesen subjektiven Beschwerden gesellen sich die Zeichen der Nierenbeteiligung mit tubulärer Konzentrationsschwäche und Azidose.

Die Behandlung des Harnwegsinfektes und der Pyelonephritis

Die Therapie des Harnwegsinfektes erfordert ein systematisches Vorgehen und vor jeder therapeutischen Maßnahme sollten einige Fragen beantwortet werden:
1. Ist der vorliegende Infekt überhaupt behandlungswürdig?
2. Gibt es prädisponierende Faktoren und ist deren Beseitigung möglich?
3. Wie weit proximal reicht die Infektion?

4. Welcher Keim ist für den Infekt verantwortlich?

5. Welches therapeutische Vorgehen und welches Antibiotikum sollen gewählt werden?

6. Gibt es bereits Komplikationen der Infektion und ist deren Behandlung notwendig?

1. Ist der vorliegende Infekt überhaupt behandlungswürdig?

Unbestritten ist die Behandlungswürdigkeit jener Harnwegsinfekte, welche subjektive Beschwerden verursachen und welche anatomische und/oder funktionelle Nierenveränderungen hervorrufen.

Problematisch sind aber jene asymptomatischen Bakteriurien, die nicht nur subjektiv erscheinungsfrei sind, sondern die auch keinen faßbaren Organschaden und keinen Blutdruckanstieg verursachen. Für diese chronischen Bakteriurien hat noch bis vor kurzem die Ansicht gegolten, daß eine Behandlung nicht sinnvoll wäre, weil solche Infekte von selbst erlöschen, weil sie keinen Schaden hinterlassen und weil die unerwünschten Wirkungen der antibiotischen Therapie gerade für den älteren Menschen schädlicher sind als ein eventueller Nutzen ihrer Anwendung (Lye 1978, Losse 1982). Andere Untersuchungen zeigen aber, daß sowohl die asymptomatische Bakteriurie (Dontas 1981) wie auch der beschwerdefreie und dennoch infizierte Dauerkatheter (Platt 1982, Stark 1984) mit einer erhöhten Mortalität belastet sind. Die Diskussion über die Behandlungswürdigkeit des asymptomatischen Harnwegsinfektes bei Dauerkatheter ist offenbar noch nicht abgeschlossen. Es sollten aber sicherlich alle anderen Behandlungen (Blasentraining, Windelhosen, intermittierender Blasenkatheter) vor der antibiotischen Therapie ausgeschöpft sein.

2. Gibt es prädisponierende Faktoren und ist deren Beseitigung möglich?

An prädisponierenden Faktoren kommen beim älteren Menschen vorwiegend die Prostatahypertrophie, der Nierenstein und auch ein gynäkologischer Tumor mit Harnrückstau in Frage. Ohne Sanierung einer eventuell bestehenden Obstruktion oder ohne Sicherung des Harnflusses ist ein antibiotisches Vorgehen nicht sinnvoll.

3. Wie weit proximal reicht die Infektion?

Die Frage der Ausdehnung des Harnwegsinfektes nach proximal wird am besten durch die Untersuchung des Harnsedimentes, durch den Nachweis von Antikörpern an der Bakterienoberfläche und auch durch die Pyelographie mit dem Nachweis von Veränderungen am Nierenbecken und an den Papillen beantwortet. Auch gestörte Partialfunktionen der Niere geben Hinweis für eine Organbeteiligung.

4. Welcher Keim ist für den Infekt verantwortlich?

Mittels Harnkulturen, die unter den angeführten Kautelen zu erfolgen haben, wird der für den Infekt verantwortliche Keim bestimmt.

5. Welches therapeutische Vorgehen und welches Antibiotikum sollen gewählt werden?

Bei der Therapie eines Harnwegsinfektes muß dem Patienten reichlich Flüssigkeit zugeführt werden, um den Harntrakt schon durch den „Spülvorgang" zu entlasten. Bei bestehender Flüssigkeitsretention sollte ein reichlicher Harnfluß auch ohne besondere Flüssigkeitszufuhr zu erzielen sein. Bei spastischen und schmerzhaften Harnwegsinfekten sind auch Spasmolytika und/oder eine Alkalisierung des Harnes angezeigt (Seneca 1981).

Da der Harnwegsinfekt in der Regel ein rezidivierendes Geschehen ist, sollten Antibiotika ausgewählt werden, die eine nur gering toxische Wirkung besitzen und deshalb auch öfter eingesetzt werden können. Außerdem sollte das Antibiotikum hohe Harnkonzentrationen erreichen.

Bei der asymptomatischen Bakteriurie und beim einfachen, nicht komplizierten Harnwegsinfekt sind Sulfonamide oder Trimethoprim-Sulfamethoxazol die ersten Mittel der Wahl. Beim distalen Harnwegsinfekt sind auch Einzeldosen von Antibiotika wie z.B. von Amoxicillin (Fang 1978) aber auch von Trimethoprim-Sulfamethoxazol erfolgreich anzuwenden.

Für den schweren, weil aufsteigenden Harnwegsinfekt sind als nächste Mittel der Wahl Cephalosporine, aber auch Ampicillin oder Amoxicillin anzusehen. Werden in der Bakterienkultur aber Proteus, Pseudomonas oder Klebsiellen gezüchtet, dann ist die zusätzliche Verabreichung eines Aminoglykosids angezeigt. Bei der Behandlung mit Cephalosporinen und ganz besonders mit Aminoglykosiden muß die Nierenfunktion exakt überwacht werden und bei den Aminoglykosiden die Ototoxizität mittels Audiometrie kontrolliert werden.

6. Liegen Komplikationen der Infektion vor und ist deren Behandlung notwendig?

Als Komplikationen des chronischen Harnwegsinfektes sind Ausweitungen des Infektes mit Abszeßbildung und eventuell Urosepsis, Störungen der Nierenfunktion mit Konzentrationsschwäche, Dehydratation des Patienten aber auch mit Azotämie anzusehen.

Die Urosepsis als schwerwiegendste Komplikation tritt vorwiegend bei einem obstruktiven Geschehen oder nach urologischen Eingriffen auf und hat als disponierende Faktoren meistens noch eine Immunschwäche oder eine zusätzliche, schwere Zweiterkrankung. Klinisch imponiert sie durch Fieber, Schüttelfrost, Tachykardie und Tachypnoe sowie durch Schock nach Endotoxinfreisetzung.

Der nosokomiale Harnwegsinfekt

Der im Krankenhaus oder im Pflegeheim erworbene Harnwegsinfekt unterscheidet sich mehrfach von dem außerhalb der genannten Institutionen erworbenen Infekt und ist außerdem für einen Großteil der im Krankenhaus registrierten Infekte verantwortlich. Die hohe Inzidenz nosokomialer Harnwegsinfekte hat mehrere Ursachen (Turck 1981, Sherman 1980).

1. Die besondere Selektion der Patienten eines Krankenhauses oder eines Pflegeheimes ist mit einem hohen Abhängigkeitsverhältnis verbunden. Dieses Abhängigkeitsverhältnis selbst und mehr noch seine Beziehung zu neurogenen Störungen oder Schlaganfällen begünstigt Schmierinfektionen. Zunehmendes Lebensalter verstärkt das Abhängigkeitsverhältnis.

2. Schmierinfektionen werden durch die anatomischen Voraussetzungen besonders bei Frauen begünstigt.

3. Die (zu) häufige Verwendung von Blasenkathetern und die lange Verweildauer dieser Katheter fördert die Keimbesiedelung des Harntraktes.

4. Auch das Zusammenleben auf engem Raum begünstigt den Harnwegsinfekt.

Der nosokomiale Harnwegsinfekt ist gekennzeichnet durch die Infektion mit Bakterien, die beim nicht-nosokomialen Infekt erst in einem späteren Krankheitsstadium auftreten (Romano 1981). Die Infektion der E. coli tritt zurück und die Infektionen mit Proteus, Pseudomonas oder mit Klebsiellen überwiegen.

Aus diesen Besonderheiten des nosokomialen Harnwegsinfektes ergeben sich auch Abweichungen bei seiner Behandlung:

1. Blasenkatheter sollten nur gesetzt werden, wenn sie unbedingt notwendig sind.

2. Nur geschlossene Harnsammelsysteme sollten Verwendung finden und die Katheter selbst sollten nur bei schlechter Funktion oder bei Kontamination gewechselt werden (Turck 1981). Die tägliche Manipulation am Katheter inklusive einer täglichen Reinigung oder Spülung des Katheters begünstigen den Infekt (Thompson 1984). Bei liegendem Blasenkatheter sind regelmäßige Harnkontrollen notwendig.

3. Patienten mit Harnwegsinfekten sollten nach Möglichkeit von den Patienten ohne Harnwegsinfekt getrennt werden.

4. Die antibiotische Behandlung sollte gezielt, d.h. entsprechend dem Ergebnis der Harnkultur vorgenommen werden, weil im anderen Fall resistente Keime zu rasch selektioniert werden.

Nephrosklerose

1. Benigne Nephrosklerose

Als Nephrosklerose wird die Arteriosklerose der Niere bezeichnet. Sie ist in der Regel Folge einer Hypertonie, wird allerdings auch bei Normotensiven und dann besonders im höheren Lebensalter beobachtet. Initial können Gefäßspasmen, ein Ödem der Gefäßwand und dann auch eine hyalinfibröse Verdickung der Gefäßwand auftreten.

Der Harnbefund ist zu diesem Zeitpunkt meistens unauffällig, selten werden eine Proteinurie und eine Zylindrurie gefunden.

In der Niere sinkt der renale Plasmafluß und mit diesem auch die Exkretionsleistung des Tubulus. Die glomeruläre Filtration bleibt zunächst normal und kann am Beginn sogar gesteigert sein.

2. Maligne Nephrosklerose

Bei Anstieg des diastolischen Blutdrucks auf 130 mm Hg oder darüber, Veränderungen des Augenhintergrundes mit Exsudation und Papillenödem und einer Einschränkung der Nierenfunktion wird von einer malignen Nephrosklerose gesprochen. Dabei treten in den Blutgefäßen zusätzlich zum stenosierenden Intimaödem fibrinoide Nekrosen auf mit Einstrom von Plasma und Plasmamakromolekülen in die Gefäßwand sowie mit nachfolgenden Blutungen und Narbenbildungen (Giese 1973).

Klinisch finden sich Kopfschmerzen, Sehstörungen und eventuell die Zeichen der Linksdekompensation.

Der Harnbefund ändert sich kaum gegenüber der benignen Verlaufsform. Im Serum steigen BUN und Kreatinin, außerdem kommt es durch den sekundären Hyperaldosteronismus auch zur Hypokaliämie und Alkalose. Die enorme Drucksteigerung im Gefäßsystem hat eine Drucknatriurese und eine Druckdiurese zur Folge, die mit einer Hyponatriämie und mit einer Hypovolämie einhergehen (Atkinson 1979). Ein exzessiver Anstieg der Plasmareninaktivität mit hohem Angiotensinspiegel führt aber auch ohne Aldosteronanstieg zur Natriurese und Diurese (Barraclough 1966).

Die Therapie der Nephrosklerose besteht vor allem in einer Blutdrucksenkung. Dabei muß auf die erhöhte Aktvitität des Renin-Angiotensin-Systems, aber auch auf die bestehende Hypovolämie und Hyponatriämie Rücksicht genommen werden. Bei Vorliegen einer Hyponatriämie wird die Behandlung paradoxerweise durch eine Kochsalz- und Volumensubstitution erleichtert. Für die Blutdrucksenkung bietet sich in idealer Weise die Hemmung des Angiotensin-Converting-Enzyms mit Captopril an. Die rasche und konsequente Blutdrucksenkung bessert nicht nur die klinischen Erscheinungen, sondern führt auch zur Rückbildung der Gefäßveränderungen (Pickering 1971).

Die Prognose der malignen Nephrosklerose hat sich mit der Verfügbarkeit von Captopril aber auch der Hämodialyse stark verbessert. Während die Überlebensschancen noch vor wenigen Jahren gering waren, leben heute nach guter therapeutischer Führung drei Jahre nach Beginn des malignen Verlaufes noch immer 60% der Patienten.

Die diabetische Nephropathie

Die diabetische Nephropathie wird morphologisch durch die interkapilläre Glomerulosklerose geprägt. Die interstitiellen und arterio-arteriolosklerotischen Veränderungen treten dagegen deutlich zurück.

Die interkapilläre Glomerusklerose wurde im Jahre 1936 erstmals von Kimmelstiel und Wilson beschrieben und ist Folge der diabetischen Stoffwechselstörung (Mauer 1976). Etwa 6% aller Diabetiker sterben an der diabetischen Nephropathie, wenn es auch nach dem Auftreten des Diabetes noch etwa 15 Jahre dauert, bis sich diese Nephropathie entwickelt.

Am Beginn der diabetischen Nephropathie steht eine Zunahme des Nierenplasmaflusses und der glomerulären Filtrationsrate (Mogensen 1979). Gleichzeitig damit nehmen das glomeruläre Volumen und auch die Nierengröße zu. Erst dann erfährt das Kollagen der Basalmembran eine strukturelle Änderung und ihr Durchmesser nimmt zu, bis er gelegentlich in einem späteren Stadium das 10fache seiner ursprünglichen Stärke erreicht. Mit der Hyalinisierung der Basalmembran lagert sich auch ähnliches Material im Mesangium ab. Selten kann diese Ablagerung tröpfchenförmig sein oder exsudativen Charakter haben. Mit immunologischen Methoden sind IgG und IgM-Ablagerungen an der Basalmembran und im Mesangium nachzuweisen und sind offensichtlich Folge der Filtrationsstörung.

Der erste klinisch faßbare Befund der diabetischen Nierenveränderung ist die Proteinurie, die aber erst Jahre nach den ersten morphologischen Manifestationen des Diabetes auftritt. In diesem Stadium etwa beginnt die glomeruläre Filtrationsrate langsam zu sinken. Die Protenurie und das Ausmaß der glomerulären Sklerose sind positiv korreliert und der Eiweißverlust im Harn kann das Ausmaß eines nephrotischen Syndroms erreichen.

Die Hypertonie bei diabetischer Nephropathie hat möglicherweise eine Beziehung zur Einlagerung von Eiweiß im Areal der Macula densa des distalen Tubulus (Mauer 1976) und steht mit der Glomerulosklerose in positiver, mit der glomerulären Filtrationsrate in negativer Beziehung (Mogensen 1979). Die medikamentöse Behandlung dieser Hypertonie reduziert fast immer die Proteinurie und verzögert auch den weiteren Abfall der GFR. Die Auswahl des geeigneten Antihypertensivums sollte jedoch derart getroffen werden, daß Betablocker und auch Diuretika wegen ihrer bekannten Wirkung auf die Insulintherapie bzw. auf den Kohlenhydratstoffwechsel eher vermieden werden.

Therapie

Der Schwerpunkt der Behandlung liegt in der Prophylaxe: Eine gute Diabeteseinstellung ist imstande, die Komplikationen des Diabetes zu verzögern. Die einmal aufgetretene Proteinurie und Hypertonie sind therapeutisch nur mehr schwer zu beeinflussen.

Die diätetische Führung eines älteren Diabetikers, dessen Krankheit durch eine Niereninsuffizienz kompliziert wird, ist schwierig, weil die Einschränkung der Kohlenhydratzufuhr durch eine Restriktion des Eiweißanteiles der Nahrung ergänzt werden muß. Das Weglassen von minderwertigem pflanzlichen Eiweiß und die Auswahl hochwertiger tierischer Proteine löst dieses Problem nur teilweise. Bei weiterem Abfall der glomerulären Filtrationsrate und Anstieg des Serumkreatinins ist im Hinblick auf die rasch progredienten Komplikationen wie Retinopathie und Polyneuropathie eine möglichst frühe Dialysebehandlung und Transplantation anzustreben (Deppermann 1979).

Unter den möglichen Dialyseverfahren bieten sich für den urämischen Diabetiker die Peritoneal- und die Hämodialyse an. Die Vorteile der kontinuierlichen, ambulanten Peritonealdialyse (CAPD) sind die Möglichkeiten der ebenfalls kontinuierlichen Zufuhr sowohl der Glukose wie auch des Insulins, ihre Nachteile sind der Eiweißverlust des Patienten, die Irritation des Darmes und die Gefahr der Peritonitis. Die Hämodialyse besitzt den Vorteil der besseren Kontrollierbarkeit und Überwachung, ist aber mit den Nachteilen der Kreislaufbelastung, der Blutdruckschwankungen und des arterio-venösen Shunts belastet. In der Praxis wird man sich dann für die CAPD entscheiden, wenn eine baldige Transplantation abzusehen ist. Für eine langdauernde Nierenersatztherapie scheint die Hämodialyse besser geeignet. In jedem Fall, ganz besonders bei jugendlichen Diabetikern, ist aber die Transplantation anzustreben (Kjellstrand 1973), doch sind gerade im höheren Lebensalter die Ergebnisse der Dialysebehandlung jenen der Transplantation ebenbürtig (Dumler 1979). Gute Transplantationsergebnisse sind bei älteren Menschen dann zu erwarten, wenn blutsverwandte Spender zur Verfügung stehen (Kjellstrand 1976). Die Transplantation von Leichennieren bringt besonders bei alten Empfängern ungünstigere Resultate, wobei Herzinfarkte, Infektionen und Kreislaufprobleme als postoperative Komplikationen die Transplantationsergebnisse belasten.

Das akute Nierenversagen im höheren Lebensalter

Die rasche Entwicklung einer Niereninsuffizienz aus einer vorerst normalen Nierenfunktion hat prärenale, renale oder postrenale Ursachen. Im höheren Lebensalter stehen die prärenalen Ursachen mit dem Volumenmangel, mit der Dehydratation, mit der Hypotonie oder mit Elektrolytstörungen, die häufig durch eine massive diuretische Behandlung oder durch nephrotoxische Arzneimittel hervorgerufen werden, im Vordergrund. Zu den weiteren Ursachen des akuten Nierenversagens zählen die großen chirurgischen Eingriffe, Verbrennungen, Pneumonien, eine Peritonitis oder eine Pankreatitits. Primäre Nierenerkrankungen als Ursachen eines akuten Nierenversagens sind dagegen selten und beschränken sich auf die akute und auf die rasch progrediente Glomerulonephritis, auf den toxischen oder auf den ischämischen Nierenschaden, auf die Nierenvenenthrombose und auf das hepatorenale Syndrom. Obstruktive Veränderungen im Urogenitaltrakt kommen als Ursachen eines akuten Nierenversagens eher selten in Frage (Kumar 1973). Die Ursachen des akuten Nierenversagens ändern sich allerdings im Laufe der Zeit, weil die Vorsorge und Betreuung besonders der chirurgischen Patienten das postoperative Nierenversagen immer seltener werden lassen (Seybold 1983).

Das Lebensalter und die vorliegende Grundkrankheit spielen für die Prognose des akuten Nierenversagens eine entscheidende Rolle. Die Mortalität der 30jährigen Patienten beträgt etwa 20%, der 30–50jährigen Patienten etwa 50% und die Mortalität der über 70jährigen Patienten erreicht bis zu 70% (Kennedy 1973, Seybold 1983). Als Todesursachen stehen der Herzinfarkt, der Herzstillstand und die Pneumonie mit etwa 20%, die Lungenembolie mit über 10% sowie die Septikämie, die Herzinsuffizienz und das definitive Nierenversagen mit jeweils unter 10% im Vordergrund (Kennedy 1973).

Die wichtigsten Maßnahmen zur Prävention des akuten Nierenversagens sind eine exakte Elektrolyt- und Flüssigkeitsbilanz und die Kontrolle des Harnstoff-Stickstoffs bei den gefährdeten Patienten. Die Kontrolle der Flüssigkeitszufuhr und -ausscheidung ist nach einem Trauma, postoperativ, bei schweren Infekten und im Schockzustand, aber auch bei massiver diuretischer Behandlung, eine unabdingbare Forderung.

Sollte es trotz dieser Prophylaxe zum akuten Nierenversagen kommen und sollten Elektrolyt- und Flüssigkeitsbilanz ausgeglichen sein, dann kann entweder der Versuch einer osmotischen Diurese mit Mannit (0,4 g Mannit/kg Körpergewicht als 20% Lösung innerhalb von 30 min intravenös verabreicht) oder die saluretische Behandlung mit Furosemid (zunächst 100 mg intravenös, später bis zu 1000 mg als Infusion) vorgenommen werden. Bei akutem Nierenversagen im Rahmen eines Schockzustandes kann die vorliegende Vasokonstriktion der Nierengefäße mittels Dopamin aufgehoben und die Nierendurchblutung wieder hergestellt werden (Pichler 1976). Die Dopamindosis (3–10 mikrogramm/kg/min) richtet sich dabei nach Harnmenge und Herzfrequenz. Bei Versagen dieser Therapie kann nur mehr die Dialyse dieses Nierenversagen überwinden. Das Mittel der Wahl ist die extrakorporale Hämodialyse, die sowohl harnpflichtige Stoffe wie auch Flüssigkeit zu eliminieren vermag. Die Peritonealdialyse ist dann indiziert, wenn Kreislaufbelastungen vermieden werden sollen oder wenn ein hämodynamisch ausreichender Gefäßzugang (Jugularis- oder Subclaviakatheter, Scribner-Shunt) nicht hergestellt werden kann. Sie ist auch bei einer Blutung (besonders Hirnblutung) angezeigt, oder wenn selbst das Risiko einer extrakorporalen Heparinisierung nicht eingegangen werden kann. Bei akutem Nierenversagen soll mit der notwendigen Dialysebehandlung im frühen Insuffizienzstadium begonnen und die Dialyse zunächst auch täglich durchgeführt werden. Das Auftreten einer Harnflut kündigt das Ende der Dialysebehandlung an.

Das höhere Lebensalter schließt von einer Dialysebehandlung eines akuten Nierenversagens keineswegs aus, wenn es auch die Prognose deutlich verschlechtert. Bei einem fortgeschrittenen malignen Geschehen sollte allerdings dem Patienten die Belastung einer Dialyse nicht mehr zugemutet werden.

Die chronische Niereninsuffizienz im Alter

Eine im späteren Lebensalter auftretende Niereninsuffizienz ist in der Regel Folge eines langsam progredienten, krankhaften Vorganges, der über das langsame, altersbedingte Absinken der Nierenfunktion hinausgeht. Die in Frage kommenden Krankheiten betreffen zwar meistens die Nieren selbst, sie können aber auch prärenal oder postrenal ablaufen. Grundsätzlich unterscheiden sich die verschiedenenen Ursachen der Niereninsuffizienz älterer Menschen nicht von jenen jüngerer Personen, sie zeigen allerdings eine verschiedene Verteilung. Im höheren Lebensalter steht die Pyelonephritis an erster Stelle, gefolgt von den vaskulären und toxischen sowie arzneimittelbedingten Nierenschäden. Die akute oder die chronische Glomerulonephritis spielt im höheren Lebensalter eine geringere Rolle bei der Entstehung einer chronischen Niereninsuffizienz. Im amerikanischen Schrifttum wird noch die atherosklerotische Embolisation der Nierenarterien als Ursache eines chronischen Nierenversagens besonders gewürdigt.

Unter den prärenalen Ursachen der Niereninsuffizienz kommt der kardialen Insuffizienz, der Hypovolämie, der progredienten Hypertonie aber auch der fortgeschrittenen Hepatopathie die größte Bedeutung zu. Als postrenale Ursachen spielt die urologische Obstruktion durch einen Stein oder Tumor aber auch durch Kompression oder durch eine Narbe die größte Rolle. Die häufigste Ursache der postrenal ausgelösten Niereninsuffizienz des älteren Mannes ist die Prostatahypertrophie.

Das klinische Bild der chronischen Niereninsuffizienz ist im Stadium der Kompensation uncharakteristisch und wird weitgehend von der Grundkrankheit geprägt. Erst in späteren Stadien machen eine leichte Ermüdbarkeit und Schwäche und ein Krankheitsgefühl auf das Leiden aufmerksam.

Im Kompensationsstadium ist der Patient in der Regel polyurisch und produziert einen hellen Harn, dessen spezifisches Gewicht im Krankheitsverlaufe langsam sinkt. Eine in diesem Zeitpunkt vorgenommene Flüssigkeitsrestriktion hebt das spezifische Harngewicht nicht mehr an, führt aber zum Anstieg des Harnstoffstickstoffs (BUN) und des Kreatinins im Plasma. Mit fortschreitender Niereninsuffizienz kommt zur Konzentrationsschwäche auch eine Dilutionsschwäche mit Isosthenurie, und schließlich stellt die Niere ihre Funktion vollständig ein. Zu diesem Zeitpunkt sind BUN und Kreatinin längst stark erhöht, aber auch der Serumphosphor und die Harnsäure stark angestiegen. Das Serumbikarbonat und das Blut-pH sinken in der Regel ab.

Subjektiv stehen in den letzten Stadien der Niereninsuffizienz die Übelkeit und der Brechreiz sowie ein Singultus und Hautjucken im Vordergrund. Letzteres führt auch zu charakteristischen Kratzeffekten an der Haut. Ansonst ist die Haut graugelb bis graubraun verfärbt und die Schleimhäute sind blaß, anämisch. Die Schleimhäute des Intestinaltrakes sind urämisch geschwollen, aber auch die serösen Häute der Pleura und des Perikards sind entzündlich geschwollen und verdickt. Im Skelett finden sich die Zeichen der renalen Osteopathie, während nervöse Störungen durch eine urämische Polyneuropathie hervorgerufen werden.

Die Behandlung der chronischen Niereninsuffizienz

1. Behandlung der Grundkrankheit. Bei der Behandlung der chronischen Niereninsuffizienz sind die Beseitigung oder die Therapie eines Grundleidens vordringlich. Obstruierende Nierensteine und eine Prostatahypertrophie werden einer operativen, eine Pyelonephritis, eine kardiale Dekompensation oder eine Elektrolytentgleisung werden einer medikamentösen Behandlung zugeführt werden müssen.

2. Flüssigkeit- und Elektrolytbilanz. Eine wichtige Maßnahme bei der Behandlung der chronischen Niereninsuffizienz ist die ausreichende Flüssigkeitszufuhr. Es bedarf einer exakten Flüssigkeitsbilanz, um jene Flüssigkeitsmenge festzustellen, welche zwar die harnpflichtigen Substanzen zur Ausscheidung bringt, die Ausscheidungskapazität der Niere für Flüssigkeiten aber noch nicht übersteigt. Bei Überschreiten dieser Kapazität kann die positive Flüssigkeitsbilanz durch die Gabe eines Diuretikums zunächst verhindert werden.

Die Risken dieser Flüssigkeitsbelastung bestehen darin, daß bei einem zu hohen Flüssigkeitsangebot nicht nur Ödeme inklusive eines Hirnödems entstehen können, sondern daß durch Ausweitung des Extrazellulärraumes die kardiale Reserve des alten Patienten überschritten wird. Umgekehrt wird die übermäßige Anwendung eines Diuretikums den Extrazellulärraum stark reduzieren und kann einen Tubulusschaden hervorrufen. Das Durstgefühl ist zwar ein guter Regulator der Flüssigkeitsaufnahme (Blumberg 1978), doch ist dieses Durstgefühl im höheren Alter herabgesetzt. so daß die Dehydratation in diesem Lebensabschnitt begünstigt wird (Phillips 1984, Leaf 1984).

Hand in Hand mit der Flüssigkeitsbilanz gehen die Elektrolytbilanz und der Säure-Basen-Haushalt. Die Kochsalzzufuhr des nierenkranken Patienten richtet sich nach der Natriumbilanz, wird aber meistens einer Einschränkung unterliegen. Die Reduktion der Natriumzufuhr ist besonders bei Vorliegen von Ödemen oder bei einer Hypertonie indiziert und ist meistens durch eine diätetische Kochsalzrestriktion möglich. Der Kaliumspiegel ist am Beginn einer Niereninsuffizienz, besonders aber bei einem Tubulusschaden niedrig. Er steigt allerdings mit zunehmender Niereninsuffizienz, so daß die oft exzessive Hyperkaliämie mittels Ionenaustauschern, die oral aber auch als Klysma gegeben werden können, und selten durch die Verabreichung von Glukose und Insulin (Infusion von 200 ml einer 20% Glukose mit etwa 1 E Altinsulin pro 2,0 g infundierter Glukose) behandelt werden muß.

Die Notwendigkeit der Behandlung einer kompensierten und symptomlosen Azidose ist umstritten. Die Behandlung der dekompensierten metabolischen Azidose, die sich klinisch durch Übelkeit, Hyperventilation und schließlich durch Somnolenz manifestiert und die befundemäßig durch Absinken des Blut-pH und des Standard-Bikarbonats gekennzeichnet ist, besteht in der oralen oder intravenösen Verabreichung von Natrium-Bikarbonat, eines Kalziumzitrates (Acetolyt^R – bis zu 15,0 g täglich) oder eines Natriumlaktates (Lactat-oral^R – bis zu 10,0 g täglich).

Der Anstieg der Harnsäure im Serum bedarf häufig einer Behandlung mit einem Xanthinoxidase-Hemmer.

3. Diätetische Maßnahmen reduzieren vorwiegend die tubulären Anforderungen, die an die Niere gestellt werden, haben aber keine therapeutische Wirkung auf die Grundkrankheit. Sie bestehen im wesentlichen aus einer Reduktion der Eiweißzufuhr von 1,0 bis 1,2 g Eiweiß/kg Körpergewicht auf etwa 0,5 g/kg Körpergewicht unter Beachtung der biologischen Wertigkeit der Nahrungsproteine. Diese Wertigkeit wird durch den Gehalt an essentiellen Aminosäuren bestimmt. Die Auswahl der Diät sollte sich weitgehend nach den Eßgewohnheiten der Patienten richten, aber doch der Forderung nach Reduktion der Stickstoffzufuhr nachkommen. Als besondere Diätformen haben sich die Giovanetti-Diät, die Kartoffel-Ei-Diät und die Schweden-Diät durchsetzen können (Giovanetti 1964, Blumberg 1978).

Der Ersatz von Aminosäuren durch ihre Ketoanaloge, d.h. eine weitere diätetische Eiweißreduktion bei gleichzeitiger Gabe von Ketosäuren (Walser 1975) hat zwar theoretische Bedeutung, aber wenig praktischen Wert.

Die Dialyse-Behandlung der chronischen Niereninsuffizienz
im höheren Lebensalter

Während ältere Menschen in den Anfängen der Dialysebehandlung aus Gründen der Kapazität, aber auch aus Gründen mangelnder Erfahrung von dieser Behandlungsmöglichkeit der chronischen Niereninsuffizienz weitgehend ausgeschlossen waren, ist ihr Anteil am Patientengut der Dialysezentren seither ständig gestiegen (Rathaus 1978, Chester 1979, Taube 1983). Hand in Hand damit nimmt auch die Zahl jener älteren Menschen zu, die einer Nierentransplantation zugeführt werden.

Die Indikation zur Dialysebehandlung des niereninsuffizienten Patienten ergibt sich einerseits aus der Höhe des Plasmakreatinins, andererseits aus subjektiven Beschwerden oder klinischen Erscheinungen. Die Dialysebehandlung wird jedenfalls dann notwendig, wenn trotz Flüssigkeitsbilanz und Diätrestriktion Kreatininanstieg und Flüssigkeitsretention auftreten. Sofern der Patient dem Dialysezentrum als Dialysepatient bereits bekannt ist, wird in der Regel bei einem Plasmakreatinin von 8,0 mg% die operative Herstellung eines Cimino-Shunts (Brescia 1966) veranlaßt, so daß nach ausreichendem Blutfluß von zumindest 200–300 ml/min durch die Anastomose zwischen einer Unterarmarterie und Unterarmvene die Dialysebehandlung begonnen werden kann. Die Funktionsdauer dieser arterio-venösen Verbindung beträgt etwa 1–3 Jahre (Zehle 1979). Als weitere arterio-venöse Verbindung dienen Vena-saphena-Interponate, heterologe bovine Interponate oder ein subkutan liegendes Kunststoffinterponat aus Gore-Tex, die an den Unterarmen oder an den Oberschenkeln angelegt werden können. Der zunächst oft verwendete Scribner-Shunt ist heute wegen seiner Infektanfälligkeit weitgehend verlassen. Bei noch nicht ausreichender Cimino-Verbindung erfolgt die Dialyse eher über einen Zentralvenenkatheter.

Bei allen arterio-venösen Anastomosen, besonders aber bei den Kunststoffverbindungen, stellen die Infektions- und die Thromboseneigung ein schwerwiegendes Problem dar. Das Thromboserisiko nimmt mit dem Lebensalter, bei Exsikkose des Patienten aber auch bei einer Shunt-Infektion zu. Die Lebensdauer der arterio-venösen Fistel (Cimino-Shunt) beträgt bei den über 65jährigen Patienten auch heute kaum mehr als 12 Monate und auch die Haltbarkeit der Interponate ist bei den älteren Patienten deutlich verkürzt. Die häufigste Ursache einer Shuntkomplikation ist die Thrombose, doch nimmt dieses Risiko ab, wenn die arterio-venöse Verbindung vom Unterarm in den Oberarm verlegt wird (Hinsdale 1985). Der Blutfluß zum Dialysator wird durch Anstechen des Shunts mit zwei Nadeln von jeweils großem Durchmesser hergestellt, es kann allerdings bei ausreichendem Blutfluß auch im Single-Needle-Verfahren dialysiert werden. Zur Vermeidung einer Thrombose im Shunt oder im Dialysator ist für jeden Dialysevorgang eine Heparinisierung des Patienten notwendig, die in Ausnahmefällen, z.B. bei großem Blutungsrisiko, extrakorporal mit Protaminsulfat-Neutralisierung durchgeführt wird.

Die Prognose der Dialysebehandlung älterer Menschen hat sich durch die Verfeinerung der Gefäßchirurgie und durch die Verbesserung der Dialysetechnik in den letzten Jahrzehnten deutlich gebessert (Lundin 1981). Die kumulative Überlebensrate von Patienten über 50 Jahren ist innerhalb der ersten drei Dialysejahre keineswegs schlechter als von Patienten unter 50 Jahren. Erst ab einer Dialysedauer von vier oder mehr Jahren zeigt die jüngere Patientengruppe eine bessere Überlebensrate (Walker 1976, Taube 1983). Bei älteren Menschen hängt die Prognose stark von der zugrunde liegenden oder von einer begleitenden kardialen Erkrankung ab und wird durch eine schwere Anämie, durch die Kreislaufbelastung des Shunts sowie durch eine Hypertonie oder durch eine Überwässerung verschlechtert.

Neben dem Patientenalter hat ganz besonders die Vorbereitung des Patienten auf die Dialyse große prognostische Bedeutung. Dazu ist die rechtzeitige Erfassung der für die Dialyse in Frage kommenden Patienten mit der ambulanten

Korrektur ihres Flüssigkeits- und Elektrolythaushaltes notwendig, wobei auch der Störung des Kalzium-Phosphor-Stoffwechsels Aufmerksamkeit geschenkt werden müß. Im Rahmen dieser ambulanten Führung der zukünftigen Dialysepatienten sollte auch die psychische und soziale Vorbereitung auf die eigentliche Hämodialyse erfolgen.

Als Todesursache steht besonders bei den älteren Dialysepatienten die atherosklerotische Gefäßerkrankung im Vordergrund. Diese Gefäßsklerose wird begünstigt durch die mit der chronischen Nierenerkrankung häufig assoziierten Hypertonie und durch die ebenfalls häufig gefundene Störung des Lipidstoffwechsels. Die Folgen sind die koronare Herzkrankheit mit Herzinfarkt, Rhythmusstörung und kardialer Dekompensation aber auch die Zerebralsklerose mit Hirnmalazie oder -blutung.

Die Prognose der Dialysebehandlung wird aber auch von Infektionen bestimmt, die in der Regel von den arterio-venösen Anastomosen ausgehen und von der im Alter auftretenden Immunschwäche begünstigt werden.

Die Ergebnisse der Nieren-Transplantation bei älteren Menschen sind mit jenen der Dialysebehandlung vergleichbar. Mit Verbesserung der Technik, der Patientenselektion und der Nachbehandlung hat die Transplantation in das ältere Patientengut Eingang gefunden und gute Resultate erbracht. Günstig für die Prognose ist die Transplantation von Nieren, die von Verwandten des Patienten gespendet werden. Die Transplantation von Kadavernieren erweist sich besonders im höheren Lebensalter als ungünstig (Taube 1983, Kjellstrand 1976, Grundmann 1984).

Die Peritonealdialyse

Die Peritonealdialyse kann sowohl bei der akuten wie auch bei der chronischen Niereninsuffizienz als Alternative zur Hämodialyse angesehen werden. Die gute Verträglichkeit und das Ausbleiben des bei der Hämodialyse nicht seltenen Dysäquilibrium-Syndroms stellen ihre größten Vorteile dar. Zu den weiteren Vorteilen der Peritonealdialyse gehören der Wegfall aller Shunt-Probleme, die große Filterfläche des Peritoneums und die zwar geringere Clearance niedermolekularer Substanzen (BUN, Kreatinin), eine dafür aber größere Clearance von Mittelmolekülen.

Die schwerwiegendste Komplikation der Peritonealdialyse ist die Peritonitis. Sie findet sich in bis zu 10% aller Dialysebehandlungen, allerdings wird eine positive Bakterienkultur noch häufiger erhoben (Vaamonde 1975). Weitere Komplikationen der wiederholten Punktion des Peritoneums sind Darmperforationen und Blutungen im Bereich des Stichkanals. Zu den Nachteilen der Peritonealdialyse gehören auch der Eiweißverlust mit der Spülflüssigkeit (Gordon 1975), der über 1,0 g/Liter Spülflüssigkeit betragen kann sowie eine durch Vagusreiz induzierte Vagotonie.

Aus diesen Vor- und Nachteilen der Peritonealdialyse ergeben sich auch die Indikationen zu ihrer Anwendung. Bei älteren Menschen hat diese Dialysebehandlung dann besondere Bedeutung, wenn die Herstellung einer arteriovenösen Verbindung technisch nicht möglich ist. Sie wird auch dann angewendet werden, wenn die Hämodialyse eine zu große Kreislaufbelastung darstellt oder wenn eine besonders langsame, weil schonende Äquilibrierung erwünscht ist.

Der Einsatz der Peritonealdialyse bei therapierefraktärer Überwässerung im Rahmen einer kardialen Insuffizienz ist durch den Einsatz der Hämofiltration, besonders aber der chronischen, arterio-venösen Filtration überflüssig geworden.

Die Behandlung der chronischen Niereninsuffizienz mittels Peritonealdialyse wurde durch die Einführung der chronischen, ambulanten Peritonealdialyse (Popovich 1978) (CAPD) mit der Möglichkeit, den Peritonealkatheter verweilen zu lassen, verbessert und erleichtert (Kaye 1982). Sie gehört aber gerade beim älteren Menschen nicht zur Routinebehandlung der chronischen Niereninsuffizienz, weil die regelmäßige Manipulation mit Katheter und Spülflüssigkeit neben guter geistiger auch eine gute manuelle Fertigkeit verlangt und die möglichen Komplikationen wie Eiweißverlust und Peritonitis besonders im höheren Lebensalter an Bedeutung gewinnen.

Literatur

Adler, S., Lindeman, R. D., Yiengst, M. J., Beard, E., Shock, N. W.: Effect of acute acid loading on urinary acid excretion by the aging human kidney. J. Lab. Clin. Med. 72: 278–289 (1972).

Arieff, A. I., Anderson, R. J., Massry, S. G.: Acute glomerulonephritis in the elderly. Geriatrics 26/9: 74–84 (1971).

Atkinson, A. B., Brown, J. J., Davies, D. L., Fraser, R., Leckie, B., Lever, A. F., Morton, J. J., Robertson, J. I. S.: Hyponatraemic hypertensive syndrome with renal-artery occlusion corrected by captopril. Lancet ii: 606–609 (1979).

Babucke, G., Mertz, D. P.: Häufigkeit der primären Hyperurikämie unter ambulanten Patienten. Münch. Med. Wschr. 116: 875–880 (1974).

Barraclough, M. A.: Sodium and water depletion with acute malignant hypertension. Am. J. Med. 40: 265–272 (1966).

Bartecchi, C. E.: When should peritoneal dialysis be considered in elderly patients? Geriatrics 30/12: 47–51 (1975).

Beck, N., Yu, B. P.: Effect of aging on urinary concentrating mechanism and vasopressin dependent cAMP in rats. Am. J. Physiol. 243: F121–125 (1982).

Beirne, G. J., Wagnild, J. P., Zimmerman, S. W., Macken, P. D., Burkholder, P. M.: Idiopathic crescentic glomerulonephritis (ICGN). Medicine 56: 349–381 (1977).

Blumberg, A.: Die Diät bei Nierenkranken. Schweiz. Med. Wschr. 108: 137–142 (1978).

Brescia, M. J., Cimino, J. E., Appel, K., Hurwich, B. J.: Chronic hemodialysis using veinpuncture and surgically created arteriovenous fistula. New Engl. J. Med. 275: 1089–1092 (1966).

Butterfield, W. J. H., Keen, H., Whichelow, M. J.: Renal glucose threshold variations with age. Brit. Med. J. 4: 505–507 (1967).

Chester, A. C., Rakowski, T. A., Argy, W. P., Giacalone, A., Schreiner, G. E.: Hemodialysis in the eight and ninth decades of life. Arch. Int. Med. 139: 1001–1005 (1979).

Cockcroft, D. W., Gault, M. H.: Prediction of creatinin clearance from serum creatinin. Nephron 16: 31–41 (1976).

Davies, D. F., Shock, N. W.: Age changes in glomerular filtration rate, effective renal plasma flow, and tubular excretory capacity in adult males. J. Clin. Invest. 29: 496–507 (1950).

Deppermann, D., Ritz, E., Wahl, P.: Hämodialyse und Transplantation bei urämischen Diabetikern? Dtsch. Med. Wschr. 104: 197–200 (1979).

Dontas, A. S., Kasviki-Charvati, P., Papanayiotou, P. C., Marketos, S. G.: Bacteriuria and survival in old age. New Engl. J. Med. 304: 939–943 (1981).

Dumler, F., Levin, H. W., Santiago, G., Cruz, C., Cortes, P., Dienst, S.: End-stage renal disease in diabetics: dialysis or transplantation. Lancet ii: 412–413 (1979).

Eknoyan, G., Qunibi, W. Y., Grissom, R. T., Tuma, S. N., Ayus, J. C.: Renal papillary necrosis: an update. Medicine 61: 55–73 (1982).

Epstein, M., Hollenberg, N. K.: Age as a determinant of renal sodium conservation in normal man. J. Lab. Clin. Med. 87: 411–417 (1976).

Epstein, M.: Effects of aging on the kidney. Federation Proc. 38: 168–172 (1979).

Fang, L. S. D., Tolkoff-Rubin, N. E., Rubin, R. H.: Efficacy of single-dose and conventional Amoxicillin therapy in urinary-tract infection localized by the antibody-coated bacteria technic. New Engl. J. Med. 298: 413–416 (1978).

Follath, F.: Medikamentöse Nebenwirkungen im Alter. Therap. Umschau 38: 49–54 (1981).

Frocht, A., Fillit, H.: Renal disease in the geriatric patient. J. Am. Geriatr. Soc. 32: 28–43 (1984).

Giese, J.: Renin, angiotensin and hypertensive vascular damage: a review. Am. J. Med. 55: 315–332 (1973).

Giovanetti, S., Maggiore, Q.: Low protein diet in uremia. Lancet i: 1000–1003 (1964).

Gordon, S., Rubini, M. E.: Protein losses during peritoneal dialysis. Am. J. Med. Sci. 253: 283–292 (1967).

Grahn, D., Norman, D. C., White, M. L., Cantrell, M., Yoshikawa, T. T.: Validity of urinary catheter specimen for diagnosis of urinary tract infection in the elderly. Arch. Int. Med. 145: 1858–1860 (1985).

Grundmann, R., Kraume, R.: Einflußgrößen auf die Ergebnisse der Nierentransplantation. Fortschr. Med. 102: 416–420 (1984).

Halverstadt, D. B., Leadbetter, G. W., Field, R. A.: Pyelonephritis in the diabetic. J.A.M.A. 195: 827–829 (1966).

Hinsdale, J. G., Lipkovitz, G. S., Hoover, E. L.: Vascular access for hemodialysis in the elderly: results and perspectives in a geriatric population. Dial. Transplant. 14: 560–565 (1985).

Hollenberg, N. K., Adams, D. F., Solomon, H. S., Rashid, A., Abrams, H. L., Merrill, J. P.: Senescence and the renal vasculature in normal man. Circul. Res. 34: 309–316 (1974).

Jones, S. R., Smith, J. W., Sanford, J. P.: Localization of urinary tract infection by detection of antibody-coated bacteria in urine sediment. New Engl. J. Med. 290: 591–593 (1974).

Kampmann, J., Siersbaek-Nielsen, K., Kristensen, M., Molholm Hansen, J.: Rapid evaluation of creatinin clearance. Acta Med. Scand. 196: 517–520 (1974).

Kaye, M., Pajel, P. A.., Somerville, P. J.: Continuous ambulatory peritoneal dialysis in the elderly. Lancet ii: 270–271 (1982).

Kennedy, A. C., Burton, J. A., Luke, R. G., Briggs, J. D., Lindsay, R. M., Allison, M. E. M., Edward, N., Dargie, H. J.: Factors affecting the prognosis in acute renal failure. Quart. J. Med. 42: 73–86 (1973).

Kincaid-Smith, P., d'Apice, A. J. F.: Plasmapheresis in rapidly progressive glomerulonephritis. Am. J. Med. 65: 564–566 (1978).

Kjellstrand, C. M., Simmons, R. L., Goetz, F. C., Buselmeier, T. J., Shideman, J. R., v. Hartitzsch, V., Najarian, J. S.: Renal transplantation in patients with insulin-dependent diabetes. Lancet ii: 4–8 (1973).

Kjellstrand, C. M., Shideman, J. R., Lynch, R. E., Buselmeier, T. J., Simmons, R. L., Najarian, J. S.: Kidney transplants in patients over 50. Geriatrics 31/9: 65–73 (1976).

Kresbach, E., Schumacher, V.: Die Bedeutung der chronischen Pyelonephritis als Alterskrankheit. Wien. Med. Wschr. 117: 767–768 (1967).

Kumar, R., Hill, C. M., McGeown, M. G.: Acute renal failure in the elderly. Lancet i: 90–91 (1973).

Leaf, A.: Dehydration in the elderly. New Engl. J. Med. 311: 791–792 (1984).

Lien, J. W. K., Mathew, T. H., Meadow, R.: Acute post-streptococcal glomerulonephritis in adults: a long-term study. Quart. J. Med. 48: 99–111 (1979).

Losse, H., Loew, H.: Chronische Pyelonephritis – Wandel eines Krankheitsbegriffes. Med. Klinik 72: 1610–1615 (1977).

Losse, H.: Die interstitielle Nephritis aus der Sicht des Internisten. Wien. Med. Wschr. 130: 233–237 (1980).

Losse, H.: Harnwegsinfektion. In: Losse, H., Renner, E.: Klinische Nephrologie, Bd. II, S. 156–175. Stuttgart-New York: G. Thieme 1982.

Lundin, A. P.: Prolonged survival on hemodialysis. Int. J. Artif. Organs 4: 7–9 (1981).

Lye, M.: Defining and treating urinary infections. Geriatrics 33/3: 71–77 (1978).

Mauer, S. M., Steffes, M. W., Michael, A. F., Brown, D. M.: Studies of diabetic nephropathy in animals and man. Diabetes 25/Suppl. 2: 850–857 (1976).

McLachlan, M. S. F.: The aging kidney. Lancet ii: 143–146 (1978).

Mogensen, C. E., Østerby, R., Gundersen, H. J. G.: Early functional and morphologic vascular renal consequences of the diabetic state. Diabetologia 17: 71–76 (1979).

Montoliu, J., Darnell, A., Torras, A., Revert, L.: Primary acute glomerular disorders in the elderly. Arch. Intern. Med. 140: 755–756 (1980).

Montoliu, J., Darnell, A., Torras, A., Revert, L.: Acute and rapidly progressive forms of glomerulonephritis in the elderly. J. Am. Geriatr. Soc. 29: 108–116 (1981).

Murray, T., Goldberg, M.: Chronic interstitial nephritis: etiologic factors. Ann. Int. Med. 82: 453–459 (1975).

Phillips, P. A., Rolls, B. J., Ledingham, J. G. G., Forsling, M. L., Morton, J. J., Crowe, M. J., Wollner, L.: Reduced thirst after water deprivation in healthy elderly. New Engl. J. Med. 311: 753–759 (1984).

Pichler, M., Kleinberger, G., Kotzaurek, R., Pall, H., Szeless, S.: Erfahrungen mit Dopamin beim akuten Nierenversagen. Wien. Klin. Wschr. 88: 72–75 (1976).

Pickering, G.: Reversibility of malignant hypertension. Follow up on three cases. Lancet i: 413–418 (1971).

Platt, R., Polk, B. F., Murdock, B., Rosner, B.: Mortality associated with nosocomial urinary-tract infection. New Engl. J. Med. 307: 637–642 (1982).

Pommer, W., Offermann, G., Schultze, G., Krause, P. H., Molzahn, M.: Akute interstitielle Nephritis durch Medikamente. Dtsch. Med. Wschr. 108: 783–788 (1983).

Popovich, R. P., Moncrief, J. W., Nolph, K. D., Ghods, A. J., Twardowski, Z. J., Pyle, W. K.: Continuous ambulatory peritoneal dialysis. Ann. Int. Med. 88: 449–456 (1978).

Port, S., Cobb, R. F., Coleman, R. E., Jones, R. H.: Effect of age on the response of the left ventricular ejection fraction to exercise. New Engl. J. Med. 103: 1133–1137 (1980).

Rathaus, M., Bernheim, J. L.: Are your elderly patients good candiates for dialysis? Geriatrics 33/9: 56–66 (1978).

Romano, J. M., Kaye, D.: Urinary tract infection in the elderly: common yet atypical. Geriatrics 36/6: 113–120 (1981).

Schwartz, W. B., Relman, A. S.: Effects of electrolyt disorders on renal structure and function. New Engl. J. Med. 276: 383–389, 452–458 (1967).

Seneca, H.: Urinary-tract infections: etiology, microbiology, pathophysiology, diagnosis and management. J. Am. Geriatr. Soc. 29: 359–369 (1981).

Seybold, D., Pilgrim, R., Lux, E., Spiegel, P., Will, H., Geßler, U.: Nierenfunktion und Nierenerkrankungen im Alter. In: Handbuch der Gerontologie (Platt, D., Hrsg.), Bd. I, S. 167—188.
Stuttgart-New York: G. Fischer 1983.

Sherman, F. T., Tucci, V., Libow, L. S., Isenberg, H. D.: Nosocomial urinary-tract infections
in a skilled nursing facility. J. Am. Geriatr. Soc. 28: 456—461 (1980).

Slack, T. K., Wilson, D. M.: Normal renal function. Mayo Clin. Proc. 51: 296—300 (1976).

Stark, R. P., Maki, D. G.: Bacteriuria in the catheterized patient. New Engl. J. Med. 311:
560—564 (1984).

Stamey, T. A., Fair, W. R., Timothy, M. M., Chung, H. K.: Antibacterial nature of prostatic
fluid. Nature 218: 444—447 (1968).

Taube, D. H., Winder, E. A., Ogg, C. S., Bewick, M., Cameron, J. S., Rudge, C. J., Williams, D. G.:
Successful treatment of middle aged and elderly patients with end stage renal disease.
Brit. Med. J. 1: 2018—2020 (1983).

Thompson, R. L., Haley, C. E., Searcy, M. A., Guenther, S. M., Kaiser, D. L., Gröschel,
D. H. M., Gillenwater, J. Y., Wenzel, R. P.: Catheter-associated bacteriuria. J.A.M.A. 251:
747—751 (1984).

Turck, M., Stamm, W.: Nosocomial infection of the urinary tract. Am. J. Med. 70: 651—654
(1981).

Vaamonde, C. A., Michael, U. F., Metzger, R. A., Carroll, K. E.: Complications of acute
peritoneal dialysis. J. Chron. Dis. 28: 637—659 (1975).

Walker, P. J., Ginn, H. E., Johnson, H. K., Stone, W. J., Teschan, P. E., Latos, D., Stouder, D.,
Lamberth, E. L., O'Brien, K.: Long-term hemodialysis for patients over 50. Geriatrics 31/9:
55—61 (1976).

Walser, M.: Ketoacids in the treatment of uremia. Clin. Nephrol. 3: 180—186 (1975).

Zehle, A., Schulz, V., Kottmann, J., Schmitt, N., Pichlmaier, H.: Arterio-venöse Gefäßverbin-
dungen für die Langzeitdialyse. Chirurg 50: 345—353 (1979).

Zollinger, H. U.: 25 Jahre Phenacetinabusus. Schweiz. Med. Wschr. 110: 106—107 (1980).

Zürcher, H. U., Meier, H. R., Huber, M., Lämmli, J., Wick, A., Binswanger, U.: Akutes Nierenversagen als Komplikation von Fastenkuren. Schweiz. Med. Wschr. 107: 1025—1028 (1977).

7. Der Elektrolytstoffwechsel und seine Störungen im Alter

Altersabhängige Änderungen des Elektrolytstoffwechsels

Der Flüssigkeitsanteil des Organismus steht mit seinem Alter und Fettanteil in negativer, mit seinem Bestand an Muskelgewebe jedoch in positiver Beziehung. Mit dem im Alter beobachteten Muskelschwund sinkt das Gesamtkörperwasser ab. Der Flüssigkeitsbestand eines Neugeborenen beträgt etwa 82% seines Körpergewichtes (KG), eines Erwachsenen etwa 60% und eines Greises etwa 65%. Der altersabhängige Flüssigkeitsverlust betrifft sowohl den intrazellulären wie auch den extrazellulären Flüssigkeitsbestand (Steen 1985) und damit auch den entsprechenden Elektrolytbestand. Zum Elektrolytverlust aus dem Intrazellulärraum (IZR) kommt der Mineralverlust im Rahmen der senilen Osteoporose. Bei diesem Knochenabbau steigt der Kalziumspiegel im Serum nur selten nennenswert an, die Kalziumausscheidung im Harn wird allerdings oft erhöht gefunden. Parallel zum Abbau von Kalzium und Phosphor aus dem Knochen geht ein Verlust von Natrium und Chlor, welche ebenfalls dort deponiert sind.

Von großer Bedeutung für die Elektrolythomeostase sind eine normale Nierenfunktion und normale Steuermechanismen dieser Funktion. In diesem Steuersystem erfahren mit zunehmendem Alter die Osmorezeptoren eine Zunahme (Rowe 1982) und die Barorezeptoren eine Abnahme (Gribbin 1971) ihrer Empfindlichkeit. Ähnlich differenziert das Alter auch für das Renin-Aldosteron-System und für das antidiuretische Hormon (ADH). Es erleidet nämlich das Renin-Aldosteron-System einen Aktivitätsverlust, der auf den Reiz einer Salzrestriktion bis zu 50% betragen kann (Crane 1976, Weidmann 1973), während die Sekretion von ADH nach Erhöhung der Osmolalität durch Salzinfusion erhöht gefunden wird (Goldstein 1983, Phillips 1984). Diese Differenzierung in der Steuerung der Flüssigkeitshomeostase kann als Antwort des Organismus auf die im Alter schwächer werdende Fähigkeit der Niere zur Konservierung der Flüssigkeit gedeutet werden (Epstein 1976). Das Durstgefühl, als einer der wichtigsten Regulatoren der Flüssigkeitsaufnahme, wird im höheren Lebensalter reduziert gefunden (Phillips 1984). Vermindertes Durstgefühl und verminderte Flüssigkeitskonservierung sind maßgebend für den latenten Flüssigkeitsmangel im Alter (Leaf 1984, Miller 1982, Phillips 1984).

Auch die Regulation des Kalziumstoffwechsels erfährt mit zunehmendem Alter eine Änderung. Während nämlich die basale Synthese von 1,25-Dihydroxy-Cholekalziferol ($1,25(OH)_2$-D) in der Niere für junge und ältere Menschen ähnlich hoch ist, bleiben im fortgeschrittenen Lebensalter die durch Parathormon stimulierten Syntheseraten deutlich hinter den Syntheseraten Jugendlicher zurück (Gallagher 1979, Slovik 1981). Die basale und die durch Kalziuminfusion stimulierte Kalzitoninsekretion des älteren Menschen werden nicht einheitlich und eindeutig reduziert gefunden (Deftos 1980, Taggart 1982, Tiegs 1985).

Störungen des Elektrolytstoffwechsels im Alter

Auf die altersbedingten Änderungen des Elektrolytstoffwechsels und auf die im Alter verminderte Anpassungsfähigkeit treffen nun auch akute Störungen des Elektrolytstoffwechsels. Sie betreffen nicht nur die Zufuhr oder die Ausscheidung verschiedener Elektrolyte, sondern sie kommen ebenso durch Verschiebungen innerhalb der verschiedenen Kompartemente zustande. Dabei kommt der Elektrolytkonzentration im Plasma (Tabelle 31) deshalb große Bedeutung zu, weil regulative Maßnahmen in der Regel von der Plasmakonzentration bestimmt werden.

Tabelle 31. *Die Verteilung der Elektrolyte im Organismus* (mval/l)

	Extrazellulärraum		Intrazellulärraum
	Plasma	Interstitielle Flüssigkeit	
Natrium	142	145	10
Kalium	4	4	160
Kalzium	5	5	2
Magnesium	2	2	26
Kationen total	153	156	198
Chlorid	101	114	3
Bikarbonat	27	31	10
Phosphat	2	2	100
Sulfat	1	1	20
Organische Säuren	6	7	0
Proteine	16	1	65
Anionen total	153	156	198

Akute Störungen des Elektrolytstoffwechsels im Alter sind eher selten. Wenn sie aber auftreten, dann besitzen sie für den betroffenen Patienten in der Regel große Bedeutung. Chronische Störungen des Elektrolytstoffwechsels sind häufiger und sind meistens Ausdruck chronischer Erkrankungen der Nieren oder des

Intestinaltraktes, eines Medikamentenabusus (Laxantien) des betroffenen Patienten, oder diese Störungen sind überhaupt iatrogen bedingt (Diuretika). Störungen des Stoffwechsels der vorwiegend intrazellulär vorkommenden Elektrolyte wie z.B. Kalium und Magnesium verlaufen in der Regel ohne Beeinträchtigung des Flüssigkeitshaushaltes, während Stoffwechselstörungen der extrazellulären Elektrolyte wie z.B. des Natrium in der Regel von einer Störung der Flüssigkeitsbilanz begleitet sind. Deshalb ist auch eine Trennung des Elektrolytstoffwechsels vom Flüssigkeitshaushalt kaum möglich (Narins 1982).

Die Hypernatriämie

Die Hypernatriämie gehört zu den seltenen Elektrolytstoffwechselstörungen des älteren Menschen. Sie beginnt bei einem Natriumanstieg im Serum von über 145 mval/l und wird bei über 148 mval/l auch behandlungswürdig. Für ihr Auftreten gibt es mehrere Ursachen (Tabelle 32), doch wird sie vorwiegend im Rahmen einer osmotischen Diurese, besonders bei einem Diabetes mellitus oder bei einem renalen oder zentralen Diabetes insipidus beobachtet (Narins 1982). Diese beiden Formen der Hypernatriämie entstehen durch Flüssigkeitsverlust bei konstantem Gesamtkörper Natrium.

Tabelle 32. *Ursachen der Hypernatriämien*

1. Renale Flüssigkeitsverluste
   a) Osmotische Diurese
   b) Diabetes insipidus (zentral oder renal)
2. Extrarenale Flüssigkeitsverluste (Schweiß)
3. Hyperaldosteronismus (primär oder sekundär)
4. Unkontrollierte Kochsalzzufuhr (parenteral oder Tubusfütterung)

Die Hypernatriämie ist nicht nur in jüngeren Lebensjahren, sondern auch im höheren Lebensalter selten. Lediglich beim entgleisten Diabetes und/oder hoher Glukosurie wird sie häufiger gefunden. Da in den letzten Jahren zunehmend auch ältere Menschen an sportlichen Marathonveranstaltungen teilnehmen, muß sie auch bei starker Perspiration und inadäquater Flüssigkeitszufuhr beachtet werden.

Klinisch stehen bei der Dehydratation die zerebralen Erscheinungen im Vordergrund. Verwirrung, Stupor, eventuell Krämpfe und schließlich Koma prägen das Bild. Dazu kommen die äußeren Zeichen der Exsikkose mit trockener Zunge, Stehenbleiben von Hautfalten, Schwindel und auch Fieber.

Die Behandlung dieses Zustandes richtet sich nach der Ursache. In jenen Fällen, die durch Flüssigkeitsverlust entstanden sind, ist die langsame Flüssigkeitssubstitution mit alternierend isotoner Kochsalz- und 5% Glukoselösung angezeigt. Wenn die Hypernatriämie allerdings durch exogene Kochsalzzufuhr induziert wurde, dann wird in leichten Fällen ein Saluretikum eventuell mit einer Glukoseinfusion ausreichen oder in schweren Fällen der Einsatz der Dialyse notwendig werden.

Die Hyponatriämie

Hyponatriämien mit Serumwerten unter 130 mval/l werden allgemein, besonders aber im höheren Lebensalter häufiger angetroffen als hohe Natriumspiegel. Ursache dafür ist entweder der Salzverlust nach Durchfällen, nach Erbrechen oder nach unkontrollierter diuretischer Behandlung (Ashraf 1981, Booker 1984, Cogan 1983) oder aber eine Flüssigkeitsretention, die zu starker Elektrolytverdünnung führt. Die Flüssigkeitsretention hat häufig eine kardiale Ursache, doch kommen für sie auch ein nephrotisches Syndrom, eine dekompensierte Lebererkrankung mit Aszites oder ein Eiweißmangel bei Malabsorption in Frage (Tabelle 33). Eine Flüssigkeitsretention durch eine inadäquate ADH-Sekretion kann nervös (Goldstein 1983), durch Tumor-assoziierte Substanzen oder auch durch Medikamente (Weissman 1971) ausgelöst sein.

Tabelle 33. *Ursachen der Hyponatriämien*

1. Renale Natriumverluste
   a) Diuretika
   b) Nebennierenrindeninsuffizenz
2. Extrarenale Natriumverluste
   bei Erbrechen, Durchfall oder Pankreatitis
3. Hypotone Flüssigkeitsretention
   a) Kardiale Stauung, nephrotisches Syndrom, Aszites, Eiweißmangel
   b) inadäquate ADH-Sekretion
      bei Stress, Schmerz, Tumoren oder Arzneimittel (Sulfonylharnstoffe)
4. Hyponatriämie bei Nierenversagen
5. Iatrogene Hyponatriämie bei Überwässerung, nach Steroiden und nach nicht-steroidalen Antirheumatika

Die akut auftretende Hyponatriämie des höheren Lebensalters hat überwiegend iatrogene Ursachen und wird meistens nach unkontrollierter diuretischer oder nach Infusionsbehandlung beobachtet. Während die Flüssigkeitsretention mit Hyponatriämie bei kardialer Stauung und bei Eiweißmangel ein eher chronisches Problem darstellt, erfolgt der Natriumverlust bei schwerem Erbrechen oder bei Durchfall rasch und bedarf auch rascher Substitution. Eine im höheren Lebensalter erhöhte Empfindlichkeit der antidiuretischen Steuerung auf erhöhtes Serumnatrium (Goldstein 1983) kann ebenfalls zur inadequaten Flüssigkeitsretention beitragen.

Bei reduziertem osmotischen Druck mit Abstrom der Flüssigkeit aus dem Gefäßsystem stehen klinisch die peripheren Ödeme, Ergüsse in den serösen Höhlen und der Aszites im Vordergrund. Bei Natriumwerten von unter 125 mval/l kommt es auch zur Hirnschwellung mit den klinischen Symptomen von Lethargie, Verwirrung und auch Koma.

Die Behandlung richtet sich auch bei der Hyponatriämie in erster Linie nach der Ursache der Störung. In der Regel wird die enterale oder parenterale Kochsalzzufuhr angezeigt sein, die bei der hypotonen Hydratation durch die gleichzeitige Verabreichung eines Saluretikums zu ergänzen ist. In therapeutisch schwierigen Situationen kann auch der Einsatz der Dialyse angezeigt sein.

Die Hyperkaliämie

Bei normaler Nierenfunktion sind Hyperkaliämien selten, weil die gut funktionierende Niere auch ein hohes Kaliumangebot problemlos zur Ausscheidung bringt. Eine eingeschränkte Nierenfunktion allerdings neigt zur Kaliumretention und führt über die oft begleitende Azidose zu einer Verschiebung des Kaliums aus der Zelle in den Extrazellulärraum (Narins 1982, Paice 1983). Die Blockade der Kaliumrücksresorption im distalen Nierentubulus durch kaliumsparende Diuretika oder durch Spironolaktone bildet eine weitere, häufige Ursache der Hyperkaliämie.

Die Ursachen einer Hyperkaliämie sind im höheren Lebensalter vorwiegend durch eine Niereninsuffizienz, durch Austritt von Kalium aus dem Zellinneren oder medikamentös bedingt. Medikamentös kommen die angeführten Diuretika in Frage, und zwar besonders dann, wenn eine zusätzliche kaliumsteigernde Ursache vorliegt. Akute Hyperkaliämien treten auch nach schweren Hämolysen und nach massiven Gewebsquetschungen auf (Tabelle 34).

Tabelle 34. *Ursachen der Hyperkaliämien*

1. Ungenügende Kaliumausscheidung
    a) Niereninsuffizienz
    b) Nebennireninsuffizienz (Addison)
    c) Kaliumsparende Diuretika
       (Triamteren, Amilorid, Spironolaktone)
2. Verschiebungen des Kaliums aus dem IZR in den EZR
    a) Azidose
    b) Zellruptur (Hämolyse, Trauma, Blutung, Verbrennung)
3. Exzessive Kaliumaufnahme bei ungenügender Nierenfunktion
    (z.B. Diätfehler bei Dialysepatienten)
4. Thrombosen bei Thrombozytosen
    (Freisetzung des Thrombozyteninhalts)

Die Klinik der Hyperkaliämien wird durch den Einfluß des Kaliums auf das Herz geprägt und Arrhythmien sind das charakteristische Merkmal dieser Elektrolytentgleisung. Am Beginn der EKG-Veränderungen stehen hohe und steile T-Wellen in den präkordialen Ableitungen, die bei weiterem Anstieg des Kaliumspiegels wieder abflachen und einer Verbreiterung des QRS-Komplexes Platz machen. Überleitungsstörungen, Blockbilder, Vorhofsystolien und schließlich Kammerflimmern sind die weiteren EKG-Bilder der Hyperkaliämie (Surawicz 1967). Zu den kardialen Erscheinungen kommen noch die Zeichen der allgemeinen Muskelschwäche.

Die Behandlung der Hyperkaliämie besteht entweder in der Beseitigung von Kalium aus dem Organismus mittels Austauschharzen, die peroral oder als

Klysma gegeben werden können, oder aus Maßnahmen, die das Kalium aus dem EZR in die Zelle hinein verschieben. Dies geschieht bei Vorliegen einer Azidose durch die Verabreichung von Natriumbikarbonat aber auch durch die Infusion von Glukose (bis zu 100 g als 10% Lösung) und Insulin (8−16 E mit der Glukose-infusion).

Die Hypokaliämie

Hypokaliämien gehören keineswegs zu den seltenen Entgleisungen des Elektro-lytstoffwechsels. Bei den Ursachen werden eine mangelhafte Kaliumzufuhr, ein erhöhter Kaliumverlust und eine Verschiebung des Kaliums in den IZR unter-schieden. Nach der Häufigkeit stehen für den Kaliummangel die medikamentösen Ursachen besonders nach diuretischer oder nach Insulinbehandlung an erster Stelle, gefolgt von Infusionsbehandlungen ohne Kaliumzusatz, von gastrointesti-nalen Verlusten und von Leukämien (Lawson 1979) (Tabelle 35).

Tabelle 35. *Ursachen der Hypokaliämien*

A. Unzureichende Kaliumaufnahme
   bei Inanition oder bei Alkoholismus

B. Kaliumverluste
   1. Renale Ursachen
       a) Diuretika, die am proximalen Tubulus wirksam sind
       b) Mineralokortikoide (Aldosteronismus, Bartter-Syndrom)
       c) Glukokortikoide
       d) Tubuläre Azidose
   2. Gastrointestinale Ursachen
       a) Verminderte Aufnahme (reduziertes Angebot oder Malabsorption)
       b) Kaliumverlust (Erbrechen, Durchfall, Fistel)

C. Kaliumverschiebung in die Zelle
       a) Insulin
       b) Alkalose
       c) Adrenalin

Im höheren Alter ist die Hypokaliämie häufig Folge einer Diarrhoe oder auch eines chronischen Laxantienabusus. Rasch entwickeln sich Hypokaliämien auch bei diuretischer Behandlung oder bei intensiver Insulintherapie z.B. im Rahmen der Behandlung eines diabetischen Komas. Bemerkenswert ist auch die Verschiebung des Kaliums in den IZR bei endogener Mobilisierung (Stress) oder exogener Zufuhr von Adrenalin (Morgan 1982, Smith 1983). Es führt nämlich die Stimulierung von Beta-2-Rezeptoren durch Adrenalin zur Aktivierung einer membrangebundenen Na^+/K^+-ATPase mit konsekutivem Influx von Kalium (Struthers 1983). Dieser Mechanismus hat Bedeutung für Patienten mit Asthma bronchiale, die über längere Zeit und/oder in hoher Dosierung, eventuell auch über Inhalationsgeräte sympathomimetisch behandelt werden (Haalboom 1985).

Die klinischen Zeichen der Hypokaliämie sind charakterisiert durch die neuromuskuläre Störung mit Muskelschwäche, die bis zur Lähmung der Atemmuskulatur und bis zur Areflexie führen kann. Im EKG kommt es zur Abflachung und Verbreiterung, später zur Inversion der T-Welle, der Ausbildung einer U-Welle und schließlich zur Zähnelung der ST-Strecke (Surawicz 1967).

In der Behandlung der Hypokaliämie steht die Kaliumsubstitution mit Kaliumchlorid oder dem besser verträglichen Kaliumglukonat an erster Stelle. Sollte eine intravenöse Therapie notwendig werden, dann muß sie als Infusion und langsam (etwa 20 mval pro Stunde) erfolgen.

Die Hyperkalzämie

Der Kalziumhaushalt des menschlichen Organismus wird durch viele Faktoren im Gleichgewicht gehalten. Allein die Kalziumabsorption ist vom Kalziumgehalt der Nahrung, von der Dünndarmfunktion und von allen jenen Reaktionen, die zur Bereitstellung von $1,25(OH)_2$-D beitragen, abhängig (Agus 1982, Gallagher 1979, Slovik 1981). Ebenso komplex sind jene Mechanismen, die unter dem Einfluß verschiedener Hormone im Wechselspiel des Knochenkalziums und der renalen Kalziumausscheidung einen normalen Kalziumspiegel im Serum ermöglichen. Unter den Ursachen, die zu einer Hyperkalzämie führen (Tabelle 36), stehen die verschiedenen Formen eines Hyperparathyreoidismus (Heath 1980) und jene Malignome, die im Skelett absiedeln, im Vordergrund (Agus 1982, Ralston 1982, Stewart 1980). Hyperkalzämien als Folge der Immobilisation sind selten.

Tabelle 36. Ursachen der Hyperkalzämien

1. Hyperparathyreoidismus (primär, sekundär und tertiär)
2. Maligne Erkrankungen mit Skelettabsiedelung
   (multiples Myelom, Bronchus-, Prostata- und Mammakarzinom)
3. Vitamin-D-Intoxikation
4. M. Boeck mit erhöhter intenstinaler Empfindlichkeit für Vitamin D
5. Nebennierenrindeninsuffizienz mit Verlust der kalziumsenkenden Wirkung der Glukokortikoide
6. Milch-Alkali-Syndrom, Thyreotoxikose, Therapie mit Thiaziden

Akute Hyperkalzämien werden im höheren Alter nicht oft beobachtet. Ein rascher Kalziumanstieg findet sich aber gelegentlich bei malignen Erkrankungen und auch nach diuretischer Behandlung mit Thiaziden, einerseits durch Hämokonzentration, andererseits aber auch durch einen direkten Einfluß auf die Knochenresorption mit Anstieg der ionisierten Kalziumfraktion. Thiazide verstärken jede andere, zusätzliche Tendenz zur Knochenresorption.

Die klinischen Zeichen der Hyperkalzämie sind Müdigkeit, Adynamie, Durstgefühl und Hyporeflexie. Die psychischen Veränderungen sind in den exogenen Reaktionstyp einzureihen und steigern sich über ein Delirium bis zum Koma.

Als Folge der Muskelschwäche kommt es auch zur Obstipation. Übelkeit und Brechreiz sind gelegentlich mit Magen- oder Zwölffingerdarmgeschwüren, selten auch mit einer Pankreatitis vergesellschaftet. Polyurie, Nephrolithiasis und Nephrokalzinose sind die urologischen Erscheinungen der Hyperkalzämie. Kardial stehen Rhythmusstörungen, Tachykardien und eine Verkürzung der QT-Zeit im Vordergrund. In Extremfällen und bei Zunahme des Ca×P-Produktes auf etwa 60 mg% kommt es auch zu Weichteilverkalkungen (Zumkley 1977).

Die Behandlung der Hyperkalzämie sollte nach Möglichkeit mit der Ausschaltung des Grundleidens beginnen ((Agus 1982, Nijjar 1983). Wenn dies nicht möglich ist, sind die Zufuhr größerer Flüssigkeitsmengen und eventuell die Verabreichung von Glukokortioiden zu empfehlen. Gelegentlich kann die Infusion von physiologischer Kochsalz- oder isotoner Natriumsulfat-Lösung bis zu 6 Liter täglich und unter dem Zusatz von Furosemid, Phosphat und Kalzitonin notwendig werden. Als letzter Ausweg bleibt die Hämodialyse des Patienten.

Die Hypokalzämie

Als Ursachen eines niedrigen Kalziumspiegels (Tabelle 37) kommen in erster Linie der Hypoparathyreoidismus nach beabsichtigter oder unbeabsichtigter Entfernung der Nebenschilddrüsen, eine Kalzium- und/oder Vitamin-D Mangelernährung, die Malabsorption bei Dünndarmerkrankungen und nicht zuletzt die chronische Niereninsuffizienz mit Phosphatstau und unzureichender Synthese des 1,25(OH)$_2$-D in Frage (Agus 1982, Zumkley 1983).

Tabelle 37. Ursachen der Hypokalzämien

1. Hypoparathyreoidismus
2. Mangelernährung und Malabsorption
3. Chronische Niereninsuffizienz
4. Pankreatitis mit Bildung von Kalkseifen
5. Komplexbildung des Kalziums bei Vergiftung mit Oxalsäure oder Zitrat
6. Nach Verabreichung von EDTA, Glukokortikoiden oder Lasix

Bei dem hohen Anteil an eiweißgebundenem Kalzium spielt die Hypoalbuminämie des höheren Alters, die durch Mangelernährung, Syntheseschwäche oder durch renalen Verlust zustandekommen kann, für den Kalziumspiegel eine bedeutende Rolle. Allerdings wird das ionisierte Kalzium durch den Eiweißmangel kaum beeinflußt. Auch der ernährungsbedingte Kalzium- oder Vitamin-D-Mangel hat keine Akutwirkung auf den Kalziumspiegel. Eine akute Hypokalzämie kann aber bei schweren, nekrotisierenden Pankreatitiden beobachtet werden.

Die klassische Erscheinung der Hypokalzämie ist der tetanische Anfall mit Krampf der Handmuskulatur, mit Pfötchenstellung der Finger und auch mit Krampf der Plantar- und Wadenmuskulatur. Die Demonstration der Krampfbereitschaft nach Chvostek durch mechanischen Reiz des N. facialis und nach

Trousseau mit Blutstau durch eine Armbinde sind wichtige diagnostische Hinweise. Im Extremfall droht dem Patienten ein Laryngospasmus. Im EKG kommt es zur Verlängerung von QT (Surawicz 1967).

Die einfachste und wirksamste Maßnahme ist die perorale oder parenterale Kalziumzufuhr.

Die Hypermagnesämie

Ein hoher Magnesiumspiegel im Blut findet sich meistens nur bei einer Niereninsuffizienz, weil eine normal funktionierende Niere auch eine erhöhte Magnesiumzufuhr (peroral oder parenteral) zur Ausscheidung bringen kann..

Ein akuter Magnesiumanstieg im höheren Alter ist ungewöhnlich.

Tabelle 38. *Ursachen der Hypermagnesämie*

1. Niereninsuffizienz
2. Medikamentös durch magnesiumhältige Laxantien, Antazida oder Infusionen
3. Dehydratation

Die klinischen Zeichen eines hohen Magnesiumspiegels sind Übelkeit und Brechreiz sowie Muskelschwäche und Hyporeflexie. In Extremfällen können Somnolenz und Koma auftreten. Auf das EKG nimmt das Magnesium besonders bei gleichzeitiger Hypokalzämie Einfluß. Es kommt zur Verlängerung der Überleitung, zu intraventrikulären Leitungsstörungen und bei Mg über 15 mval/l auch zum Herzstillstand.

Die Behandlung der Hypermagnesämie besteht in reichlicher Flüssigkeitszufuhr und in der Verabreichung von Kalzium. Hohe Magnesiumwerte können auch eine Dialyse notwendig machen.

Die Hypomagnesämie

Ein Abfall des Magnesiumspiegels ist häufig zu beobachten (Agus 1982). Er findet sich bei ungenügender Zufuhr oder bei hoher renaler oder fäkaler Ausscheidung. Zu den renalen Ursachen gehören die Polyurie bei osmotischer Diurese, bei diuretischer Behandlung oder im Rahmen der polyurischen Phase nach akutem Nierenversagen. Eine Hypomagnesämie scheint auch als autosomal rezessives Geschehen möglich (Hennekam 1983).

Für eine akute Hypomagnesämie im Alter sind meistens renale Magnesiumverluste verantwortlich (Tabelle 39). Solche Verluste sind häufig durch ein Diuretikum hervorgerufen und dann nicht selten mit einer Hypokaliämie vergesellschaftet (Whang 1985).

Klinische Zeichen der Hypomagnesämie sind in der Regel erst bei einem Magnesiumabfall auf 0,75 mval/l zu erwarten. Es kommt zü Persönlichkeitsveränderungen mit Apathie und Depressionen, zum Auftreten von Tremor, Faszikulieren, Nystagmus und zur Krampfbereitschaft mit positivem Chvostek-

Tabelle 39. *Ursachen der Hypomagnesämie*

---

1. Gastrointestinale Ursachen
    a) Verminderte Zufuhr
    b) Verminderte Absorption bei Durchfall oder Darmerkrankungen,
       auch nach Laxantien oder Darmresektionen
2. Renale Ursachen bei Tubulusschäden
3. Arzneimittelinduziert (Diuretika, Aminoglykoside, Cisplatin)
4. Umverteilung
    a) Hormonell: Insulin, Aldosteron, Thyroxin, Parathormonmangel
    b) Alkalose
    c) Akuter oder chronischer Alkoholismus

Zeichen. Das Zusammentreffen einer Hypomagnesämie mit einer Digitalisbehandlung begünstigt ventrikuläre Arrhythmien (Iseri 1975).

Bei leichtem Magnesiummangel genügt es, die Normalisierung des Magnesiumspiegels diätetisch anzustreben. Eine zusätzliche Zufuhr von Magnesium erfolgt in Form von Magnesiumoxid bis zu 2,0 g täglich oder als Magnesium-
infusion mit etwa 100 mval Magnesiumsulfat über 24 Stunden.

Die Hyperphosphatämie

Eine Hyperphosphatämie findet sich fast ausschließlich bei akuter oder chronischer Niereninsuffizienz. Sie macht keine besonderen Symptome, sie führt allerdings bei langer Dauer und bei Anstieg des $Ca \times P$-Produktes über die kritische
Grenze zu Weichteilverkalkungen.

Zur Senkung des Phosphatspiegels wird chronisch nierenkranken Patienten
Aluminiumhydroxid verabreicht. Daraus bildet sich Aluminiumphosphat, das
ausgeschieden wird.

Die Hypophosphatämie

Ein Absinken des Phosphorspiegels im Blut kommt öfter vor als noch vor kurzer
Zeit angenommen. Diese Erkenntnis ist der Blutanalyse in Vielkanal-Analysa-
toren zu verdanken, in welcher der Phosphor oft nur als Nebenprodukt bestimmt
wird. Ursachen eines niedrigen Phosphorspiegels sind eine verminderte Zufuhr,
eine verminderte Absorption, aber auch ein Phosphorverlust im Rahmen einer
Dialysebehandlung (Tabelle 40). Besondere Bedeutung hat aber die Phosphor-

Tabelle 40. *Ursachen der Hypophosphatämie*

---

1. Verminderte Zufuhr oder Malabsorption
2. Erhöhte Phosphorausscheidung
    a) Im proximalen Tubulus bei nephrotischem Syndrom, bei Schwermetall-
       vergiftung und bei multiplem Myelom
    b) Intestinaler Phosphorverlust bei Gastrektomie, Malabsorption oder durch
       Bindung an Antazida
3. Phosphorumverteilung bei Hyperinsulinismus oder nach Glukoseverabreichung

Umverteilung aus dem EZR in den IZR im Rahmen einer Glukose- oder Insulin-applikation, bei der die Hexokinase stimuliert wird und zur Bildung von phos-phorylierten Hexosemetaboliten führt. Zur Umverteilung kommt es auch im Rahmen einer Alkalose, wenn hohes intrazelluläres pH die Glykolyse steigert und vermehrt phosphorylierte Stoffwechselprodukte gebildet werden (Stoff 1982).

Während die Hypophosphatämie durch Malabsorption oder durch erhöhte Ausscheidung nur langsam zustandekommt, ist die Hypophosphatämie nach Insulinverabreichung auch im höheren Lebensalter ein akutes Geschehen.

Die klinischen Zeichen des Phosphormangels werden durch den Rückgang des zellulären ATP und durch die Gewebshypoxie, die durch den Mangel an 2,3-Diphosphorglyzerin der Erythrozyten hervorgerufen wird, ausgelöst. Mit weiterem Rückgang des ATP kommt es zur Depolarisation der Zellmembran und zum Anstieg des zellulären Natriums und Wassers, eventuell mit kardialer Dekompensation, Rhabdomyolyse und Hämolyse. Klinisch stehen zunächst Übelkeit und Anorexie im Vordergrund. Sie werden gefolgt von Ataxie, Krämpfen, Parästhesien, Muskelschwäche und Koma.

Die ersten therapeutischen Maßnahmen sollten in einer Beseitigung der aus-lösenden Ursachen bestehen. Bei Verwendung von Antazida sollten die Hydroxid-verbindungen gegen phosphathältige Antazida getauscht werden und bei der Insulinbehandlung eines diabetischen Komas sollte auf eine rechtzeitige Phos-phatsubstitution geachtet werden. Zur parenteralen Behandlung werden 2,5 mg/kg Körpergewicht Kaliumphosphat in etwa 6 Stunden verabreicht. Eine Kalzium-verabreichung kann zusätzlich notwendig werden, um die während der Phos-phatsubstitution möglichen hypokalzämischen Krämpfe zu verhindern.

Die Hyperchlorämie und die Hypochlorämie

Die Konzentration von Chlorid im Blut folgt weitgehend der Natriumkonzen-tration, ist aber auch invers mit der Bikarbonatkonzentration gekoppelt. Damit trägt das Chlorid mit dem Natrium zur Erhaltung der osmotischen Isotonie bei und stellt daneben einen wichtigen Regulator im Säure-Basen-Haushalt dar.

Hyperchlorämien gehören zu den seltenen Elektrolytentgleisungen. Ein kompensatorischer Chloridanstieg wird bei tubulärem Bikarbonatverlust (Light-wood-Albright-Syndrom) registriert oder bei Ureterosigmoidostomien, wenn das renal ausgeschiedene Chlor im Darm rückresorbiert wird.

Die häufigsten Ursachen einer Hypochlorämie sind der Verlust an Magen-saft, entweder durch langdauerndes Erbrechen oder durch kontinuierliches Absaugen dieses Magensaftes. Durch den Verlust an Chlorid kommt es zum kompensatorischen Anstieg des Bikarbonats mit der Entstehung einer hypo-chlorämischen Alkalose und tetanischen Anfällen als klinischem Korrelat.

Literatur

Agus, Z. S., Wasserstein, A., Goldfarb, S.: Disorders of calcium and magnesium homeostasis. Am. J. Med. 72: 473–488 (1982).

Allgrove, J., Adami, S., Fraher, L., Reuben, A., O'Riordan, J. L. H.: Hypomagnesaemia: studies of parathyroid hormone secretion and function. Clin. Endocrinol. 21: 435–449 (1984).

Ashraf, N., Locksley, R., Arieff, A. I.: Thiazide-induced hyponatremia associated with death or neurological damage in outpatients. Am. J. Med. 70: 1163–1168 (1981).

Booker, J. A.: Severe symptomatic hyponatremia in elderly outpatients: the role of thiazide therapy and stress. J. Am. Geriatr. Soc. 32: 108–113 (1984).

Cogan, E., Abramow, M.: Diuretic-induced hyponatraemia in elderly hypertensive women. Lancet ii: 1249 (1983).

Crane, M. G., Harris, J. J.: Effect of aging on renin activity and aldosteron secretion. J. Lab. Clin. Med. 87: 947–959 (1976).

Deftos, L. J., Weisman, W. H., Williams, G. W., Karpf, D. B., Frumar, A. M., Davidson, B. J., Parthemore, J. G., Judd, H. L.: Influence of age and sex on plasmacalcitonin in human beings. New Engl. J. Med. 302: 1351–1353 (1980).

Epstein, M., Hollenberg, N. K.: Age as a determinant of renal sodium conservation in normal man. J. Lab. Clin. Med. 87: 411–417 (1976).

Gallagher, J. C., Riggs, B. L., Eisman, J., Hamstra, A., Arnaud, S. B., DeLuca, H. F.: Intestinal calcium absorption and serum vitamin D metabolites in normal subjects and osteoporotic patients. J. Clin. Invest. 64: 729–736 (1979).

Goldstein, C. S., Braunstein, S., Goldfarb, S.: Idiopathic syndrome of inappropriate antidiuretic hormone secretion possibly related to advanced age. Ann. Int. Med. 99: 185–188 (1983).

Gribbin, B., Pickering, T. G., Sleight, P., Peto, R.: Effect of age and high blood pressure on baroreflex sensitivity in man. Circul. Res. 29: 424–431 (1971).

Haalboom, J. R. E., Deenstra, M., Struyvenberg, A.: Hypokalaemia induced by inhalation of fenoterol. Lancet i: 1125–1127 (1985).

Heath, H., Hodgson, S. F., Kennedy, M. A.: Primary hyperparathyroidism. Incidence, morbidity and potential economic impact in a community. New Engl. J. Med. 302: 189–193 (1980).

Hennekam, R. C. M., Donckerwolcke, R. A.: Primary hypomagnesaemia, an autosomal recessive inherited disease? Lancet i: 927 (1983).

Iseri, L. T., Freed, J., Bures, A. R.: Magnesium deficiency and cardiac disorders. Am. J. Med. 58: 837–846 (1975).

Kuhlmann, U., Siegenthaler, W., Siegenthaler, G.: Wasser- und Elektrolythaushalt. In: Klinische Pathophysiologie (Siegenthaler, W., Hrsg.), S. 201–237. Stuttgart: G. Thieme 1982.

Lawson, D. H., Henry, D. A., Lowe, J. M., Gray, J. M. B., Morgan, G.: Severe hypokalaemia in hospitalized patients. Arch. Int. Med. 139: 978–980 (1979).

Leaf, A.: Dehydration in the elderly. New Engl. J. Med. 311: 791–792 (1984).

Miller, P. D., Krebs, R. A., Neal, B. J., McIntyre, D. D.: Hypodipsia in geriatric patients. Am. J. Med. 73: 354–356 (1982).

Morgan, D. B., Young, R. M.: Acute transient hypokalaemia: new interpretation of a common event. Lancet ii: 751–752 (1982).

Narins, R. G., Jones, E. R., Stom, E. C., Rudnick, M. R., Bastl, C. B.: Diagnostic strategies in disorders of fluid, electrolyte and acid-base homestasis. Am. J. Med. 72: 496–520 (1982).

Nijjar, T., Brandes, L. J.: Bleomycin for hypercalcemia due to cancer. New Engl. J. Med. 308: 655 (1983).

Paice, B., Gray, J. M. B., McBride, D., Donnelly, T., Lawson, D. H.: Hyperkalaemia in patients in hospital. Brit. Med. J. 286: 1189–1192 (1983).

Peerenboom, H., Keck, E., Krüskemper, H. L., Strohmeyer, G.: The defect of intestinal calcium transport in hyperthyroidism and its response to therapy. J. Clin. Endocrinol. Metabol. 59: 936–940 (1984).

Phillips, P. A., Rolls, B. J., Ledingham, J. G. G., Forsling, M. L., Morton, J. J., Crowe, M. J., Wollner, L.: Reduced thirst after water deprivation in healthy elderly men. New Engl. J. Med. 311: 753–759 (1984).

Ralston, S., Fogelman, I., Gardner, M. D., Boyle, I. T.: Hypercalcaemia and metastatic bone disease: is there a causal link? Lancet ii: 903–905 (1982).

Rowe, J. W., Minaker, K. L., Sparrow, D., Robertson, G. L.: Age-related failure of volume-pressure-mediated vasopressin release. J. Clin. Endocrinol. Metabol. 54: 661–664 (1982).

Slovik, D. M., Adams, J. S., Neer, R. M., Holick, M. F., Potts, J. T.: Deficient production of 1,25-dihydroxyvitamin D in elderly osteoporotic patients. New Engl. J. Med. 305: 372–374 (1981).

Smith, S. R., Kendall, M. J.: Inhaled bronchodilators and hypokalaemia. Lancet ii: 218 (1983).

Steen, B., Lundgren, B. K., Isaksson, B.: Body water in the elderly. Lancet i: 101 (1985).

Stewart, A. F., Horst, R., Deftos, L. J., Cadman, E. C., Lang, R., Broadus, A. E.: Biochemical evaluation of patients with cancer-associated hypercalcemia. New Engl. J. Med. 303: 1377–1383 (1980).

Stoff, J. S.: Phosphate homeostasis and hypophosphatemia. Am. J. Med. 72: 489–495 (1982).

Struthers, A. D., Whitesmith, R., Reid, J. L.: Prior thiazide diuretic treatment increases adrenalin-induced hypokalemia. Lancet i: 1358–1360 (1983).

Surawicz, B.: Relationship between electrocardiogram and electrolytes. Am. Heart J. 73: 814–834 (1967).

Taggart, H. McA., Chessnut, C. H., Ivey, J. L., Baylink, D. J., Sisom, K., Huber, M. B., Roos, B. A.: Deficient calcitonin response to calcium stimulation in postmenopausal osteoporosis? Lancet i: 475–478 (1982).

Tiegs, R. D., Body, J. J., Wahner, H. W., Barta, J., Riggs, B. L., Heath, H.: Calcitonin secretion in postmenopausal osteoporosis. New Engl. J. Med. 312: 1097–1100 (1985).

Weidmann, P., deChatel, R., Schiffman, A., Bachmann, E., Beretta-Piccoli, C., Reubi, F. C., Ziegler, W. H., Vetter, W.: Interrelations between age and plasma renin, aldosteron and cortisol, usinary catecholamines, and the body state in normal man. Klin. Wschr. 55: 725–733 (1973).

Weissman, P. N., Shenkman, L., Gregerman, R. I.: Chlorpropamide hyponatremia. Drug-induced inappropriate antidiuretic-hormone activity. New Engl. J. Med. 284: 65–74 (1971).

Whang, R., Oei, T. O., Watanabe, A.: Frequency of hypomagnesemia in hospitalized patients receiving digitalis. Arch. Int. Med. 145: 655–656 (1985).

Zumkley, H., Losse, H.: Klinik und Therapie der Hyperkalzämie. Med. Klinik 72: 1151–1162 (1977).

Zumkley, H.: Elektrolyte. In: Handbuch der Gerontologie (Platt, D., Hrsg.), S. 360–368. Stuttgart: G. Fischer 1983.

8. Die Harninkontinenz des alten Menschen

Die Harninkontinenz hat für den älteren Menschen sowohl eine gesundheitliche wie auch eine soziale Bedeutung. Sie führt zu wiederholten ärztlichen Interventionen, nicht selten aber auch zur vollständigen Isolierung eines oft zusätzlich behinderten oder depressiven, gelegentlich auch eines ansonst völlig gesunden älteren Menschen. Umgekehrt gelingt mit einer erfolgreichen Behandlung der Inkontinenz nicht nur die Beseitigung einer für den Patienten bedrückenden Defektsituation, sondern auch die Wiedereingliederung in sein soziales Umfeld.

Die Harninkontinenz betrifft etwa 5–10% aller älteren Menschen mit Bevorzugung der Frauen (Feneley 1979), wird aber in Akutspitälern (Sullivan 1984) und besonders in Pflegeheimen (Burton 1984) noch häufiger angetroffen. Die Inzidenz der Inkontinenz steigt mit dem Auftreten neurologischer Krankheiten, nach urologischen und nach gynäkologischen Operationen und sie besitzt zur Zahl der Spitalsaufenthalte eines Patienten ebenso wie zur Zahl der von ihm eingenommenen Medikamente eine positive Korrelation (Williams 1982).

Die erfolgreiche Behandlung der Inkontinenz bedarf einer exakten diagnostischen Abklärung, die nur bei Kenntnis der physiologischen Abläufe gelingen kann. Die Harnblase ist ein muskuläres Hohlorgan mit großem Volumen und niedrigem Druck, das nervös gesteuert wird. Die glatte Muskulatur des Blasenhalses und der Urethra unterliegt der unwillkürlichen, der externe Sphinkter und die quergestreifte Muskulatur des Beckenbodens, die den Sphinkter unterstützt, der willkürlichen Steuerung. Der Musculus detrusor steht unter dem Einfluß des parasympathischen Systems aus dem sakralen Rückenmark, während das Trigonum der Harnblase und der vesiko-urethrale Übergang vom sympathischen System versorgt werden, in welchem die Alpha-Rezeptoren überwiegen. Die Miktionsreflexe nehmen ihren Ausgang von Dehnungsrezeptoren der Harnblase, haben ihre Schaltstelle im sakralen Rückenmark und koordinieren die reziproken Aktionen des Musculus detrusor und des Sphinkters. Hemmende Impulse für den Musculus detrusor kommen aus dem Frontalhirn und laufen im Rückenmark zum sakralen Reflexzentrum (Abb. 13). Der Druck in der Harnblase steigt in der Regel erst bei einem Harnvolumen von 300 ml und vermittelt ab diesem Zeitpunkt das Gefühl des Harndranges. Neben dem Harnvolumen sind noch der Tonus des Harnblasen-Detrusors und der intra-abdominelle Druck für den Blasendruck verantwortlich. Dabei steht der Tonus des Musculus detrusor in positiver Beziehung zur Blasenfüllung, zur cholinergen

Stimulation, zur beta-adrenergen Hemmung und zur Abnahme der zentralnervösen Hemmung.

Bei der Frau verläuft die Urethra überwiegend intraabdominell, so daß der intraabdominelle Druck gemeinsam mit dem Tonus der glatten Muskulatur eine große Rolle für den intraurethralen Druck spielt. Für sie besitzen auch die anatomischen Verhältnisse am vesikourethralen Übergang eine besondere Bedeutung, wobei der Winkel zwischen Harnblase und der abgehenden Urethra für die Erhaltung der Kontinenz ebenso wichtig ist wie die Rotation der Urethra (Green 1975). Bei der Miktion werden durch die Kontraktion des Harnblasen-Detrusors

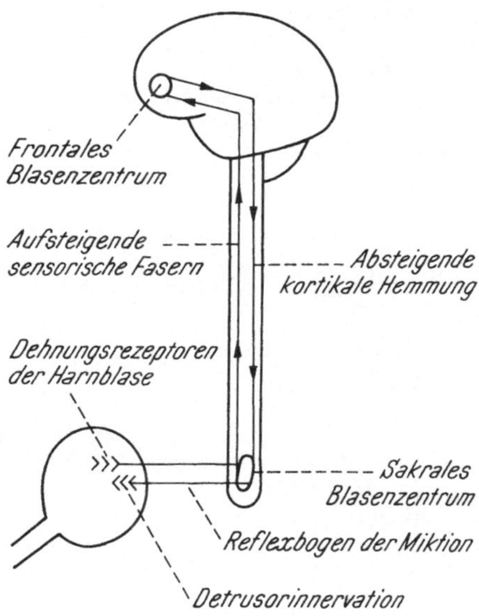

Abb. 13. Nervöse Kontrolle der Miktion

der Winkel zwischen Urethra und Blasenboden gedehnt und die Rotation der Urethra überwunden. Die alpha-sympathomimetische Stimulation erhöht den Tonus der Urethra und verhindert damit den Harnfluß, während die alpha-adrenerge Blockade diesen Tonus reduziert und den Harnfluß ermöglicht. Die Stimulierung der Betarezeptoren führt zur Erschlaffung des Detrusors und ermöglicht die Füllung der Harnblase (Bradley 1976). Mit zunehmendem Alter sinkt der Muskeltonus der gesamten und damit auch der Beckenmuskulatur und des externen Sphinkters ab. Damit kommt es aber besonders bei der multiparen Frau zum Deszensus des Urogenitaltraktes mit Veränderung des vesikourethralen Winkels und damit zu einer Schwächung der physiologischen Hindernisse gegen einen unkontrollierten Harnverlust (Abb. 14). Bei der Frau führt der postmenopausale Östrogenmangel außerdem zu einer Atrophie der Urethralschleimhaut und des periurethralen Gewebes, womit die Kontinenzmechanismen weiter geschwächt werden.

Die wesentlichen Ursachen der Harninkontinenz ergeben sich aus Störungen des Sphinktertonus der Urethra und aus Störungen des Harnblasendetrusors, aus einer Zunahme des intraabdominellen Druckes und der Harnblasenfüllung und nicht zuletzt aus einem Tonusverlust der Beckenbodenmuskulatur. Das Überwiegen der Detrusorinnervation über seine Hemmung führt zur Kontraktion bzw. zur instabilen Harnblase. Ein Mißverhältnis von intraurethralem Druck zum

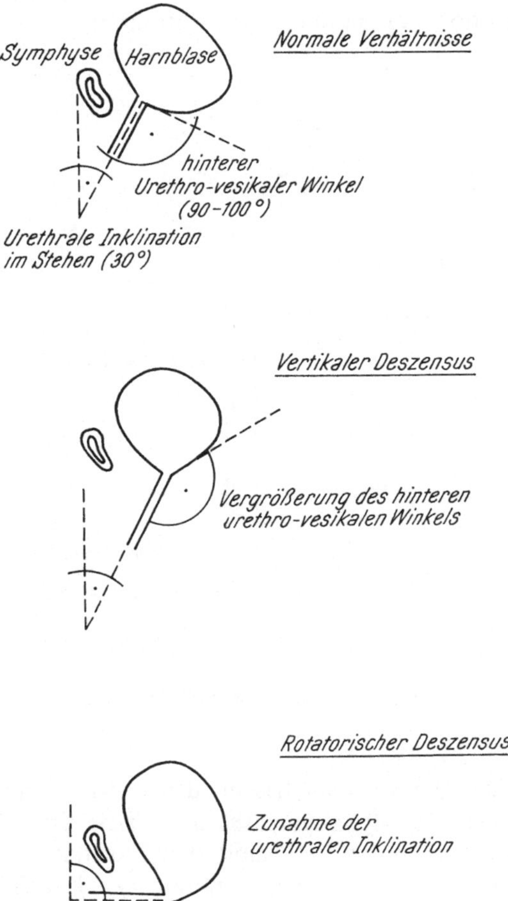

Abb. 14. Die Beziehung der Urethra zur Harnblase im lateralen Urethra-Zystogramm

intravesikalen Druck führt zur Harnretention bzw. zur Überlaufblase. Umgekehrt ist die Streßinkontinenz durch eine Spinkterschwäche der Urethra gekennzeichnet. Bei dieser Schwäche führt schon jede geringe intraabdominelle Drucksteigerung (z.B. beim Husten oder Lachen) zum Harnverlust. Psychische und organneurologische Störungen, die zentral oder peripher vermittelt werden, bilden schließlich die funktionellen Ursachen der Harninkontinenz (Williams 1982).

Die Formen der Harninkontinenz

A. Die instabile Harnblase

Die instabile Harnblase ist gekennzeichnet durch ein Überwiegen der Detrusorstimulierung über die Hemmung seiner Aktivität. Aus diesem Mißverhältnis der Innervation resultiert die sogenannte „Dranginkontinenz" mit häufiger Miktion kleiner Urinmengen und mit einem Miktionsbedürfnis, das unmittelbar von der Miktion gefolgt ist. Verantwortlich für dieses Mißverhältnis von Stimulation und Hemmung des Blasendetrusors sind sowohl Störungen des zentralen wie auch des peripheren Nervensystems (McGuse 1980).

1. Eine Beeinträchtigung der kortikalen Hemmung tritt bei schweren Zerebralsklerosen, nach Insulten, im Rahmen von zerebralen Insulten oder bei Aneurysmen auf.

2. Zu einer Stimulierung der motorischen Aktvitität kommt es bei Infekten der Harnblase oder des Beckenbodens, bei Prostatahypertrophie oder bei Uterusprolaps.

3. Ein normales Verhalten des Blasenreflexes kann durch bewußte Miktion kleiner Harnmengen auch dekonditioniert werden. Die häufige Aktivierung des Blasendetrusors erhöht seinen Tonus, verdichtet die Blasenwand und verstärkt in einem Circulus vitiosus die instabile Harnblase. Ausgelöst kann diese Dekonditionierung z.B. durch unbequeme Leibschüsseln oder kalte Toilettsitze werden.

Klinisch stehen bei der instabilen Harnblase der Harndrang, häufiges Urinieren kleiner Harnmengen sowie Nykturie im Vordergrund. Harnverluste bei Husten oder Lachen sind möglich, aber nicht typisch.

B. Die Überlauf-Harnblase

Die Überlauf-Harnblase, als weitere Form einer Harninkontinenz, kommt dann zustande, wenn der intraurethrale Druck auch während des Miktionsversuches vom intravesikalen Druck nicht überwunden werden kann. Dieses gestörte Verhältnis des Druckes in der Urethra zum Blasendruck kann entweder durch zu hohen Druck in der Urethra oder durch unzureichenden Blasendruck hervorgerufen sein.

Im ersteren Fall ist überwiegend die Prostatahypertrophie aber auch das Prostatakarzinom für die Überlauf-Harnblase verantwortlich, aber auch ein Kotstau kann durch Druck von außen die Urethra für den physiologischen Miktionsvorgang unpassierbar machen.

Eine unzureichende Detrusoraktivität als Ursache einer Überlauf-Harnblase findet sich nach Läsion motorischer Fasern im Sakralbereich, aber auch bei Neuropathien im Rahmen eines Diabetes mellitus oder eines chronischen Alkoholismus.

Klinisch sind die Patienten mit Überlauf-Harnblase durch die als suprapubische Resistenz tastbare Harnblase, die außerdem oft druckempfindlich ist, gekennzeichnet.

C. Die Streß-Inkontinenz

Bei der Streß-Inkontinenz lösen lokale anatomische Veränderungen oder lokale pathologische Prozesse bei körperlicher Aktivität eine Sphinkterschwäche mit Harnverlust aus. Ursächlich überwiegt bei weitem die Schwäche des Beckenbodens (Green 1975), die bei der Frau durch zahlreiche Geburten, durch einen Deszensus des Uterus und der Vagina sowie durch die atrophische Vaginitis und Urethritis bei postmenopausalem Östrogenmangel verursacht wird (Kendall 1983).

Die Streßinkontinenz der Männer ist wesentlich seltener und findet sich häufig nach Prostataoperationen. Bei beiden Geschlechtern führen auch chronische Harnwegsinfekte, Strahlenschäden oder Neuropathien zu dieser Form der Harninkontinenz.

Alle genannten Ursachen werden entweder direkt am Sphinkter wirksam, oder sie nehmen dergestalt Einfluß auf die Sphinkterumgebung, daß die Schlußfähigkeit des Sphinkters beeinträchtigt wird.

Das klinische Bild der Streß-Inkontinenz ist gekennzeichnet durch einen unzureichenden Sphinkterschluß, der bei Druck auf die Blase zum Harnverlust führt. Jedenfalls weist ein Harnverlust bei abruptem Anstieg des intraabdominellen Druckes mit einer bis zu 90%igen Wahrscheinlichkeit auf eine Streß-Harnblase hin (Hilton 1981). Ein Harnverlust während der Nacht ist bei Streß-Harnblase dagegen selten.

D. Neurogene Blasenstörungen

Die Lokalisation der nervösen Läsion hat entscheidenden Einfluß auf die Art der Blasenstörung bzw. der Miktionsbeschwerden (McGuire 1980).

1. Die Unterbrechung der zum sakralen Reflexzentrum führenden afferenten Fasern durch Überdehnung der Nerven oder durch Neuropathien im Rahmen eines Diabetes mellitus, einer Tabes dorsalis oder eines chronischen Alkoholismus verhindert die Übermittlung des Dehnungsgefühls der Harnblase und führt zu ihrer Überfüllung (Überlauf-Harnblase). Bei Unterbrechung des efferenten, motorischen Anteiles des Reflexbogens bleibt die Innervation zur Detrusorkontraktion aus und die Füllung der Blase dauert an, bis der intraurethrale Druck überwunden werden kann. Anticholinerge Substanzen reduzieren den Druck der hypertrophierenden Blase, machen aber die intermittierende Katheterisierung notwendig.

2. Eine Denervation des Musculus detrusor durch Läsion im sakralen Rückenmark unterbricht die sensorischen und motorischen Fasern, läßt aber die Fasern des sympathomimetischen Systems intakt. Damit bleibt der interne Sphinkter in Funktion und führt zu hohem Blasendruck und Restharn mit Ausbildung einer Trabekelblase.

3. Läsionen zwischen dem sakralen Reflexzentrum und dem Frontalhirn, wie z.B. nach Wirbelfrakturen oder demyelinisierenden Prozessen, erlauben nur mehr die unwillkürliche Blasenentleerung. Dabei reagiert die Blase über den Reflexbogen hyperreflektorisch auf den Füllungsreiz, gelegentllich mit Dyssynergie von Detrusoraktivität und Sphinktertonus. Eine Behandlung der Hyper-

reflexie mit muskelrelaxierenden Arzneimitteln (Diazepam, Baclofen) eventuell in Kombination mit anticholinergen Mitteln ist gelegentlich erfolgreich.

4. Die Ausschaltung des hemmenden Einflusses des Frontalhirns auf die Detrusoraktivität durch sklerotische Gefäßprozesse inklusive eines zerebralen Insultes oder durch Hirntumoren führt schließlich zum Überwiegen des Musculus detrusor mit dem klinischen Bild der instabilen Harnblase.

5. Gelegentlich hat die Harninkontinenz auch psychische Ursachen. Nicht selten wird nämlich der Harnverlust als Ausdruck eines seelischen oder körperlichen Unbehagens oder aber als Abwehrmechanismus verwendet. Die Konfrontation eines älteren Menschen mit einer unfreundlichen Umgebung (z.B. Pflegeheim) oder eine fehlende Intimsphäre in der Toilette können einen solchen Abwehrmechanismus auslösen.

E. Andere Ursachen einer Harninkontinenz

1. Kotstau. Die Obstipation mit Stuhleindickung und Kotstau ist durch Druck auf die Harnblase in bis zu 10% für eine Harninkontinenz verantwortlich (Hilton 1981).

2. Arzneimittel-induzierte Harninkontinenz. Gerade bei den häufig an einer Polymorbidität leidenden und deshalb nicht selten mit einer Polypragmasie versorgten älteren Patienten hat die Einnahme bestimmter Arzneimittel für die Entstehung einer Harninkontinenz Bedeutung. Muskelrelaxierende Mittel spielen dabei ebenso eine Rolle wie jene Sedativa und Hypnotika, welche die geistige Regsamkeit und Aufmerksamkeit des älteren Menschen einengen.

Eine besondere Rolle spielen aber die diuretisch wirksamen Arzneimittel, welche die Harnblase rasch füllen und besonders dem behinderten Menschen wenig Zeit lassen, rechtzeitig die Toilette zu erreichen. Auch Alpha-Rezeptorenblocker, die häufig und mit gutem Erfolg sowohl zur Blutdrucksenkung wie auch zur Senkung der Nachlast bei linksdekompensierten Patienten verwendet werden, reduzieren den Sphinktertonus und können bei bestehender Disposition eine Inkontinenz auslösen (Thien 1978).

3. Körperliche Behinderung. Wenn auch die körperliche Behinderung nicht unmittelbar mit der Kontinenz in Verbindung steht, so kann sie doch bei einer Disposition zur Inkontinenz eine solche auslösen. In solchen Fällen verspürt zwar der Betroffene den Harndrang rechtzeitig, ist aber infolge seiner Behinderung (Gonarthrose, Coxarthrose, Status post-zerebralem Insult usw.) nicht imstande, die Toilette rechtzeitig zu erreichen.

Beim älteren Menschen addieren sich häufig mehrere Ursachen einer Harninkontinenz, die einzeln noch nicht klinisch wirksam wären, zum tatsächlichen Harnverlust (Resnick 1985). Eine oft nur geringe Sphinkterschwäche gemeinsam mit der Einnahme eines Diuretikums disponiert ebenso zum Harnverlust wie eine instabile Harnblase entweder kombiniert mit einer körperlichen Behinderung oder in Verbindung mit der Einnahme eines Alpha-Rezeptorenblockers.

Bei der Suche nach der Ursache der Harninkontinenz muß die gründliche Exploration des Patienten im Vordergrund stehen. Die Kenntnis der Eß- und Trinkgewohnheiten ist dabei ebenso wichtig wie jene der Miktionsgewohnheiten.

Auch die Angaben des Patienten über die Anlässe, die zur Inkontinenz führen, haben diagnostische Bedeutung.

An die Exploration muß sich die klinische Untersuchung anschließen, bei welcher der urologischen und der gynäkologischen Kontrolle die größte Bedeutung zukommt. Beim Mann wird die Untersuchung der Prostata und bei der Frau die Frage nach einem Deszensus des Uterus und der Vagina bzw. die Kompetenz des Beckenbodens im Vordergrund stehen.

Zu den Laboratoriumsuntersuchungen, welche die Differentialdiagnose der Harninkontinenz erleichtern, gehören die Harnuntersuchung und die Untersuchung des Blutes zum Nachweis oder Ausschluß einer Niereninsuffizienz, einer Hyperkalzämie oder eines Diabetes mellitus.

Unter den bildgebenden Verfahren stehen die Ultraschalluntersuchung der Nieren und des Unterbauches sowie die i.v.-Urographie im Vordergrund.

Einen entscheidenden Schritt zur Abklärung der Harninkontinenz stellt die urodynamische Untersuchung dar. Bei dieser Untersuchung werden mittels Instillation einer sterilen Salzlösung der Druck in der Harnblase, ihr Volumen und die Kontraktionen des Musculus detrusor registriert (Castelden 1981, Kieswetter 1981). Unkontrollierbare Detrusorkontraktionen, die schon bei minimalen Harnvolumina auftreten, kennzeichnen die instabile Harnblase, während bei der Überlauf-Harnblase trotz hoher Harnvolumina keine Kontraktion registriert werden kann.

Die Behandlung der Harninkontinenz

Für die Behandlung der Harninkontinenz stehen im wesentlichen drei verschiedene Möglichkeiten zur Verfügung, deren Einsatz bei den meisten Patienten in einer bestimmten Reihenfolge ablaufen sollte.

Soferne nicht massive organische Veränderungen oder pathologische Prozesse für die Harninkontinenz verantwortlich sind, sollte mit einem Blasentraining begonnen werden, das von physikalischen Maßnahmen unterstützt werden kann. Im nächsten therapeutischen Schritt sollte der Arzneimitteleinsatz erfolgen, dem erst als letztem Schritt der Versuch einer chirurgischen Sanierung des Inkontinenzproblems folgen sollte.

Für die Durchführung des Blasentrainings ist zunächst ein gutes Vertrauensverhältnis zwischen dem Patienten und dem Arzt notwendig. Nur die gründliche Information des Patienten und eine ständige Ermunterung machen aus dem Blasentraining auch einen Erfolg. Beim Training selbst sollte der Patient in bestimmten Zeitintervallen (zunächst 2stündlich) die Toilette aufsuchen bzw. sollte der immobile Patient auf den Leibstuhl gebracht werden. Bei erfolgreichem Training werden die Miktionsintervalle immer weiter verlängert (Burton 1984, Pengelly 1980).

Die medikamentöse Behandlung der instabilen Harnblase stützt sich hauptsächlich auf die Anwendung anticholinerger Arzneimittel zur Suppression der Detrusoraktivität oder auf die Therapie mit Spasmolytika und/oder Kalziumantagonisten zur Relaxation dieses Muskels. Emeproniumbromid und Flavoxathydrochlorid werden mit gutem Erfolg verwendet (Briggs 1980), doch können auch Imipramin (Castelden 1981), Diazepam und Flunarizin (Palmer 1981) sowie Nifedipin (Rud 1979) erfolgreich eingesetzt werden. Von keinem der angeführten Arzneimittel darf allerdings ein unmittelbarer und vollständiger Erfolg erwartet werden (Overstall 1980), vielmehr ist auch die medikamentöse Behandlung mit viel Geduld durchzuführen. Nur die Inkontinenz der Frau, die bei postmenopausaler, atrophischer Urethritis auftritt, ist mit Östrogenen wenigstens subjektiv gut und rasch behandelbar (Rud 1980).

Die Behandlung der Überlauf-Harnblase beim Mann wird – bei Vorliegen einer anatomischen Obstruktion – vielfach in einer chirurgischen Sanierung des Prostataleidens bestehen. Medikamentös kann mit Alpha-Rezeptorenblockern der Tonus des Sphinkters reduziert und damit ein Harnfluß ermöglicht werden. Als Arzneimittel stehen dafür Phenoxybenzamin und Prazosin in Verwendung (Rud 1979, Thien 1978). Die Überlauf-Harnblase als Folge einer Störung des Wechselspiels zwischen dem Detrusor der Harnblase und dem Sphinkter der Urethra kann vielfach mit Baclofen erfolgreich behandelt werden (Leyson 1980). Ansonst kann nur mit der vom Patienten erlernbaren, intermittierenden Katheterisierung ein Dauerkatheter vermieden werden, der durch eine hohe Infektionsgefahr, durch die Abnahme des Blasenvolumens und schließlich durch eine erhöhte Mortalität belastet ist (Ouslander 1985, Platt 1982).

Für die Behandlung der Streß-Inkontinenz sind bei Vorliegen einer Sphinkterschwäche vielfach und mit gutem Erfolg alpha-sympathomimetische Substanzen wie z.B. Midodrinhydrochlord anzuwenden (Awad 1978, Stewart 1976). Die Streß-Inkontinenz bei urethraler Schleimhautatrophie der postmenopausalen Frau wird dagegen besser mit einer Östrogen-Substitution behandelt werden (Slunsky 1973), wenn auch damit die subjektiven Beschwerden stärker gebessert werden als das Leiden selbst (Rud 1980). Die gleichzeitige Anwendung von alpha-adrenergen Stoffen und Östrogenen ergibt vielfach eine synergistische Wirkung.

Ein Deszensus von Uterus und Vagina, der bei älteren Frauen die häufigste Ursache einer Streß-Inkontinenz darstellt, wird eventuell durch eine Gewichtsreduktion, durch Training der Beckenbodenmuskulatur eventuell mit Hilfe einer elektrischen Stimulation und gelegentlich durch Fixierung der Vagina unter Zuhilfenahme eines Pessars gebessert werden können. Vielfach aber wird der Versuch einer chirurgischen Behandlung mit Wiederherstellung der normalen Anatomie im vesikourethralen Übergang (Urethra-Abgangswinkel) durch Kolporaphie und Einbindung der Beckenbodenmuskulatur in den Urethraverschluß unternommen werden müssen (Green 1975, Stanton 1980). Wenn weder die konservative noch die chirurgische Therapie Erfolg haben oder aus den verschiedensten Gründen nicht anzuwenden sind, dann bleiben gut sitzende Windelhosen mit speziell absorbierenden Materialien als letzter Ausweg (Williams 1981).

Literatur

Awad, S. A., Downie, J. W., Kiruluta, H. G.: Alpha-adrenergic agents in urinary disorders of the proximal urethra. Part I. Sphincteric incontinence. Brit. J. Urol. 50: 332–335 (1978).

Bradley, W. E., Rockswold, G. L., Timm, G. W., Scott, F. B.: Neurology of micturition. J. Urol. 115: 481–486 (1976).

Briggs, R. S., Castleden, C. M., Asher, M. J.: The effect of flavoxate on uninhibited detrusor contractions and urinary incontinence in the elderly. J. Urol. 123: 665–666 (1980).

Burton, J. R.: Managing urinary incontinence – a common geriatric problem. Geriatrics 39/10: 46–62 (1984).

Castleden, C. M., George, C. F., Renwick, A. G., Asher, M. J.: Imipramine – a possible alternative to current therapy for urinary incontinence in the elderly. J. Urol. 125: 318–320 (1981).

Castleden, C. M., Duffin, H. M., Asher, M. J.: Clinical and urodynamic studies in 100 elderly incontinent patients. Brit. Med. J. 282: 1103–1105 (1981).

Feneley, R. C. L., Shepherd, A. M., Powell, P. H., Blannin, J.: Urinary incontinence: Prevalence and needs. Brit. J. Urol. 51: 493–496 (1979).

Green, Th.: Urinary stress incontinence: differential diagnosis, pathophysiology, and management. Am. J. Obstet. Gynecol. 122: 368–400 (1975).

Hilton, P., Stanton, S. L.: Algorithmic method for assessing urinary incontinence in elderly women. Brit. Med. J. 282: 940–942 (1981).

Kendall, A. R., Stein, B. S.: Practical approach to stress urinary incontinence. Geriatrics 38/5: 69–79 (1983).

Kieswetter, H.: Harninkontinenz, Reizblase, Miktionsstörungen. Weinheim: Edition Medizin 1981.

Leyson, J. F. J., Martin, B. F., Sporer, A.: Baclofen in the treatment of detrusor-sphincter dyssynergia in spinal cord injury patients. J. Urol. 124: 82–84 (1980).

McGuire, E. J.: Urinary dysfunction in the aged: neurological considerations. Bull. N.Y. Academy Med. 56: 275–284 (1980).

Ouslander, J. G., Fowler, E.: Management of urinary incontinence in Veterans Administration nursing homes. J. Am. Geriatr. Soc. 33: 33–40 (1985).

Overstall, P. W., Rounce, K., Palmer, J. H.: Experience with an incontinence clinic. J. Am. Geriatr. Soc. 28: 535–538 (1980).

Palmer, J. H., Worth, P. H. L., Exton Smith, A. N.: Flunarizine: a once-daily therapy for urinary incontinence. Lancet ii: 279–281 (1981).

Pengelly, A. W., Booth, C. M.: A prospective trial of bladder training as treatment for detrusor instability. Brit. J. Urol. 52: 463–466 (1980).

Platt, R., Polk, B. F., Murdock, B., Rosner, B.: Mortality associated with nosocomial urinary-tract infection. New Engl. J. Med. 307: 637–642 (1982).

Resnick, N. M., Yalla, S. V.: Management of urinary incontinence in the elderly. New Engl. J. Med. 313: 800–805 (1985).

Rud, T., Andersson, K. E., Ulmsted, U.: Effects of nifedipine in women with unstable bladders. Urol. Int. 34: 421–429 (1979).

Rud, T.: The effects of estrogens and gestagens on the urethral pressure profile in urinary continent and stress incontinent women. Acta Obstet. Gynecol. Scand. 59: 265–270 (1980).

Slunsky, R.: Komplexe, konservative Therapie des insuffizienten Blasenverschlusses bei alten Frauen mit Ubretid, Östriol und Gymnastik. Wien. Klin. Wschr. 85: 759–762 (1973).

Stanton, S. L., Cardozo, L. D.: Surgical treatment of incontinence in elderly women. Surg. Gyn. Obstet. 150: 555–557 (1980).

Stewart, B. H., Banowsky, L. H. W., Montague, D. K.: Stress incontinence: conservative therapy with sympathomimetic drugs. J. Urol. 115: 558–559 (1976).

Sullivan, D. H., Lindsay, R. W.: Urinary incontinence in the geriatric population of an acute care hospital. J. Am. Geriatr. Soc. 32: 646–650 (1984).

Thien, Th., Delaere, K. P. J., Debruyne, F. M. J., Koene, R. A. P.: Urinary incontinence caused by prazosin. Brit. Med. J. 1: 622–623 (1978).

Williams, M. E., Pannill, F. C.: Urinary incontinence in the elderly. Physiology, pathophysiology, diagnosis and treatment. Ann. Int. Med. 97: 895–907 (1982).

Williams, T. F., Foerster, J. E., Proctor, J. K., Hahn, A., Izzo, A. J., Elliott, G. A.: A new double-layered launderable bed sheet for patients with urinary incontinence. J. Am. Geriatr. Soc. 29: 520–524 (1981).

9. Die Glukosetoleranz und der Diabetes mellitus im Alter

Die Glukosetoleranz eines gesunden Menschen wird von vielen Faktoren bestimmt. Unter anderem modifizieren das Körpergewicht, die körperliche Aktivität und die Ernährung die Fähigkeit des Organismus, über eine Kohlenhydratbelastung zu disponieren. Ein mit dem Alter zunehmender Nüchternblutzucker war erster Hinweis dafür, daß auch das Alter Einfluß auf die Kohlenhydrattoleranz nimmt. Erste Untersuchungen dazu gehen zwar bis in das Jahr 1920 zurück (Spence 1920), doch sind die Mechanismen und Ursachen auch heute nicht geklärt. Neben dem mit dem Alter steigenden Nüchternblutzucker (Silverstone 1957) ist auch der 2-Stunden-Wert des oralen Glukosetoleranztests (oGTT), der als physiologisches und taugliches Instrument zur Untersuchung der Glukosetoleranz angesehen werden kann, mit dem Lebensalter positiv korreliert (Nilsson 1964, O'Sullivan 1971). Auch bei intravenöser Glukosebelastung (i.v.GTT) wird die Glukosetoleranz parallel zum Lebensalter reduziert gefunden (Crockford 1966, Silverstone 1957).

Bei diesen Glukosebelastungen ist die Höhe des Blutzuckers sowohl von der zugeführten Glukosemenge wie auch vom Alter des Patienten abhängig, die sezernierte Insulinmenge ist dagegen vom Alter des Probanden unabhängig (Reaven 1980, Tragl 1981). Die an Monozyten bestimmten Insulinrezeptoren zeigen hinsichtlich ihrer Dichte und Affinität keine altersabhängigen Unterschiede (Bolinder 1983). Diese Befunde werden durch hyperglykämische Clamp-Untersuchungen bestätigt, welche als Ursache der altersabhängigen Störung der Glukosetoleranz einen intrazellulär gelegenen Defekt (Postrezeptor-Defekt) annehmen lassen (DeFronzo 1979, Egger 1985). Tatsächlich geht die Reduktion der Insulinempfindlichkeit, die mit zunehmendem Alter bis zu 75% beträgt (Chen 1985, Fink 1983, Rowe 1983), mit einer Abnahme der Glukoseoxidation im Fettgewebe einher (Bolinder 1983). Zum Postrezeptor-Defekt müssen allerdings noch andere diabetogene Faktoren des höheren Lebensalters gerechnet werden, zu denen die reduzierte körperliche Aktivität, eine Zunahme des Fettgewebes, aber auch der zunehmende Einsatz diabetogen wirksamer Arzneimittel gehören. Der Postrezeptor-Defekt der altersbedingten Kohlenhydratintoleranz könnte mit jenem intrazellulären Defekt identisch sein, der für den normoinsulinämischen, nicht insulinabhängigen Diabetes mellitus angenommen werden muß (Bolinder 1982).

Keine entscheidende Änderung durch das Lebensalter erfährt der Insulin-abbau (Reaven 1982). Jedenfalls können die Änderungen des Kohlenhydrat-stoffwechsels im Alter nicht durch eine Änderung der Insulinkinetik erklärt werden.

Welchen Einfluß die mit dem Alter sinkende zerebrale Durchblutung auf die zentralnervöse Steuerung der hepatalen Glykogenolyse nimmt, ist zur Zeit nicht bekannt. Es ist aber denkbar, daß ein Sinken des Substratangebotes an das Gehirn zu jenem Noradrenalinanstieg im Hypothalamus führt, der bei Blut-zuckerabfall durch autonom-nervöse Stimulation der Glykogenolyse die Bereit-stellung von Glukose für den Stoffwechsel des Gehirns sichert (Smythe 1984, Shimazu 1981, Grunstein 1985). Dann würde die mit dem Alter sinkende Glu-kosetoleranz nicht nur Ausdruck einer primären Störung der Empfindlichkeit für Insulin, sondern auch ein Kompensationsmechanismus für die altersbedingte zerebrale Minderdurchblutung sein.

Glukagon ist neben dem Insulin das zweite Hommon des Inselapparates und gehört neben vielen anderen Hormonen zu den Antagonisten des Insulins. Seine Basalsekretion und seine Sekretion nach Aminosäureinfusion werden durch das steigende Lebensalter nur unwesentlich beeinflußt (Dudl 1977). Der Glukagon-abbau, seine Clearance und auch die Supprimierbarkeit der Glukagonsekretion durch eine Hyperglykämie oder durch Insulin erfahren mit zunehmendem Alter ebenfalls keine entscheidende Änderung (Simonson 1983). Die Wirkung von Glukagon auf die Leber ist jedoch im Alter gesteigert, so daß gleiche Glukagon-dosen den Blutzucker des älteren Menschen signifikant höher ansteigen lassen als jenen jüngerer Personen (Simonson 1983). Diese erhöhte hepatale Empfindlich-keit für Glukagon könnte neben der verminderten Empfindlichkeit des Gewebes für Insulin zur Kohleninteroleranz des höheren Lebensalters beitragen.

Der Diabetes mellitus

Die Prävalenz des Diabetes mellitus weist regionale, rassische und altersabhängige Unterschiede auf und kann für Kaukasier mit etwa 25 Diabetikern auf 1000 Per-sonen angegeben werden (Mehnert 1968). Die Altersverteilung dieser Diabetiker ist gekennzeichnet durch eine starke Zunahme der Stoffwechselstörung im höhe-ren Lebensalter (Abb. 15), so daß in der Altersstufe der unter 25jährigen weniger als 2 Promille Personen an einem Diabetes leiden, während in der 5. Lebens-dekade bereits 2 Prozent und in der 7. Dekade über 7 Prozent an dieser Stoff-wechselstörung erkrankt sind (Garcia 1974). Damit stellt die über 65jährige Bevölkerung, die etwa 15% der Gesamtbevölkerung ausmacht, weit über 60% aller stationär aufgenommenen Diabetiker (Tattersall 1984).

Die Verteilung des Diabetes mellitus zwischen Männern und Frauen erfährt in den letzten Jahrzehnten eine Verschiebung der Erkrankung von den Frauen zu den Männern. Wurde noch bis vor etwa 15 Jahren ein Überwiegen der Frauen registriert (Mehnert 1968, Panzram 1973, Panzram 1981), so überwiegt in den

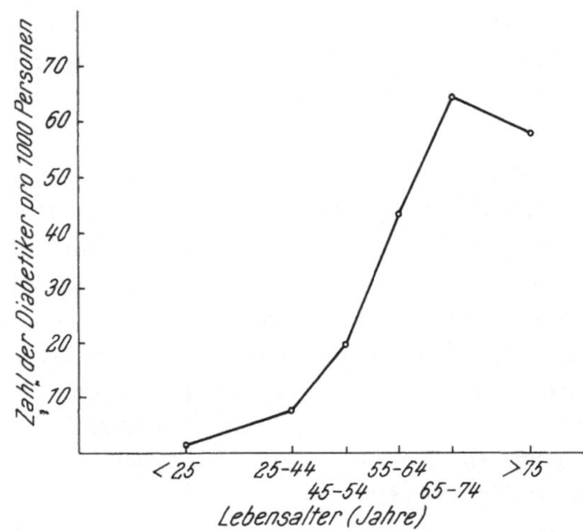

Abb. 15. Anzahl diabetischer Personen in verschiedenen Lebensabschnitten

nachfolgenden Untersuchungen der Diabetes bei den Männern (Garcia 1974, Bennet 1984, Barrett-Connor 1980).

Kriterien der diabetischen Stoffwechsellage

Die Interpretation der Höhe des Nüchternblutzuckers, der postprandialen Blutzuckerwerte oder eines Glukosetoleranztests hat für den betroffenen Patienten mehrfache Bedeutung. Von ihr hängt die Zuordnung des Patienten in die Gruppe der latenten (Grenzwert-) oder der manifesten Diabetiker ab, sie bestimmt in der Regel das therapeutische Vorgehen und ihr kommt auch eine prognostische Bedeutung zu. Deshalb müssen auch die Grundlagen der Interpretation definiert werden.

Zur Bewertung eines Glukosetoleranztests (GTT) werden die Reaktionen des Blutzuckers und des Insulins auf eine Glukosebelastung herangezogen. Der intravenöse GTT (i.v.GTT) wird zwar gelegentlich als Standarduntersuchung verwendet, entspricht aber durch die bei der parenteralen Glukoseverabreichung erzeugten hohen Blutzuckerwerte und durch den Verzicht auf die Wirkung der intestinalen Hormone keineswegs den physiologischen Gegebenheiten (Silverstone 1957). Nach Operationen im oberen Intestinaltrakt oder bei intestinalen Resorptionsstörungen bleibt er aber die Untersuchungsmethode der Wahl (Crockford 1966).

Die perorale Zuckerbelastung (o.GTT) kommt den physiologischen Abläufen noch am nächsten, auch die lange diskutierte Frage der Belastungsdosis scheint mit 75,0 g geklärt. Diese Dosis sollte an Probanden verabreicht werden, die körperlich mobil und aktiv sind und die 24 Stunden vor dem Test kohlenhydratreich ernährt wurden. Dem Test sollte ein 12stündiges Fasten vorausgehen und während der Untersuchung sollte der Proband körperlich inaktiv bleiben (National Diabetes Data Group 1979, Keen 1979).

I. Kriterien für einen manifesten Diabetes mellitus:
   1. Zweimaliger Nüchternblutzucker von 140 mg% oder darüber oder
   2. o.GTT mit Blutzuckerwerten von über 200 mg% nach 30 min oder nach 60 min oder
      nach 90 min oder nach 120 min.
   3. Nach dem Vorschlag des amerikanichen National Institute of Health (NIH) sollten
      nach dem 50. Lebensjahr für jede weitere Lebensdekade 10 mg% zum erhobenen Blut-
      zucker addiert werden, so daß einer Überwertung der reduzierten Kohlenhydrat-
      toleranz im höheren Lebensalter gegengesteuert wird.

II. Kriterien für einen Grenzwert-Diabetes (subklinischer Diabetes, Glukoseintoleranz)
   1. Nüchternblutzucker unter 140 mg% und
   2. o.GTT mit Blutzuckerwerten von über 200 mg% nach 30 min oder nach 60 min oder
      nach 90 min, aber mit Werten zwischen 140 und 200 mg% nach 120 min.
   3. Auch für die Diagnose eines latenten Diabetes mellitus sollten nach dem Vorschlag
      des NIH nach dem 50. Lebensjahr 10 mg% pro Lebensdekade addiert werden.

Die Klassifikation des Diabetes mellitus

Die Klassifikation des Diabetes ändert sich mit dem jeweiligen Kenntnisstand
über diese Krankheit. Die früher gebräuchlichen Bezeichnungen „juveniler
Diabetes" und „Altersdiabetes" haben den Zeitpunkt des Auftretens der Stoff-
wechselerkrankung betont, wurden aber auch synonym für insulinpflichtigen
und nicht-insulinpflichtigen Diabetes verwendet.

Neuere Klassifikationen stellen die Insulinabhängigkeit des Diabetikers noch
stärker in den Vordergrund und/oder berücksichtigen die Ätiologie der Erkrankung.

1. Typ-1-Diabetes   insulinpflichtiger Diabetes mellitus
   Typ-1a   im Kindesalter
   Typ-1b   in jedem Alter (Maximum 35 Jahre)

2. Typ-2-Diabetes   nicht-insulinpflichtiger Diabetes mellitus
   Typ-2a   nicht übergewichtige Patienten
   Typ-2b   übergewichtige Patienten
   Typ-2c   MODY-Erscheinungsform des Diabetes mellitus, bei der ein
                        Typ-2-Diabetes im jüngeren Lebensalter auftritt
                        (MODY – Maturity Onset Diabetes in Young people)

3. Weitere Typen eines Diabetes mellitus:
   a) Diabetes bei Erkrankungen der Bauchspeicheldrüse
   b) Endogen-hormonell induzierter Diabetes mellitus durch Störungen der Sekretion von
      ACTH, Wachstumshormon, Somatostatin, Schilddrüsenhormon, Cortisol, Adrenalin,
      Glucagon und bei Parathromon-Mangel
   c) Arzneimittelinduzierter Diabetes mellitus nach Verabreichung von Diuretika,
      Kontrarezeptiva oder unter einer Cortison-Behandlung (Downs 1981, National Diabetes
      Data Group 1979)
   d) Genetische Syndrome
   e) Defekter Insulinrezeptor

4. Glukoseintoleranz
   a) ohne Adipositas
   b) mit Adipositas

5. Schwangerschaftsdiabetes
6. Vorübergehende Störung der Glukosetoleranz
7. Potentielle Störung der Glukosetoleranz

Die Ursachen des Diabetes mellitus

Ursache des Typ-1-Diabetes ist ein Insulinmangel, dem eine Destruktion der Betazellen des Pankreas zugrunde liegt. Diese Destruktion wird überwiegend durch eine Insulitis hervorgerufen, die entweder durch (Virus-)Infekte (häufig Coxsackie-B4-Viren), durch Autoaggression oder durch Toxine ausgelöst wird. Der weitere Verlauf dieser Initialläsion wird sehr stark von der HLA-abhängigen Immunreaktion bestimmt. Es weisen nämlich die Träger diabetogener Gene, von denen die HLA Gene DR3 und DR4 die größte Bedeutung haben, eine deutliche Disposition für eine solche betazelltrope Läsion (Infektion) (Cahill 1981) auf (Abb. 16). Eines der beiden HLA-Antigene wird beim Typ-1-Diabetes

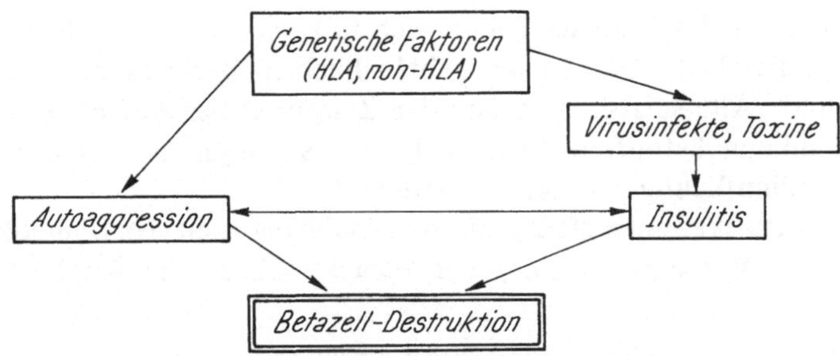

Abb. 16. Ablauf der Betazell-Destruktion beim Typ-1-Diabetes

in über 80% der Patienten gefunden und beide Antigene finden sich in über 30% der Typ-1-Diabetiker (Schernthaner 1977, Rimoin 1984). Der Virusinfekt der Betazelle wird durch virusspezifische Rezeptoren an der Zellmembran ermöglicht, führt zur lymphozytären Infiltration des Inselapparates und bei Replikation des Virus oder autoimmunologisch zu ihrer Nekrose (Yoon 1979). Dieser Vorgang benötigt Monate bis Jahre, so daß ebenso lange vor dem klinischen Auftreten des Diabetes mellitus komplement-fixierende Inselzellantikörper festgestellt werden können (Gorsuch 1981). Jedenfalls müssen etwa 90% der Betazellen zerstört sein, ehe der Diabetes manifest wird. Diese Latenzphase zwischen Infektion und Manifestation des Diabetes könnte Ansatzpunkt einer neuen, immunsuppressiven Therapie sein (Elliot 1981, Stiller 1984, Schernthaner 1984), die medikamentös mit Cyclosporin oder durch Plasmapherese erfolgen kann.

Patienten mit Typ-2-Diabetes bilden mit 80—90% den überwiegenden Anteil der gesamten diabetischen Population. Sie sind meistens übergewichtig und wenigstens am Beginn ihrer Erkrankung nicht insulinbedürftig. Typ-2-Diabetiker weisen eine starke familiäre Häufung auf (Pyke 1979), für die sich aber im

Gegensatz zum Typ-1-Diabetes, der vielfach durch bestimmte HLA-Antigene gekennzeichnet ist, keine spezifischen, genetischen Marker nachweisen lassen. Vielmehr sind Risikofaktoren für eine diabetische Stoffwechsellage genetisch verankert und münden gemeinsam mit anderen disponierenden Faktoren wie hohem Lebensalter, Adipositas, Fehlernährung, reduzierter körperlicher Aktivität, hohem Sozialstatus und einigen Umweltfaktoren im Auftreten eines Typ-2-Diabetes. Global gesehen disponiert das Leben der „westlichen Welt" zum Typ-2-Diabetes und tatsächlich hat die Prävalenz dieses Syndroms seit dem Jahre 1935 in den U.S.A. von etwa 0,2% auf etwa 2,6% zugenommen (Zimmet 1982).

Ursache des Typ-2-Diabetes ist eine Insulinresistenz, die durch eine Dysfunktion des zellulären Stoffwechsels (Postrezeptor-Defekt) hervorgerufen wird, welcher wiederum eine Dysregulation der Insulinrezeptoren mit Abnahme ihrer Dichte und ihrer Affinität gleich- oder nachgeschaltet ist. Auslösend für den Postrezeptor-Defekt sind überwiegend die Hyperphagie und Fehlernährung, die zur Volumszunahme der Fettzellen führen. Damit wird eine Übersekretion von Insulin ausgelöst, welche in einem circulus vitiosus die Dysregulation der Insulinrezeptoren (Down-Regulation) mit Zunahme der Insulinresistenz, aber auch eine Postrezeptor-Dysfunktion (Rizza 1985) zur Folge hat. Bei länger dauernder Insulinübersekretion kommt es schließlich zur Erschöpfung der Betazellen des Inselapparates und zum Stadium des Insulinmangels des Typ-2-Diabetikers.

Der Typ-2-Diabetes ohne Adipositas (Typ 2a) ist ebenfalls gekennzeichnet durch eine periphere Insulinresistenz, doch werden in seinem Verlauf schon von Beginn an eher niedrige Insulinspiegel beobachtet.

Regulationsstörungen der Insulinrezeptoren können in primäre und sekundäre Formen eingeteilt werden (Kahn 1981) (Tabelle 41), wobei die primären Formen überwiegend bei Frauen angetroffen werden, während die sekundären Formen von einer großen Zahl disponierender Faktoren abhängig sein können (Kahn 1981, Schernthaner 1985).

Die klinische Diagnose des Diabetes mellitus

Der Typ-1-Diabetes bietet in der Regel ein sehr klares, unkompliziertes Erscheinungsbild. Im Vordergrund stehen bei den meisten jungen Patienten die Polyurie, die Polydipsie und ein rascher Gewichtsverlust mit Müdigkeit, Schwäche und mit einem Rückgang der körperlichen Leistungsfähigkeit. Die Laboratoriumsuntersuchungen sind gekennzeichnet durch eine Hyperglykämie und durch eine Glukosurie bei vermindertem bis fehlendem Serum-Insulin und Serum-C-Peptid.

Zu den weiteren Merkmalen des Typ-1-Diabetes gehören der rasche Krankheitsbeginn, eine gute Insulinempfindlichkeit der Erkrankung, aber auch eine starke Ketoseneigung. Unter den diabetischen Gefäßerkrankungen steht die Mikroangiopathie im Vordergrund.

Der Typ-2-Diabetes bietet demgegenüber keineswegs ein so klares Erscheinungsbild und wird deshalb oft erst spät diagnostiziert. Bei den in der Regel älteren Patienten entwickelt sich die Erkrankung meistens schleichend mit Müdigkeit, reduzierter Leistungsfähigkeit, Polyurie, Pruritus sowie mit einer erhöhten Infektanfälligkeit (Tabelle 42).

Tabelle 41. *Regulationsstörungen der Insulinrezeptoren*

A. Primäre Rezeptordefekte

  1. Rezeptormangel bei jungen Frauen bei gleichzeitig beschleunigtem Größenwachstum und bei Virilisierung

  2. Gestörte Rezeptoraffinität bei Autoimmunerkrankungen. Betroffen sind vorwiegend Frauen, die sowohl antinukleäre wie auch gegen den Insulinrezeptor gerichtete Antikörper aufweisen.

B. Sekundäre Formen

  I. Diabetogene Rezeptorstörungen

1. Rezeptormangel	2. Reduzierte Rezeptoraffinität
bei Insulinüberschuß,	bei Antikörpern gegen Rezeptoren,
bei Überschuß an Wachstumshormon,	bei Hyperkortizismus,
bei Überschuß an Schilddrüsenhormon,	bei lipatrophischem Diabetes,
bei Hyperparathyreoidismus,	bei Azidose.
bei Hyperprolaktinämie,	
bei Adipositas,	
bei Urämie.	

  II. Antidiabetogene Rezeptorstörungen

1. Rezeptorüberschuß	2. Gesteigerte Rezeptoraffinität
bei Mangel an Insulin,	bei Mangel an Wachstumshormon,
bei Mangel an Wachstumshormon.	bei Mangel an Glukokortioiden,
	bei gesteigerter körperlicher Aktivität

Nach Kahn 1981, Schernthaner 1985.

Tabelle 42. *Merkmale des Typ-2-Diabetes mellitus*

  1. Auftreten im höheren Lebensalter
  2. Ausgeprägte familiäre Häufung
  3. Betrifft meistens übergewichtige Personen
  4. Schleichender Beginn mit Müdigkeit, Abgeschlagenheit
               reduzierter körperlicher Leistungsfähigkeit
               mit Polyurie, Polydipsie
               mit Pruritus ani et vulvae
               mit Infekten des Urogenitaltraktes, aber auch des Bronchialsystems
  5. Hyperglykämie und Glukosurie
  6. Kaum erniedrigte, oft erhöhte Insulinspiegel
  7. Geringe Insulinempfindlichkeit
  8. Geringe Ketoseneigung
  9. Neigung zur Makroangiopathie
  10. Frühe Neigung zur diabetischen Neuropathie

Die Behandlung des Diabetes mellitus

Die Behandlung des Prädiabetes
Allgemeine Maßnahmen
Diät
Orale Antidiabetika
Insulin

Die Behandlung des Prädiabetes — eine Prophylaxe?

1. Die zunehmende Kenntnis über die Pathogenese des Typ-1-Diabetes, über die oft lange Latenz zwischen der Initialläsion und der Manifestation der Erkrankung, aber auch über die Rolle der Immunreaktion für die Destruktion der Betazelle, haben zum Versuch einer Immuntherapie dieser Diabetesform geführt (Gorsuch 1981, Ludvigsson 1983, Stiller 1984). Die aufwendige und für den Betroffenen auch belastende Behandlung kann nur gezielt bzw. bei tatsächlich gefährdeten Personen durchgeführt werden. Die Gefährdung, an einem Typ-1-Diabetes zu erkranken, ergibt sich sowohl aus genetischen (HLA-Antigene) wie auch aus Umweltfaktoren (Virusinfekt) bei den erstgradigen Verwandten diabetischer Kinder. Der positive Nachweis von komplementfixierenden Inselzellantikörpern sollte schon in naher Zukunft die Indikation zur immunsuppressiven Behandlung dieser gefährdeten Personen darstellen. Die immunsuppressiven Möglichkeiten bestehen in der Verabreichung von Cyclosporin (Stiller 1984) und/oder Cortison (Elliott 1981) und/oder in der Plasmaseparation durch Plasmapherese (Ludvigsson 1983, Schernthaner 1984). Erschwerend für die Durchführung der Immunsuppression, jedoch auch entscheidend für den Erfolg der Behandlung ist, daß sie sehr rasch — am besten innerhalb von 6 Wochen nach der Initialläsion — zur Anwendung kommen sollte (Stiller 1984).

2. Auch bei den Typ-2-Diabetikern sollte die Möglichkeit genützt werden, die Manifestation eines drohenden Diabetes durch Ausschaltung der Risikofaktoren hinauszuzögern oder überhaupt zu verhindern. Im Hinblick auf die ausgeprägte familiäre Häufung dieser Diabetesform sind alle jene Personen gefährdet, einen Typ-2-Diabetes zu entwickeln, in deren unmittelbarer aber auch weiterer Verwandtschaft ein Typ-2-Diabetes aufscheint. Zu dieser genetischen Disposition muß aber in der Regel noch eine Hyperphagie mit Adipositas kommen, um der Manifestation des Diabetes mellitus tatsächlich zum Durchbruch zu verhelfen. Personen mit der familiären Belastung eines Typ-2-Diabetes sollten deshalb regelmäßig mittels Bestimmung des Nüchternblutzuckers, gelegentlich aber auch durch einen o.GTT überwacht werden (Köbberling 1969). Außerdem sollte konsequent der Versuch unternommen werden, das Übergewicht dieser Personen durch Kalorienreduktion und durch Steigerung der körperlichen Aktivität zu verhindern oder zu reduzieren. Tatsächlich ist die Erhaltung der körperlichen Aktivität besonders beim älteren Menschen ein entscheidender Beitrag zur Stabilisierung der Glukosetoleranz (Koivisto 1981, Cederholm 1985).

Die Früherfassung der Glukoseintoleranz des höheren Lebensalters und des drohenden Diabetes mellitus hat nicht nur den Vorteil des rechtzeitigen Beginns der Diabetesbehandlung, sondern bietet darüber hinaus die Möglichkeit, durch die genannten prophylaktischen Maßnahmen (Gewichtsreduktion und verstärkte körperliche Aktivität) die koronare Herzkrankheit als jene Komplikation hintanzuhalten, die sich bereits vor der Behandlungswürdigkeit des Diabetes manifestieren kann (Reaven 1985, Fuller 1980, Ducimetiere 1980).

Allgemeine Hinweise zur Therapie

Die Diagnose eines Diabetes mellitus bedeutet in jedem Lebensabschnitt eine tiefe Zäsur für den betroffenen Menschen. Während sich beim jüngeren Patienten durch Änderung der Lebenserwartung und der Lebensführung eine Änderung der Lebensplanung und der Lebensqualität ergibt, beeinträchtigen den älteren Patienten eher die akuten und chronischen Komplikationen des Diabetes selbst aber auch jene der therapeutischen Maßnahmen.

Die Ziele des therapeutischen Vorgehens ändern sich mit zunehmendem Lebensalter. Angestrebt wird weniger die strenge Euglykämie als vielmehr eine geringfügige Hyperglykämie, die ein zu rasches Absinken in die Hypoglykämie verhindert. Große Bedeutung hat für den älteren Diabetiker die Behandlung und Versorgung der diabetischen Komplikationen. Die diabetische Angiopathie mit

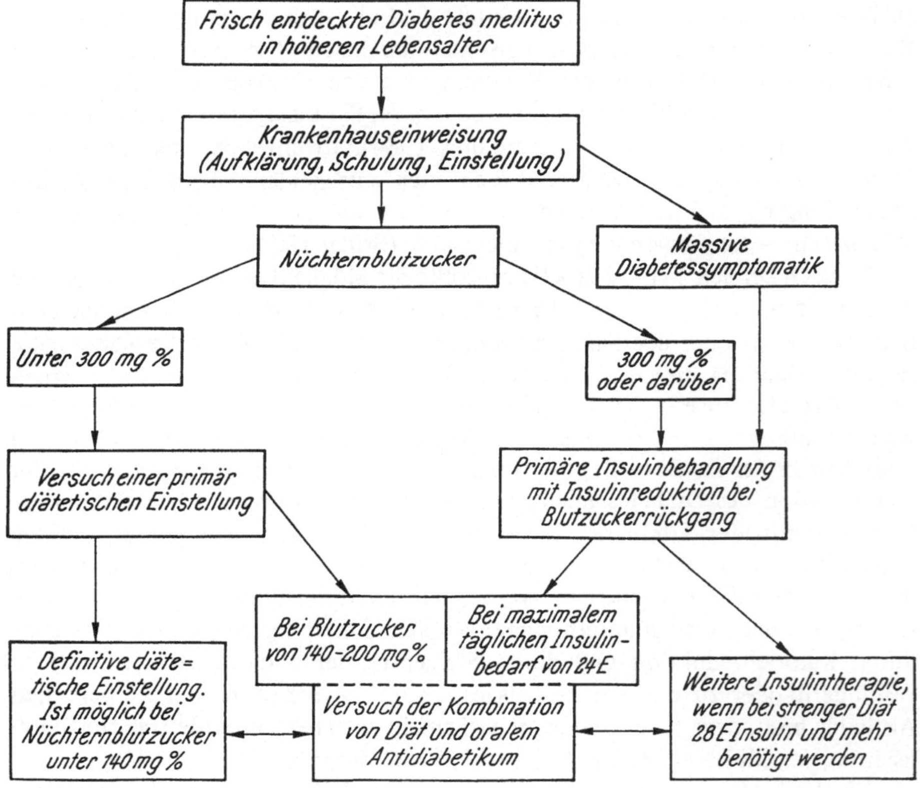

Abb. 17. Vorgangsweise zur therapeutischen Kontrolle eines frisch entdeckten Diabetes mellitus im Alter

Einschränkung oder Verlust des Visus, mit Gehbehinderung, mit Niereninsuffizienz und nicht zuletzt mit einer Koronarsklerose (Preston 1978) führt zur Invalidisierung des Patienten und schließlich zur vitalen Bedrohung. Die Behandlung dieser Komplikationen rückt mit zunehmendem Alter in den Vordergrund und macht allzu strenge Korrekturen der Hyperglykämie, auch wenn diese für die Komplikationen ursächlich verantwortlich zeichnet (Siperstein 1977), oft zu einer Cura posterior (Bressler 1979).

Die Behandlung mit antidiabetischen Arzneimitteln oder mit Insulin ist für den älteren Menschen nicht ohne Gefahren und Komplikationen. Das Vergessen von Mahlzeiten, die reduzierte Compliance bei der Arzneimitteleinnahme und die Probleme der Versorgung mit Insulin schaffen neue und nicht ungefährliche Risken. Mit ihnen sollte der Patient so gut als nur möglich vertraut gemacht werden und oft sind viele Gespräche notwendig, um die Probleme der Erkrankung und die Gefahren der Behandlung auch bewußt zu machen. Der im jüngeren Lebensalter unersetzliche Diabetikerunterricht kann allerdings im hohen Lebensalter kaum mehr vermittelt werden (Berger 1983).

Diät

Die erwähnten allgemeinen Maßnahmen, inklusive der Schulung des Diabetikers, sind Voraussetzung einer jeden medikamentösen oder Substitutionsbehandlung. Die Diät bleibt aber jener Eckpfeiler, um den sich alle anderen therapeutischen Bemühungen drehen müssen. Die diätetische Einstellung ist jedenfalls auch bei oraler antidiabetischer Behandlung oder bei Insulinsubstitution unverzichtbar (Abb. 17).

Für den älteren Patienten gilt noch viel mehr als für jüngere Personen, daß die verordnete Diät nicht nur schmackhaft und attraktiv, sondern auch leicht kaubar und verdaubar sein muß. Mechanisch und enzymatisch schwer aufschließbare Speisen, die eventuell zu Blähungen oder Stuhlproblemen führen, werden in kurzer Zeit vom Patienten verlassen.

Drei diätetische Richtlinien haben für den Diabetiker eine besondere Bedeutung:

1. Die Kalorienzufuhr richtet sich nach dem Körpergewicht des Patienten.

2. Die Zufuhr von Kohlenhydraten muß mit der übrigen Diät des Patienten und mit den zusätzlichen therapeutischen Maßnahmen in Zusammenhang gebracht werden.

3. Die Kalorienträger bedürfen einer Ergänzung durch Ballaststoffe.

Die diätetische Einstellung des Diabetikers beginnt bereits mit einer Aufteilung der Mahlzeiten über den ganzen Tag. Nicht nur bei insulinbedürftigen Diabetikern, sondern auch beim Typ-2-Diabetiker sind zu große Mahlzeiten und damit überhöhte Sekretionsleistungen der Betazellen zu vermeiden. Vielmehr müssen kleine, über den Tag verteilte Mahlzeiten empfohlen werden, die entweder den exogenen Insulinbedarf oder die endogene Insulinsekretion niedrig halten. Die Verteilung einer isokalorischen Diät auf kleine Tagesportionen ist auch eher imstande, das Körpergewicht und die Blutfette zu senken als es seltene und dafür große Mahlzeiten vermögen.

Die Kalorienzufuhr ist dem Körpergewicht des Patienten anzupassen. Normgewichtige Patienten sollten ihr Gewicht unverändert erhalten und übergewichtigen Patienten muß die Gewichtsreduktion angeraten werden. Immerhin ist damit zu rechnen, daß etwa 85% aller Typ-2-Diabetiker übergewichtig sind. Selbst eine geringgradige Gewichtsreduktion verbessert die diabetische Stoffwechsellage und vermag bis dato insulinbehandelte Patienten auf eine ausschließlich diätetische Einstellung zurückzuführen (Berger 1976, Reaven 1985). Bei der Planung und Durchführung einer Gewichtsreduktion ist darauf zu achten, daß der übergewichtige Patient vor eine lösbare Aufgabe gestellt wird. Zu hohe Ansprüche entmutigen den Patienten und ein einmal abgebrochener Versuch einer Gewichtsreduktion wird vom Patienten nur mehr widerwillig in Angriff genommen. In der praktischen Durchführung führen die vielen „Spezialvorschläge" zu keinem besonderen Erfolg. Viel erfolgreicher erweist sich die einfache Kalorienbeschränkung, die einen wöchentlichen Gewichtsverlust von etwa 0,5 kg erzielt.

Die Verteilung der Kalorienträger sollte beim Diabetiker keineswegs von jener der stoffwechselgesunden Personen abweichen. Einem kohlenhydrat- und eiweißreichen Nährstoffanteil sollte ein relativ fettarmer Anteil gegenüberstehen, so daß eine prozentuelle Nährstoffverteilung von 50—55% Kohlenhydraten, 15—20% Eiweiß und 30—35% Fett angeboten wird.

Unter den Kohlenhydraten sind dabei hochraffinierte Zucker und besonders die Zucker vom Glukosetyp oder mit Glukoseanteil (Glukose, Maltose, Saccharose), das sind Rohrzucker, Traubenzucker und Malzzucker zu vermeiden. Da dem Patienten aber nicht zugemutet werden sollte, ohne Süßstoffe auszukommen, bieten sich als Alternative die Zuckeraustauschstoffe Fruktose und Sorbit an. Ein Ausweichen auf nicht-kalorienhältige Süßstoffe gelingt nur mit Saccharin und Zyklamaten.

Der Kohlenhydratanteil der Nährstoffe ist aus Austauschtabellen ersichtlich und muß durch Wägen und Berechnung vom Patienten ermittelt werden. Die Angabe des Kohlenhydratgehaltes einzelner Nährstoffe kann in Gramm erfolgen, besser verstehen die Patienten aber mit dem Begriff der Broteinheit umzugehen. Eine Broteinheit entspricht 12 g Kohlenhydraten bzw. einer dünnen Scheibe Brot. Die Einstellung auf Broteinheiten erfolgt streng individuell unter Berücksichtigung des Körpergewichtes, der Lebensgewohnheiten inklusive der körperlichen Aktivität und in Abstimmung mit einer eventuellen Insulintherapie. Die Austauschnährstoffe für Kohlenhydrate werden neuerdings nach ihrer Fähigkeit zum Blutzuckeranstieg in Relation zur Glukose (Fläche des Blutzuckeranstieges innerhalb von 2 Stunden × 100, dividiert durch die Fläche des Blutzuckeranstieges nach Glukose) beurteilt (Tabelle 43) (Skyler 1984).

Die Ballaststoffe der Nahrung haben sowohl für die Darmtätigkeit wie auch für die Verdauung bzw. Absorption der Nahrungsmittel große Bedeutung. Hoher Fasergehalt führt durch sein großes Volumen zur Anregung der Darmtätigkeit und verzögert gleichzeitig die Absorption der Nährstoffe. Damit werden auch die Kohlenhydrate protrahiert aufgenommen und hohe Blutzuckeranstiege vermieden (Miranda 1978, Jenkins 1978). Als faserreiche Komponenten der Diät bieten sich Kleie, Guar und Pektine an. Die gezielte Verabreichung einer ballast-

Tabelle 43. *Blutzuckeranstieg nach verschiedenen Kohlenhydraten in Relation zu Glukose*
(Austauschtabelle)

100%	Glukose
80–90%	Honig, Malzzucker, Karotten, pürierte Kartoffeln
70–79%	Vollkornbrot, Reis, Hirse, Bohnen, Rüben
60–69%	Weißbrot, dunkler Reis, Müsli, Bananen, Rosinen, rote Rüben, grob gemahlener Weizen
50–59%	Spaghetti, süßer Mais, Biskuits, Marmelade, Erbsen, Kartoffelchips, Saccharose
40–49%	Haferbrei, eingemachte Bohnen, Trockenerbsen, Orangen
30–39%	verschiedene Bohnensorten, Äpfel, Milch, Yoghurt, Tomaten, Eiscreme
20–29%	Linsen, Fruchtzucker
10–19%	Sojabohnen, Erdnüsse

Nach Skyler 1984.

reichen Diät mit mindestens 30,0 g an Faserstoffen ist beim stabilen Diabetiker imstande, den Insulin- und den Blutzuckerspiegel zu senken und beim instabilen Diabetiker eine Stabilisierung des Stoffwechsels zu erreichen (Kay 1981, Monnier 1981).

Im höheren Lebensalter mit sensorischer und motorischer Invalidität, mit reduziertem zerebralen Leistungsvermögen oder auch bei sozialer Bedürftigkeit kann es schwierig und oft unmöglich sein, strenge diätetische Richtlinien zur Durchführung zu bringen. Dann kommt der Zeitpunkt, zu dem die therapeutischen Forderungen reduziert werden müssen und die Diät der Situation des Patienten angepaßt werden muß. Eine Diätvorschrift „ohne Zucker und ohne Mehlspeisen" wird selbst in dieser Situation oder Lebensphase vom Patienten verstanden und in der Regel auch respektiert.

Die oralen Antidiabetika

Die Möglichkeit einer oralen Diabetesbehandlung sowohl mit Guanidin- wie auch mit Sulfonamid-Derivaten ist seit langer Zeit möglich. Zur Zeit sind beide Stoffgruppen in Verwendung, auch wenn die Biguanide infolge ihrer Eigenschaft, eine Laktazidose zu provozieren oder eine solche zu verstärken, auf das Metformin beschränkt wurden.

A. Die Sulfonylharnstoffe. Die Sulfonylharnstoffe haben die Behandlung des Typ-2-Diabetes entscheidend bereichert und es kann davon ausgegangen werden, daß etwa 50% aller Typ-2-Diabetiker mit Sulfonylharnstoffpräparaten versorgt werden.

Sulfonylharnstoffe werden rasch resorbiert und im Plasma zu 90% an Plasmaproteine gebunden. Ihr Abbau erfolgt in der Leber zum Teil zu aktiven und zum anderen Teil zu inaktiven Metaboliten, die renal ausgeschieden werden. Nur Glisoxepid wird zu weniger als 90% in der Leber abgebaut. Ihre Halbwertzeit im Blut ist sehr unterschiedlich (Tabelle 44), ihre Wirkungsdauer sehr eng mit dieser Halbwertzeit korreliert. Interaktionen mit anderen Arzneimitteln durch

Tabelle 44. *Halbwertzeiten und Dosierungen verschiedener Sulfonylharnstoffe*

	Tagesdosis	Durchschnittliche Halbwertzeit im Blut (h)
Tolbutamid	0,5 – 3,0 g	7
Carbutamid	0,5 – 2,0 g	–
Chlorpropamid	0,125 – 0,7 g	35
Gliclazid	80 – 400 mg	8–11
Gliquidone	15 – 120 mg	–
Glibornurid	12,5 – 75 mg	8
Glibenclamid	2,5 – 20 mg	10
Glipizid	2,5 – 20 mg	4
Glisoxepid	2,0 – 16 mg	2,5

Verdrängung aus der Proteinbindung oder durch Enzyminduktion in der Leber können den Stoffwechsel der Sulfonylharnstoffe entscheidend beeinflussen (Tabelle 45) (Zöllner 1983, Downs 1981).

Tabelle 45. *Arzneimittelinteraktionen der Sulfonylharnstoffe*

Verstärkung/Verlängerung der Sulfonylharnstoffwirkung	Abschwächung/Verkürzung der Sulfonylharnstoffwirkung
Phenylbutazon	Barbiturate
Salizylate	Phenothiazine
Probenecid	Diuretika (Thiazide)
Allopurinol	Glukokortikoide
Sulfonamide	Östrogene
Sympathikolytika	Rifampicin
MAO-Inhibitoren	Sympathomimetika
Coumarine	Alkohol (chronisch)
Clofibrat	
Alkohol (akut)	

Nach Zöllner 1983, Downs 1981.

Lange Zeit wurde die Wirkung der Sulfonylharnstoffe ausschließlich auf eine Stimulierung der Betazellen des Pankreas zur Insulinsekretion zurückgeführt. Tatsächlich erhöhen die Sulfonylharnstoffe die Empfindlichkeit der Betazellen für den Sekretionsreiz der Glukose (Grodsky 1977). Sie tragen aber offensichtlich gerade beim übergewichtigen Typ-2-Diabetiker auch zu einer besseren Kontrolle des intrazellulären Stoffwechsels bei (Lebovitz 1977, Ward 1985, Beck-Nielsen 1979) und steigern die Insulinbindung an die Rezeptoren (Feinglos 1978, Kolterman 1984). Der Bedarf an Sulfonylharnstoffen hat die Entwicklung analoger Substanzen beschleunigt, so daß heute eine Vielzahl hochwirksamer

Arzneimittel zur Verfügung stehen. Alle besitzen denselben Wirkungsmechanismus und unterscheiden sich lediglich durch ihre Wirksamkeit und durch verschiedene Nebenwirkungen.

Zu Beginn einer Behandlung mit Sulfonylharnstoffen sollte mit einem Arzneimittel geringerer Wirksamkeit begonnen werden. Damit wird die Gefahr einer hypoglykämischen Reaktion reduziert und es verbleibt bei einem späteren Wirkungsrückgang dieses Arzneimittels noch immer die Möglichkeit, auf ein stärker wirksames antidiabetisches Mittel umzusteigen. Häufige Kontrollen (zunächst in Wochenabständen) sollten erfolgen, um die Arzneimitteldosis der Lebensweise und dem Blutzucker des Patienten anzupassen und um eventuelle Nebenwirkungen rechtzeitig zu erkennen.

Nebenwirkungen der Sulfonylharnstoffe sind selten und erreichen kaum 5%. Gelegentlich treten gastrointestinale Beschwerden mit Übelkeit und Brechreiz auf, selten kommt es zum Auftreten von Exanthemen. Knochenmarksdepressionen, Agranulozytosen oder das Auftreten pathologischer Leberfunktionsproben stellen zwar schwerwiegende Komplikationen dar, sind aber ebenfalls sehr selten. Unter der Behandlung mit Chlorpropamid treten antabusartige Wirkungen auf und machen dieses Arzneimittel für Patienten mit einer Alkoholanamnese ungeeignet. Durch Stimulierung der Sekretion des antidiuretischen Hormons kommt es manchmal zur Flüssigkeitsretention und zur Hyponatriämie. Eine ursprünglich registrierte Zunahme der Koronarsklerose (UGDP-Studie) ist kontroversiell geblieben (Kilo 1980) und hat jedenfalls zu keiner Einschränkung der Sulfonylharnstoffe geführt. Sulfonylharnstoffe haben teratogene Wirkung und sind bei schwangeren Frauen untersagt.

Die häufigste unerwünschte Wirkung der Sulfonylharnstoffe ist die oft protrahiert verlaufende Hypoglykämie. Ihr Auftreten steht in enger Beziehung zur Plasmahalbwertzeit, zur Nieren- und auch Leberfunktion, zur Einnahme von anderen Arzneimitteln, welche ihre hypoglykämische Wirkung verstärken (Tabelle 45), und nicht zuletzt zur Wirksamkeit des verwendeten Sulfonylharnstoffs.

Spätversagen der Sulfonylharnstofftherapie. Bei einer großen Zahl (jährlich etwa 10%) der mittels Diät und Sulfonylharnstoffen eingestellten Diabetiker kommt es im Verlaufe der Zeit zu so hohen Blutzuckerwerten, daß selbst die zusätzliche Verabreichung von Biguaniden zur Blutzuckersenkung nicht mehr ausreicht. Wenn die Möglichkeiten einer weiteren Straffung der Diät, einer maximalen Dosis der Sulfonylharnstoffe und einer Biguanidbehandlung ausgeschöpft sind, ändert sich die Lage besonders des älteren Patienten entscheidend, weil die notwendige Insulinbehandlung die Lebensgewohnheiten des Patienten meistens total ändert. Kennzeichnend für dieses Spätversagen der Sulfonylharnstoffe ist der Blutzuckeranstieg bei gleichzeitigem Rückgang der Insulinsekretion (Peacock 1984).

B. Biguanide. Biguanide sind zur Zeit die einzige medikamentöse Ergänzung oder Alternative zu den Sulfonylharnstoffen. Sie wurden in den fünfziger Jahren massiv und zum Teil unkritisch in die Therapie des Diabetes mellitus eingeführt und mußten nicht zuletzt auf Grund dieses unkritischen Einsatzes, der zu lebensbedrohlichen Laktazidosen führen kann, teilweise aus dem Handel gezogen werden. Nur Metformin, das infolge seiner kurzen Plasmahalbwertzeit und infolge seiner schwächeren lipophilen Eigenschaft in geringerem Ausmaß an die Mitochondrienmembran gebunden wird und deshalb auch die aeroben Stoffwechselvorgänge weniger hemmt, ist weiter in Verwendung, während Buformin und Phenformin zurückgezogen werden mußten.

Das oral verabreichte Metformin wird sehr unvollständig resorbiert und nur etwa 37% werden im Harn wiedergefunden, weil der Rest offenbar an der Wand des Intestinaltraktes gebunden wird. Metformin wird weder metabolisiert, noch an Plasmaeiweiß gebunden, und besitzt durch eine hohe renale Clearance von etwa 440 ml/min auch eine sehr niedrige Plasmahalbwertzeit von etwa 1,5 Stunden (Sirtori 1978).

Die blutzuckersenkende Wirkung der Biguanide beruht auf mehreren Mechanismen (Steiner 1959, Caspary 1971) (Tabelle 46). Sie haben allerdings keinen Einfluß auf die Betazellen des Pankreas, so daß ihre Wirkung entweder eine endogene Insulinsekretion voraussetzt, oder aber von einer exogenen Insulinzufuhr abhängig ist. Eine Wirkung der Biguanide auf die Zahl und auf die Affinität der Insulinrezeptoren ist nicht gesichert. Ähnlich wie die Sulfonylharnstoffe könnten auch die Biguanide nach den Insulinrezeptoren wirksam werden und auf diese Weise die Insulinresistenz senken (Prager 1983, Holle 1981).

Tabelle 46. *Wirkungen der Biguanide zur Senkung des Blutzuckers*

1. Steigerung der Glukoseaufnahme in die Muskulatur
2. Steigerung der anaeroben Glykolyse
3. Hemmung der intestinalen Glukoseabsorption
4. Hemmung der hepatalen Glukoneogenese

Die Indikation zur Verabreichung von Metformin stellt der übergewichtige, ansonst gesunde Typ-2-Diabetiker dar. In dieser Patientengruppe kann die an sich unerwünschte, appetitzügelnde Wirkung des Arzneimittels vorteilhaft eingesetzt werden. Als Monotherapie kommt das Biguanid nur bei Kontraindikationen gegen Sulfonylharnstoffe in Frage, ansonst ist es in Kombination mit den Sulfonylharnstoffen zu verordnen.

Der Einsatz von Metformin sollte allerdings erst nach sorgfältigem Ausschluß möglicher Kontraindikationen erfolgen. Als solche gelten vorwiegend jene, welche die Ausscheidung beeinträchtigen, aber auch jene, welche zur Gewebshypoxie führen (Tabelle 47). Die Hypoxie verstärkt nämlich die Eigenschaft der Biguanide zur Stimulierung des anaeroben Stoffwechsels mit Laktatbildung. Da das höhere Lebensalter aus den verschiedensten Gründen zur Hypoxie neigt, wird es sich eher selten für den Biguanid-Einsatz eignen. Wenn erst einmal eine Laktazidose besteht, ist der Patient in hohem Maße vital gefährdet. Die Mortalität der Laktazidose beträgt etwa 50% (Luft 1978). Die klinische Diagnose der Laktazidose erfolgt auf Grund der intestinalen Symptomatik (Übelkeit, Brechreiz, Bauchschmerzen) und der Atemnot bzw. erschwerten Atmung bei Azidose. Den entscheidenden diagnostischen Hinweis liefert die

Tabelle 47. *Kontraindikationen für den Einsatz der Biguanide*

1. Niereninsuffizienz
2. Leberinsuffizienz
3. Kardiale Insuffizienz
4. Respiratorische Insuffizienz
5. Fieberhafte Erkrankungen (Entzündungen, Infekte)
6. Konsumierende Erkrankungen
7. Perioperativer Zeitabschnitt
8. Anorexie
9. Alkoholismus

Laktatbestimmung im Blut, doch sollten im Umfeld dieser Laboratoriumsuntersuchung auch noch das Blut-pH, die Ketonkörper in Blut und Harn, das Bikarbonat sowie Blut- und Harnzucker kontrolliert werden.

Die Behandlung einer Laktazidose bedarf einer intensiven Überwachung und einer intensiven Therapie. Im Vordergrund steht die Normalisierung der Stoffwechsellage mit Insulin und Glukose, während die Verabreichung von Bikarbonat den Laktatspiegel kaum zu beeinflussen vermag (Graf 1985). Auch die intensive Behandlung einer Zweit- oder Dritterkrankung (Herz-, Lungen- oder Niereninsuffizienz) muß sorgfältig und intensiv erfolgen. Wenn die Möglichkeit einer Dialyse (Hämodialyse oder Peritonealdialyse) besteht, sollte sie genützt werden, um vorhandenes Biguanid und Laktat abzudialysieren.

Ein körperliches Gebrechen (Zustand nach zerebralem Insult, schwerer M. Parkinson, inkompletter Visus usw.) aber auch eine reduzierte zerebrale Leistungsfähigkeit (Vergeßlichkeit, Unverständnis und fehlende Einsicht usw.) machen in der Regel den Einsatz einer mobilen Krankenschwester oder die Aufnahme in ein Pensionisten- oder Pflegeheim notwendig, weil ansonst die Stoffwechselkontrolle durch die Umstellung auf Insulin eher verschlechtert als gebessert wird.

Die Umstellung auf Insulin kann zunächst durchaus unter Beibehaltung der Sulfonylharnstofftherapie durchgeführt werden, doch ist dieser Kombination nur kurzfristig eine besondere Wirksamkeit eigen und die Einstellung auf eine ausschließliche Insulinbehandlung ist lediglich eine Frage der Zeit (Sachse 1984, Groop 1985). Bei der Umstellung auf Insulin sollten zunächst kleinere Insulindosen (12–24 E) versucht werden, die schließlich noch den Bedürfnissen des Patienten angepaßt werden müssen (Sauer 1985).

Die Kombination von Sulfonylharnstoffen mit Insulin als Standardbehandlung des Typ-2-Diabetikers, die in den letzten Jahren vielfach vorgeschlagen wurde, kann in manchen Fällen die Stoffwechselkontrolle tatsächlich verbessern. Der Einfluß der Sulfonylharnstoffe auf den zellulären Stoffwechsel (PostRezeptorwirkung) führt nämlich zu einer Zunahme der Insulinbindung (Beck-Nielsen 1979) und verbessert damit zusätzlich den Kohlenhydratstoffwechsel (Bieger 1984). Ob allerdings daraus eine Standardempfehlung für den kombinierten Einsatz der Sulfonylharnstoffe mit Insulin abgeleitet werden kann, ist zweifelhaft (Grunberger 1982).

Die Insulinbehandlung des älteren Diabetikers

Die Notwendigkeit der Insulinbehandlung eines älteren Diabetikers kann viele Gründe haben. Die Abnahme des subjektiven Wohlbefindens mit Müdigkeit, mit Absinken der geistigen und/oder körperlichen Leistungsfähigkeit, das Auftreten von Parästhesien und Schmerzen vorwiegend in den Beinen, aber auch zunehmende depressive Erscheinungen führen ebenso zum Einsatz von Insulin, wie ein Anstieg des Blutzuckers oder des Harnzuckers bei einem diätetisch und medikamentös ausbehandelten Patienten. Präkomatöse oder komatöse Zustände machen eine sofortige Insulinbehandlung notwendig. Eine passagere Umstellung auf Insulin muß bei Auftreten von Infektionen (Harnwegsinfekt, Pneumonie, Cholezystitis usw.) in Erwägung gezogen werden und ist bei operativen Eingriffen ebenso wie bei intestinalen Beschwerden mit Unverträglichkeit oraler Antidiabetika unvermeidlich (Shuman 1980).

Die Einstellung des älteren Menschen auf Insulin unterscheidet sich grundsätzlich von den gegenwärtigen Vorstellungen der Insulinbehandlung eines Typ-1-Diabetikers. Heute wird für den Typ-1-Diabetiker nach Möglichkeit die nahe-normoglykämische Insulinsubstitution (Waldhäusl 1985) empfohlen, die mit zweimal täglicher Injektion eines ultralang wirkenden Insulins einen Basisspiegel von etwa 1,0–1,5 E Insulin pro Stunde erreicht und dann in Abhängigkeit von der jeweiligen körperlichen Aktivität, vom Ausmaß der Mahlzeiten und nicht zuletzt von der Höhe des aktuellen Blutzuckers die zur Metabolisierung dieser Mahlzeit notwendige Menge an Altinsulin substituiert. Voraussetzung für diese Behandlung ist ein gut geschulter Patient, der auch bereit ist, die notwendigen Blutzuckerkontrollen mehrmals täglich durchzuführen. Der Vorteil dieser nahe-normoglykämischen Insulinsubstitution ist, daß sich die Lebensgewohnheiten des Patienten nicht der Behandlung unterordnen müssen, sondern daß vielmehr der Patient die Möglichkeit erhält, die Behandlung durch Variation der Altinsulindosis seinen täglichen Bedürfnissen anzupassen.

Dagegen sind die Möglichkeiten aber auch die Bedürfnisse des betagten Diabetikers grundsätzlich anderer Natur. Nur wenn der Patient als Typ-1-Diabetiker diabetologisch geschult und mit den Möglichkeiten, mit den Grenzen und mit den Techniken der Insulinbehandlung vertraut gemacht wurde, wird er sich auch im höheren Lebensalter mit den Voraussetzungen für eine nahe-normoglykämische Einstellung zurechtfinden. Darüber hinaus scheint eine allzu straffe Einstellung mit Insulin, wie sie auch mit einer kontinuierlichen Infusions-(Pumpen-) Behandlung ermöglicht wird, keineswegs nur von Vorteilen begleitet (Waldhäusl 1983), wenn auch andererseits die Beziehung eines niedrigen HbA_{1c} als Ausdruck einer langfristig guten Diabeteseinstellung zur Verzögerung diabetischer Komplikationen als gesichert angenommen werden kann (Kühnau 1983). Die Progredienz der diabetischen Retinopathie unter einem strengen Insulin-Regime (Lauritzen 1983) ist Hinweis dafür, daß für das Auftreten diabetischer Komplikationen nicht nur die Höhe des Blutzuckers verantwortlich ist, und daß mit einer allzu straffen Führung und Einstellung gerade des älteren Diabetikers auch über das Ziel geschossen werden kann. Jedenfalls muß die Tatsache, daß sich Gefäßkomplikationen zwar im höheren Lebensalter manifestieren aber keineswegs in diesem Lebensabschnitt entstehen, und daß außerdem die Lebenserwartung des älteren Diabetikers durch eine besonders scharfe Einstellung kaum verlängert werden kann, mit den Problemen einer allzu straffen Führung des alten Menschen in Beziehung gebracht werden.

Die konventionelle Insulintherapie wird daher in der absehbaren Zeit für die überwiegende Zahl der insulinpflichtigen, älteren Diabetiker die Behandlung der Wahl bleiben. Wenn die Umstellung auf Insulin tatsächlich notwendig wird, sollte sie im Rahmen eines stationären Aufenthaltes erfolgen. Der Insulinbedarf wird durch mehrmalige, meistens dreimalige Injektion eines Altinsulins ermittelt, die endgültige Behandlung aber mittels ein- oder zweimaliger Verabreichung eines protrahiert wirkenden Insulins durchgeführt. Am einfachsten zu handhaben ist die einmal tägliche, jeweils am Morgen erfolgende Insulininjektion, die vom älteren, alleinstehenden Menschen oft bis ins höchste Lebensalter ausgeführt werden kann. Das Mischen und Aufziehen eines kürzer und eines länger wirkenden Insulins in eine Insulinspritze erfordert bereits soviel Fingerfertigkeit und Geschicklichkeit, wie sie nur mehr wenigen älteren Menschen zugemutet werden können. Die zweimal tägliche Injektion eines Intermediärinsulins verbessert zwar meistens die Einstellung des insulinbedürftigen Diabetikers, scheitert aber oft an der Compliance sowohl im Hinblick auf die Insulininjektionen wie im Hinblick auf die Regelmäßigkeit der diätetischen Versorgung.

Als wichtigste Vorsichtsmaßnahmen der Insulinbehandlung gelten

1. die Beachtung der korrekten Insulindosis,

2. das Wechseln der Injektionsstellen im Rotationsprinzip,

3. die Insulinverabreichung etwa 20 min vor dem Essen und

4. eine sterile Injektionstechnik. Dabei können Einmalspritzen durchaus mehrmals verwendet werden (Hodge 1980).

Die wesentliche Komplikation der Insulinbehandlung ist die hypoglykämische Reaktion, die gerade beim älteren Menschen, der im Grenzbereich der zerebralen Versorgung steht, fatale Folgen haben kann.

Die Kontrolle der Diabetes-Behandlung

Zur Kontrolle der Einstellung des Diabetes mellitus mittels Diät, oralen Antidiabetika und/oder Insulin werden seit Jahrzehnten unverändert der Blutzucker und die Glukosurie herangezogen. Diese Kontrolle ist mit Sicherheit dann inadäquat, wenn sie sporadisch durchgeführt wird. Beide Parameter sind nämlich stark von tageszeitlichen Schwankungen oder von der Nierenfunktion abhängig, so daß gelegentliche Bestimmungen des Blut- oder Harnzuckers keine Aussage über die Qualität der Diabetes-Einstellung erlauben. Das Blutzucker-Tagesprofil, hergestellt unter Einhaltung des üblichen Lebensrhythmus des Patienten, gibt dagegen gute Auskunft über den Schwankungsbereich des Blutzuckers im Tagesablauf und kann auch zur Aufdeckung von Hypoglykämien herangezogen werden (Berger 1980).

In den letzten Jahren ist mit der routinemäßigen Bestimmung des Hämoglobin A_1 (HbA_1) oder HbA_{1c} eine weitere Methode der Diabeteskontrolle und Überwachung eröffnet worden. Das HbA_1 ist eine heterogene Hämoglobinkomponente mit HbA_{1c} als stärkstem Vertreter, die physiologischerweise in einer Konzentration von etwa 6% in Erythrozyten zu finden ist. Ein erhöhter Blutzucker führt unter Verdrängung von 2,3-Diphosphorglyzerat zur weitgehend irreversiblen Bindung von Glukose-6-Phosphat oder Glukose an dessen Bindungsstelle an den aminoterminalen Enden der Beta-Ketten des Hämoglobins. Bei hohen Blutzuckerwerten nimmt dieses glykosilierte Hämoglobin im Erythrozyten zu und kumuliert während seiner Überlebenszeit. Der aktuelle HbA_{1c}-Spiegel reflektiert damit die Hyperglykämie (und damit die Diabeteseinstellung) während der letzten Monate, unabhängig davon, ob der Patient nur diätetisch, mit einem oralen Antidiabetikum oder mit Insulin behandelt wird (Abb. 18).

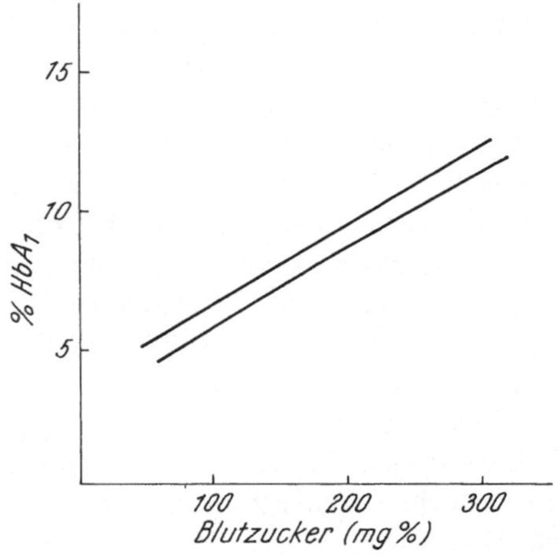

Abb. 18. Beziehung des HbA_1 zum Blutzucker (nach Walinder 1980)

Zu beachten ist allerdings, daß hämolytische Anämien die HbA_1-Werte nach unten und chronische Dialysebehandlungen durch den Glukosegehalt des Dialysats die Werte nach oben verfälschen können (Editorial 1980, Nathan 1984, Walinder 1980).

Die Komplikationen des Diabetes mellitus und seiner Behandlung

A. Akutkomplikationen

1. Die Hypoglykämie

Die Hypoglykämie stellt die häufigste akute Komplikation der Behandlung eines Diabetes mellitus dar. Sie tritt unter einer Insulintherapie auf und ist beim älteren Menschen entweder die Folge eines Irrtums beim Aufziehen des Insulins in die Einmalspritze oder aber der Vergeßlichkeit und Ungenauigkeit bei den diätetischen Vorgaben.

Die Hypoglykämie als Komplikation einer Sulfonylharnstoff-Therapie ereignet sich zwar seltener, doch ist sie dafür durch einen gelegentlich protrahierten Verlauf gekennzeichnet. Auch bei den Sulfonylharnstoffen kommen Dosierungs- und Diätfehler für die Auslösung der Hypoglykämie ursächlich in Frage, doch stehen die langen Plasmahalbwertzeiten einiger Sulfonylharnstoffe (Chlorpropamide) oder Ausscheidungsstörungen durch Nieren- oder Leberinsuffizienz ursächlich bei weitem im Vordergrund.

Frühe klinische Zeichen des Blutzuckerabfalles werden parasympathisch vermittelt, bestehen in einer Bradykardie und Hypotonie und werden von einer frühen zerebralen Phase mit Müdigkeit und häufigem Gähnen gefolgt. Daran schließen sich die Zeichen der sympathomimetischen Gegenregulation und letztlich die Symptome des zerebralen Substratmangels. Schweißausbruch, Tremor und Tachykardie sind mit Schwäche, Kopfschmerzen und Hungergefühl solche erste Hinweise auf eine Hypoglykämie, an die sich die zerebrale Phase mit verschwommenem Sehen, bizarrem Benehmen, Stupor, Krämpfen und schließlich dem Koma anschließen.

Erwähnung verdient in diesem Zusammenhang auch die Alkohol-Hypoglykämie, die bei Alkoholkonsum und gleichzeitigem Verzicht auf Nahrungsaufnahme auftreten kann. Durch Oxidation des Alkohols zu Azetaldehyd und Azetat wird Nikotinamid-Adenin-Dinukleotid (NAD) zu $NADH_2$ reduziert und steht damit für die Glukoneogenese nicht zur Verfügung. Die Therapie der Hypoglykämie besteht in der ersten Phase in der Verabreichung oder im Einfläßen von gezuckerter Flüssigkeit. Bei Schluckstörungen, Krämpfen oder ab der Phase des Stupors wird die Infusion einer Glukoselösung oder die intramuskuläre Injektion von Glukagon notwendig werden.

2. Das ketoazidotische Koma

Das ketoazidotische Koma ist eine schwerwiegende Komplikation des Diabetes mellitus, die in der Regel beim Typ-1-Diabetiker und im jüngeren Lebensalter auftritt und bei ausgeprägtem Insulinmangel zustandekommt. In einer jüngeren diabetischen Population ist mit über 10 ketoazidotischen Episoden in 1000 Patienten-Jahren zu rechnen (Johnson 1980) und die durchschnittliche Mortalität beträgt bis zu 10%. Sie ist besonders hoch im höheren Lebensalter und bei multimorbiden Patienten (Panzram 1974) (Abb. 19). Durch den Insulinmangel und einem gleichzeitigen Glukagonanstieg kommt es zur Zunahme der Glukoneogenese mit Anstieg der heptatalen Produktion von Glukose. Ein Anstieg der übrigen gegenregulatorischen Hormone Cortisol, Adrenalin und Wachstumshormon ist nicht eindeutig gesichert (Miles 1980, Foster 1983), auch wenn ein erhöhter Wachstumshormonspiegel die Erscheinungen des unkontrollierten Diabetes imitieren kann (Press 1984). Insulinmangel und Glukagonüberschuß führen zur gesteigerten Lipolyse mit Anstieg der freien Fettsäuren im Plasma sowie der hepatalen Ketonkörpersynthese. Insulinmangel und Glukagonüberschuß verhindern die Umwandlung des bei der Beta-Oxidation der Fettsäuren anfallenden Azetyl-CoA in Malonyl-CoA, so daß durch die Kondensation des kumulierten Azetyl-CoA Ketonkörper gebildet werden. Dieser vermehrten Bildung von Glukose und von Ketonkörpern steht durch den Insulinmangel ein verminderter Verbrauch dieser Substrate gegenüber. Mit dem Anstieg der Lipolyse und mit Zunahme der Ketogenese nimmt die Azidose des Patienten ständig zu. Die vitale Bedrohung eines ketoazidotischen Patienten resultiert einerseits aus der zunehmenden Azidose und andererseits aus dem ebenfalls ansteigenden Kaliumspiegel.

Die klinische Symptomatik der diabetischen Ketoazidose ist gekennzeichnet durch eine vorübergehende Zunahme der Polyurie und Polydipsie, durch Müdigkeit und Abgeschlagenheit und durch gastrointestinale Irritation mit Übelkeit und Brechreiz. Es kommt schließlich zum Stupor und ohne therapeutische Intervention auch zum Koma. Dazu besteht eine vertiefte „Kußmaulsche" Atmung und ein Azeton- oder Fruchtgeruch des Patienten.

Im höheren Lebensalter unterliegen alle angeführten Symptome einer fakultativen Fehldeutung. Abgesehen davon, daß das Durstgefühl des älteren Menschen nur gering ausgeprägt ist, wird die vertiefte Atmung oft einer kardialen Insuffizienz, die Pollakisurie einem Harnwegsinfekt und die Verwirrtheit einer Zerebralsklerose zugeschrieben (Gale 1981).

Die Diagnose der Ketoazidose erfolgt durch das Laboratorium. Eine massive Glukosurie und Ketonurie bei Hyperglykämie und niedrigem Blut-pH sowie niedrigem Plasma-Bikarbonat sind die Indikatoren für eine ketoazidotische Stoffwechselentgleisung (Tabelle 48). Das Serumkalium ist in der Regel ebenso erhöht wie die Blutlipide.

Tabelle 48. *Biochemische Daten einer schweren ketoazidotischen Stoffwechselstörung*

Blutzucker	über 450 mg%
Blut-pH	unter 7,1
Standard-Bikarbonat	unter 10 mmol/l
Ketonurie (Streifentest)	$\geq$ + + +

Nach Kleinberger 1985.

Die Behandlung des schweren ketoazidotischen Komas erfordert ein rasches Eingreifen, das noch ambulant begonnen aber stationär und intensiv fortgesetzt werden sollte.

Die Prinzipien der Komabehandlung: Alle im Verlaufe des Komas erhobenen Befunde und alle therapeutischen Eingriffe sollten schriftlich aufgezeichnet und mit dem Patienten an die jeweils nächste Station weitergereicht werden. Diese Maßnahme verhindert Fehler, die aus Unkenntnis therapeutischer Vorleistungen zum Nachteil des Patienten gemacht werden können.

Nach Verabreichung eines niedrig dosierten Insulinbolus (20–40 E Altinsulin intravenös oder intramuskulär) sollte eine kontinuierliche, niedrig dosierte Insulinzufuhr (2–6 E Altinsulin i.v./Stunde) erfolgen. Der Insulinbolus richtet sich unter anderem nach dem Kaliumspiegel und muß bei Hypokaliämie besonders vorsichtig dosiert werden.

Die Elektrolyt- und Flüssigkeitszufuhr an den ketoazidotischen Patienten verbessert auch ohne Insulinzusatz die Stoffwechselstörungen des diabetischen Komas (Waldhäusl 1979) und ist deshalb der Insulinbehandlung keineswegs nachrangig (Kleinberger 1978). Das große Flüssigkeitsdefizit, das etwa 4—5 Liter beträgt, erfordert eine rasche Substitution, wobei die Geschwindigkeit dieser Substitution vom Zentralvenendruck abhängig gemacht werden sollte. Bei einem Zentralvenendruck unter 0 cm H_2O kann die Infusionsgeschwindigkeit etwa 1000 ml/Stunde betragen und sinkt bei einem Druck von 10 cm H_2O auf etwa 100 ml/Stunde ab.

Die Elektrolytsubstitution muß zwar individuell gestaltet werden, doch kann in der Regel auf die von Kleinberger 1985 angegebene Elektrolytlösung zurückgegriffen werden (Tabelle 49).

Tabelle 49. *Elektrolytlösung zur Infusion bei diabetischem Koma*

	mmol/l
Natrium	90
Chlor	65
Kalium	25
Phosphat	10
Kalzium	0,5
Magnesium	1
Malat	43
Glukonat	2
Osmolalität	236 mosm/kg H_2O

Nach Kleinberger 1985.

Die Komplikatonen des diabetischen Komas: Das diabetische Koma wird sehr häufig durch Infektionen (Pneumonie, Grippe, Pyelonephritis usw.) ausgelöst, doch gehören solche Infektionen auch zu den Komplikationen dieses Komas. Durch den massiven Flüssigkeitsverlust und begünstigt durch die Azidose kommt es gelegentlich zu einem schweren Schockzustand, der durch die Korrektur des Volumenmangels am besten beeinflußt wird. Das Hirnödem ist als Komplikation des diabetischen Komas von hoher Mortalität begleitet. Ein zu rascher Blutzuckerabfall schafft dabei ein Dysäquilibrium zur intrazerebralen Glukose mit konsekutivem Flüssigkeitseinstrom in das Gehirn.

Zu den Komplikationen des diabetischen Komas gehört auch die Neigung zur Venenthrombose, welche durch die Dehydratation, eine erhöhte Blutviskosität aber auch durch Veränderungen im Gerinnungssystem begünstigt werden (Paton 1981).

3. Das nicht-ketotische, hyperosmolare Koma

Diese Form eines diabetischen Komas ist durch einen extremen Blutzuckeranstieg mit Hyperosmolarität, aber ohne wesentliche Ketose, gekennzeichnet.

In ausgeprägter Form ist der Blutzucker meistens über 800 mg% erhöht, das Blut-pH nicht unter 7,3 und das Standard-Bikarbonat nicht unter 18 mmol/l reduziert. Dazu besteht eine nur mäßig ausgeprägte Ketonurie. Die Hyperosmolalität als Kennzeichen des hyperosmolaren Komas wird im Laboratorium bestimmt oder approximativ berechnet

$$\mathrm{mosm/l} = 2 \times (\mathrm{Serum\text{-}Na^+}) + \frac{\mathrm{Blutzucker\ (mg\%)}}{18} + \frac{\mathrm{BUN\ (mg\%)}}{2}.$$

Die Osmolalität beträgt normalerweise 280 bis 300 mosm/l und kann bei hohen Blutzuckerwerten bis über 400 mosm/l ansteigen.

Die Epidemiologie des hyperosmolaren Komas unterscheidet sich grundsätzlich von jener des ketoazidotischen Komas. Im Gegensatz zum ketoazidotischen Koma ist das hyperosmolare Koma eine Diabeteskomplikation des höheren Lebensalters. Die Mortalität des diabetischen Komas ist mit dem niedrig dosierten Insulineinsatz und mit der ausgewogenen Rehydratation deutlich zurückgegangen. liegt aber im höheren Lebensalter nicht zuletzt wegen der Multimorbidität in diesem Lebensabschnitt mit 30% und darüber noch immer sehr hoch (Prachar 1975, Gale 1981). Die besonders hohe Mortalität des hyperosmolaren Komas mag damit zusammenhängen, daß es vorwiegend im hohen Lebensalter und dann auch schon als Begleiterscheinung einer kardialen oder renalen Insuffizienz und im Rahmen von operativen Eingriffen, von Exsikkosen, Pneumonien und Schlaganfällen, aber auch nach Gabe eines Diuretikums oder eines Glukokortikoids auftritt (Arieff 1982) (Abb. 19).

Daß Frauen häufiger als Männer ein diabetisches Koma erleiden ist darauf zurückzuführen, daß sie älter werden als Männer und daß sie auch eher zum Übergewicht neigen. Diese Gründe werden auch für die höhere Mortalität besonders des hyperosmolaren Komas bei Frauen angeführt (Prachar 1975).

Beim hyperosmolaren Koma liegt kein absoluter, sondern ein relativer Insulinmangel bei massiver Insulinresistenz vor, wobei die Insulin-Restsekretion die Enthemmung der Lipolyse und damit die schwere Ketose und Azidose verhindert. Der Glukagonspiegel ist auch beim hyperosmolaren Koma erhöht und führt zu hoher hepataler Glukoseproduktion. Der hohe Blutzucker hat eine osmotische Diurese mit starkem Flüssigkeitsverlust zur Folge, womit spiralenförmig der Blutzucker und die Dehydratation ansteigen. Das Resultat dieses Circulus vitiosus ist eine Hyperosmolalität, die zu den zerebralen Erscheinungen der Lethargie, der Verwirrung, den Krämpfen und schließlich zum Koma führt (Arieff 1972).

Die Therapie des hyperosmolaren Komas unterscheidet sich zwar nicht grundsätzlich von der Therapie des ketoazidotischen Komas, doch sind die Behandlungsschwerpunkte anders verteilt. Die Bedeutung der Insulinsubstitution wird geringer, während jene des Flüssigkeitsersatzes zunimmt. Dabei ist es für den Behandlungserfolg entscheidend, daß die Normalisierung der Hyperosmolalität zwar sehr rasch aber doch langsam genug erfolgt, um die Entstehung eines Hirnödems zu vermeiden. Die Gefahr eines Hirnödems entsteht beim Ansteigen der Differenz von extra- und intrazerebraler Osmolalität auf 30 mosm/l oder mehr, das entspricht einer Blutzuckerdifferenz von zumindest 550 mg%.

Disponiert für ein Hirnödem sind Patienten mit hohem Blutzuckerausgangswert und einer zu raschen Senkung dieses Blutzuckers. Als therapeutische Konsequenz sollte deshalb eine initiale Rehydratation mit hypoosmolarer Elektrolytlösung erfolgen, deren Infusionsgeschwindigkeit nicht nur dem Flüssigkeitsbedarf (zentraler Venendruck), sondern auch der kardialen Situation des in der Regel älteren Patienten angepaßt sein sollte. Erst dann, wenn unter dieser Infusions-

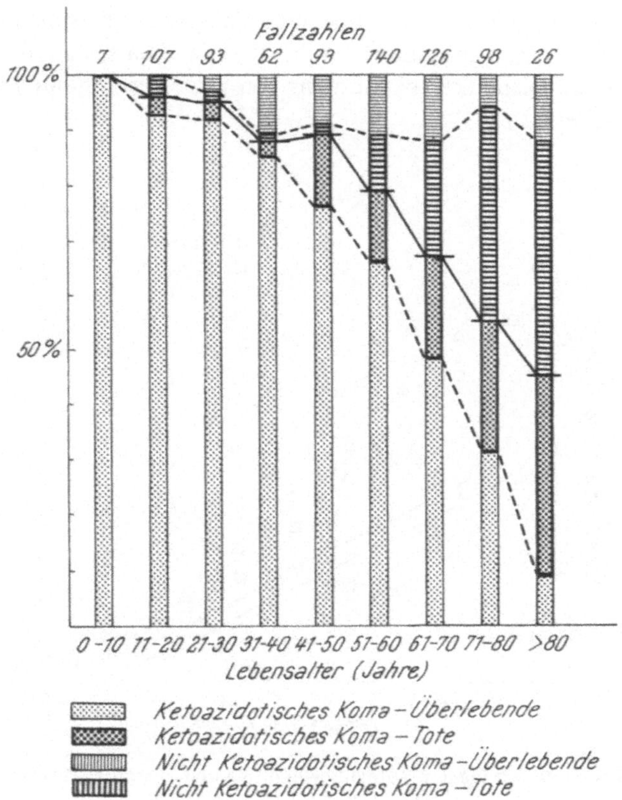

Abb. 19. Überlebende und Tote ketoazidotischer und nicht-ketoazidotischer Komata
(nach Prachar 1975)

behandlung der stündliche Blutzuckerabfall unter 50 mg% sinkt, sollte mit einer Insulinbehandlung (Insulinbolus von 12 E Altinsulin und anschließende Insulininfusion von 4 bis 6 E Altinsulin pro Stunde) fortgesetzt werden.

Für den Hausarzt, der seinen diabetischen Patienten komatös, mit hohem Blutzucker aber ohne weitere Zusatzinformation vorfindet, gibt es keine differenzierte Komatherapie: Er sollte sowohl dem ketoazidotischen wie auch dem hyperosmolaren Koma 20 E Altinsulin s.c. oder i.m. verabreichen, eine Infusion mit physiologischer Kochsalzlösung beginnen und den Patienten mit dieser Infusion rasch einer stationären Überwachung und Behandlung zuführen.

B. Die Spätfolgen des Diabetes mellitus

Den diabetischen Organschäden liegt in der Regel ein multifaktorielles Geschehen zugrunde, in dem unter anderem die Gefäßveränderungen, Störungen der Plättchenaggregation und des Fettstoffwechsels, die nicht-enzymatische Glykosilierung von Proteinen und die Neigung zu Infekten eine größere Rolle spielen.

Spätfolgen des Diabetes mellitus sind überwiegend durch die diabetischen Gefäßveränderungen bedingt, welche auch für über 75% der diabetischen Todesursachen verantwortlich sind. Die Mortalität diabetischer Personen steht mit dem Lebensalter in inverser Beziehung (Abb. 20), das heißt, daß sich die Lebenserwartung älterer Diabetiker kaum mehr von jener der gesunden älteren Bevölkerung unterscheidet.

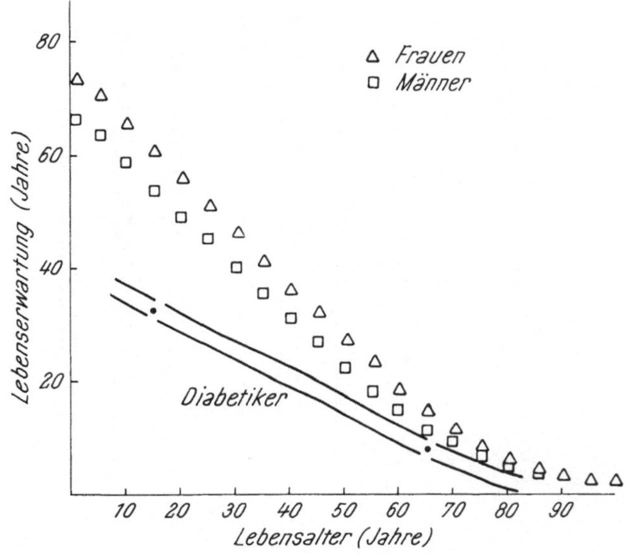

Abb. 20. Lebenserwartung der Normalbevölkerung und einer diabetischen Population in Abhängigkeit vom Lebensalter

Die diabetische Mikroangiopathie führt zur Retinopathie, zur Nephropathie und zur Neuropathie und ist gemeinsam mit der Makroangiopathie für die periphere Durchblutungsstörung verantwortlich. Die Makroangiopathie bei Diabetes mellitus unterscheidet sich von der nicht-diabetischen, arteriosklerotischen Makroangiopathie nur durch den rascheren zeitlichen Ablauf, nicht aber durch die Gefäßveränderung selbst.

Die Mikroangiopathie des Diabetes mellitus

Die diabetische Mikroangiopathie ist überwiegend eine Komplikation des Typ-1-Diabetes. Es gibt experimentelle und klinische Hinweise, daß ihr Auftreten unter anderem von der Dauer des Diabetes aber auch von der Qualität der Stoffwechselkontrolle abhängig ist. Genetische, immunologische und Ernährungsfaktoren sowie prädisponierende Krankheiten entscheiden aber, ob eine Mikroangiopathie überhaupt entsteht und welcher Organbefall im Vordergrund steht. Die derzeitigen Kenntnisse über die pathogenetischen Faktoren erlauben keine Vorselektion von gefährdeten Patienten und erklären auch nicht, warum oft schon Patienten mit einem subklinischen Diabetes mellitus erste Zeichen einer Mikroangiopathie aufweisen. Die Progression der Mikroangiopathie unter einer mit Hilfe einer Infusionspumpe erzielten nahe-normoglykämischen Diabeteseinstellung gibt aber den Hinweis, daß in manchen Fällen schon minimale Hyperglykämien die Entstehung einer Mikroangiopathie begünstigen.

Die diabetische Nephropathie

Veränderungen bzw. Verdickungen der Basalmembran der Nierenglomeruli finden sich bereits wenige Jahre nach Beginn des Diabetes bei allen Typ-1-Diabetikern (Deckert 1981), doch nur bei etwa 40% dieser Diabetiker (Wiseman 1985, Mogensen 1984) entwickelt sich auch das klinische Bild einer diabetischen Nephropathie. In der Sequenz der Ereignisse scheint die Basalmembranverdickung durch Einbau glykosilierter Proteine den Ausgangspunkt der diabetischen Nephropathie zu bilden. Dabei nehmen morphologisch das Glomerulusvolumen und das Kapillarlumen und funktionell das Glomerulusfiltrat zu. Die Überfunktion der Glomeruli gemeinsam mit einem hohen Angebot an Nahrungseiweiß als zusätzlichen Faktor (Brenner 1982) führen offenbar zu einem minimalen Albumindurchtritt in die Nierentubuli mit konsekutivem Blutdruckanstieg. Damit beginnt aber der irreversible Verlauf der diabetischen Nephropathie, die auch durch einen Anstieg der inaktiven Fraktion des Plasmarenins gekennzeichnet ist (Luetscher 1985). Eine strenge Kontrolle und Behandlung der Hyperglykämie (Wiseman 1985, Kroc 1984), eine konsequente Senkung des erhöhten Blutdruckes (Mogensen 1980) und vielleicht auch eine Reduktion des alimentären Eiweißangebotes (Brenner 1982) sind imstande, die Proteinurie zu reduzieren und den Rückgang der Nierenfunktion hinauszuzögern. Ansonst nimmt die Niereninsuffizienz langsam bis zur Urämie zu. Jene 60% der Typ-1-Diabetiker, die von Beginn des Diabetes an keine Hinweise für eine diabetische Nephropathie nachweisen lassen, haben in der Regel auch im höheren Lebensalter keine ausgeprägte Nephropathie (Moloney 1983).

Die diabetische Ophthalmopathie

Der Diabetes nimmt auf nahezu alle Strukturen des Auges Einfluß (Jütte 1981, Hommer 1985). Mit Augenmuskellähmungen im Rahmen einer diabetischen Neuropathie, über Veränderungen der Hornhaut, Trübungen der Augenlinse, mit einer Hypotonie des Bulbus beim diabetischen Koma, einer Neigung zum chronischen Glaukom bis schließlich hin zur Retinopathie, sind nur die wesentlichen Beteiligungen des Auges bei einer diabetischen Stoffwechselstörung erwähnt. Wie bei der diabetischen Nephropathie führt der Diabetes auch an den Netzhautgefäßen durch Strukturänderungen der Basalmembran zu Permeabilitäts-störungen mit Eindringen von Plasmabestandteilen in die Gefäßwand. Damit kommt es letztlich zum Kapillarverschluß und zum Mikroinfarkt (Cotton-wool-Herde) bzw. zu Mikroaneurysmen in jenen Gefäßbezirken, in denen die Zahl der Perizyten zurückgegangen ist. Zu den Gefäßwandveränderungen tragen auch die vermehrte Bildung von glykosiliertem Hämoglobin sowie die beim Diabetes verstärkte Bildung von Erythrozyten- und Thrombozytenaggregaten bei. Sie alle führen nämlich durch eine Behinderung der Sauerstoffabgabe zu einer Dilatation der Kapillaren und damit zu einer weiteren Schädigung der Kapillarwand (Jütte 1981).

Die proliferierende Retinopathie entwickelt sich auf der Basis der beschriebenen Kapillarveränderungen und wird durch Hypoxie und Ischämie ausgelöst. Dabei dringen neugebildete Blutgefäße in den Glaskörperraum und verursachen dort auch Blutungen, die nur langsam resorbiert werden.

Das Auftreten einer Retinopathie zeigt eine lineare Beziehung zur Dauer des Diabetes mellitus, so daß schließlich nach 30 Jahren 75–90% aller Typ-1-Diabetiker eine Retinopathie aufweisen. Allerdings findet sich bei etwa 15–20% der Diabetiker auch bei ungenügender Diabeteseinstellung keine Retinopathie.

Neben der Diabetesdauer verstärken noch folgende Faktoren das Risiko zum Auftreten einer Retinopathie (West 1980):

a) Die Höhe des Blutzuckers und der Triglyzeride zum Zeitpunkt der Untersuchung.

b) Die Notwendigkeit einer Insulintherapie.

c) Eine anamnestische Ketonurie und/oder Proteinurie.

d) Eine Magersucht.

e) Ein systolischer Blutdruck über 170 mm Hg.

f) Bei jenen Patienten, die sich durch eine schwere Retinopathie bei nur leicht gestörter Glukosetoleranz auszeichnen, kann ein erhöhter Spiegel des Wachstumshormons eine Rolle spielen (Barnes 1985, Press 1984). Auch der Nachweis erhöhter Plasmaspiegel des insulinähnlichen Wachstumsfaktors I (IGF I) scheint für das Auftreten einer Retinopathie prognostisch ungünstig zu sein (Merimee 1983).

Das Alter der Patienten, der Cholesterinspiegel und die Rauchgewohnheiten stehen dagegen als Risikofaktoren nicht im Vordergrund (West 1980).

Die Therapie der Retinopathie. Abgesehen von genetischen Faktoren sind für die Prognose der diabetischen Retinopathie unverändert die Dauer der Stoffwechselstörung und die Qualität der Stoffwechselkontrolle entscheidend. Mit täglich mehrfachen Insulininjektionen kann die Progression der initialen neurophysiologischen und der morphologischen Gefäßveränderungen verhindert und sogar eine Regression dieser Mikroangiopathie erzielt werden (Frost-Larsen 1983, Holman 1983).

Die Beobachtungen, daß eine mittels Insulin-Infusionspumpe erzielte, besonders straffe Diabeteseinstellung die Progression der diabetischen Retinopathie bei manchen Patienten nicht verhindert (Kroc 1984, Lauritzen 1983), hängt vielleicht damit zusammen, daß mit der Korrektur der metabolischen Störung die Ischämie der Retina durch Rückgang der retinalen Perfusion und

Reduktion des Substratangebotes zunimmt (Kroc 1984) und daß ab einem bestimmten Stadium die Retinopathie überhaupt unbeeinflußbar wird. Die Durchführung der straffen Stoffwechselkontrolle über einen längeren Zeitraum scheint letztlich aber doch von einem günstigen Einfluß auf die Retinopathie begleitet zu sein (Holman 1983).

Ein großer Fortschritt in der Behandlung der diabetischen Retinopathie erfolgte mit der Einführung der Photokoagulation, für welche anfangs nur Xenonlicht zur Verfügung stand, dem später der Argon-Laser folgte. Heute findet auch der Neodym-YAG-Laser Verwendung, der als „kalter Laser" kein Pigment zur Absorption benötigt und auch nicht mehr thermisch zur Koagulation, sondern durch Minidruckwellen zur Gewebszerreißung führt. Sein Einsatz erfolgt bei Proliferationen und Blutungen in den Glaskörper.

Für den Erfolg der Phototherapie ist entscheidend, daß dieser therapeutische Eingriff möglichst früh erfolgt. Gefährdete Patienten sollten regelmäßig ophtalmologisch untersucht und beim Auftauchen von Cotton-wool-Herden frühzeitig einer Photokoagulation zugeführt werden (Savolainen 1982, Kohner 1984).

Mit der Lichttherapie der Retinopathie ist es möglich, die im Rahmen des Diabetes besonders bei älteren Menschen auftretende Makulopathie zu behandeln bzw. den Visus soweit zu erhalten, daß vielfach eine Aufnahme in ein Pflegeheim wegen Visusverlustes vermeidbar geworden ist (Tattersall 1984). Die Vitrektomie ist zum letzten therapeutischen Ausweg bei jenen Patienten geworden, die bereits vielfach photokoaguliert wurden und durch Glaskörperblutungen den letzten Visusrest verloren haben.

Die diabetische Neuropathie

Die Neuropathie als Komplikation des Diabetes mellitus betrifft vorwiegend das höhere Lebensalter. Jedenfalls ist die Häufung neurologischer Ausfälle im Alter höher als es der Diabetesmorbidität entspricht. Neurologische Ausfälle, die in jüngeren Lebensjahren auftreten, werden ausschließlich durch mikroangiopathische Veränderungen hervorgerufen, während die neurologischen Erscheinungen des höheren Lebensalters vorwiegend durch makro- aber auch durch mikroangiopathische Läsionen verursacht sind.

Die Mikroangiopathie bietet morphologisch das von der diabetischen Nephro- und Retinopathie bekannte Bild mit Verdickung und struktureller Veränderung der Basalmembran und mit Diffusion von Plasmabestandteilen in diese Membran. Die dadurch verursachte Permeabilitätsstörung begünstigt axonale Läsionen mit Verzögerung des Aktionspotentials und mit einer Reduktion der Nervenleitgeschwindigkeit (Bischoff 1980). Beim Typ-2-Diabetes steht die Makroangiopathie mit segmentaler Demyelinisierung im Vordergrund, wobei mikroangiopathische Veränderungen durchaus Schrittmacherdienste für die Makroangiopathie leisten können. In den Ganglien des autonomen Nervensystems finden sich aufgetriebene und vakuolisierte Neurone mit hohem Anteil an demyelinisierten Fasern, die auch von entzündlichen Veränderungen umgeben sind und eine hyaline Degeneration in der viszeralen, glatten Muskulatur verursachen (Duchen 1980).

Die diabetische Neuropathie führt zu einer Beeinträchtigung nahezu aller Nerven und nervösen Systeme im peripheren und im zentralen Nervensystem (Tabelle 50), wenn auch einige nervöse Irritationen und Ausfälle im Vordergrund stehen.

Tabelle 50. *Klinik der diabetischen Neuropathie*

  I. Kardiovaskuläres System
   1. Ruhetachykardie
   2. Verlust der respiratorischen Arrhythmie
   3. Verlust der kardialen Schmerzempfindung (stummer Infarkt)
   4. Orthostatische Hypotonie

 II. Gastrointestinaltrakt
   1. Segmentale Atonie vom Ösophagus bis zum Colon mit Befall von meistens nur kurzen intestinalen Abschnitten. Die Dilatation der Darmabschnitte führt zu Störungen der Peristaltik und der Resorption mit subjektiven Mißempfindungen wie Appetitlosigkeit, Übelkeit und Brechreiz.
   2. Diabetische Diarrhoen, die spontan, mit variabler Dauer und meistens nachts auftreten
   3. Stuhlinkontinenz durch Verlust der Kontrolle über den Sphincter ani
   4. Atonie der Gallenblase, die bis zur dreifachen Volumszunahme des Organs führen kann

III. Urogenitaltrakt
   1. Blasenatonie, in der Regel ausgelöst durch den Verlust des parasympathischen Detrusortonus. Eine Störung der sympathischen Innervation führt zur Harninkontinenz, aber auch zur retrograden Ejakulation.
   2. Retrograde Ejakulation, die bei weiterem Verlust der sympathischen Innervation bis zur Ejakulationsschäwche gesteigert sein kann.
   3. Impotenz. Bei ungestörter Libido kommt es langsam zur Erektionsstörung. Die Potenzstörung der Diabetiker ist mit einer diabetischen Retinopathie positiv korreliert.

 IV. Störungen der Schweißsekretion mit Hyper- aber auch mit Anhydrose

  V. Störungen der Vasomotorentätigkeit mit abnormen Gefäßdilatationen aber auch -konstriktionen

 VI. Endokrines System. Hier ist gerade für den Diabetes mellitus zu beachten, daß die sympathomimetische Gegenregulation bei Hypoglykämie abgeschwächt wird oder überhaupt ausbleibt.
     Diabetische Neuropathien des autonomen Nervensystems führen zu Sekretionsstörungen von Gastrin und von anderen intestinalen Hormonen, so daß letztlich auch Motilitätsstörungen des Intestinaltraktes resultieren (Vinik 1982).

VII. Hirnnervenausfälle sind eine weitere Facette der diabetischen Neuropathie. Häufig betroffen sind der N. Occulomotois (III), der N. Abducens (VI) und der N. Trochlearis (IV)

VIII. Die Amyotrophie ist eine der häufigsten neurologischen Erscheinungen des Diabetes mellitus. Sie beginnt langsam und schleichend mit einer zunehmenden und schmerzhaften Schwäche der Muskulatur des Beckengürtels und der Oberschenkel. Die Schwäche ist meistens einseitig und kaum von Sensibilitätsstörungen begleitet (Tattersall 1984)

Nach Clarke 1980a, Schernthanner 1981, Krönert 1984, Tattersall 1984, Hilsted 1982.

Das klinische Bild der diabetischen Neuropathie ist zu vielfältig, um typische klinische Muster zu erlauben. Die Diagnose der diabetischen Neuropathie ist im höheren Lebensalter zusätzlich erschwert, weil ihr Beginn schleichend ist und weil viele ihrer Erscheinungen auch durch den Alternsprozess hervorgerufen sein könnten.

Die klinische Diagnose der beginnenden diabetischen Neuropathie ist aus den angeführten Gründen schwierig. Die Bestimmung der R-R-Intervalle, die während eines einminütigen tiefen Atmens mittels EKG registriert werden, mit Vergleich der maximalen und minimalen Herzfrequenz gibt aber gute diagnostische Hinweise (Ewing 1981).

Als Behandlung der diabetischen Neuropathie bietet sich lediglich die straffe Führung des Diabetikers an und von einer guten Stoffwechselkontrolle können eine Retardierung und sogar eine Regression der Veränderungen erwartet werden (Bischoff 1980, Frost-Larsen 1983).

Die Prognose der Patienten mit diabetischer Neuropathie ist deutlich schlechter als jene der Patienten ohne Neuropathie. In einem Beobachtungszeitraum von 5 Jahren beträgt die Mortalität der Patienten ohne Neuropathie 21% und jene der Patienten mit Neuropathie 56% (Clarke 1980b).

Die Makroangiopathie bei Diabetes mellitus

Die Makroangiopathie ist keine diabetesspezifische Gefäßkomplikation. Sie zeigt weder morphologische noch funktionelle Unterschiede zur nicht-diabetischen Markoangiopathie, wenn sie nicht mit den diabetesspezifischen, mikroangiopathischen Veränderungen kombiniert ist. Sie beginnt allerdings unter einer diabetischen Stoffwechsellage früher und zeigt einen rascheren Verlauf. Ursache dafür sind wahrscheinlich die übrigen Diabeteskomplikationen, welche die Makroangiopathie begünstigen. Zu diesen Komplikationen zählen die Hypertriglyzeridämie (Barrett-Connor 1982), die verstärkte Thrombozytenaggregation (Ganda 1980) und eventuell auch die Hypertonie (Pell 1967, Lederholm 1985). Ein Zusammenhang des Diabetes mit Störungen der Gerinnung oder Fibrinolyse (Bern 1978) aber auch mit der Hypercholesterinämie (Barrett-Connor 1982, Mattock 1979) ist nicht eindeutig gesichert.

Die diabetische Hypertriglyzeridämie steht in Zusammenhang mit dem erhöhten Plasmaspiegel an freien Fettsäuren, die in der Leber zu einer gesteigerten Synthese von VLDL (Very Low Density Lipoprotein) führen (Greenfield 1979, Simpson 1979). Die HDL (High Density Lipoprotein), welche durch ihre Fähigkeit zum Cholesterintransport das Plasmacholesterin senken und deshalb auch als protektive Faktoren bezeichnet werden (Reckless 1978, Gordon 1977), verhalten sich beim Diabetes mellitus differenziert (Nikkilä 1981). Sie sinken bei Insulinmangel (Typ-1-Diabetes), steigen aber bei Insulinsubstitution wieder an. Beim Typ-2-Diabetiker sind die HDL eher bei Adipositas und Hypertriglyzeridämie als beim Diabetes selbst erniedrigt. Jedenfalls sind aber niedrige Plasma-HDL ebenso wie hohe Plasma-LDL mit einer Zunahme der koronaren Herzkrankheit verbunden (Gordon 1977). Die Hyperlipidämie ist mit anderen Faktoren (genetische, immunologische und physikalische Faktoren) an der initialen Schädigung des Intimaendothels beteiligt, wodurch ein Prozeß in Gang gesetzt wird, der mit

Zellproliferation, Plättchenadhärenz und Lipideinlagerung zunächst als Reparaturversuch zu verstehen ist, im weiteren Verlaufe allerdings mit einer Atherosklerose endet (Ross 1976, Small 1977).

Die beim Diabetes mellitus gesteigerte Plättchenaggregation nimmt ihren Ausgang von einer verminderten Prostazyklin (PGI$_2$)-Synthese der Gefäßwand bei gleichzeitiger Zunahme der Thromboxanbildung (Gerrard 1979). Beide Mechanismen verstärken die Plättchenaggregation (Vane 1980, Bern 1978). Dazu kommt, daß die Empfindlichkeit der Plättchen für das aggregationshemmende PGI$_2$ vermindert ist (Akai 1983). Die Ursachen für die Verschiebung im Gleichgewicht von Prostazyklin und Thromboxan sind (noch) nicht bekannt, doch könnten genetische Faktoren eine Rolle spielen, weil diese Veränderungen im Stoffwechsel der Arachidonsäure schon bei Prädiabetikern, die durch einen normalen Glukosetoleranztest gekennzeichnet sind, gefunden werden (Sagel 1975).

Die Inzidenz makroangiopathischer Läsionen ist bei Diabetikern hoch und nimmt mit dem Alter weiter zu. Bei 35- bis 54jährigen Diabetikern beträgt diese Inzidenz unter 30% (Teuscher 1983) und steigt bei 60- bis 65jährigen Typ-2-Diabetikern in Abhängigkeit von der jeweils notwendigen Behandlung dermaßen an, daß bei ausschließlich diätetisch eingestellten Diabetikern Gefäßveränderungen vom Typ der Makroangiopathie in etwa 40%, bei Diabetikern mit oraler Behandlung in etwa 50% und bei insulinbehandelten Diabetikern in etwa 60% zur Beobachtung gelangen (Welborn 1984). Die Verteilung von koronarer Herzkrankheit, Schlaganfall und peripherer, arterieller Verschlußkrankheit entspricht in diesem Krankengut einem Verhältnis (in Prozent) von 30:20:75, wobei Mehrfacherkrankungen zu berücksichtigen sind. Zwischen den Jahren 1931 und 1961 kam es zu einer Zunahme der Mikroangiopathie von 13 auf 23% und der Makroangiopathie von 10 auf 56%. Parallel zur Zunahme der Makroangiopathie geht eine Zunahme der Plasma-Triglyzeridkonzentration von 5,7 auf 8,9 mäqu/l, welche mit einer Änderung der Ernährungsgewohnheiten von einer kohlenhydratarmen und fettreichen auf eine fettarme und kohlenhydratreiche Diät in Zusammenhang gebracht wird (Albrink 1963). Der Cholesterinspiegel blieb im genannten Beobachtungszeitraum unverändert.

Eine einfache Methode zur Erfassung einer arteriellen Durchblutungsstörung ist die Blutdruckmessung im distalen Unterschenkel. Dort ist der Blutdruck normalerweise gleich hoch oder höher als am Oberarm. Ein Absinken der Relation vom Blutdruck im Unterschenkel zu jenem im Oberarm unter 0,7 signalisiert die Durchblutungsstörung. Sie sollte durch Oszillometrie und Doppler-Sonographie gesichert werden.

Die periphere arterielle Durchblutungsstörung – der diabetische Fuß

Die obliterierende Arteriosklerose des Diabetikers ist gekennzeichnet durch das Überwiegen des peripheren Verschlußtyps (Alexander 1967), findet sich bei Männern häufiger und wird begünstigt durch eine gleichzeitig vorliegende Hypertonie und durch einen Nikotinabusus. Keine Beziehung zur Makroangiopathie haben der Nüchternblutzucker, das HbA$_{1c}$ und eine Adipositas (Beach 1980). Bei Patienten mit arterieller Verschlußkrankheit wird in 28% ein latenter Diabetes und in 36,7% ein manifester Diabetes nachgewiesen und nur in 35,3% (Jarosch 1975) findet sich keine Störung des Kohlenhydratstoffwechsels. Ein Zusammenhang zwischen der Qualität der Diabeteskontrolle und dem Auftreten der Makroangiopathie scheint allerdings nicht zu bestehen (Pense 1973, Alexander 1967).

Der diabetische Fuß

Der diabetische Fuß ist Ausdruck einer Reihe vaskulärer, metabolischer und immunologischer Veränderungen, welche durch die diabetische Stoffwechsellage ausgelöst und unterhalten werden. Im Vordergrund der Ursachen des diabetischen Fußes steht die diabetische Neuropathie (LoGerfo 1984), die zur Sensibilitätsstörung und zum Anstieg der Schmerzschwelle führt. Mit dem Rückgang der Schmerzempfindung fällt die erste und entscheidende Barriere gegen Mikrotraumen und Infektionen, wie z.B. Druckstellen eines Schuhes, Verletzungen bei der Pediküre, interdigitale Pilzerkrankungen usw. Begünstigt wird die Verletzungsgefahr der Patienten durch das in der Regel reduzierte Sehvermögen, das sowohl mögliche Gefahren wie auch das bereits erfolgte Mikrotrauma nicht wahrnehmen läßt.

Zur Neuropathie kommt die Durchblutungsstörung der Mikro- und der Makroangiopathie, die nicht immer erkannt wird, weil durch die metabolisch bedingte Öffnung von arteriovenösen Verbindungen die Gesamtdurchblutung erhöht ist und das Bein eher wärmer als kälter imponiert.

Wenn erst einmal die Integrität der Haut und damit ihre Schutzfunktion gestört und durchbrochen ist, führt die beim Diabetes mellitus reduzierte Infektabwehr, die auf eine mangelhafte Leukozytenfunktion (Bagdade 1974, Rayfield 1982) aber auch auf eine reduzierte, zelluläre Immunreaktion (McCuish 1984) zurückzuführen ist, zu einer raschen und oft unaufhaltbaren Progression des Infektes bis zur feuchten Gangrän.

Unter den für einen diabetischen Fuß prognostisch ungünstigen Faktoren stehen pathologische Befunde der Doppler-Sonographie, ein Nikotinabusus und eine unzureichende Information und Instruktion des Patienten im Vordergrund, während die Diabeteseinstellung, beurteilt nach dem HbA_{1c} oder nach der Zahl der Spitalsaufenthalte, keine wesentliche Rolle spielt (Delbridge 1983).

Prophylaxe ist die wichtigste Maßnahme, um den deletären Folgen des diabetischen Fußes zu entgehen (Tabelle 51). Gute Instruktion des Patienten und strenge Kontrollen durch den behandelnden Arzt sowie sorgfältige medizinische Versorgung selbst minimaler Traumen oder Infekte sind die Voraussetzungen zur Verhütung dieser diabetischen Spätkomplikation.

Die arteriosklerotische Stenose oder der arterielle Verschluß ereignen sich beim Diabetiker vorwiegend im Bereich tibialer und peronealer Gefäße, doch sind beim Diabetiker viel häufiger die chronische Stenose als der akute Verschluß die Indikation für eine gefäßchirurgische Intervention (Conrad 1967). Die betroffenen Patienten sind auch keineswegs von vornherein Kandidaten für eine hohe Amputation. Letztlich entscheidet die Angiographie über das chirurgische Vorgehen bzw. über die Möglichkeit zur Durchführung gefäß-

Tabelle 51. *Prophylaxe und Therapie des diabetischen Fußes*

1. Instruktion des Patienten
   a) Tragen eines weichen und weiten Schuhwerkes
   b) Verbot des Barfuß-Gehens
   c) Atraumatische Pediküre
   d) Rasche Vorsprache beim Arzt auch nach minimalen Verletzungen oder Infekten
2. Regelmäßige Kontrollen durch den behandelnden Arzt mit sorgfältiger Inspektion und rascher Behandlung von Infektionen (Fußpilz)
3. Verwendung eines Breitband-Antibiotikums wegen der meistens vorliegenden Mischinfektionen
4. Anwendung der kleinen Chirurgie bei Abszessen im Fußbereich oder bei umschriebenen, distalen Nekrosen (Abszeßdrainage, Zehenamputation)
5. Gefäßrekonstruktive Maßnahmen bei den für den Diabetes typischen Gefäßveränderungen im Unterschenkelbereich
6. Hohe Amputation (unterhalb des Kniegelenkes) erst bei Versagen jeder anderen Therapie

rekonstruktiver Maßnahmen (Schuler 1983). Bei der Angiographie ist allerdings zu beachten, daß die Patienten vor der Untersuchung ausreichend hydriert werden, damit die besonders beim Diabetes ausgeprägten nephrotoxischen Wirkungen des Röntgenkontrastmittels minimiert werden (Eisenberg 1981).

Die diabetische Kardiopathie

Unter dem Eindruck der hohen Inzidenz der koronaren Herzkrankheit bei diabetischer Stoffwechsellage mit einer bis auf das Dreifache gesteigerten Herzinfarktrate, aber auch mit einer bis auf das Dreifache gesteigerten Mortalität des Herzinfarktes (Jarrett 1982, Tragl 1983, Fuller 1980), ist bis vor nicht allzu langer Zeit die Tatsache untergegangen, daß die koronare Herzkrankheit keineswegs imstande ist, das gesamte Spektrum kardialer Komplikationen des Diabetes mellitus zu erklären. Viele dieser Komplikationen sind nämlich auch ohne Koronarsklerose nachweisbar.

Die koronare Herzkrankheit ist eine Erscheinungsform der Makroangiopathie und unterliegt in ihrer Entstehung und in ihrem Verlauf weitgehend deren Gesetzen, wenn auch mit geringfügigen Modifikationen. Im höheren Lebensalter gewinnen nämlich die diabetische Stoffwechsellage und die Hypertonie weiterhin Bedeutung als Risikofaktoren der koronaren Herzkrankheit. während die Bedeutung der Hypercholesterinämie, der Rauchgewohnheiten, aber auch der familiären Disposition abnimmt (Blumenstock 1984, Kannel 1976, Gordon 1977). Die diabetische Stoffwechsellage hat aber nicht nur für die Inzidenz der koronaren Herzkrankheit, sondern noch vielmehr für deren Prognose große Bedeutung. Beim Diabetiker sind die Infarktareale größer (Rennert 1985), die kardialen Dekompensationen nach dem Infarkt häufiger (Jaffe 1984) und damit auch die Infarktmortalität höher. Schon bei Vorliegen einer latent diabetischen Stoffwechsellage verdoppelt sich die Mortalität des Herzinfarktes (Fuller 1980).

Erste Hinweise für eine diabetische Myokardiopathie mit dem Nachweis eines erhöhten linksventrikulären, enddiastolischen Druckes, eines reduzierten Schlagvolumens aber einer noch normalen Auswurffraktion, sind bereits längere Zeit bekannt (Regan 1974, Regan 1977). Sie werden bestätigt durch vergleichende klinische Untersuchungen, die in der ersten Phase des Typ-1-Diabetes zwar eine Zunahme der Kontraktilität und der Auswurffraktion (Thuesen 1985), später aber (nach 5 bis 10 Jahren der Diabetesdauer) einen Rückgang dieser Funktionsparameter mit Zunahme der Herzinsuffizienz um das Fünffache ergeben (Uusitupa 1985). Wenn auch beim Typ-2-Diabetes die Verhältnisse durch die in der Regel bestehende Multimorbidität noch viel komplexer sind, hängt doch die Zunahme der Mortalität des Herzinfarktes bei Diabetikern mit der erhöhten Inzidenz der kardialen Dekompensation zusammen (Jaffe 1984).

Die morphologischen und molekularbiologischen Grundlagen dieser diabetischen Myokardiopathie sind keineswegs geklärt, doch scheinen die vermehrte, interstitielle Ablagerung qualitativ veränderter Glykoproteine und Kollagene (Regan 1977) und eine reduzierte ATPase-Aktivität kontraktiler Proteine des Myokards (Malhotra 1981) ebenso eine Rolle zu spielen, wie die Reduktion sowohl der beta-adrenergen wie auch der alpha-adrenergen Rezeptoren in myokardialen Membranen (Williams 1983). Die Reduktion der adrenergen Rezeptoren muß im Lichte jener Untersuchungen gesehen werden (Neubauer 1976), die über einen verminderten Gehalt des postmortem gewonnenen myokardialen Gewebes an Noradrenalin und Dopamin berichten. Der beim diabetischen Herzen beobachtete Rückgang der Kontraktilität könnte nämlich zwanglos auf einen verminderten sympathischen Tonus zurückgeführt werden.

Die diabetische Mikroangiopathie spart das Herz keineswegs aus, sie reduziert den kapillaren Blutfluß und verstärkt die Myokardiopathie (Ledet 1979).

Der Diabetes mellitus nimmt auch Einfluß auf die Reizbildung und Reizleitung des Herzens. Die diabetische, autonome Neuropathie führt zu Störungen der kardialen Schmerzempfindung, verursacht aber auch Störungen der Herzfrequenz inklusive einer verminderten Sinusarrhythmie, welche sogar zur Diagnose dieser Neuropathie herangezogen wird (Smith 1982, Ewing 1981).

Die Summe der genannten Veränderungen im Herzen des Diabetikers erhöht die Empfindlichkeit dieses Organs für alle weiteren und zusätzlichen Belastungen, unter denen im höheren Lebensalter die Koronarsklerose und ihre schwerste Komplikation, der Herzinfarkt, im Vordergrund stehen. Die Erscheinungen der diabetischen Kardiopathie stehen auch untereinander in Wechselbeziehung und erhöhen gegenseitig das Risiko ihrer klinischen Manifestation.

Literatur

Akai, T., Naka, K., Okuda, K., Takemura, T., Fuji, S.: Decreased sensitivity of platelets to prostacyclin in patients with diabetes mellitus. Horm. Metabol. Res. 15: 523–526 (1983).

Albrink, M. J., Lavietes, P. H., Man, E. B.: Vascular disease and serum lipids in diabetes mellitus. Observations over thirty years (1931–1961). Ann. Int. Med. 58: 305–323 (1963).

Alexander, K., Nissen, P., Mitzkat, H. J., Hartmann, F.: Der angiologische Status eines ambulanten diabetischen Krankengutes. Arch. Klin. Med. 213: 173–196 (1967).

Arieff, A. I., Carroll, H. J.: Nonketotic hyperosmolar coma with hyperglycemia: clinical features, pathophysiology, renal function, acid-base balance, plasma-cerebrospinal fluid equilibrium and the effects of therapy in 37 cases. Medicine 51: 73–94 (1972).

Bagdade, J. D., Root, R. K., Bulger, R. J.: Impaired leukocyte function in patients with poorly controlled diabetes. Diabetes 23: 9–15 (1974).

Barnes, A. J., Kohner, E. M., Jonston, D. G., Alberti, K. G. M. M.: Severe retinopathy and mild carbohydrate intolerance: possible role of insulin deficiency and elevated circulating growth hormone. Lancet i: 1465–1468 (1985).

Barrett-Connor, E.: The prevalence of diabetes mellitus in an adult community as determined by history or fasting hyperglycemia. Am. J. Epidemiol. 111: 705–712 (1980).

Barrett-Connor, E., Grundy, S. M., Holdbrook, M. J.: Plasma lipids and diabetes mellitus in an adult community. Am. J. Epidemiol. 115: 657–663 (1982).

Beach, K. W., Strandness, D. E.: Arteriosclerosis obliterans and associated risk factors in insulin-dependent and non-insulin-dependent diabetics. Diabetes 29: 882–888 (1980).

Beck-Nielsen, H., Pedersen, O., Lindskov, H. O.: Normalization of the insulin sensitivity and the cellular insulin binding during treatment of obese diabetics for one year. Acta Endocrinol. 90: 103–112 (1979).

Bennett, P. H.: Diabetes in the elderly: Diagnosis and epidemiology. Geriatrics 39/5: 37–41 (1984).

Berger, M., Baumhoff, E., Gries, F. A.: Gewichtsreduktion und Glukose-Intoleranz bei Adipositas. Dtsch. Med. Wschr. 101: 307–311 (1976).

Berger, M., Jörgens, V., Mühlhauser, I., Zimmermann, H.: Die Bedeutung der Diabetikerschulung in der Therapie des Typ-1-Diabetes. Dtsch. Med. Wschr. 108: 424–430 (1983).

Berger, W., Sonnenberg, G. E.: Blutzuckertagesprofile und Hämoglobin A_1 bzw. A_{1c} zur Überwachung der Diabetesbehandlung. Schweiz. Med. Wschr. 110: 485–491 (1980).

Bern, M. M.: Platelet functions in diabetes mellitus. Diabetes 27: 342–350 (1978).

Bieger, W. P., Dlugosch, R., Rettenmeier, A., Holler, H. D., Bert, H., Schwarz, W., Fiehn, W., Merkt, J., Weicker, H.: Trial of sulfonylurea in combination with insulin in the therapy of diabetes typ I and II. Klin. Wschr. 62: 631–639 (1984).

Bischoff, A.: Morphology of diabetic neuropathy. Horm. Metabol. Res. Suppl. 9: 18–28 (1980).

Bischoff, A.: The natural course of diabetic neuropathy: a follow-up. Horm. Metabol. Res. Suppl. 9: 98–100 (1980).

Blumenstock, J.: Epidemiologie der Risikofaktoren für koronare Herzkrankheiten im Alter. Münch. Med. Wschr. 126: 188–192 (1984).

Bolinder, J., Östman, J., Arner, P.: Postreceptor defects causing insulin resistance in normoinsulinemic non-insulin-dependent diabetes mellitus. Diabetes 31: 911–916 (1982).

Bolinder, J., Östmann, J., Arner, P.: Influence of aging on insulin receptor binding and metabolic effects of insulin on human adipose tissue. Diabetes 32: 959–964 (1983).

Brenner, B. M., Meyer, T. W., Hostetter, T. H.: Dietary protein intake and the progressive nature of kidney disease: the role of hemodynamically mediated glomerular injury in the pathogenesis of progressive glomerular sclerosis in aging, renal ablation, and intrinsic renal disease. New Engl. J. Med. 307: 652–659 (1982).

Bressler, R.: Should you control blood glucose in the older diabetic? Geriatrics 34/6: 41–47 (1979).

Cahill, G. F., McDevitt, H. O.: Insulin-dependent diabetes mellitus: the initial lesions. New Engl. J. Med. 304: 1454–1465 (1981).

Caspary, W. F., Creutzfeldt, W.: Analysis of the inhibitory effect of Biguanides and glucose absorption: inhibition of active sugar transport. Diabetologia 7: 379–385 (1971).

Cederholm, J., Wibell, L.: Glucose tolerance and physical activity in a health survey of middle-aged subjects. Acta Med. Scand. 217: 373–378 (1985).

Chen, M., Bergman, R. N., Pacini, G., Porte, D.: Pathogenesis of age-related glucose intolerance in man: insulin resistance and decreased beta-cell function. J. Clin. Endocrin. Metabol. 60: 13–20 (1985).

Clarke, B. F., Ewing, D. J., Campbell, I. W.: Clinical features of diabetic autonomic neuropathy. Horm. Metabol. Res. Suppl. 9: 50–60 (1980a).

Clarke, B. F., Campbell, I. W., Ewing, D. J.: Prognosis in diabetic autonomic neuropathy. Horm. Metabol. Res. Suppl. 9: 101–104 (1980b).

Conrad, M. C.: Large and small artery occlusion in diabetics and nondiabetics with severe vascular disease. Circulation 36: 83–91 (1967).

Crockford, P. M., Harbeck, R. J., Williams, R. H.: Influence of age on intravenous glucose tolerance and serum immunoreactive insulin. Lancet i: 465–467 (1966).

Deckert, T., Poulsen, J. E.: Diabetic nephropathy: fault or density? Diabetologia 21: 178–183 (1981).

DeFronzo, R. A.: Glucose intolerance and aging. Diabetes 28: 1095–1101 (1979).

Delbridge, L., Appleberg, M., Reeve, T. S.: Factors associated with development of foot lesions in the diabetic. Surgery 93: 78–82 (1983).

Downs, G. E., Linkewich, J. A., Dipalma, J. R.: Drug interactions in elderly diabetics. Geriatrics 36/7: 45–48 (1981).

Duchen, L. W., Anjorin, A., Watkins, P. J., Mackay, J. D.: Pathology of autonomic neuropathy in diabetes mellitus. Ann. Int. Med. 92: 301–303 (1980).

Ducimetiere, P., Eschwege, E., Papoz, L., Richard, J. L., Claude, J. R., Rosselin, G.: Relationship of plasma insulin levels to the incidence of myocardial infarction and coronary disease mortality in a middle-aged population. Diabetologia 19: 205–210 (1980).

Dudl, R. J., Ensinck, J. W.: Insulin and glucagon relationships during aging in man. Metabolism 26: 33–41 (1977).

Editorial: Haemoglobin A_1 and diabetes: a reappraisal. Brit. Med. J. 281: 1304–1305 (1980).

Egger, Th. P., Tragl, K. H., Schernthaner, G., Prager, R.: Glukosetoleranz und Alter: Untersuchungen der Insulinsekretion, der Insulinrezeptorbindung und in vivo Insulinsensitivität. Klin. Wschr. 63, Suppl. IV, 80 (1985).

Eisenberg, R. L., Bank, W. O., Hedgock, M. W.: Renal failure after major angiography can be avoided with hydration. Am. J. Roentgenol. 136: 859–861 (1981).

Elliott, R. B., Crossley, J. R., Berryman, C., James, A. G.: Partial preservation of pancreatic beta-cell function in children with diabetes. Lancet ii: 1–4 (1981).

Ewing, D. J., Borsey, D. Q., Bellavere, F., Blake, B. F.: Cardiac autonomic neuropathy in diabetes: comparison of measures of R-R interval variation. Diabetologia 21: 18–24 (1981).

Feinglos, M. N., Lebovitz, H. E.: Sulphonyureas increase the number of insulin receptors. Nature 276: 184–185 (1978).

Fink, R. I., Kolterman, O. G., Griffin, J., Olefsky, J. M.: Mechanisms of insulin resistance in aging. J. Clin. Invest. 71: 1523–1535 (1983).

Forth, W., Henschler, D., Rummel, W. (Hrsg.): Allgemeine und spezielle Pharmakologie und Toxikologie, S. 325–344. Wissenschaftsverlag, Bibliographisches Institut 1983.

Foster, D. W., McGarry, J. D.: The metabolic derangements and treatment of diabetic ketoacidosis. New Engl. J. Med. 309: 159–169 (1983).

Frost-Larsen, K., Christiansen, J. S., Parving, H. H.: The effect of strict short-term metabolic control on retinal nervous system abnormalities in newly diagnosed type-1-(insulin-dependent) diabetic patients. Diabetologia 24: 207–209 (1983).

Fuller, J. H., Shipley, M. J., Rose, G., Jarrett, R. J., Keen, H.: Coronary-heart-disease risk and impaired glucose tolerance. Lancet i: 1373–1376 (1980).

Gale, E. A. M., Dornan, T. L., Tattersall, R. B.: Severely uncontrolled diabetes in the over fifties. Diabetologia 21: 25–28 (1981).

Ganda, O. P.: Pathogenesis of macrovascular disease in the human diabetic. Diabetes 29: 931–942 (1980).

Garcia, M. J., McNamara, P. M., Gordon, T., Kannell, W. B.: Morbidity and mortality in diabetics in the Framingham population. Sixteen year follow-up study. Diabetes 23: 105–111 (1974).

Gerrard, J. M., Stuart, M. J., Rao, G. H. R., Staffes, M. W., Mauer, S. M., Brown, D. M., White, J. D.: Alteration in the balance of prostaglandin and thromboxane synthesis in diabetics. Clin. Res. 27: 700A (1979).

Gordon, T., Castelli, W. P., Hjortland, M. C., Kannel, W. B., Dawber, T. R.: Predicting coronary heart disease in middle-aged and older persons. J.A.M.A. 238: 497–499 (1977).

Gordon, T., Castelli, W. P., Hjortland, M. C., Kannel, W. B., Dawber, T. R.: High density lipoprotein as a protective factor against coronary heart disease. The Framingham Study. Am. J. Med. 62: 707–714 (1977).

Gorsuch, A. N., Spencer, K. M., Lister, J., McNally, J. M., Dean, B. M., Bottazzo, G. F., Cudworth, A. G.: Evidence for a long prediabetic period in type I (insulin-dependent) diabetes mellitus. Lancet ii: 1363–1365 (1981).

Graf, H., Leach, W., Arieff, A. I.: Evidence for a detrimental effect of bicarbonate therapy in hypoxic lactic acidosis. Spience 227: 754–756 (1985).

Greenfield, M., Kolterman, O., Olefsky, J. M., Reaven, G.: An inquiry into the etiology of diabetic hypertriglyceridemia. Clin. Res. 27: 367A (1979).

Grodsky, G. M., Epstein, G. H., Fanska, R., Karam, J. H.: Pancreatic action of the sulfonylureas. Fed. Proc. 36: 2714–2719 (1977).

Groop, L., Harno, K., Nikkilä, E. A., Pelkonen, R., Tolppanen, E. M.: Transient effect of the combination of insulin and sulfonylurea (glibenclamide) on glycemic control in non-insulin dependent diabetics poorly controlled with insulin alone. Acta Med. Scand. 217: 33–39 (1985).

Grunberger, G., Ryan, J., Gorden, P.: Sulfonylureas do not affect insulin binding or glycemic control in insulin-dependent diabetic. Diabetes 31: 890–896 (1982).

Grunstein, H. S., Smythe, G. A., Storlien, L. H.: Non-insulin-dependent diabetes. Lancet ii: 104 (1985).

Hilsted, J.: Pathophysiology in diabetic autonomic neuropathy: cardiovascular, hormonal, and metabolic studies. Diabetes 31: 730–737 (1982).

Hodge, R. H., Krongaard, L., Sande, M. A., Kaiser, D. L.: Multiple use of disposable insulin syringe-needle units. J.A.M.A. 244: 266–267 (1980).

Holle, A., Mangels, W., Dreyer, M., Kühnau, J., Rüdiger, H. W.: Biguanide treatment increases the number of insulin-receptor sites on human erythrocytes. New Engl. J. Med. 305: 563–566 (1981).

Holman, R. R., Dornan, T. L., Mayon-White, V., Howard-Williams, J., Orde-Peckar, C., Jenkins, L., Steemson, J., Rolfe, R., Smith, B., Barbour, D., McPherson, K., Poon, P., Rizza, C., Mann, J. I., Knight, A. H., Born, A. J., Turner, R. C.: Prevention of deterioration of renal and sensory-nerv function by more intensive management of insulin-dependent diabetic patients. Lancet i: 204–208 (1983).

Hommer, K.: Diabetes und Auge. Wien. Med. Wschr. 135: 180–185 (1985).

Jaffe, A. S., Spadaro, J. J., Schechtman, K., Roberts, R., Geltman, E. M., Sobel, B. E.: Increased congestive heart failure after myocardial infarction of modest extent in patients with diabetes mellitus. Am. Heart J. 108: 31–37 (1984).

Jarosch von Schweder, W., Huchzermeyer, H., Alexander, K., Mitzkat, H. J.: Arterielle Verschlußkrankheit und Diabetes mellitus. Dtsch. Med. Wschr. 100: 1827–1832 (1975).

Jarrett, R. J., McCartney, P., Keen, H.: The Bedford Survey: ten year mortality rates in newly diagnosed diabetics, borderline diabetics and normoglycaemic controls and risk indices for coronary heart disease in borderline diabetics. Diabetologia 22: 79–84 (1982).

Jenkins, D. J. A., Wolever, T. M. S., Leeds, A. R., Gassul, M. A., Haisman, P., Dilawari, J., Goff, D. V., Metz, G. L., Alberti, K. G. M. M.: Dietray fibres, fibre analogues, and glucose tolerance: importance of viscosity. Brit. Med. J. 1: 1392–1394 (1978).

Johnson, D. D., Palumbo, P. J., Chu, C. P.: Diabetic ketoacidosis in a community-based population. Mayo Clin. Proc. 55: 83–88 (1980).

Jütte, A., Deufrains, A., Dietze, U.: Diabetische Retinopathie. Dtsch. Med. Wschr. 106: 923–926 (1981).

Kahn, C. R., Baird, K. L., Flier, J. S., Grünfeld, C., Harmon, J. T., Harrison, L. C., Karlson, F. A., Kasuga, M., King, G. L., Lang, U. C., Podskalny, J. M., van Oberghen, E.: Insulin receptors, receptor antibodies, and the mechanism of insulin action. Recent Prog. Horm. Res. 37: 477–538 (1981).

Kannel, W. B.: Some lessons in cardiovascular epidemiology from Framingham. Am. J. Cardiol. 37: 269–282 (1976).

Kay, R. M., Grobin, W., Track, N. S.: Diets rich in natural fibre improve carbohydrate tolerance in maturity-onset, non-insulin dependent diabetics. Diabetologia 20: 18–21 (1981).

Keen, H., Jarrett, R. J., Alberti, K. G. M. M.: Diabetes mellitus: a new look at diagnostic criteria. Diabetologia 16: 283–285 (1979).

Kilo, C., Miller, J. P., Williamson, J. R.: The Achilles heel of the University Group Diabetes Program. J.A.M.A. 243: 450–457 (1980).

Kleinberger, G., Waldhäusl, W., Pall, H., Pichler, M., Gassner, A., Magometschnigg, D.: Initiale Rehydration beim Coma diabeticum. Infusionstherapie 5: 190–194 (1978).

Kleinberger, G.: Therapie der schweren diabetischen Stoffwechselentgleisung (Coma diabeticum). Wien. Med. Wschr. 135: 159–170 (1985).

Köbberling, J., Appels, A., Köbberling, G., Creutzfeldt, W.: Glucosebelastung bei 727 Verwandten ersten Grades von Altersdiabetikern. Dtsch. Med. Wschr. 94: 416–421 (1969).

Kohner, E. M., Barry, P. J.: Prevention of blindness in diabetic retinopathy. Diabetologia 26: 173–179 (1984).

Koivisto, V. A.: Diabetes in the elderly: what role for exercise. Geriatrics 36/6: 74–83 (1981).

Kolterman, O. G., Gray, R. S., Shapiro, G., Scarlett, J. A., Griffin, J., Olefsky, J. M.: The acute and chronic effects of sulfonylurea therapy in type II diabetic subjects. Diabetes 33: 346–354 (1984).

Kroc Collaborative Study Group: Blood glucose control and the evolution of diabetic retinopathy and albuminuria. New Engl. J. Med. 311: 365–372 (1984).

Krönert, K.: Die diabetische Neuropathie des autonomen Nervensystems aus internistischer Sicht. Internist 25: 607–612 (1984).

Kühnau, J., Greten, H.: Welche Rolle spielt der Blutzucker in der Pathogenese des spätdiabetischen Syndroms? Med. Welt 34: 458–459 (1983).

Lauritzen, T., Frost-Larsen, K., Larsen, H. W., Deckert, T., Steno Study Group: Effect of 1 year of near-normal blood glucose levels on retinopathy in insulin-dependent diabetics. Lancet i: 200–204 (1983).

Lebovitz, H. E., Feinglos, M. N., Bucholtz, H. K., Lebovitz, F. L.: Potentiation of insulin action: a probable mechanism for the anti-diabetic action of sulfonylurea drugs. J. Clin. Endocrinol. Metabol. 45: 601–604 (1977).

Lederholm, J., Wibell, L.: Glucose intolerance in middle-aged subjects – a cause of hypertension? Acta Med. Scand. 217: 363–371 (1985).

Ledet, T., Neubauer, B., Christensen, N. J., Lundbaek, K.: Diabetic cardiopathy. Diabetologia 16: 207–209 (1979).

LoGerfo, F. W., Coffman, J. D.: Vascular and microvascular disease of the foot in diabetes: implications for foot care. New Engl. J. Med. 311: 1615–1619 (1984).

Ludvigsson, J., Heding, L., Lieden, G., Marner, B., Lernmark, A.: Plasmapheresis in the initial treatment of insulin-dependent diabetes mellitus in children. Brit. Med. J. 286: 176–178 (1983).

Luetscher, J. A., Kraemer, M. B., Wilson, D. M., Schwartz, H. C., Bryer-Ash, M.: Increased plasma inactive renin in diabetes mellitus. A marker of microvascular complications. New Engl. J. Med. 312: 1412–1417 (1985).

Luft, D., Schmülling, R. M., Eggstein, M.: Lactic acidosis in biguanide-treated diabetics. Diabetologia 14: 75–87 (1978).

MacCuish, A. C., Urbaniak, S. J., Campbell, C. J.: Phytohemmagglutinin transformation and circulating lymphocyte subpopulation in insulin-dependent diabetic patients. Diabetes 23: 708–712 (1974).

Malhotra, A., Penpargkul, S., Fein, F. S., Sonnenblick, E. H., Scheurer, J.: The effect of streptozotocin-induced diabetes in rats on cardiac contractile proteins. Circul. Res. 49: 1243–1250 (1981).

Mattock, M. B., Fuller, J. H., Maude, P. S., Keen, H.: Lipoproteins and plasma cholesterol esterification in normal and diabetic subjects. Atherosclerosis 34: 437–449 (1979).

Mehnert, H., Sewering, H., Reichstein, W., Vogt, H.: Früherfassung von Diabetikern in München 1967/68. Dtsch. Med. Wschr. 93: 2044–2050 (1968).

Merimee, T. J., Zapf, J., Froesch, E. R.: Insulin-like growth factors. Studies in diabetics with and without retinopathy. New Engl. J. Med. 309: 527–530 (1983).

Miles, J. M., Rizza, R. A., Haymond, M. W., Gerich, J. E.: Effects of acute insulin deficiency on glucose and ketone body turnover in man. Diabetes 29: 926–930 (1980).

Miranda, P. M., Horwitz, D. L.: High-fibre diets in the treatment of diabetes mellitus. Ann. Int. Med. 88: 482–486 (1978).

Mogensen, C. E.: Antihypertensive treatment inhibiting the progression of diabetic nephropathy. Acta endocrinol. 94, Suppl. 238: 103–111 (1980).

Mogensen, C. E., Christensen, C. K.: Predicting diabetic nephropathy in insulin-dependent patients. New Engl. J. Med. 311: 89–93 (1984).

Moloney, A., Turnbridge, W. M. G., Ireland, J. T., Watkins, P. J.: Mortality from diabetic nephropathy in the United Kingdom. Diabetologia 25: 26–30 (1983).

Monnier, L. H., Blotman, M. J., Colette, C., Monnier, M. P., Mirouze, J.: Effects of dietary fibre supplementation in stable and labile insulin-dependent diabetics. Diabetologia 20: 12–17 (1981).

Nathan, D. M., Singer, D. E., Hurxthal, K., Goodson, J. D.: The clinical information value of the glycosylated hemoglobin assay. New Engl. J. Med. 310: 341–346 (1984).

National Diabetes Data Group: Classification and diagnosis of diabetes mellitus and other categories of glucose intolerance. Diabetes 28: 1039–1057 (1979).

Neubauer, B., Christensen, N. J.: Norepinephrine, epinephrine and dopamine contents of the cardiovascular system in long-term diabetics. Diabetes 25: 6–10 (1976).

Nikkilä, E. A.: High density lipoproteins in diabetes. Diabetes 30, Suppl. 2: 82–87 (1981).

Nilsson, S. E., Lindholm, H., Bülow, S., Frostberg, N., Emilsson, T., Stenkula, G.: The Kristanstad survey 1963–1964. Acta Med. Scand. Suppl. 428 (1964).

O'Sullivan, J. B., Mahan, C. M., Freedlender, A. E., Williams, R. F.: Effect of age on carbohydrate metabolism. J. Clin. Endocrinol. Metabol. 33: 619–623 (1971).

Panzram, G.: Epidemiologie des Coma diabeticum. Schweiz. Med. Wschr. 103: 203–208 (1973).

Panzram, G., Zabel-Langhennig, R.: Prognosis of diabetes mellitus in a geographically defined population. Diabetologia 20: 587–591 (1981).

Paton, R. C.: Haemostatic changes in diabetic coma. Diabetologia 21: 172–177 (1981).

Peacock, I., Tattersall, R. B.: The difficult choice of treatment for poorly controlled maturity onset diabetes: tablets or insulin? Brit. Med. J. 288: 1956–1959 (1984).

Pell, S. P., D'Alonzo, C. A.: Some aspects of hypertension in diabetes mellitus. J.A.M.A. 202: 104–110 (1967).

Pense, G., Panzram, G., Pissarek, D., Meinhold, J., Müller, W., Leder, H., Kaselow, D., Adolph, W.: Qualität der Stoffwechselführung und Angiopathie bei 180 Langzeitdiabetikern mit mindestens 20jähriger Krankheitsdauer. Schweiz. Med. Wschr. 103: 1125–1129 (1973).

Prachar, H., Bruneder, H., Nobis, H., Korp, W.: Coma diabeticum. Bericht über 752 Fälle (1931 bis 1973). Münch. Med. Wschr. 117: 661–668 (1975).

Prager, R., Schernthaner, G.: Insulin receptor binding to monocytes, insulin secretion, and glucose tolerance following metformin treatment. Diabetes 32: 1083–1086 (1983).

Press, M., Tamborlane, W. V., Sherwin, R. S.: Importance of raised growth hormone levels in mediating the metabolic derangements of diabetes. New Engl. J. Med. 310: 810–815 (1984).

Preston, F. E., Ward, J. D., Marcola, B. H., Porter, N. R., Timperley, W. R., O'Malley, B. C.: Elevated beta-thromboglobulin levels and circulating platelets aggregates in diabetic microangiopathy. Lancet i: 238–240 (1978).

Pyke, D. A.: Diabetes: the genetic connections. Diabetologia 17: 333–343 (1979).

Rayfield, E. J., Ault, M. J., Keusch, G. T., Brothers, M. J., Nechemias, C., Smith, H.: Infection and diabetes: the case for glucose control. Am. J. Med. 72: 439–450 (1982).

Reaven, G. M., Reaven, E. P.: Effects of age on various aspects of glucose and insulin metabolism. Mol. Cell. Biochem. 31: 37–47 (1980).

Reaven, G. M., Greenfield, M. S., Mondon, C. E., Rosenthal, M., Wright, D., Reaven, E. P.: Does insulin removal rate from plasma decline with age? Diabetes 31: 670–673 (1982).

Reaven, G. M.: Beneficial effect of moderate weight loss in older patients with non-insulin-dependent diabetes mellitus poorly controlled with insulin. J. Am. Geriatr. Soc. 33: 93–95 (1985).

Reaven, G. M., Reaven, E. P.: Age, glucose intolerance, and non-insulin-dependent diabetes mellitus. J. Am. Geriatr. Soc. 33: 286–290 (1985).

Reckless, J. P. D., Betteridge, D. J., Wu, P., Payne, B., Galton, D. J.: High-density and low-density lipoproteins and prevalence of vascular disease in diabetes mellitus. Brit. Med. J. 1: 883–886 (1978).

Regan, T. J., Ettinger, P. O., Khan, M. I., Jesrani, M. U., Lyons, M. M., Oldewurtel, H. A., Weber, M.: Altered myocardial function and metabolism in chronic diabetes mellitus without ischemia in dogs. Circul. Res. 35: 222–237 (1974).

Regan, T. J., Lyons, M. M., Ahmed, S. S., Levinson, G. E., Oldewurtel, H. A., Ahmad, M. R., Haider, B.: Evidence for cardiomyopathy in familial diabetes mellitus. J. Clin. Invest. 60: 885–899 (1977).

Rennert, G., Saltz-Rennert, H., Wanderman, K., Weitzman, S.: Size of acute myocardial infarcts in patients with diabetes mellitus. Am. J. Cardiol. 55: 1629–1630 (1985).

Rimoin, D. L., Rotter, J. I.: The genetics of diabetes mellitus. In: Immunology in diabetes (Andreani, D., Federlin, K. F., DiMario, U., Heding, L. G., Hrsg.), S. 63. London: Kimpton Medical Publications 1984.

Rizza, R. A., Mandarino, L. J., Genest, J., Baker, B. A., Gerich, J. E.: Production of insulin resistance by hyperinsulinaemia in man. Diabetologia 28: 70–75 (1985).

Ross, R., Harker, L.: Hyperlipiemia and atherosclerosis. Science 193: 1094–1100 (1976).

Rowe, J. W., Minaker, K. L., Pallotta, J. A.., Flier, J. S.: Characterization of the insulin resistance of aging. J. Clin. Invest. 71: 1581–1587 (1983).

Sachse, G., Mäser, E., Federlin, K.: Kombinationstherapie mit Insulin und Sulfonylharn-stoffen bei Sekundärversagern der Sulfonylharnstofftherapie? Dtsch. Med. Wschr. 109: 419–421 (1984).

Sagel, J., Colwell, J. A., Crook, L., Laimins, M.: Increased platelet aggregation in early diabetes mellitus. Ann. Int. Med. 82: 733–738 (1975).

Sauer, H.: Therapeutisches Vorgehen bei Sulfonylharnstoff-Sekundärversagen. Dtsch. Med. Wschr. 110: 27–30 (1985).

Savolainen, E. A., Lee, O. P.: Diabetic retinopathy – need and demand for photocoagulation and its cost effectiveness. Diabetologia 23: 138–140 (1982).

Schernthaner, G., Ludwig, H., Mayr, W. R.: B-lymphocyte alloantigens and insulin-dependent diabetes mellitus. Lancet ii: 1128 (1977).

Schernthaner, G.: Autonome Neuropathie bei Diabetes mellitus. Öst. Ärzteztg. 36: 871–876 (1981).

Schernthaner, G.: Plasmapherese – eine Bereicherung in der Therapie autoimmuner Endo-krinopathien? Dtsch. Med. Wschr. 109: 1571–1574 (1984).

Schernthaner, G.: Ätiologie und Pathogenese des Snydroms Diabetes mellitus. Wien. Med. Wschr. 135: 139–145 (1985).

Schuler, J. J., Flanigan, D. P., Williams, L. R., Ryan, T. J., Castronuovo, J. J.: Early experience with popliteal to infrapopliteal bypass for limb salvage. Arch. Surg. 118: 472–476 (1983).

Shimazu, T.: Central nervous system regulation of liver and adipose tissue metabolism. Diabetologia 20: 343–356 (1981).

Shuman, C. R.: Clinical pearls in the use of insulin in the elderly diabetic. Geriatrics 35/3: 47–64 (1980).

Silverstone, F. A., Brandfonbrener, M., Shock, N. W., Yiengst, M. J.: Age differences in the intravenous glucose tolerance tests and the response to insulin. J. Clin. Invest. 36: 504–514 (1957).

Simonson, D. C., DeFronzo, R. A.: Glucagon physiology and aging: evidence for enhanced hepatic sensitivity. Diabetologia 25: 1–7 (1983).

Simpson, R. W., Mann, J. I., Hockaday, T. D. R., Hockaday, J. M., Turner, R. C., Jelfs, R.: Lipid abnormalities in untreated maturity-onset diabetics and the effect of treatment. Diabetologia 16: 101–106 (1979).

Siperstein, M. D., Foster, D. W., Knowles, H. C., Levine, R., Madison, L. L., Roth, J.: Control of blood glucose and diabetic vascular disease. New Engl. J. Med. 296: 1060–1063 (1977).

Sirtori, C., Fraceschini, G., Galli-Kienle, M., Cighetti, G., Galli, G., Bondioli, A., Conti, F.: Disposition of metformin (N,N-dimethylbiguanide) in man. Clin. Pharmacol. Ther. 24: 683–693 (1978).

Skyler, J. S., Beatty, C. M., Goldberg, R. B.: Managing diabetes: an updated look at diet. Geriatrics 39/7: 57–68 (1984).

Small, D. M.: Cellular mechanism for lipid deposition in atherosclerosis. New Engl. J. Med. 297: 873–877 (1977).

Smith, S. A.: Reduced sinus arrhythmia in diabetic autonomic neuropathy: diagnostic value of an age-related normal range. Brit. Med. J. 285: 1599–1601 (1982).

Smythe, G. A., Grunstein, H. S., Bradshaw, J. E., Nicholson, M. V., Compton, P. J.: Relationships between brain noradrenergic activity and blood glucose. Nature 308: 65–67 (1984).

Spence, J. C.: Some observations on sugar tolerance, with special reference to variations found at different ages. Quart. J. Med. 14: 314–326 (1920–1921).

Steiner, D. F., Williams, R. H.: Actions of phenethylbiguanide and related compounds. Diabetes 8: 154–157 (1959).

Stiller, C. R., Dupre, J., Gent, M., Jenner, M. R., Keown, P. A., Laupacis, A., Martell, R., Rodger, N. W., Graffenried, B., Wolfe, B. M. J.: Effects of cyclosporine immunosuppression in insulin-dependent diabetes mellitus of recent onset. Science 223: 1362–1367 (1984).

Tattersall, R. B.: Diabetes in the elderly – a neglected area? Diabetologia 27: 167–173 (1984).

Teuscher, A., Herman, J. B., Studer, P. P.: Vaskuläre Erkrankungen bei 534 Schweizer Diabetikern im Rahmen einer multinationalen Studie. Klin. Wschr. 61: 139–149 (1983).

Thuesen, L., Sandahl Christiansen, J., Falstie-Jensen, N., Christensen, C. K., Hermansen, K., Morgensen, C. E., Henningsen, P.: Increased myocardial contractility in short-term type-1-diabetic patients: an echocardiographic study. Diabetologia 28: 822–826 (1985).

Tragl, K. H., Schernthaner, G., Udvardi, G., Kaiser, F., Hupka, J., Geyer, G.: Einfluß des Alters auf Glukosetoleranz und Insulinsekretion. Akt. Gerontol. 11: 114–118 (1981).

Tragl, K. H.: Risikofaktoren und atherosklerotische Komplikationen in Wien: Herzinfarkt und Schlaganfall. Acta Med. Austriaca 10: 1–10 (1983).

University Group Diabetes Program: A study of the effects of hypoglycemic agents on vascular complications in patients with adult-onset diabetes. Diabetes 19, Suppl. 2: 747–830 (1970).

Uusitupa, M., Siitonen, O., Pyörälä, K., Länsimies, E.: Left ventricular function in newly diagnosed non-insulin-dependent (type-2) diabetics evaluated by systolic time intervals and echocardiography. Acta Med. Scand. 217: 379–388 (1985).

Vane, J. R., Moncada, S.: The anti-thrombotic effects of prostacyclin. Acta Med. Scand. Suppl. 642: 11–22 (1980).

Vinik, A. J., Glowniak, J. V.: Hormonal secretion in diabetic autonomic neuropathy. N.Y. State J. Med. 82: 871–875 (1982).

Waldhäusl, W., Kleinberger, G., Korn, A., Dudczak, R., Bratusch-Marrain, P., Novotny, P.: Severe hyperglycemia: effects of rehydration on endocrine derangements and blood glucose concentration. Diabetes 28: 577–584 (1979).

Waldhäusl, W., Freyler, H., Bratusch-Marrain, P., Vierhapper, H., Bruneder, H.: Kontinuierliche subkutane Insulininfusion. Dtsch. Med. Wschr. 108: 570–577 (1983).

Waldhäusl, W., Czerwenka-Howorka, K.: Moderne Insulintherapie. Wien. Med. Wschr. 135: 151–159 (1985).

Walinder, O., Wibell, L., Boström, H.: The clinical value of HbA_1-determination. Acta Med. Scand. Suppl. 639: 17–22 (1980).

Ward, G., Harrison, L. C., Proietto, J., Aitken, P., Nankervis, A.: Gliclazide therapy is associated with potentiation of postbinding insulin action in obese, non-insulin-dependent diabetic subjects. Diabetes 34: 241–245 (1985).

Welborn, T. A., Knuiman, M., McCann, V., Stanton, K., Constable, I. J.: Clinical macrovascular disease in Caucasoid diabetic subjects: logistic regression analysis of risk variables. Diabetologia 27: 568–573 (1984).

West, K. M., Erdreich, L. J., Stober, J. A.: A detailed study of risk factors for retinopathy and nephropathy in diabetes. Diabetes 29: 501–508 (1980).

Williams, R. S., Schaible, T. F., Scheuer, J., Kennedy, R.: Effects of experimental diabetes on adrenergic and cholinergic receptors of rat myocardium. Diabetes 32: 881–886 (1983).

Wiseman, M. J., Saunders, A. J., Keen, H., Viberti, G, C.: Effect of blood glucose control on increased glomerular filtration rate and kidney size in insulin-dependent diabetes. New Engl. J. Med. 312: 617–621 (1985).

Yoon, J.-W., Austin, M., Onodera, T., Notkins, A. L.: Virus-induced diabetes mellitus. New Engl. J. Med. 300: 1173–1179 (1979).

Zimmet, P.: Typ-2 (non-insulin-dependent) diabetes – an epidemiological overview. Diabetologia 22: 399–411 (1982).

Zöllner, M., Dörfler, H., Gröbner, W., Löffler, W., Spengel, F., Sprandel, U., Walter-Sack, 1., Wolfram, G.: Urikosurika und Urikostatika; Insulin und Antidiabetika. Pharmakotherapie von Stoffwechselkrankheiten. In: Allgemeine und spezielle Pharmakologie und Toxikologie (Forth, W., Henschler, D., Rummel, W., Hrsg.), S. 325–344. Mannheim-Wien-Zürich: Wissenschaftsverlag 1983.

10. Die Schilddrüse im Alter

Die Involution des normalen Schilddrüsengewebes beginnt in der Regel nach dem 50. Lebensjahr. Dabei kommt es neben einem Rückgang der Schilddrüsendurchblutung zu einem Verlust an Kolloid und zu einer Abnahme des Durchmessers der Schilddrüsenfollikel (Sawin 1983, Gavack 1959). Das Wachstum der diffusen, besonders aber der knotigen Struma hält dagegen bis in das 6. und 7. Lebensjahrzehnt an, so daß das Gewicht der kropfig veränderten Struma erst ab diesem Zeitpunkt rückläufig wird (Oberdisse 1980, Wagner 1983).

Mit zunehmendem Alter wird immer weniger Jod in die Schilddrüse aufgenommen (Hansen 1975) und auch das Gesamtjod der Schilddrüse zeigt eine rückläufige Tendenz. Die Serumspiegel für Thyroxin (T4) werden durch das Alter kaum, der freie T4-Index gar nicht beeinflußt (Caplan 1981). Der kalkulierte Rückgang des T4-Verteilungsraumes läßt bei weitgehend konstantem T4-Spiegel auf altersabhängige Änderungen im Thyroxinabbau schließen (Gregerman 1962, Ingbar 1978). Das Serum-Trijodthyronin (T3) weist besonders bei den Männern einen altersabhängigen Rückgang auf (Caplan 1981), bleibt dabei aber noch im Normbereich der jüngeren Bevölkerung (Hermann 1981). Das basale Serum-Thyreotropin (TSH) ist im höheren Lebensalter und unter Bevorzugung des weiblichen Geschlechtes gering erhöht (Sawin 1979), dagegen ist seine Stimulierbarkeit durch das Thyreotropin-Releasing-Hormon (TRH) im Alter und besonders bei Männern reduziert (Petersen 1978, Wenzel 1974, Snyder 1972 (Tabelle 52). Die Zunahme des Thyroxin-bindenden Globulins (TBG) mit dem Alter könnte eine Anpassungsreaktion auf den geringfügigen Abfall des T4-Spiegels sein (Hesch 1976).

Tabelle 52. *Altersabhängiger und nach Geschlecht getrennter, maximaler TSH-Anstieg (in µU/ml) nach 500 µg TRH bei gesunden Personen*

Alter (Jahre)	Männer	Frauen
20–30	9,73 ± 4,49	15,6 ± 7,6
40–59	7,93 ± 4,94	15,6 ± 8,8
60–81	7,37 ± 3,37	7,7 ± 3,7

Nach Wenzel 1974.

Neben der Syntheseleistung der Schilddrüse und ihrem Sekretionsvermögen nehmen noch viele andere Faktoren Einfluß auf die Hormonspiegel im Serum und erschweren damit die Beurteilung der Schilddrüsenfunktion zum Teil beträchtlich (Krüskemper 1977). Jener Thyroxinfraktion, die an Thyroxin-bindendes Globulin (TBG) gebunden ist, fehlt zwar jede Stoffwechselwirkung, sie schwankt aber mit der Konzentration dieses Globulins. Dementsprechend wird auch ein Anstieg des TBG, wie er bei Hepatitis, bei kompensierter Leberzirrhose, aber auch bei Schwangerschaft beobachtet wird, das Gesamt-T4 im Serum erhöhen, während ein niedriger TBG-Spiegel, wie er bei verminderter Synthese im Rahmen dekompensierter Lebererkrankungen oder konsumierender Erkrankungen, aber auch bei Eiweißverlust, wie zum Beispiel beim nephrotischen Syndrom auftritt, ein niedriges Gesamt-T4 ergibt und eine Schilddrüsenunterfunktion vortäuschen kann.

Auch der T3-Spiegel im Serum ist keineswegs ausschließlich von der Schilddrüsenfunktion abhängig. Schon die Tatsache, daß etwa 70% des T3 durch die periphere, außerhalb der Schilddrüse gelegene Umwandlung aus T4 gebildet werden, gibt Hinweis auf die Abhängigkeit des T3-Spiegels von extrathyreoidalen Faktoren. Während der T3-Spiegel bei Jodmangel erhöht ist, werden bei hypokalorischer Ernährung, bei Reduktion des Kohlenhydratanteils der Nahrung (Davidson 1979), aber ebenso bei schlecht eingestelltem Diabetes mellitus (Kabadi 1984), bei akuten oder konsumierenden Krankheiten und auch postoperativ die T3-Serumspiegel niedrig und die Blutspiegel des reversen Trijodthyronins (rT3) erhöht gefunden (Burger 1976, Olsen 1978). Dieses „Niedrig-T3-Syndrom" entsteht durch eine Reduktion der peripheren Konversion von T4 zu T3 und scheint einem Anpassungsvorgang zu entsprechen.

Die Blutspiegel der Schilddrüsenhormone werden auch durch Arzneimittel und durch andere Hormone verändert. Östrogene führen zum Anstieg des TBG und damit des Gesamt-T4, während diese beiden Parameter durch Methyltestosteron gesenkt werden. Die Jodaufnahme wird durch Resochin und die Thyroxinsynthese selbst durch einige orale Antidiabetika wie z.B. durch Carbutamid, Tolbutamid und Chlorpropamid gehemmt (Reinwein 1980). Salizylate, Diphenylhydantoin und Heparin verdrängen das T4 aus der Bindung mit TBG und reduzieren damit das Gesamt-T4 im Blut. Unter dem Einfluß einiger Betablocker sinkt die Konversion von T4 zu T3 und damit der T3-Spiegel im Blut (Nilson 1979, Lumholtz 1978). Amiodarone, ein jodiertes Benzfuranderivat, wird bei ansonst therapierefraktären Rhythmusstörungen eingesetzt und verursacht durch den Jodmetabolismus verschiedene Funktionsstörungen der Schilddrüse, wobei die Hypothyreosen gerade im höheren Lebensalter überwiegen (Borowski). Dieses Antiarrhythmikum kann aber auch zum Anstieg von T4 und rT3 bei geringfügigem Rückgang von T3 führen und scheint zusätzlich die Bindung von T3 an seinen nukleären Rezeptor zu hemmen und damit einen TSH-Anstieg zu verursachen (Singh 1983, Franklyn 1985). Schließlich führt die Behandlung depressiver Zustände mit Lithium gelegentlich zum Auftreten von Strumen (Schou 1968), die auf eine thyreostatische Wirkung des Lithiums mit Hemmung der Thyroxinfreisetzung aus der Schilddrüse zurückzuführen sind (Gerdes 1973).

Schilddrüsen-Erkrankungen

Inzidenz

Die Inzidenz von Schilddrüsenerkrankungen ist regional sehr unterschiedlich und zeigt selbst innerhalb eines Staates in Abhängigkeit vom Jodgehalt der Nahrung und des Trinkwassers starke Schwankungen (Barker 1984, Hermann 1981). In allen Ländern aber erkranken die Frauen um einen Faktor von 3−5 häufiger als die Männer, und zwar unabhängig von der jeweiligen Schilddrüsenerkrankung. Die verschiedenen Schilddrüsenerkrankungen nehmen außerdem mit dem Lebensalter zu (Barker 1984, Baldwin 1978, Morgensen 1980, Ruefli 1982, Hermann 1981). Nach einer Aufstellung von Baldwin 1978 ist mit Einschränkungen (Ruefli 1982) folgende Verteilung der Schilddrüsenerkrankungen zu erwarten:

Gesamt-Inzidenz	5,8%	d.s. 90 Patienten (100%)	
		75 Frauen	15 Männer
1. Noduläre Struma	1,93%	28,9%	4,4%
a) Multinodulär	0,84%	13,3%	1,1%
b) Heißes Adenom	0,58%	10,0%	0
c) Kalter Knoten	0,51%	5,6%	2,2%
2. Diffuse Struma	1,88%	26,7%	5,6%
3. M. Basedow (Graves)	0,97%	12,2%	4,4%
4. Thyreoiditis	0,51%	8,9%	0
5. Hypothyreose	0,39%	4,4%	2,2%
6. Iatrogene Hyperthyreose	0,1%	2,2%	0
7. (Kein Karzinom bei Baldwin, 0,03% Karzinome bei Ruefli)			

Autoimmunität und Schilddrüse

Die Schilddrüse bleibt von den mit dem Lebensalter zunehmenden Autoimmunvorgängen (Weksler 1982) keineswegs verschont. Bei genetisch immunologischer Disposition, die im HLA-D-Lokus verankert ist, ermöglichen vielmehr regressive Schilddrüsenveränderungen die Bildung von Immunglobulinen, die gegen Schilddrüsengewebe gerichtet sind. Die Basis der immunologischen Vorgänge scheint ein Mangel an antigenspezifischen Suppressor-T-Lymphozyten zu sein, wodurch sowohl die Aggression der Effektor-T-Zellen gegen Schilddrüsenzellen wie auch die Stimulation von B-Zellen zur Antikörperbildung durch Helper-T-Zellen ermöglicht wird (Strakosch 1982). Die Bindung dieser Immunglobuline an die Schilddrüsenzelle hat alternativ mehrere Folgen. Im Falle des M. Basedow stimuliert der Antikörper den TSH-Rezeptor mit der Bildung von Schilddrüsenhormon (Schicha 1983). Der TSH-Rezeptor kann allerdings auch blockiert und die Schilddrüse damit funktionell ruhiggestellt werden. Gelegentlich führt die Autoaggression auch zur Immun-Thyreoiditis, die in weiterer Folge durch Destruktion der Schilddrüse ebenfalls zur Hypothyreose führt. Die Bindung von Immunglobulinen an die Schilddrüsenzelle stimuliert gelegentlich auch deren Wachstum und hat dann strumigene Wirkung (Drexhage 1980).

Diagnostisches Vorgehen bei Schilddrüsenerkrankungen

Funktionsstörungen

Die Abhängigkeit der im Serum bestimmten Schilddrüsenhormone von zusätzlichen Krankheiten des Patienten oder von eingenommenen Arzneimitteln erschwert gelegentlich die Beurteilung der erhaltenen Meßergebnisse. So führt die reduzierte periphere Konversion von T4 zu T3 zum „Niedrig-T3-Syndrom", sie kann allerdings bei bestehender Hyperthyreose und erhöhtem T4 auch eine T4-Hyperthyreose vortäuschen. Umgekehrt ist die Konversion zu T3 gerade im Stadium nach Behandlung einer Hyperthyreose gesteigert und erschwert die Erkennung des tatsächlichen Funktionszustandes der Schilddrüse (Grussendorf 1977). Die Bestimmung des TBG ermöglicht die Beurteilung der Thyroxinbindungsverhältnisse und erlaubt, gemeinsam mit dem Meßergebnis für T4, die Berechnung des freien T4 (FT4). Die Kenntnis des TBG ist deshalb von Bedeutung, weil extrathyreoidale Krankheiten diesen Parameter zu verändern imstande sind.

Das thyreotrope Hormon und noch vielmehr seine Stimulierbarkeit durch TRH reflektieren den funktionellen Status der Schilddrüse und des Hypophysen-Schilddrüsen-Regelkreises. Deshalb gehört der TRH-Test auch zu den sensibelsten und spezifischesten Schilddrüsenuntersuchungen (Tabelle 52).

Verdacht auf Hyperthyreose. Bei eindeutiger Klinik und gleichsinnigem Verhalten der Meßgrößen ist die Bestimmung des totalen (gebunden + frei) T3 und totalen T4 im Serum ausreichend. Dem T3 kommt unter diesen Befunden besondere Bedeutung zu, weil die erhöhte Thyroxinsekretion durch die periphere Konversion zu T3 wie durch ein Vergößerungsglas verstärkt wird (Hesch 1984). Bei zusätzlichen Krankheiten oder katabolen Zuständen, wie sie gerade für das höhere Alter charakteristisch sind, können jedoch durch die Verminderung des TBG und den Rückgang der Konversion von T4 zu T3 die peripheren Schilddrüsenhormone vermindert und damit die Diagnose einer Hyperthyreose erschwert sein. In dieser Situation gibt das ungebundene Schilddrüsenhormon (FT3, FT4) eine wesentlich bessere Auskunft über die tatsächliche Schilddrüsenfunktion (Krüskemper 1977). Die Bestimmung des TBG mit der damit ermöglichten Kalkulation des FT4, besonders aber der TRH-Test, sind schließlich die zur Zeit besten Indikatoren einer Funktionsstörung der Schilddrüse. Auch die Berechnung des FT4-Index durch Kombination des Serum-T4-Wertes mit dem in vitro T3-Bindungsvermögen erlaubt eine exakte Funktionsdiagnose. Die Bestimmung des rT3 zum Nachweis eines Niedrig-T3-Syndroms wird nur äußerst selten notwendig sein. Der Ausschluß einer prä- oder subklinischen Hyperthyreose bei multinodulärem Kropf und (noch) normalen T3- und T4-Werten im Serum gelingt nur mit TRH-Gabe (Gemsenjäger 1976), dem beim Vorliegen einer latenten Überfunktion kein TSH-Anstieg folgt.

Die Verlaufskontrolle einer Hyperthyreose nach Einleitung einer Therapie erfolgt durch laufende Bestimmungen von T3 und T4. Bei der Beurteilung der Meßergebnisse ist allerdings zu beachten, daß im hyperthyreoten Zustand die Konversion von T4 zu T3 verstärkt abläuft. Hohe T3-Werte müssen jedenfalls unter diesem Aspekt gesehen und beurteilt werden.

Die ökonomischeste Suchmethode nach einer Funktionsstörung der Schilddrüse ist aber wahrscheinlich die primäre Bestimmung von TSH im Serum. Ein normaler Meßwert macht die Bestimmung von T4 oder T3 unnötig. Erst die Abweichung des TSH nach oben oder nach unten sollte die Bestimmung der Schilddrüsenhormone im Serum, des TBG und eventuell des FT4-Index auslösen (Caldwell 1985).

Verdacht auf Hypothyreose. Ähnlich wie bei der Hyperthyreose wird auch bei der Schilddrüsenunterfunktion das typische klinische Bild nur mehr der Bestätigung durch die niedrigen Serumwerte der Schilddrüsenhormone bedürfen, wenn auch der Bestimmung des T3 bei Unterfunktion weniger Bedeutung zukommt als bei Überfunktion. Gerade im höheren Lebensalter ist wichtig, daß hormonelle oder arzneimittelbedingte Einflüsse auf den Serumspiegel der Schilddrüsenhormone berücksichtigt werden. Die Substitution mit Östrogenen, eine antidepressive Behandlung mit Lithium, eine antiepileptische Behandlung mit Phenytoin, aber auch die Verabreichung von Salizylaten, verändern die Hormonspiegel nicht unwesentlich. Im Zweifelsfall ermöglicht die TSH-Bestimmung die Diagnose der Hypothyreose und nur in Ausnahmefällen wird ein kompletter TRH-Test notwendig werden.

Die Diagnose der Schilddrüsenstruma

Gleichzeitig mit der Regression des normalen Schilddrüsengewebes nehmen im höheren Alter besonders die multinodulären Strumen an Zahl und Größe zu. Damit kommt es gelegentlich zur retrosternalen Verlagerung, zur Verdrängung und in weiteren Stadien zur Stenose der Trachea, eventuell mit malazischer Veränderung. Wenn die Palpation zur Beurteilung der Schilddrüse nicht ausreicht, erlaubt die sonographische Untersuchung eine in der Regel ausreichende organmorphologische Abklärung. Der Ausschluß einer retrosternalen Struma, einer Stenose der Trachea oder einer Tracheomalazie erfolgt radiologisch.

Die Szintigraphie stellt die optimale Methode zum Nachweis funktioneller Abweichungen eines Schilddrüsenknotens dar. Sowohl das autonom überfunktionierende Adenom wie auch der kalte Schilddrüsenknoten sind szintigraphisch gut erkennbar. Wenn allerdings am Beginn der Autonomie, wie z.B. nach Jodexposition einer Jodmangelstruma, viele kleinere Aktivitätsareale zwischen anderen, bereits regressiv veränderten Schilddrüsenbezirken zu liegen kommen, wird auch die szintigraphische Beurteilung schwierig sein. Die Dignität eines kalten Knotens muß durch Feinnadelpunktion und histologischer Aufarbeitung des Biopsiematerials geklärt werden.

Die Hyperthyreose

Die Überfunktion der Schilddrüse gewinnt mit zunehmendem Lebensalter auch zunehmende Bedeutung. Dafür gibt es mehrere Gründe:

1. Die Inzidenz der Hyperthyreose des höheren Lebensalters nimmt in den letzten Jahrzehnten zu (Ronnov-Jensen 1973, Oberdisse 1980) (Tabelle 53).

2. Eine verfeinerte Funktionsdiagnostik ermöglicht zunehmend die Entdeckung von Hyperthyreosen, deren klinische Präsentation im Alter oft dürftig und oligosymptomatisch ist (Bürgi 1978).

3. Betagte Menschen sind durch den gesteigerten Sauerstoffbedarf der Hyperthyreose, der gerade in diesem Lebensabschnitt schwer erfüllbar ist, für diese Funktionsstörung besonders empfindlich.

Im höheren Lebensalter kommen für die Hyperthyreose ursächlich vor allem autonome Schilddrüsenareale in Frage, die von kleinen Gewebeinseln bis zu großen, tastbaren Knoten reichen können (Blum 1975). Diese entwickeln sich aus Follikeln mit hohem autonomen Jodierungsvermögen (Gerber 1983) und führen dann zur Hyperthyreose, wenn diese Follikel in genügend großer Zahl verstreut oder in Verbänden vorliegen, oder wenn Follikel, die durch Jodmangel kaum aktiv sind, durch plötzliche Jodgabe zur Überaktivität geführt werden (Blum 1975, Connolly 1970). Der ältere Mensch benötigt zur Auslösung dieser Überfunktion geringere Jodmengen als jüngere Personen (Brun 1978) und wird einer iatrogenen Jodbelastung (i.v. Kontrastmittel) auch häufiger ausgesetzt. Dieser Sequenz von Ereignissen kommt noch entgegen, daß Knotenkröpfe ebenfalls mit dem Alter zunehmen und im 8. Lebensjahrzehnt bereits 65% aller Strumen ausmachen (Tabelle 53) (Brun 1978, Oberdisse 1980).

Tabelle 53. *Alterabhängigkeit der Hyperthyreose und prozentuale Aufteilung zwischen diffuser und nodulärer Struma an Hand von 527 hyperthyreoten Patienten*

Alter (Jahre)	Hyperthyreosen (in %)	Struma diffusa		Struma nodosa
10—19	4,55	100	:	0
20—29	11,00	94	:	6
30—29	22,04	79	:	21
40—49	22,86	75	:	25
50—59	25,86	65	:	35
60—69	10,24	56	:	44
70—79	3,45	35	:	65

Nach Oberdisse 1980.

Als weitere Ursache einer Hyperthyreose kommen Autoimmunreaktionen bei Rückgang der Immuntoleranz und Sensibilisierung zirkulierender T-Lymphozyten in Frage. Dabei sind die Lymphozyten gegen Oberflächenantigene der Schilddrüsenzellen gerichtet (Davies 1985) und stimulieren die Bildung von Immunglobulinen, die den TSH-Rezeptor der Schilddrüsen besetzen (Davies 1983). Primärkriterien einer immunogen bedingten Hyperthyreose sind die endokrine Orbitopathie und Schilddrüsenantikörper, während das jüngere Lebensalter, eine fehlende Struma, das Fehlen szintigraphisch kalter Areale und die fehlende Jodkontamination vor Ausbruch der Hyperthyreose zu den Sekundärkriterien zu rechnen sind (Schicha 1983).

Das klinische Erscheinungsbild der Hyperthyreose des betagten Menschen gleicht nur in Ausnahmefällen jenem Bild, das für jüngere Patienten mit Übererregbarkeit, Nervosität, Tremor, Herzklopfen, Schweißausbrüchen sowie Gewichtsverlust bei Heißhunger und Durchfall typisch ist. Viel eher ist bei älteren Menschen eine Verarmung des Erscheinungsbildes zu beobachten, entweder weil typische Symptome überhaupt fehlen, oder weil sich viele Symptome der Hyperthyreose hinter Alterskrankheiten oder Alterserscheinungen verbergen bzw. sich mit diesen vermengen. Im höheren Lebensalter stehen die Belastungsdyspnoe, die rasche Ermüdbarkeit, der Gewichtsverlust bei Inappetenz, Herzklopfen und gelegentlich auch Nervosität im Vordergrund. Oft werden im Alter eine Struma, aber auch die klassischen Augensymptome wie Exophthalmus, inkompletter Lidschluß nach Graefe, Konvergenzschwäche nach Moebius und seltener Lidschlag nach Stellwag vermißt. In etwa einem Viertel der Hyperthyreosen des höheren Lebensalters wird ein erhöhter Blutdruck gefunden, der durch eine hohe Blutdruckamplitude gekennzeichnet ist. Die Hyperthyreose des höheren Alters präsentiert sich häufig in einer kardial akzentuierten Erscheinungsform, bei der subjektiv das Herzklopfen „bis zum Halse" und objektiv eine paroxysmale oder Dauertachykardie, ein Vorhofflimmern (Cobler 1984) und bei einem atherosklerotisch vorgeschädigtem Koronarsystem eine Stenokardie aber auch eine kardiale Dekompensation im Vordergrund stehen. Im Alter sind die kardialen Symptome in über 60% die ersten und einzigen Erscheinungen einer Hyperthyreose (Brun 1978).

Der bei der Schilddrüsenüberfunktion erhöhte Sauerstoffbedarf hat bei bestehender Koronarsklerose eine große Bedeutung für das Herz. Er überschreitet nämlich nicht selten jenes Ausmaß, das von den Koronargefäßen gerade noch gedeckt werden kann. Zusätzlich nimmt bei der Hyperthyreose auch die Zahl der beta-adrenergen Rezeptoren im Herzen zu und ermöglicht damit einen gesteigerten Einfluß des sympatho-adrenergen Systems auf die kardialen Funktionen (Williams 1977), so daß die klinische Erscheinungsform der kardial akzentuierten Hyperthyreose ermöglicht wird. Das gemeinsame Vorkommen einer kardialen Dekompensation und einer Hyperthyreose erfordert meistens hohe Digitalisdosen. Die rasche thyreostatische Behandlung bedeutet in diesen Fällen aber auch die beste Therapie der Herzinsuffizienz.

Eine andere Erscheinungsform der Hyperthyreose älterer Menschen ist die „apathische Hyperthyreose" (Lahey 1931). Sie verläuft unter der Maske psychischer Veränderungen, während bei den kardial betonten Fällen die Maske der Herzinsuffizienz oder der Angina pectoris im Vordergrund stehen. Typisch für die apathische Form der Hyperthyreose sind die starke Reduktion der geistigen aber auch körperliche Aktivitäten mit dem klinischen Bild der psychischen Labilität und der Depression (McGee 1959).

Diese Änderung der Hyperthyreosesymptomatik mit zunehmendem Lebensalter, aber noch viel mehr die Verarmung an Symptomen, erschwert die Diagnose und zögert sie auch hinaus. Dazu kommt, daß autonome Adenome zum schleichenden Verlauf neigen (Bürgi 1978) und daß diese autonomen Adenome zahlenmäßig im Alter zunehmen.

Ein sehr gutes Kriterium für die Erkennung einer Hyperthyreose des höheren Lebensalters ist das Zusammentreffen einer Abmagerung des Patienten, eines Ruhepulses über 90/min und eines Vorhofflimmerns (Bürgi 1978).

Die sub- oder präklinische Hyperthyreose ist eine weitere Erscheinungsform der Schilddrüsenüberfunktion besonders des betagten Menschen. Sie ist charakterisiert durch einen in der Regel multinodulären Kropf, durch normale Serumwerte für T3 und T4, aber gekennzeichnet durch das Ausbleiben einer TSH-Reaktion auf die Verabreichung von TRH. In diesen Fällen liegen offenbar genügend viele autonom funktionierende Follikel vor, welche die TSH-Reaktion blockieren (Studer 1978). Diese Hyperthyreose, die sich am Beginn ihrer Entstehung befindet und sich meistens langsam und schleichend entwickelt, unterstreicht die Bedeutung des TRH-Tests. Erst dieser Test offenbart die Überfunktion und verhindert die Substitution des Patienten mit Jod oder mit Schilddrüsenhormon (Gemsenjäger 1976).

Die Behandlung der Hyperthyreose

Für die Behandlung der Hyperthyreose stehen auch im höheren Lebensalter die drei klassischen Methoden zur Verfügung, wenn auch der Radiojodbehandlung die größte Bedeutung zukommt. Die thyreostatische Behandlung gehört aber ebenso zum therapeutischen Repertoire wie der chirurgische Eingriff. Die Auswahl der Behandlung kann keineswegs schematisiert werden, sondern wird bestimmt durch die jeweiligen Vor- und Nachteile und unterliegt den individuellen Erfordernissen. Die Ursache der Hyperthyreose, soweit sie endogener Natur ist, spielt für die Wahl der Behandlung keine entscheidende Rolle.

Thyreostatische Therapie

Die Vorteile der thyreostatischen Behandlung liegen im schnellen Wirkungseintritt und in der guten Steuerbarkeit. Ihre Nachteile sind die lange Behandlungsdauer, die an die Compliance gerade der älteren Patienten große Anforderungen stellt, eine hohe Rezidivrate sowie gelegentlich auftretende Leuko- und Thrombozytopenien.

Die rasche Wirkung der Thyreostatika macht sie besonders zur Einleitung der Hyperthyreosebehandlung geeignet, doch sollte bei älteren Menschen nach dem Erreichen der Euthyreose und nach dem Einlegen einer kurzen Therapiepause die Schilddrüsenausschaltung mit Radiojod begonnen werden. Ist in Ausnahmefällen der Wechsel zum Radiojod nicht vorgesehen, dann muß nach Erreichen der Euthyreose die Dosis des Thyreostatikums deutlich reduziert und zur Suppression der TSH-Sekretion mit einer Hormonsubstitution ergänzt werden. Diese Substitution ist zwar individuell und im höheren Lebensalter eher vorsichtig zu dosieren, wird aber doch 100 μg Thyroxin erreichen müssen (Schultz 1978, Rosenbaum 1982), um suppressiv wirksam zu sein. Das Persistieren der Euthyreose nach Absetzen des Thyreostatikums zeigt das Ende der thyreostatischen Therapie an, doch sollten bei der hohen Rezidivrate weitere Kontrollen der Schilddrüsenfunktion vorgesehen werden.

Zur thyreostatischen Behandlung eignen sich Derivate des Propylthiourazils und des Thiamazols, der Einsatz der Perchlorate ist dagegen weitgehend verlassen. Gelegentlich findet auch Lithium Eingang in die Behandlung thyreotoxischer Krisen (Gerdes 1973).

Die Behandlung mit Radiojod

Die Radiojodtherapie ist die Therapie der Wahl im höheren Lebensalter. Ihre Vorteile liegen in der einfachen Durchführung, in einer hohen Erfolgrate und in der Reduktion einer eventuell vorliegenden Struma. Die Nachteile der Radiojodbehandlung bestehen im späten Wirkungseintritt, der einige Monate auf sich warten läßt, und in der hohen Inzidenz von Hypothyreosen, die weniger bei der nodulären aber umso häufiger bei der diffusen hyperthyreoten Struma bis über 50% betragen kann. Eine kanzerogene Wirkung ist im älteren Patientengut zu vernachlässigen. Die fraktionierte Gabe des Radiojod reduziert die Inzidenz der Hypothyreosen, sie hat aber den Nachteil, daß zwischen den einzelnen Radiojodfraktionen eine thyreostatische Intervallbehandlung notwendig ist.

Die chirurgische Therapie der Hyperthyreose

Die Operation der überfunktionierenden Schilddrüse ist beim betagten Menschen dann angezeigt, wenn zur Überfunktion entweder mechanische Komponenten mit Stenose oder Malazie der Trachea, oder aber Hinweise für ein malignes Geschehen kommen. Gerade im höheren Lebensalter sind die Kontraindikationen zum operativen Vorgehen und die möglichen Komplikationen der Operation besonders zu beachten. Jedenfalls ist vor der Operation die Euthyreose durch thyreostatische Therapie anzustreben.

Betablocker in der Behandlung der Hyperthyreose

Die Anwendung von Betablockern bei der Behandlung der Schilddrüsenüberfunktion kann nur als adjuvante Therapie verstanden werden. Besonders die nicht-selektiven Betablocker ohne intrinsische sympathomimetische Aktivität wie z.B. das Propranolol, eignen sich zur Senkung der Herzfrequenz, zur Besserung des Tremors, zur Verminderung der nervösen Anspannung und auch zur Reduktion der metabolischen Wirkungen der Schilddrüsenhormone inklusive des Sauerstoffverbrauches am besten (Nilson 1979). Zur subjektiven Entlastung des Patienten kommt unter den Betablockern noch die Reduktion der Konversion von T4 zu T3 und damit des Serum-T3.

Digitalis

Wird die Hyperthyreose durch eine kardiale Dekompensation und/oder ein tachykardes Vorhofflimmern kompliziert, dann ist einerseits die Verabreichung hoher Digitalisdosen und bei zusätzlicher Stauung auch die Entwässerung angezeigt, andererseits ist aber die Euthyreose des Patienten möglichst rasch, am besten unter Verwendung hoher Dosen eines Thyreostatikums anzustreben.

Die Hypothyreose

Die Hypothyreose des höheren Lebensalters liegt überwiegend als primäre (thyreogene) Form vor. Ihre Prävalenz in der Erwachsenenbevölkerung beträgt etwa 0,2% (Rudorff 1981), im geriatrischen Krankengut erreicht sie aber 2,0% (Bahemuka 1975) bis 3,0% (Schemmel 1983). Die Unterfunktion der Schilddrüse wird so wie alle anderen Schilddrüsenerkrankungen bei Frauen wesentlich häufiger gefunden als bei Männern.

Die Ursachen der primären Hypothyreose sind überwiegend Autoimmunprozesse, die entweder direkt zur Destruktion und Atrophie des Organs führen, oder durch eine Immun-Thyreoiditis zwar eine Vergrößerung der Schilddrüse, gleichzeitig aber eine Funktionseinbuße bewirken. Da Autoimmunprozesse in der Regel langsam ablaufen, können Schilddrüsen-Antikörper lange vor der Entwicklung einer Hypothyreose auftreten. Jedenfalls hat der Nachweis antimikrosomaler Antikörper einen hohen Vorhersagewert für das Auftreten einer Hypothyreose (Hawkins 1980). Operative Eingriffe an der Schilddrüse und Bestrahlungen, entweder durch Radiojod oder durch eine exogene Strahlenquelle, führen ebenfalls häufig zur Schilddrüsenunterfunktion. Unter den Arzneimitteln, die zur Hypothyreose führen können, spielen im höheren Lebensalter besonders die Sulfonylharnstoffe (Reinwein 1980, Huton 1965), das Lithium (Schou 1968), Phenylbutazon, Diphenylhydantoin und das Amiodarone (Borowski 1985) eine größere Rolle.

Die Diagnose einer Hypothyreose ist bei älteren Menschen oft noch schwieriger zu stellen als die Diagnose einer Hyperthyreose. Sie erfolgt auf Grund des schleichenden Verlaufes und der uncharakteristischen klinischen Erscheinung in der Regel auch verzögert. Vielfach werden die Symptome wie z.B. allgemeine Verlangsamung, Lethargie, Obstipation, heisere Stimme und trockene Haut eher mit dem Prozeß des Alterns als mit der Entwicklung einer Hypothyreose in Verbindung gebracht. Auch die Hypoventilation, Demenzerscheinungen, Bewußtseinstrübungen und das Koma als neurologische Manifestationen der Schilddrüsenunterfunktion unterliegen dieser Fehldeutung. Die gelegentlich auftretende Bradykardie wird häufig mit einer gleichzeitigen Herzglykosid-Behandlung in Zusammenhang gebracht. Eine starke und zunehmende Kälteempfindlichkeit ist häufiges Signal einer Hypothyreose und ist von den betroffenen Patienten in der Regel auch leicht zu erfragen.

Bei eindeutig klinischer Symptomatik kann die Diagnose der Hypothyreose durch die Bestimmung des totalen T4, besser durch das FT4 gesichert werden. In Zweifelsfällen müssen jedoch die Bestimmung des basalen TSH oder überhaupt der TRH-Test ergänzend herangezogen werden. Das Serum-T3 ist zum Nachweis einer Schilddrüsenunterfunktion ungeeignet.

Die präklinische Hypothyreose (Grenzwert-Hypothyreose) stellt einen Funktionszustand der Schilddrüse dar, der durch (noch) normale Meßwerte für T4 aber durch erhöhtes TSH und/oder einen pathologischen TRH-Test gekennzeichnet ist (Staub 1982, Schemmel 1983). Es besteht allerdings gerade im höheren Lebensalter keine Indikation zu einer raschen Behandlung dieser latenten Unterfunktion. Die präklinische Hypothyreose ist aber eine Zwischenstation auf dem Weg zur manifesten Hypothyreose und kann nach bestimmten Schilddrüsenerkrankungen (Tabelle 54), nach medikamentösen oder chirurgischen Eingriffen an der Schilddrüse und als unerwünschte Wirkung nach verschiedenen Arzneimitteln mit wechselnder Wahrscheinlichkeit erwartet werden.

Tabelle 54. *Ursachen der präklinischen Hypothyreose*

1. Behandelte Basedow-Hyperthyreose, unabhängig von der Therapieform	32,8%
2. Nach einer Thyreoiditis	22,8%
3. Nach Strumektomie einer blanden Struma	17,5%
4. Bei endemischer Struma	6,4%
5. Andere Ursachen (z.B. Arzneimittel)	20,5%

Nach Staub 1982.

Die präklinische Hypothyreose hat für den älteren Menschen deshalb Bedeutung, weil schon bei latenter Unterfunktion das LDL-Cholesterin erhöht und die HDL-Fraktion des Cholesterin erniedrigt gefunden wird. Das gemeinsame Vorkommen von Hyperlipidämie und allgemeiner oder organspezezifischer Gefäßsklerose läßt die Substitution der latenten Hypothyreose gelegentlich ratsam erscheinen.

Die Behandlung der Hypothyreose

Betagte Menschen reagieren auf die Verabreichung von Schilddrüsenhormonen viel empfindlicher als jüngere Personen. Sie sind dem plötzlich erhöhten Sauerstoffbedarf aus Gründen der Gefäßkapazität (z.B. bei Koronarsklerose) oder aus Gründen der kardialen Leistungsfähigkeit (z.B. bei latenter oder manifester kardialer Dekompensation) oft nicht gewachsen. Außerdem scheint der Bedarf an Schilddrüsenhormon beim betagten Menschen geringer zu werden (Rosenbaum 1982), so daß jene Thyroxindosis, die das TSH des hypothyreoten Patienten in den Normbereich senkt, mit zunehmendem Alter niedriger wird (Sawin 1983).

Deshalb ist bei der Substitutionsbehandlung einer Hypothyreose zu beachten, daß einerseits die Dosis des Schilddrüsenhormons niedrig gehalten wird und andererseits nur Thyroxin verabreicht wird, um die besonders akute Wirkung des Trijodthyronins zu vermeiden. Bei besonders alten Menschen werden zu Beginn der Substitution täglich 12,5 μg T4 gegeben und diese Dosis wird in mehrwöchigen Intervallen um jeweils 12,5 μg T4 gesteigert (Sawin 1983). Der Erfolg der Behandlung wird durch Bestimmung des TSH und bei normalisiertem TSH durch den TRH-Test gesichert.

Die blande Struma

Als blande Struma wird eine Vergrößerung der Schilddrüse bezeichnet, die weder mit den Zeichen einer Funktionsstörung, noch mit einem Hinweis auf eine maligne Entartung einhergeht. Die blande Struma ist vorwiegend in Abhängigkeit vom Jodgehalt des Trinkwassers und der Nahrungsmittel und trotz Jodzusatz zum Kochsalz in manchen Regionen (Schweiz, Österreich, Süddeutschland) endemisch (Subcommittee for the Study of Endemic Goitre, Europ. Thyroid Assoc. 1985). Im höheren Lebensalter nehmen dabei vorwiegend die nodulären bzw. die multinodulären Formen an Häufigkeit zu. Besonders die Frauen lassen nach der Menopause eine Zunahme der Strumahäufigkeit erkennen.

Etwa 7% aller Menschen entwickeln eine Struma, die in etwa 70% funktionell normal (bland), in etwa 15% hyperthyreot und in etwa 5% hypothyreot gefunden wird. Der Rest der Strumen hat entzündlichen oder malignen Ursprung (Rudorff 1978).

Die Diagnose einer Struma erfolgt auf Grund der Anamnese, des klinischen Status oder mit Hilfe sonographischer, radiologischer oder nuklearmedizinischer Methoden. Als anamnestische Hinweise gelten eine Zunahme der Kragenweite und ein Engegefühl im Hals mit dem Auftreten von Atembeschwerden, Venenstauung oder Heiserkeit. Bei der klinischen Untersuchung imponieren meistens mehrere Knoten, die mit der Haut nicht verbacken, zunächst gegen die Unterlage verschieblich und schließlich druckindolent sind. Falls die Struma weder sichtbar noch tastbar ist, muß bei entsprechenden Beschwerden des Patienten an eine diffuse Struma oder an einen retrotrachealen oder retrosternalen Knoten gedacht werden. In diesen Fällen erlaubt die sonographische Untersuchung in der überwiegenden Zahl der Fälle eine eindeutige Diagnose. Sollte der Strumaknoten durch seine Lokalisation für eine Ultraschalluntersuchung nicht zugänglich sein, liefert die Röntgenuntersuchung auch bei Verdrängung oder Malazie der Trachea ausreichende diagnostische Hinweise.

Bei Vorliegen einer Struma erheben sich in der Regel drei Fragen:

1. Besteht eine mechanische Irritation der Nachbarstrukturen, besonders der Trachea?

2. Ist die Schilddrüsenfunktion normal?

3. Liegt ein malignes Geschehen vor?

Die Beantwortung der ersten Frage erfolgt mittels Sonographie und/oder Röntgenuntersuchung.

Die zweite Frage ist orientierend am einfachsten mit der Bestimmung des TSH zu beantworten. Ein normaler TSH-Spiegel schließt eine Funktionsstörung der Schilddrüse weitgehend aus. Wenn die Bestimmung des TSH nicht möglich ist, müssen die Serumspiegel für T4, T3, eventuell FT4 und TBG herangezogen werden.

Zur Diagnose eines Schilddrüsenmalignoms müssen die anamnestischen Angaben über das Wachstum des Kropfes ebenso Berücksichtigung finden, wie die Befunde der klinischen Untersuchung. Die Szintigraphie ermöglicht die Darstellung des „kalten Knotens" und die Feinnadelbiopsie sichert bei positivem Befund die Diagnose. Im Zweifelsfall muß die Operation angestrebt werden.

Der bei jüngeren Menschen vielfach geübten und auch berechtigten Therapie der blanden Struma mit Jod oder mit Schilddrüsenhormon ist im höheren Lebensalter große Skepsis entgegenzubringen. Eine solche Behandlung ist bei der häufigsten Form des endemischen Kropfes, nämlich dem Jodmangel-Kropf, durchaus imstande, die Euthyreose in eine Hyperthyreose zu verwandeln und damit die bestehende Problematik beträchtlich zu verstärken. Wird allerdings eine Behandlung bei massiver Verlagerung oder Impression der Trachea durch eine blande Struma notwendig, dann sollte das operative Vorgehen erwogen werden. Sollte der Patient mit einer Operation aber nicht einverstanden sein, oder sollten gerade beim älteren Menschen zwingende Kontraindikationen zur Operation vorliegen, dann kann auch der Versuch einer Radiojodbehandlung gemacht werden. Das bestrahlte Gewebe besitzt nämlich die Tendenz zur Schrumpfung und führt damit auch zum Rückgang der Tracheastenose.

Maligne Tumoren der Schilddrüse

Dem histologischen Aufbau der Schilddrüse entsprechend sind die Schilddrüsentumoren entweder epithelialen oder mesenchymalen Ursprungs, es gibt allerdings auch Mischtumoren (Tabelle 55 und Tabelle 56). Die epithelialen Tumoren haben auf Grund ihrer relativ hohen Inzidenz (Reiners 1980, Keminger 1983) eine große klinische Bedeutung, während die undifferenzierten Karzinome infolge ihres hohen Malignitätsgrades von Bedeutung sind. Mit Ausnahme des papillären Karzinoms zeigen die Schilddrüsentumoren eine mit dem Alter ansteigende Inzidenz, außerdem werden alle Tumorformen der Schilddrüse beim weiblichen Geschlecht gehäuft angetroffen.

Tabelle 55. *Einteilung der malignen Schilddrüsentumoren*

A. Epitheliale Tumoren
   1. Follikuläres Karzinom
   2. Papilläres Karzinom
   3. Medulläres Karzinom
   4. Plattenepithelkarzinom
   5. Undifferenziertes (anaplastisches) Karzinom

B. Nichtepitheliale Tumoren (Sarkome)

C. Andere maligne Tumoren
   1. Karzinosarkom
   2. Hämangioendotheliom
   3. Lymphome
   4. Teratome

Nach Reiners 1980.

Das follikuläre Karzinom weist die höchste Inzidenz unter den Schilddrüsenkarzinomen auf und zeigt so wie die anaplastischen Karzinome im höheren Lebensalter eine Zunahme seines Auftretens. Es neigt zur hämatogenen Aussaat und damit zur Fernmetastasierung.

Die papillären Karzinome haben eine geringere Inzidenz als die follikulären Tumoren. Die Häufigkeit ihres Auftretens im höheren Lebensalter wird unterschiedlich beurteilt (Reiners 1980), in einem größeren Krankengut werden aber auch sie bei älteren Menschen häufiger gefunden (Krisch 1980a). Sie zeigen frühzeitig eine Neigung zu lymphogener Streuung in die regionalen Lymphknoten. Diesem Verhalten ist besonders beim operativen Vorgehen Rechnung zu tragen.

Das medulläre oder C-Zell-Karzinom der Schilddrüse entwickelt sich aus den parafollikulären Zellen der Schilddrüse, die wiederum aus der Neuralleiste stammen. Es sezerniert Kalzitonin und sehr häufig auch karzinoembryonales Antigen (CEA). Das medulläre Schilddrüsenkarzinom tritt gelegentlich auch familiär auf und ist dann meistens in eine multiple endokrine Neoplasie (MEN) eingebunden (Weissel 1985). Diese genetische Disposition verpflichtet auch zur Suche nach diesem Karzinom bei den Anverwandten des betroffenen Patienten. Die Metastasierung des medullären Karzinoms erfolgt ähnlich wie beim papillären Karzinom lymphogen und frühzeitig.

Tabelle 56. *Histologische Verteilung maligner Schilddrüsentumoren*
in einem chirurgischen Resektionsmaterial

1. Follikuläre Karzinome	33%
2. Papilläre Karzinome	20%
3. Medulläre Karzinome	6%
4. Undifferenzierte Karzinome	15%
5. Sarkome	5%
6. Lymphome	3%
7. Grenzfälle und atypische Adenome	18%

Nach Keminger 1983.

Die undifferenzierten, anaplastischen (Spindel- oder Riesenzell-)Karzinome der Schilddrüse lassen in Strumaendemiegebieten eine deutliche Zunahme erkennen (Hannover 7,5%, Tirol 25%) (Schmidt 1985). Sie sind durch ein extrem rasches Wachstum und durch eine ebenso rasche Ausbreitung gekennzeichnet. Die rasante Progression des Tumors läßt in der Regel jede therapeutische Maßnahme zu spät kommen und schon nach kurzer Zeit und unabhängig vom therapeutischen Vorgehen Mortalitätsraten von 100% erreichen (Krisch 1980b).

Die Diagnose einer bösartigen Schilddrüsengeschwulst erfolgt zum Teil aus den gleichen anamnestischen Hinweisen und klinischen Daten wie auch die Diagnose der blanden Struma. Die Unterschiede zur blanden Struma liegen im rascheren Verlauf, im infiltrativen Wachtum des Tumor mit schlechter Verschieblichkeit gegen die Umgebung und dem Auftreten regionärer Lymphknoten oder ossärer Absiedelungen. Eine Rekurrensparese mit rasch zunehmender Heiserkeit oder das Auftreten eines Horner-Syndroms gehören ebenfalls zu den Erscheinungen eines Schilddrüsenkarzinoms (Schmidt 1985). Die szintigraphische Untersuchung bringt in der Regel einen kalten Knoten zur Darstellung und die Feinnadelpunktion bestätigt bei positivem Befund die Diagnose. Das operative Vorgehen ist bei klinischem Verdacht auf das Vorliegen einer malignen Erkrankung auch dann angezeigt, wenn der zytologische Befund negativ bleibt. Bei differenzierten Schilddrüsenkarzinomen kann das Thyreoglobulin häufig als Tumormarker oder auch zur Verlaufskontrolle herangezogen werden (Schatz 1985). Das medulläre Schilddrüsenkarzinom ist dagegen gelegentlich mit einem positiven Kalzitoninbefund assoziiert (Weissel 1985).

Die Behandlung maligner Schilddrüsentumoren besteht in einer Kombination von Maßnahmen, unter denen dem chirurgischen Vorgehen, der Radiojodbehanlung und der perkutanen Bestrahlung die größte Rolle zukommt. Die zytostatische Behandlung mit Adriamycin allein oder in Form einer Polychemotherapie mit Bleomycin, Cisplatin und Adriamycin bringt gelegentlich Teil- oder Vollremissionen. Beim operativen Vorgehen steht die totale Thyreoidektomie zur radikalen Entfernung des Tumors andererseits oder zur Vorbereitung für die nachfolgende Radiojodtherapie im Vordergrund. Diese radikale Schilddrüsenoperation wird sinnvollerweise durch eine Neck-Dissection ergänzt. Voraussetzung für die Behandlung mit Radiojod ist die Jodavidität des Tumors, aber auch, daß der Patient vor und auch während dieser Therapie kein Jod (Röntgenkontrastmittel) und keine Schilddrüsenhormone zugeführt erhält. Alle jene Karzinome, die sich nicht jod-avid verhalten, sollten nach dem chirurgischen Vorgehen einer perkutanen Bestrahlung, das ist einer Megavolttherapie zugeführt werden. Diese Behandlung in Kombination mit einer Chemotherapie ist auch bei nicht operablen Tumoren die aussichtsreichste Therapieform. Die genannten Tumormarker besitzen für die Verlaufskontrolle des Schilddrüsenkarzinoms eine gewisse Bedeutung (Schatz 1985, Reiners 1984). Beim undifferenzierten Karzinom sind diese Marker allerdings in der Regel negativ (Carcangiu 1985).

Literatur

Bahemuka, M., Hodkinson, H. M.: Screening for hypothyroidism in elderly inpatients. Brit. Med. J. 2: 601–603 (1975).

Baldwin, D. B., Rowett, D.: Incidence of thyroid disorders in Connecticut. J.A.M.A. 239: 742–744 (1978).

Barker, D. J. P., Phillips, D. I. W.: Current incidence of thyrotoxicosis and past prevalence of goitre in 12 British towns. Lancet ii: 567–570 (1984).

Blum, M., Shenkman, L., Hollander, Ch. S.: The autonomous nodule of the thyroid: correlation of patient age, nodule size and functional status. Am. J. Med. Sci. 269: 43–50 (1975).

Borowski, G. D., Garofano, C. D., Rose, C. I., Spielman, S. R., Rotmensch, H. R., Greenspan, A. M., Horowitz, L. N.: Effect of long-term amiodarone therapy on thyroid hormone levels and thyroid function. Am. J. Med. 78: 443–450 (1985).

Brun, R., Jenny, M., Junod, J.-P.: L'hyperthyréose des personnes agées. Schweiz. Med. Wschr. 108: 1504–1510 (1978).

Burger, A., Nicod, P., Suter, P., Valloton, M. B., Vagenakis, A., Braverman, L.: Reduced active thyroid hormone levels in acute illness. Lancet i: 653–655 (1976).

Bürgi, H., Geisler, J., Rösler, H., Studer, H.: Die verkannte Hyperthyreose beim Spitalpatienten. Schweiz. Med. Wschr. 108: 1257–1262 (1978).

Caldwell, G., Kellett, H. A., Gow, S. M., Beckett, G. J., Sweeting, V. M., Seth, J., Toft, A. D.: A new strategy for thyroid function testing. Lancet i: 1117–1119 (1985).

Caplan, R. H., Wickus, G., Glasser, J. E., Davis, K., Wahner, H. W.: Serum concentrations of the iodothyronins in elderly subjects: decreased triiodothyronin (T3) and free T3 index. J. Am. Geriatr. Soc. 29: 19–24 (1981).

Carcangiu, M. L., Steeper, T., Zampi, G., Rosai, J.; Anaplastic thyroid carcinoma. Am. J. Clin. Pathol. 83: 135–158 (1985).

Cobler, J. L., Williams, M. E., Greenland, P.: Thyrotoxicosis in institutionalized elderly patients with atrial fibrillation. Arch. Int. Med. 144: 1758–1760 (1984).

Connolly, R. J., Vidor, G. I., Stewart, J. C.: Increase in thyrotoxicosis in endemic goitre area after iodination of bread. Lancet i: 500–502 (1970).

Davidson, M. B., Chopra, I. J.: Effect of carbohydrate and noncarbohydrate sources of calories on plasma 3,5,3'-triiodothyronine concentrations in man. J. Clin. Endocrinol. Metabol. 48: 577–581 (1979).

Davies, T. F., Platzer, M.: Graves' immunoglobulins protect the human TSH receptor: further evidence for TSH receptor antibodies in Graves' disease. Clin. Endocrinol. 19: 427–435 (1983).

Davies, F. T., Bermas, B., Platzer, M., Roman, S. H.: T-cell sensitization to autologous thyroid cells and normal non-specific suppressor T-cell function in Graves' disease. Clin. Endocrinol. 22: 155–167 (1985).

Drexhage, H. A., Bottazo, G. F., Doniach, D., Bitensky, L., Chayen, J.: Evidence for thyroid-growth-stimulating immunoglobulins in some goitrous thyroid diseases. Lancet ii: 287–291 (1980).

Franklyn, J. A., Davis, J. R., Gammage, M. D., Littler, W. A., Ramsden, D. B., Sheppard, M. C.: Amiodarone and thyroid hormone action. Clin. Endocrinol. 22: 257–264 (1985).

Gemsenjäger, E., Staub, J. J., Girard, J., Heitz, Ph.: Preclinical hyperthyroidism in multinodular goitre. J. Clin. Endocrinol. Metabol. 43: 810–816 (1976).

Gerber, H., Peter, H. J., Ramelli, F., Miloni, E., König, M. P., Studer, H., Berchtold, R., Gemsenjäger, E.: Autonomie und Heterogenität der Follikel in der euthyreoten und hyperthyreoten menschlichen Knotenstruma: die Lösung alter Rätsel? Schweiz. Med. Wschr. 113: 1178–1187 (1983).

Gerdes, H., Littmann, K. P., Joseph, K., Mahlstedt, J.: Die Behandlung der Thyreotoxikosen mit Lithium. Dtsch. Med. Wschr. 98: 1551–1554 (1973).

Gregerman, R. I., Gaffney, G. W., Shock, N. W.: Thyroxine turnover in euthyroid man with special reference to change with age. J. Clin. Invest. 41: 2065–2070 (1962).

Grussendorf, M., Hüfner, M.: Induction of T4 to T3 converting enzyme in rat liver by thyroid hormones and analogues. Clin. Chim. Acta 80: 61–66 (1977).

Hansen, J. M., Skovsted, L., Siersbaek-Nielsen, K.: Age dependent changes in iodine metabolism and thyroid function. Acta Endocrinol. 79: 60–65 (1975).

Hawkins, B. R., Cheah, P. S., Dawkins, R. L., Whittingham, S., Burger, H. G., Patel, W., Mackay, I. R., Welborn, T. A.: Diagnostic significance of thyroid microsomal antibodies in randomly selected populations. Lancet ii: 1057–1059 (1980).

Hermann, J., Heinen, E., Kröll, H. J., Rudorff, K. H., Krüskemper, H. L.: Thyroid function and thyroid hormone metabolism in elderly people. Low T3-syndrome in old age? Klin. Wschr. 59: 315–323 (1981).

Hesch, R.-D., Gatz, J., Pape, J., Schmidt, E., von zur Mühlen, A.: Total and free triiodothyronine and thyroid-binding globulin concentration in elderly human persons. Europ. J. Clin. Invest. 6: 139–145 (1976).

Hesch, R. D.: Diagnostisches Vorgehen bei Verdacht auf Funktionsstörungen der Schilddrüse. Klin. Wschr. 62: 1059–1073 (1984).

Huton, R. B., Wells, M. V., Skipper, E. W.: Hypothyroidism in diabetics treated with sulfonylureas. Lancet ii: 449 (1965).

Ingbar, S. H.: The influence of aging on the human thyroid hormone economy. In: Geriatric Endocrinology (Greenblatt, R. B., Hrsg.), S. 13–31. New York: Raven Press 1978.

Kabadi, U. M., Premachandra, B. N.: Low triiodothyronine and raised reverse triiodothyronin levels in patients over 50 years of age who have type II diabetes mellitus. J. Am. Geriatr. Soc. 32: 375–379 (1984).

Keminger, K.: Der Gestaltenwandel der Struma maligna in Österreich. Österr. Ärzteztg. 38: 265–266 (1983).

Krisch, K., Depisch, D., Jakesz, R., Keminger, K., Kokoschka, R.: Das papilläre Schilddrüsenkarzinom. Wien. Klin. Wschr. 92: 113–118 (1980a).

Krisch, K., Jakesz, Kokoschka, R., Depisch, D., Niederle, B., Roka, R., Dinstl, K.: Das anaplastische Spindel- und Riesenzellkarzinom der Schilddrüse. Wien. Klin. Wschr. 92: 122–127 (1980b).

Krüskemper, H. L., Rudorff, K. H., Hermann, J.: Schilddrüsenhormone. Irrtumsmöglichkeiten bei der Bestimmung und Interpretation von Meßergebnissen. Dtsch. Med. Wschr. 102: 526–529 (1977).

Lahey, F. H.: Non-activated (apathetic) type of hyperthyroidism. New Engl. J. Med. 204: 747–748 (1931).

Lumholtz, I. B., Siersbaek-Nielsen, K., Faber, J., Kirkegaard, C., Friis, Th.: Effect of propranolol on extrathyroidal metabolism of thyroxine and 3,3′,5-triiodothyronine evaluated by noncompartmental kinetics. J. Clin. Endocrinol. Metabol. 47: 587–589 (1978).

McGavack, T. H., Seegers, W.: Status of the thyroid gland after age 50. Metabolism 8: 136–150 (1959).

McGee, R. R., Whittaker, R. L., Tullis, I. F.: Apathetic hyperthyroidism: review of the literature and report of four cases. Ann. Int. Med. 50: 1418–1430 (1959).

Morgensen, E. F., Green, A.: The epidemiology of thyrotoxicosis in Denmark. Acta Med. Scand. 208: 183–186 (1980).

Nilsson, O. R., Karlberg, B. E., Kagedal, B., Tegler, L., Almqvist, S.: Non-selective and selective beta-1-adrenoceptor blocking agents in the treatment of hyperthyroidism. Acta Med. Scand. 206: 21–25 (1979).

Oberdisse, K.: Die Klinik der Hyperthyreose. In: Die Krankheiten der Schilddrüse (Oberdisse, K., Klein, E., Reinwein, D., Hrsg.), S. 305. Stuttgart: G. Thieme 1980.

Olsen, T., Laurberg, P., Weeke, J.: Low serum triiodothyronine and high serum reverse triiodothyronine in old age: an effect of disease not age. J. Clin. Endocrinol. Metabol. 47: 1111–1115 (1978).

Petersen, F.: Altersabhängige Änderungen im Regelkreis der Schilddrüse. Therapiewoche 28: 961–971 (1978).

Reiners, Ch., Börner, W.: Zur Diagnose und Verlaufskontrolle des Schilddrüsenmalignoms. Der Nuklearmediziner 3: 193–198 (1980).

Reiners, Ch., Reimann, J., Schäffer, R., Baum, K., Becker, W., Eilles, Ch., Gerhards, W., Schick, F., Spiegel, W., Wiedemann, W., Börner, W.: Das metastasierende differenzierte Schilddrüsenkarzinom. Fortschr. Röntgenstr. 141: 306–313 (1984).

Reinwein, D.: Physiologie der Schilddrüse und ihrer Hormone. In: Die Krankheiten der Schilddrüse (Oberdisse, K., Klein, E., Reinwein, D., Hrsg.), S. 47–127. Stuttgart: G. Thieme 1980.

Ronnov-Jessen, V., Kirkegaard, C.: Hyperthyroidism — a disease of old age? Brit. Med. J. 1: 41–43 (1973).

Rosenbaum, R. L., Barzel, U. S.: Levothyroxine replacement dose for primary hypothyroidism decreases with age. Ann. Int. Med. 96: 53–55 (1982).

Rudorff, K.-H., Fahrenkrog, U., Jahnke, K.: Schilddrüsenerkrankungen im Alter. II. Hypothyreose, blande Struma, Schilddrüsenmalignome. Fortschr. Med. 99: 1747–1752 (1981).

Ruefli, P., Frank, J., Vögtli, W., Bürgi, H.: Schilddrüsenkrankheiten und andere endokrine Störungen in einer allgemein-internistischen Gruppenpraxis. Schweiz. Med. Wschr. 112: 594–599 (1982).

Sawin, C. T., Chopra, D., Azizi, F., Mannix, J. E., Bacharach, P.: The aging thyroid. Increased prevalence of elevated serum thyrotropin levels in the elderly. J.A.M.A. 242: 247–250 (1979).

Sawin, C. T., Hermenn, T., Molitsch, M. E., London, M. H., Kramer, S. M.: Aging and the thyroid. Am. J. Med. 75: 206–209 (1983).

Schatz, H.: Thyreoglobulin als Tumormarker beim differenzierten Schilddrüsenkarzinom. Med. Klinik 80: 241–244 (1985).

Schemmel, K., Müller, G., Franke, H.: Die Hypothyreose im höheren Lebensalter. Dtsch. Med. Wschr. 108: 1833–1836 (1983).

Schicha, H., Emrich, D.: Immunogene und nicht immunogene Hyperthyreose. Dtsch. Med. Wschr. 108: 6–11 (1983).

Schmidt, H. A. E.: Das differenzierte Schilddrüsenkarzinom. Diagnostik, Therapie, Nachsorge. Med. Welt 36: 455–461 (1985).

Schou, M., Midsen, A., Eskjaer Jensen, S., Olsen, T.: Occurrence of goitre during lithium treatment. Brit. Med. J. 3: 710–713 (1968).

Schultz, A. L.: Diagnosing and managing hyperthyroidism. Geriatrics 33/2: 77–81 (1978).

Singh, B. N., Nademanee, K.: Amiodarone and thyroid function: clinical implications during antiarrhathmic therapy. Am. Heart J. 106: 857–869 (1983).

Snyder, P. J., Utiger, R. D.: Thyrotropin response to thyrotropin-releasing hormone in normal femals over forty. J. Clin. Endocrin. Metabol. 34: 1096–1098 (1972).

Staub, J. J., Hauenstein, M., Gräni, R., Gemsenjäger, E.: Präklinische Hypothyreose. Dtsch. Med. Wschr. 107: 1787–1790 (1982).

Strakosch, C. R., Wenzel, B. E., Row, V. V., Volpe, R.: Immunology of autoimmune thyroid diseases. New Engl. J. Med. 307: 1499–1507 (1982).

Studer, H., Bürgi, H., König, M. P.: Die klinische Bedeutung der „sub- oder präklinischen" Hyperthyreose. Schweiz. Med. Wschr. 108: 2029–2033 (1978).

Subcommittee for the Study of Endemic Goitre, Europ. Thyroid Assoc.: Goitre and iodine deficiency in Europe. Lancet i: 1289–1292 (1985).

Wagner, H., Hengst, K., Hossdorf, Th.: The aged thyroid gland. In: Geriatrics II (Platt, D., Hrsg.), S. 102–142. Berlin-Heidelberg-New York: Springer 1983.

Weissel, M.: Das medulläre Schilddrüsenkarzinom. Onkologie-Journal 2: 4–8 (1985).

Weksler, M. E.: Age-associated changes in the immune response. J. Am. Geriatr. Soc. 30: 718–723 (1982).

Wenzel, K. W., Meinhold, H., Herpich, M., Adlkofer, F., Schleusener, H.: TRH-Stimulationstest mit alters- und geschlechtsabhängigem TSH-Anstieg bei Normalpersonen. Klin. Wschr. 52: 722–727 (1974).

Williams, L. T., Lefkowitz, J.: Thyroid hormone regulation of beta-adrenergic receptor number. J. Biol. Chem. 252: 2787–2789 (1977).

11. *Die Osteoporose*

Unter dem Begriff Osteoporose wird ein proportionaler Rückgang sowohl des Mineralgehaltes wie auch der Matrix des Knochens verstanden. Klinisch wird der Begriff Osteoporose allerdings viel großzügiger gehandhabt und auch für andere Zustände mit reduzierter Knochenmasse verwendet.

Die altersabhängige Osteoporose ist eine Erscheinung aller Länder und aller Regionen, auch wenn nutritive und soziale Faktoren Einfluß auf ihr Auftreten und auf ihre Progredienz nehmen (Raisz 1982, Lane 1984). Sie ist von der Ausgangsdichte des Knochens insofern abhängig, als bei reduzierter Ausgangslage jenes Stadium der Osteoporose, in dem es zur Auslösung von Frakturen und Schmerzen kommt, viel rascher erreicht wird. Die Erkennung dieser Ausgangslage und das Wissen um disponierende Faktoren ist Voraussetzung für die Verzögerung, Verhinderung oder Behandlung der Osteoporose. Bei der Frau ist eine der Ursachen der Osteoporose der rasche Rückgang der Östrogensynthese mit Einsetzen der Menopause, der auf ein Skelett trifft, das bereits eine geringere Knochendichte aufweist als jenes des Mannes.

Zu den weiteren Ursachen der Osteoporose im höheren Lebensalter gehören vor allem die körperliche Inaktivität und Immobilität (Editorial 1983) sowie katabole Zustände bei Eiweiß- und Vitaminmangel und bei konsumierenden Erkrankungen. Auch die mit dem Alter zunehmende diabetische Stoffwechsellage begünstigt bei fehlender Insulin-Eigensekretion oder schlechter Diabetes-Einstellung die Entstehung der Osteoporose (McNair 1979). Eine zunehmende Rolle bei der Entstehung der Osteoporose spielen der chronische Alkoholismus (Baran 1980) und die Rauchgewohnheiten (Daniell 1976). Ebenso hat die mit dem Alter zunehmende Polypragmasie große Bedeutung. Glukokortikoide begünstigen die Osteoporose ebenso wie die Langzeitbehandlung mit Heparin (Griffith 1965, Jaffe 1965). Für den Zeitpunkt des Beginns der Osteoporose aber auch für ihr Ausmaß sind die disponierenden Faktoren von großer Bedeutung. Sie sind am besten in genetische (Smith 1973), in Ernährungs- und in Umweltfaktoren einzuteilen (Tabelle 57).

Der Einbau von Kalzium und Phosphor in den Knochen und ihr Abbau aus dem Knochen werden durch drei Hormone gesteuert. Parathormon (PTH) trägt zur Kalziumhomeostase durch Stimulation von Knochenresorption ebenso bei wie durch Steigerung der Reabsorption von Kalzium aus den Nierentubuli bei gleichzeitiger Hemmung der Reabsorption für Phosphor sowie durch Akti-

Tabelle 57. *Risikofaktoren für das Auftreten einer Osteoporose*

Familienanamnese
Nullipara
Frühe Menopause
Untergewicht
Blonde Haarfarbe
Dünne, durchscheinende Haut
Nikotinabusus

Nach Goodman 1985.

vierung der 1-Alpha-Hydroxylase, die das Hydroxycholekalziferol 25(OH)D in das Dihydroxycholekalziferol $1,25(OH)_2D$ umwandelt. Vitamin D bzw. Kalziferole sind fettlösliche Steroide, die entweder im Körper gebildet werden (Tabelle 58) oder von außen zugeführt werden müssen.

Tabelle 58. *Synthese von 1,25-Dihydroxy-Cholekalziferol aus Cholesterin im Körper*

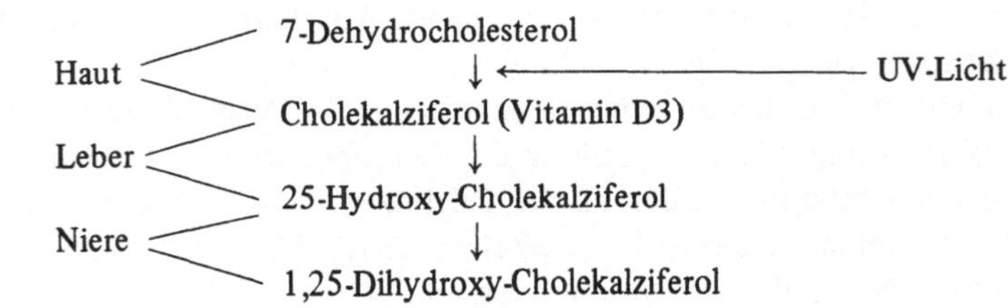

1,25-Dihydroxy-Cholekaziferol (1,25-Vitamin D) stimuliert schließlich sowohl die intestinale Kalziumabsorption wie auch die ossäre Kalziumresorption und führt damit zweifach zum Anstieg des Serumkalziums.

Kalzitonin hemmt dagegen selektiv die ossäre Kalziumresorption und senkt dadurch den Kalziumspiegel im Blut. Es wird in den parafollikulären (medullären oder C-)Zellen der Schilddrüse gebildet und seine Sekretion wird durch einen Kalziumanstieg im Serum stimuliert. Während ein Übermaß oder ein Mangel an Kalzitonin bei normalem Kalziumspiegel ohne weitere Folgen bleiben, besitzen die Konzentrationsänderungen des PTH oder des 1,25-Vitamin D weitreichende Bedeutung. PTH gehört mit 1,25-Vitamin D, dem lokal gebildeten Prostaglandin E2 und dem Osteoklasten aktivierenden Faktor (OAF) zu jenen Substanzen, die nicht nur die Osteoklasten stimulieren, sondern die zusätzlich die Kollagensynthese der Osteoblasten hemmen (Raisz 1979). Im höheren Lebensalter nimmt der PTH-Spiegel zu (Gallagher 1980) und das 1,25-Vitamin D eher ab. Die Berichte über den Einfluß des Alters auf den Kalzitoninspiegel sind kontroversiell und auch die Ergebnisse über die Stimulierbarkeit der Kalzitoninsekretion mittels Kalziuminfusion lassen diese zwar vermindert erscheinen, sind aber nicht einheitlich (Deftos 1980, Tiegs 1985).

Neben diesen drei klassischen Hormonen des Knochenstoffwechsels nehmen noch andere Hormone Einfluß auf den Kalziumstoffwechsel, unter ihnen ganz besonders die östrogenen Hormone (Frumár 1980, Marshall 1977). Dazu führen Thyroxin und die Glukokortikoide zur Abnahme der Knochendichte. Besonders die Glukokortikoide induzieren oder verstärken durch Hemmung der Knochenproliferation (Dietrich 1979) und Hemmung der intestinalen Kalziumabsorption die Osteoporose des Erwachsenen. Dagegen stimulieren das Insulin (Canalis 1977, McNair 1979) und das Wachstumshormon (GH) eventuell durch Vermittlung von Somatomedin (Canalis 1980) als anabole Hormone die Kollagensynthese.

Lokaler Einfluß auf den Knochen wird durch Prostaglandine (Raisz 1979) und den OAF vermittelt.

Als unmittelbare Effektorzellen der lokalen und der hormonellen Einflüsse synthesieren die Osteoblasten Kollagen und leiten auch die Mineralisation ein, wenn genügend Kalzium vorhanden ist (Raisz 1978).

Die Osteoklasten sind multinukläre Zellen, die sowohl die Knochenmatrix wie auch die Mineralien abzubauen vermögen. Sie erreichen dies durch Sekretion lysosomaler Enzyme (Eilon 1978).

Die Differentialdiagnose der Osteoporose

Die Diagnose der Osteoporose erfolgt beinahe ausschließlich durch die Röntgenuntersuchung des Skelettes. Die serologischen Befunde haben nur so weit Bedeutung, als sie zum Ausschluß anderer Skelettveränderungen oder Knochenerkrankungen herangezogen werden können (Tabelle 59).

Zur Differentialdiagnose der Osteoporose stehen im höheren Lebensalter in erster Linie die diffus in das Skelett metastasierenden Karzinome der Lunge, der weiblichen Brust, der Schilddrüse, der Prostata und der Niere sowie das multiple Myelom. Auszuschließen sind aber auch die Osteomalazie und der mit dem Alter zunehmende Hyperparathyreoidismus. Wenn die Skelettveränderungen der verschiedenen Knochenerkrankungen in typischer Weise erfolgen, dann gelingt die Diagnose in der Regel ohne größere Probleme schon radiologisch. Sind die Skelettveränderungen aber uncharakteristisch, dann bedarf es oft der gesamten Palette serologischer Befunde und eventuell einer Beckenkammbiopsie, um die Diagnose tatsächlich zu stellen (Tabelle 59).

Faktoren, welche die Entstehung der Osteoporose begünstigen: Die Mechanismen, die zur Entstehung der Osteoporose führen, haben den absolut oder relativ beschleunigten Knochenabbau als letzte gemeinsame Endstrecke (Heaney 1978). Dabei steigen die Ausscheidung von Hydroxyprolin als Ausdruck des Kollagenabbaues und von Kalzium als Zeichen des Mineralabbaues (Horsman 1980). Die alkalische Phosphatase, welche die Aktivität der Osteoblasten widerspiegelt, ist gering erhöht und zeigt an, daß die Knochenneubildung keineswegs völlig zum Erliegen gekommen ist (Crilly 1980).

Unter der Voraussetzung einer normalen intestinalen Absorption beträgt der Kalziumbedarf gesunder Personen etwa 1,0 g täglich. Im höheren Lebensalter geht aber die Absorption zurück (Avioli 1965) und es müssen die Kalziumverluste durch erhöhte Knochenresorption abgedeckt werden. Damit steigt der

Tabelle 59. *Differentialdiagnose der Störungen des Mineralstoffwechsels*

	Serum-kalzium	Serum-phosphor	Alkalische Phosphatase	Serum PTH	Typische Skelettzeichen
Osteoporose	0	0	0 (bei Frakturen +)	0	Abnahme der Knochendichte, Schmorlsche Knoten
Multiples Myelom	+ bis 0	+ bis −	0	0	Osteolytische Herde in Schädel, Rippen, WBS usw.
Metastasen (besonders N. bronchi, mammae, prostatae thyreoidism)	+ bis −	0 bis −	0 bis +	+ bis −	Osteolytische oder osteoblastische Herde in WBS, Becken und Röhrenknochen
Primärer Hyperpara-thyreoidismus	+	0 bis −	+ bis 0	+	Knochenzysten, subperiostale Resorption, Weichteil-verkalkungen
Sekundärer Hyperpara-thyreoidismus	− bis 0	+	+	+	
Osteomalazie	− bis 0	− bis 0	+	+	Osteoidsäume, Knochenverbiegung, Loosersche Umbau-zonen

+ = erhöht, 0 = unverändert (normal), − = vermindert.

tägliche Bedarf auf etwa 2,0 g an. Kann er nicht gedeckt werden, ist eine negative Kalziumbilanz mit osteoporotischem Knochenumbau die Folge. Eine negative Kalziumbilanz besteht auch dann, wenn vermehrt Phosphate zugeführt werden und damit das ionisierte Kalzium gesenkt und die Sekretion des PTH stimuliert wird (Gallagher 1979). Einer alimentären Zufuhr von Phosphaten kommt steigende Bedeutung zu, weil Nahrungsmittel mit hohem Phosphorgehalt (Schnellimbisse, Soft-Drinks) zunehmend konsumiert werden (Jowsey 1978).

Zu den hormonellen Veränderungen, die im höheren Alter mit einer Osteoporose assoziiert sind, gehören ein niedriges $1,25(OH)_2$-D und bei Frauen ein niedriger Östrogenspiegel (Gallagher 1979). Das PTH steigt mit zunehmendem Alter an (Gallagher 1980), während das Kalzitonin, das der Knochenresorption entgegenwirkt, einen normalen Plasmaspiegel aufweist, jedoch vermindert stimulierbar scheint (Chestnut 1980, Tiegs 1985). Diese reduzierte Stimulierbarkeit kann durch Östrogene wieder gesteigert werden (Morimoto 1980). Östrogene beeinflussen auch die Konzentration von GH und Somatomedin (Wiedeman 1976) und wirken in Summe dem Knochenabbau entgegen. Sie sind bei exogener Zufuhr imstande, den mit der Menopause einsetzenden Knochenverlust zu reduzieren (Horsman 1983).

Formen der Osteoporose

Der schon ab dem 30. bis 40. Lebensjahr einsetzende (Krolner 1982) und dann progrediente Verlust an Knochensubstanz ist weder ätiologisch noch im klinischen Ausdruck ein einheitliches Geschehen (Nordin 1981, Riggs 1983). Wenigstens zwei verschiedene Typen der primären Osteoporose lassen sich unterscheiden (Riggs 1983). Der Typ I inkludiert eine kleine Gruppe postmenopausaler Frauen und eine noch kleinere Gruppe von Männern, bei denen es im Rahmen des reduzierten Sexualhormonspiegels zwischen dem 51. und 65. Lebensjahr zu einem starken trabekulären Knochenverlust mit Frakturen besonders des distalen Unterarmes und der Wirbelkörper kommt. Der Typ II der Osteoporose tritt nach dem 75. Lebensjahr auf und ist funktionell gekennzeichnet durch einen Rückgang der Aktivität der PTH-1,25(OH)$_2$–D-Achse und morphologisch charakterisiert durch einen trabekulär-kortikalen Knochenverlust mit Frakturen des Femurhalses, des proximalen Humerus, der proximalen Tibia und des Beckens. Die Frakturen des Schenkelhalses nehmen im höchsten Lebensalter exponentiell zu (Stewart 1982, Slovik 1981).

Im zeitlichen Intervall zwischen Typ I und Typ II sind alle denkbaren Mischformen der Osteoporose möglich.

Die postmenopausale Osteoporose (Typ I)

Bei einer kleineren Gruppe von Frauen sinkt die Knochenmasse bei gleichzeitig hohem Knochenumsatz durchschnittlich um 0,5% pro Jahr. Diesem Knochenverlust entspricht eine negative Kalziumbilanz des Skelettes (Heaney 1978) (Tabelle 60).

Der Knochenverlust steigt bei Eintritt in die Menopause fast um das Zehnfache (Recker 1977, Krolner 1982), sinkt allerdings einige Jahre später wieder ab (Cohn 1976). Diesem geschlechtsdifferenzierten Knochenverlust entsprechend wird die häufigste Form der Osteoporose bei postmenopausalen Frauen angetroffen. Sie ist entweder ein radiologischer Zufallsbefund oder die Diagnose der Osteoporose wird nach dem Auftreten von Beschwerden und einer nachfolgenden Untersuchung gestellt.

Tabelle 60. *Kalziumanbau und Kalziumresorption (gm/Tag) im Knochen vor und in der Menopause und unter einer Östrogenbehandlung*

	Prämenopausal	Postmenopausal	Postmenopausal + Östrogene
Kalziumanbau/-abbau	0,337/0,358	0,387/0,425	0,332/0,351
Differenz	− 0,021	− 0,038	− 0,019

Klinisch stehen meistens Schmerzen im Bereich der Wirbelsäule im Vordergrund, oft kommt es schon nach Minimaltraumen zu Frakturen. Die betroffenen Patienten nehmen durch Höhenreduktion der Wirbelkörper so sehr an Größe ab, daß sich der knöcherne Thorax dem Becken nähert und diesem sogar aufsitzt. Gleichzeitig kommt es zur Kyphosierung. Zur Höhenreduktion der Wirbelkörper gesellen sich knorpelig umgewandelte Bandscheibeneinbrüche in die Wirbelkörperdeckplatten (Schmorlsche Knötchen), Deckplatteneinbrüche und schließlich Kompressionsfrakturen mit Keilwirbelbildung. Der Verlauf der Wirbelkörperveränderungen ist meistens phasenhaft und auch die subjektiven Beschwerden werden eher schubweise angegeben. Charakteristisch für die postmenopausale Osteoporose ist der trabekuläre Knochenverlust und die ersten radiologischen Zeichen werden vielfach im distalen Radius sichtbar. Frakturen in diesem Radiusabschnitt erfolgen oft schon nach Minimaltraumen und gehören zu den typischen Ereignissen der postmenopausalen Osteoporose (Nordin 1971).

Als Ursache der postmenopausalen Osteoporose stehen offensichtlich der Rückgang der Östrogensynthese und des Östrogenspiegels im Vordergrund. Mit dem Östrogenrückgang ist eine Reduktion der Kalzitoninsekretion verbunden, womit eine Entkoppelung des ansonst synchron ablaufenden Knochenanbaues und -abbaues und ein Anstieg des Kalziums im Serum und im Harn verbunden sind (Stevenson 1981). Gleichzeitig kommt es zur Suppression des PTH und zum Ausbleiben der Aktivierung der 1-Alpha-Hydroxylase, wodurch die Bildung des $1,25(OH)_2$-D und damit auch die Kalziumabsorption zurückgehen (Morimoto 1980, Dambacher 1985). Diese hormonelle Umstellung begünstigt den trabekulären Knochenverlust (Riggs 1983).

Die senile Osteoporose

Mit weiterer Zunahme des Lebensalters und bei den Frauen verzahnt mit den perimenopausalen Veränderungen treten bei einer größeren Gruppe von Personen eine verminderte Knochenneubildung einerseits und ein sekundärer Hyperparathyreoidismus andererseits in den Vordergrund (Riggs 1983, Tibblin 1983, Mundy 1980). Im Gegensatz zur postmenopausalen Osteoporose ist diese Osteopenie überwiegend durch einen niedrigen Knochenumsatz gekennzeichnet. Auslösend für ihr Auftreten scheint die verminderte Bildung oder die verminderte Stimulierbarkeit von $1,25(OH)_2$-D zu sein, die in dieser Gruppe von Patienten gefunden werden (Lund 1982, Slovik 1981), und die zum Kalziumabfall mit einer in diesem Alter ungehemmten Sekretion von PTH führen.

Radiologisch steht bei der senilen Osteoporose der kortikale Knochenverlust im Vordergrund. Unter den nach dem 70. Lebensjahr auftretenden Frakturen überwiegen die Schenkelhalsbrüche bei weitem, während die Frakturen des distalen Radius aber auch die der Wirbelkörper relativ abnehmen (Lewis 1981). In diesem Alter steigt aber nicht nur die Morbidität der Schenkelhalsfrakturen, sondern es wird auch eine Mortalität von 12–20% gefunden (Jensen 1979) (Tabelle 61). Ähnlich wie die Frakturen des distalen Radius und der Wirbelkörper ereignen sich auch die Schenkelhalsfrakturen bei den Frauen wesentlich häufiger als bei den Männern.

Tabelle 61. *Altersabhängige Zunahme der Schenkelhalsfrakturen*

Alter (Jahre)	Zahl der Frakturen pro 10^4 Bevölkerung
45–54	2
55–64	5
65–74	12
75–84	50
über 85	150

Nach Lewis 1981.

Von großer sozialmedizinischer Bedeutung ist die zwischen den Jahren 1959 und 1977 beobachtete Zunahme der Schenkelhalsfrakturen um den Faktor 2,7. Die Ursache dieser Zunahme ist unklar, doch scheinen die höhere Lebenserwartung und geänderte Lebensweise mit reduzierter körperlicher Aktivität, mit Änderungen in der Ernährung und mit erhöhtem Alkohol- und Drogenkonsum (Psychopharmaka, Sedativa) die größte Rolle zu spielen (Lewis 1981).

Die Behandlung der Osteoporose

Die Behandlung der Osteoporose ist ein schwieriges und keineswegs immer erfolgreiches Unterfangen. Die zunehmende Kenntnis über die Disposition, über die Risikofaktoren und über die Ursachen der Osteoporose ermöglicht allerdings die Selektion der besonders gefährdeten Patienten, die Auswahl geeigneter prophylaktischer Maßnahmen und eine den Ursachen der Osteoporose und dem Alter des Patienten angepaßte und damit wirkungsvollere Therapie.

Die Disposition (Goodman 1985) favorisiert deutlich das weibliche Geschlecht und gibt die erste Möglichkeit zur Überwachung der gefährdeten Personen. Unter den disponierenden Faktoren weisen sowohl die Kinderlosigkeit der Frau wie auch ihr früher Eintritt in die Menopause auf die Bedeutung der Östrogene für die Entstehung der Osteoporose. Blonde Haarfarbe, durchscheinende und dünne Haut und blaue Skleren sind Hinweise für eine Bindegewebsschwäche, die ihren Niederschlag auch im Auftreten einer Osteoporose findet. In dieser Personengruppe sind prophylaktische Maßnahmen schon vor Einsetzen der ersten radiologischen Zeichen der Osteoporose angezeigt. Zu empfehlen sind gesteigerte körperliche Aktivität entweder durch Aufnahme einer sportlichen Betätigung (Wandern, Schwimmen usw.) oder eines Hobbys (Gartenarbeit, Tanzen usw.) (Editorial 1983). Auch die Überwachung der Ernährung und der ausreichenden Vitaminzufuhr hat bereits in dieser Phase der Überwachung Bedeutung.

Die Ausschaltung von Noxen, wie z.B. von Alkohol oder Nikotin, aber auch von sedierenden Arzneimitteln, welche die Aktivität der betroffenen Person reduzieren oder diese überhaupt immobilisieren, sollte gemeinsam mit der Mobilisierung und Aktivierung von körperlich oder geistig behinderten Personen und einer anschließenden medikamentösen oder hormonellen Therapie erfolgen. Oft ist eine ausreichende Sonnenexposition ebenso wirksam wie eine zeitlich und finanziell aufwendige Behandlung mit Vitamin D und Kalzium.

Die Östrogenbehandlung der Osteoporose

Die Sequenz der Zusammenhänge zwischen höherem Lebensalter und Katabolismus sowie zwischen Katabolismus und Osteoporose, der Nachweis einer positiven Stickstoffbilanz unter dem Einfluß von Sexualhormonen, aber auch die vorübergehend aktuelle Vorstellung, daß die Osteoporose vorwiegend auf einen Rückgang der (Protein-)Matrix zurückzuführen wäre, haben schon sehr früh Anlaß zur Anwendung von anabol wirksamen Steroiden gegeben. Tatsächlich besteht auch heute kein Zweifel an der anabolen Wirksamkeit verschiedener Steroide, die Indikation zu ihrer Anwendung bei der Osteoporose wird allerdings heute zurückhaltend und differenziert gesehen (Chestnut 1983, Recker 1982).

Abgesehen von anderen Indikationen zur Östrogen-Substitution postmenopausaler Frauen wie z.B. bei anfallsweisem Hitzegefühl, bei Depressionen oder bei Harninkontinenz im Rahmen einer atrophischen Urethritis sind die Disposition zur Osteoporose oder eine bereits nachgewiesene Osteoporose weitere Anwendungsbereiche für östrogene Substanzen (Council 1983). Ein entscheidender Faktor für den Erfolg einer Östrogenbehandlung der Osteoporose ist der frühzeitige Einsatz dieser Substitution. Da der frühe Eintritt in die Menopause bereits einen hohen Risikofaktor darstellt, sollte dieser Eintritt hormonell verzögert werden bzw. nach Erreichen der Menopause die Östrogensubstitution möglichst frühzeitig begonnen werden. Dieser frühe Behandlungsbeginn ist bei Vorliegen jedweder Disposition (Nullipara, Familienanamnese usw.) angezeigt (Anonymous 1985). Die Gesamtdauer der Behandlung sollte sich über etwa 7 Jahre erstrecken (Hutchinson 1979). Die verwendete Östrogendosis sollte gut wirksam aber keineswegs überhöht sein. Von den konjugierten Östrogenen sind etwa 0,6 mg und vom Äthinylöstradiol 25 μg zu empfehlen (Horsman 1983, Quigley 1979). Vorteilhaft scheint auch, daß die Östrogensubstitution nicht kontinuierlich gegeben wird, sondern in zyklischer Form, die den normalen weiblichen Zyklus imitiert.

Unter dieser Substitution steigt die Sekretion von Kalzitonin, welches in weiterer Folge die Knochenresorption hemmt (Stevenson 1981). Der damit ausgelöste Rückgang des Serumkalziums führt gleichzeitig zu einer geringen Stimulation der PTH-Sekretion. Eine zusätzliche, stimulierende Wirkung auf die Bildung von 1,25(OH)$_2$-D ist umstritten (Stevenson 1981, Morimoto 1980).

Die Verabreichung von östrogenen Substanzen zur Behandlung der Osteoporose verhindert bei postmenopausalen Frauen mit hohem Knochenumsatz den weiteren Mineralverlust und den Rückgang der Knochenmasse (Christiansen 1981). Auch Kalzitonin, Vitamin D oder Kalzium wirken dem Knochenverlust entgegen. Kombinationen der verschiedenen, gegen die Osteoporose gerichteten Behandlungen haben keineswegs immer additive Wirkung (Recker 1977, Jowsey 1978), die Kombination von Östrogenen mit Kalzium und Fluoriden scheint aber am wirksamsten zu sein (Riggs 1982). Die Substitution mit Östrogenen verbessert aber nicht nur die Kalziumbilanz und verhindert nicht nur die weitere Zunahme der Osteopenie, sondern reduziert bei den behandelten Frauen die Zahl der Frakturen des distalen Radius und des Schenkelhalses (Hutchinson 1979). Allerdings ist nicht ausgeschlossen, daß der Knochenabbau nach Absetzen der hormonellen Substitution wieder zunimmt. Die Verabreichung von Östrogenen an postmenopausale Frauen ist aber nicht unproblematisch und gelegentlich von unerwünschten Wirkungen begleitet. Eine der unangenehmsten Nebenwirkung ist die Zunahme des endometrialen Karzinoms, dessen Inzidenz bei Östrogensubstitution etwa 6fach höher gefunden wird als in einer Kontrollpopulation (Antunes 1979). Dabei ist ohne Bedeutung, ob zur Substitution Diäthylstilböstrol oder konjugierte Östrogene verwendet werden. Von entscheidender Bedeutung für die Entstehung des endometrialen Karzinoms sind dagegen die Dosierung des verwendeten Östrogens und die Dauer der Verabreichung (Hoover 1976). Der Zusatz von gestagenen Substanzen verhindert diese kanzerogene Wirkung der Östrogene (Quigley 1979), ohne ihre günstige Wirkung auf die Osteoporose zu beeinträchtigen (Christiansen 1981).

An weiteren Nebenwirkungen der Östrogenbehandlung postmenopausaler Frauen müssen gelegentlich uterine Blutungen, das Wachstum bestehender Myome und auch ein erhöhtes Risiko für die Entwicklung von Gallenblasenerkrankungen (Cholelithiasis und Cholezystitis) in Kauf genommen werden (Report 1984). Die Frauen werden auch manchmal durch Spannungsgefühle und Wachstum der Brust irritiert. Thromboembolische Komplikationen sind selten. Kein Zusammenhang läßt sich zwischen der Östrogensubstitution und der koronaren Herzkrankheit (Pfeffer 1978) oder dem Auftreten eines Mamma-Karzinoms herstellen (Report from the Collaborative Drug Surveillance Program 1974).

Ebenso wirksam bei der Behandlung der Osteoporose wie der Einsatz östrogener Hormone ist die Therapie mit Testosteronderivaten (Nordin 1980). Sie sind bei Männern angezeigt oder bei Frauen dann, wenn gegen den Einsatz von östrogenen Substanzen eine Kontraindikation bestehen sollte.

In den U.S.A. wurde eine Kosten-Nutzen-Rechnung der Östrogenbehandlung erstellt. In dieser Rechnung wurde den Kosten der Behandlung und der möglichen Behandlungskomplikationen der Nutzen durch verminderte Knochenbrüche und Spitalsaufenthalte gegenübergestellt. Die Östrogenbehandlung war bei jenen postmenopausalen Frauen, die noch ohne Osteoporose, jedoch hysterektomiert waren, und bei jenen, die bereits eine manifeste Osteoporose aufwiesen, ein finanzieller Gewinn. Ohne Vorliegen einer Osteoporose und bei intaktem Uterus war die Östrogenbehandlung finanziell nicht gewinnbringend (Weinstein 1980).

Die Behandlung mit Kalzium und/oder Vitamin D

Die Bedeutung einer ausgewogenen Ernährung mit ausreichendem Gehalt an Kalzium und Vitamin D zur Verhinderung oder Verzögerung der Osteoporose ist unbestritten. Eine zur normalen Ernährung zusätzliche Verabreichung von

Kalzium und/oder Vitamin D muß unerwünschten Wirkungen gegenübergestellt werden und wird nicht einheitlich beurteilt.

Die Verabreichung von täglich 1,5 g Kalzium in Form von Kalziumlaktat oder -glukonat an Patienten mit bereits manifester Osteoporose führt zwar nicht zu einer eindeutig gesicherten Zunahme des Kalziumeinbaues (Nordin 1980, Dambacher 1985) und auch der Rückgang osteoporotischer Knochenbrüche ist keineswegs gesichert (Lane 1984), aber eine weitere Demineralisation des Skeletts kann damit verhindert werden (Recker 1977). Der erhöhte Kalziumspiegel senkt das Serum-PTH und schafft damit eine Voraussetzung zur Verminderung der Knochenresorption (Jowsey 1978, Cohen 1980, Goodman 1985). Außerdem wird unter der Kalziumverabreichung fast immer ein Rückgang der subjektiven Beschwerden beobachtet.

Die ausschließliche Verabreichung von Vitamin D hat keine Wirkung hinsichtlich der Knochendemineralisation oder der Inzidenz osteoporotischer Frakturen. Selbst die Kombination mit Kalzium führt zu keiner zusätzlichen Verbesserung der mit Kalzium allein erreichbaren Therapieerfolge (Nordin 1980).

Nur wenn im höheren Lebensalter ein Vitamin-D-Mangel aus nutritiven oder intestinalen Gründen oder durch fehlende Sonnenexposition vorliegen sollte, ist eine Ergänzung der Kalziumbehandlung durch täglich 400–800 IU Vitamin D3 sinnvoll (Goodman 1985, Biggs 1982, Nordin 1980). Die möglichen Nachteile hoher Serum-Kalziumspiegel sind das Auftreten einer Obstipation, die Bildung von Nierensteinen oder die Entwicklung einer Nephropathie.

Fluoride

Die Verabreichung von Fluor, das als Natriumfluorid in einer Dosierung von täglich 75–100 mg gegeben wird, führt durch Steigerung des osteoblastären Knochenanbaues zu einem irregulären Osteoidsaum um den präexistenten Knochen, der zunächst nicht mineralisiert ist, osteomalazischen Charakter hat und deshalb auch nicht die normale Festigkeit aufweist (Compstone 1980, Dambacher 1985). Der Zusatz von Kalzium zur Fluoridbehandlung fördert den Mineraleinbau in das Osteoid, doch ist wegen des irregulären Knochenaufbaues die Zunahme der Knochenfestigkeit nicht eindeutig gesichert (Compstone 1980). Zur Sicherstellung einer ausreichenden Osteoidbildung ist eine Behandlungsdauer von einigen Jahren erforderlich.

Kalzitonin

Die Indikationen zum Einsatz von Kalzitonin bei der Osteoporose ergeben sich aus seiner hemmenden Wirkung auf die Knochenresorption (Stevenson 1981), aber auch aus seiner Rolle als Neurotransmitter mit analgetischer Eigenschaft. Bei Osteoporoseformen mit hohem Knochenumsatz ist Kalzitonin zwar imstande, die Resorption zu reduzieren, doch ist bisher der Nachweis einer Wirkung auf die Inzidenz von Knochenfrakturen nicht gelungen (Jowsey 1978, Chestnut 1980). Auch die analgetische Wirkung des Kalzitonins bei massiver Knochenresorption oder bei Knochenbrüchen ist keineswegs für die Osteoporose spezifisch, sondern wird auch bei metastatischen Knochendestruktionen wahrgenommen. Allerdings erfolgt die Schmerzlinderung nicht akut, sondern erfordert eine Verabreichung des Kalzitonins durch 5–10 Tage.

Praktisches Vorgehen bei der Behandlung der Osteoporose

Der medikamentösen Behandlung des gefährdeten oder bereits osteoporotischen Patienten sollte stets der Versuch vorausgehen, toxische Einflüsse (Alkohol, Nikotin) auszuschalten, nutritive Faktoren zu korrigieren (Zufuhr von Kalzium und Vitamin D), eine ausreichende Sonnenexposition zu ermöglichen und den Patienten körperlich aktiv zu halten. Die medikamentöse Behandlung selbst sollte sich nicht auf eine Monotherapie beschränken. Zu empfehlen sind vielmehr Arzneimittelkombinationen, wobei der Kombination von Östrogenen mit Kalzium und Fluoriden die größten Erfolgsaussichten eingeräumt werden müssen (Riggs 1982, Aloia 1982).

Literatur

Aloia, J. F., Zanzi, I., Vaswani, A., Ellis, K., Cohn, S. H.: Combination therapy for osteoporosis with estrogen, fluoride and calcium. J. Am. Geriatr. Soc. 30: 13–17 (1982).

Anonymous: Risk factors in postmenopausal osteoporosis. Lancet i: 1370–1372 (1985).

Antunes, C. M. F., Stolley, P. D., Rosenshein, N. B., Davies, J. L., Tonascia, J. A., Brown, C., Burnett, L., Rutledge, A., Pokempner, M., Garcia, R.: Endometrial cancer and estrogen use. New Engl. J. Med. 300: 9–13 (1979).

Avioli, L. V., McDonald, J. E., Lee, S. W.: The influence of age on the intestinal absorption of ^{47}Ca in women and its relation to ^{47}Ca absorption in postmenopausal osteoporosis. J. Clin. Invest. 44: 1960–1967 (1965).

Baran, D. T., Teitelbaum, S. L., Bergfeld, M. A., Parker, G., Cruvant, E. M., Avioli, L. V.: Effect of alcohol ingestion on bone and mineral metabolism in rats. Am. J. Physiol. 238: E507–510 (1980).

Canalis, E. M., Dietrich, J. W., Maina, D. M., Raisz, L. G.: Hormonal control of bone collagen synthesis in vitro. Effects of insulin and glucagon. Endocrinology 100: 668–674 (1977).

Canalis, E.: Effect of insulin like growth factor I on DNA and protein synthesis in cultured rat calvaria. J. Clin. Invest. 66: 709–714 (1980).

Chestnut. C. H., Baylink, D. J., Sisom, K., Nelp, W. B., Roos, B. A.: Basal plasma immunoreactive calcitonin in postmenopausal osteoporosis. Metabolism 29: 559–562 (1980).

Chestnut, C. H., Ivey, J. L., Gruber, H. E., Matthews, M., Nelp, W. B., Sisom, K., Baylink, D. J.: Stanozolol in postmenopausal osteoporosis: therapeutic efficacy and possible mechanisms of action. Metabolism 32: 571–580 (1983).

Christiansen, C., Christensen, M. S., Transbol, I.: Bone mass in postmenopausal women after withdrawal of oestrogen/gestagen replacement therapy. Lancet i: 459–461 (1981).

Cohen, H. N., Farrah, D., Fogelman, I., Goll, C. C., Beastall, G. H., McIntosh, W. B., Fletcher, M., Boyle, I. T.: A low dose regime of 1-alpha-hydroxyvitamin D3 in the management of senile osteoporosis: a pilot study. Clin. Endocrinol. 12: 537–542 (1980).

Cohn, S. H., Vaswani, A., Zanzi, I., Ellis, K. J.: Effect of aging on bone mass in adult women. Am. J. Physiol. 230: 143–148 (1976).

Compston, J. E., Chada, S., Merrett, A. L.: Osteomalacia developing during treatment of osteoporosis with sodium fluoride and vitamin D. Brit. Med. J. 281: 910–911 (1980).

Council on Scientific Affairs: Estrogen replacement in the menopause. J.A.M.A. 249: 359–361 (1983).

Crilly, R. G., Jones, M. M., Horsman, A., Nordin, B. E. C.: Rise in plasma alkaline phosphatase at the menopause. Clin. Sci. 58: 341–342 (1980).

Dambacher, M. A., Ittner, J., Rüegsegger, P.: Neue Aspekte zur Pathogenese (und Therapie) der Osteoporose. Therapiewoche 35: 1879–1892 (1985).

Daniell, H. W.: Osteoporosis of the slender smoker. Arch. Int. Med. 136: 298–304 (1976).

Deftos, L. J., Weisman, M. H., Williams, G. W., Karpf, D. B., Frumar, A. M., Davidson, B. J., Parthemore, J. G., Judd, H. L.: Influence of age and sex on plasma calcitonin in human beings. New Engl. J. Med. 302: 1351–1353 (1980).

Dietrich, J. W., Canalis, E. M., Maina, D. M., Raisz, L. G.: Effect of glucocorticoids on fetal rat bone collagen synthesis in vitro. Endocrinology 104: 715–721 (1979).

Editorial: Osteoporosis and activity. Lancet i: 1365–1366 (1983).

Eilon, G., Raisz, L. G.: Comparison of the effects of stimulators and inhibitors of resorption on the release of lysosomal enzymes and radioactive calcium from fetal bone in organ culture. Endocrinology 103: 1969–1975 (1978).

Frumar, A. M., Meldrum, D. R., Geola, F., Shamoniki, I. M., Tataryn, I. V., Deftos, L. J., Judd, H. L.: Relationship of fasting urinary calcium to circulating estrogen and body weight in postmenopausal women. J. Clin. Endocrinol. Metabol. 50: 70–75 (1980).

Gallagher, J. C., Riggs, B. L., Eisman, J., Harmstra, A., Arnaud, S. B., DeLuca, H. F.: Intestinal calcium absorption and serum vitamin D metabolites in normal subjects and osteoporotic patients. J. Clin. Invest. 64: 729–736 (1979).

Gallagher, J. C., Riggs, B. L., Jerpbak, C. M., Arnaud, C. D.: The effect of age on serum immunoreactive parathyroid hormone in normal and osteoporotic women. J. Lab. Clin. Med. 95: 373–385 (1980).

Goodman, C. E.: Osteoporosis: protective measures of nutrition and exercise. Geriatrics 40/4: 59–70 (1985).

Griffith, G. C., Nichols, G., Asher, J. D., Flanagan, B.: Heparin osteoporosis: J.M.A.A. 193: 91–94 (1965).

Heaney, R. P., Recker, R. R., Saville, P. D.: Menopausal changes in bone remodeling. J. Lab. Clin. Med. 92: 964–970 (1978).

Hoover, R., Gray, L. A., Cole, P., MacMahon, B.: Menopausal estrogens and breast cancer. New Engl. J. Med. 295: 401–405 (1976).

Horsman, A., Marshall, D. H., Nordin, B. E. C., Crilly, R. G., Simpson, M.: The relation between bone mass and calcium balance in women. Clin. Sci. 59: 137–142 (1980).

Horsman, A., Jones, M., Francis, R., Nordin, C.: The effect of estrogen dose on postmenopausal bone loss. New Engl. J. Med. 309: 1405–1407 (1983).

Hutchinson, T. A., Polansky, S. M., Feinstein, A. R.: Post-menopausal oestrogens protect against fractures of hip and distal radius. Lancet ii: 705–709 (1979).

Jaffe, M. D., Willis, P. W.: Multiple fractures associated with long-term sodium heparin therapy. J.A.M.A. 193: 158–150 (1965).

Jensen, J. S., Tondesvold, E.: Mortality after hip fractures. Acta Orthop. Scand. 50: 161–166 (1979).

Jowsey, J.: Why is mineral nutrition important in osteoporosis? Geriatrics 40/8: 39–48 (1978).

Jowsey, J., Riggs, B. L., Kelly, P. J., Hoffman, D. L.: Calcium and salmon calcitonin in treatment of osteoporosis. J. Clin. Endocrinol. Metabol. 47: 633–639 (1978).

Krolner, B., Nielsen, S. P.: Bone mineral content of the lumbar spine in normal and osteoporotic women: cross sectional and longitudinal studies. Clin. Sci. 62: 329–336 (1982).

Lane, J. M., Vigorita, V. J., Falls, M.: Osteoporosis: current diagnosis and treatment. Geriatrics 39/4: 40–47 (1984).

Lewis, A. F.: Fracture of the neck of the femur: changing incidence. Brit. Med. J. 283: 1217–1220 (1981).

Lund, B., Sorensen, O. H., Lund, B., Agner, E.: Serum 1,25-Dihydroxyvitamin D in normal subjects and in patients with postmenopausal osteopenia. Influence of age, renal function and oestrogen therapy. Horm. Metabol. Res. 14: 271–274 (1982).

Marshall, D. H., Crilly, R. G., Nordin, B. E. C.: Plasma androstendione and oestrone levels in normal and osteoporotic postmenopausal women. Brit. Med. J. 2: 1177–1179 (1977).

McNair, P., Madsbad, S., Christiansen, C., Christensen, M. S., Faber, O. K., Binder, C., Transbol, I.: Bone loss in diabetes: effects of metabolic state. Diabetologia 17: 283–286 (1979).

Morimoto, S., Tsuji, M., Okada, Y., Onishi, T., Kumahara, Y.: The effect of oestrogens on human calcitonin secretion after calcium infusion in elderly female subjects. Clin. Endocrinol. 13: 135–143 (1980).

Mundy, G. R., Cove, D. H., Fisken, R.: Primary hyperparathyroidism: changes in the pattern of clinical presentation. Lancet i: 1317–1320 (1980).

Nordin, B. E. C.: Clinical significance and pathogenesis of oestoporosis. Brit. Med. J. 1: 571–576 (1971).

Nordin, B. E. C., Horsman, A., Crilly, R. G., Marshall, D. H., Simpson, M.: Treatment of spinal osteoporosis in postmenopausal women. Brit. Med. J. 280: 451–454 (1980).

Pfeffer, R. I., Whipple, G. H., Kurosaki, T. T., Chapman, J. M.: Coronary risk and estrogen use in postmenopausal women. Am. J. Epidemiol. 107: 479–487 (1978).

Quigley, M. M., Hammond, C. B.: Estrogen replacement therapy – help or hazard? New Engl. J. Med. 301: 646–648 (1979).

Raisz, L. G., Canalis, E. M., Dietrich, J. W., Kream, B. E., Gworek, S. C.: Hormonal regulation of bone formation. Recent Progr. Horm. Res. 34: 335–356 (1978).

Raisz, L. G., Vanderhoek, J. Y., Simmons, H. A., Kream, B. E., Nicolaon, K. C.: Prostaglandin synthesis by fetal rat bone in vitro: evidence for a role of prostacyclin. Prostaglyndins 17: 905–911 (1979).

Raisz, L. G.: Osteoporosis. J. Am. Geriatr. Soc. 30: 127–138 (1982).

Recker, R. R., Saville, P. D., Heaney, R. P.: Effect of estrogens and calcium carbonate on bone loss in postmenopausal women. Ann. Int. Med. 87: 649–655 (1977).

Report from the Boston Collabor. Drug Surveillance Program: Surgically confirmed gallbladder disease, venous thromboembolism, and breast tumors in relation to postmenopausal estrogen therapy. New Engl. J. Med. 290: 15–19 (1974).

Riggs, B. L., Seeman, E., Hodgson, S. F., Taves, D. R., O'Fallon, W. M.: Effect of the fluoride/ calcium regimen on vertebral fracture occurrence in postmenopausal women. New Engl. J. Med. 306: 446–450 (1982).

Riggs, B. L., Melton, L. J.: Evidence for two distinct syndromes of involutional osteoporosis. Am. J. Med. 75: 899–901 (1983).

Slovik, D. M., Adams, J. S., Neer, R. M., Holick, M. F., Potts, J. T.: Deficient production of 1,25-dihydroxyvitamin D in elderly osteoporotic patients. New Engl. J. Med. 305: 372–374 (1981).

Smith, D. M., Nance, W. E., Kang, K. W., Christian, J. C., Johnston, C. C.: Genetic factors in determining bone mass. J. Clin. Invest. 52: 2800–2808 (1973).

Stevenson, J. C., Abeyasekera, G., Hillyard, C. J., Phang, K. G., MacIntyre, I., Campbell, S., Townsend, P. T., Young, O., Whitehead, M. I.: Calcitonin and the calcium-regulating hormones in postmenopausal women: effect of oestrogens. Lancet i: 693–695 (1981).

Stewart, A. F., Adler, M., Byers, C. M., Segre, G. V., Broadus, A. E.: Calcium homeostasis in immobilization: an example of resorptive hypercalciura. New Engl. J. Med. 306: 1136–1140 (1982).

Tibblin, S., Palsson, N., Rydberg, J.: Hyperparathyroidism in the elderly. Ann. Surg. 197: 135–138 (1983).

Tiegs, R. D., Body, J. J., Wahner, H. W., Barta, J., Riggs, B. L., Heath, H.: Calcitonin secretion in postmenopausal osteoporosis. New Engl. J. Med. 312: 1097–1100 (1985).

Toh, S. H., Claunch, B. C., Brown, P. H.: Effect of hyperthyroidism and its treatment on bone mineral content. Arch. Int. Med. 145: 883–886 (1985).

Weinstein, M. C.: Estrogen use in postmenopausal women – costs, risks, and benefits. New Engl. J. Med. 303: 308–316 (1980).

Wiedeman, E., Schwartz, E., Frantz, A. G.: Acute and chronic estrogen effects upon serum somatomedin activity, growth hormone and prolactin in man. J. Clin. Endocrinol. Metabol. 42: 942–952 (1976).

12. Die Karzinomkrankheit im Alter

Im Alter sind die Probleme einer bösartigen Krankheit weder größer noch kleiner, auch werden sie nicht mehr und nicht weniger. Es kommt allerdings unter dem Eindruck der oft nur mehr kurzen Lebenserwartung und der häufigen Multimorbidität des höheren Lebensalters zu einer Verschiebung in der Bedeutung der einzelnen Probleme (Hall 1984).

Im höheren Lebensalter ändert sich aber nicht nur das Umfeld der malignen Krankheiten, sondern es wandelt sich auch ihre Inzidenz und ihr klinisches Erscheinungsbild (Tabelle 62).

Tabelle 62. *Inzidenz und Aggressivität der malignen Erkrankungen im Alter*

Zunahme der Inzidenz:	Kolorektales Karzinom
	Mammakarzinom
	Prostatakarzinom
Abnahme der Inzidenz:	Bronchuskarzinom
	Uteruskarzinom
Zunahme der Aggressivität:	Prostatakarzinom
	Schilddrüsenkarzinom
	Leukämie
	Melanom
Abnahme der Aggressivität:	Mammakarzinom
	Kolorektales Karzinom
	Bronchuskarzinom

Nach Noltenius 1977 und Hall 1984.

Die Diagnose einer malignen Erkrankung wird im höheren Lebensalter in der Regel schwieriger. Die Karzinome entwickeln sich in diesem Lebensabschnitt oft still und heimlich und die auftretenden Allgemeinerscheinungen wie Müdigkeit, Abgeschlagenheit und Schwäche werden zu oft dem Alter und zuwenig einer Krankheit zugeschrieben. Wenn aber bereits eine Ersterkrankung vorliegt, dann werden zusätzlich auftretende, neue Symptome oft zu rasch dieser Krankheit zugeschrieben und nicht als Beginn eines anderen, neuen Leidens erkannt. Viele Beispiele gibt es dafür. Charakteristisch ist der Husten einer Bronchitis oder einer Linksherzinsuffizienz, der sich mit Auftreten eines Bronchuskarzinoms zwar im Charakter verändert, aber kaum als Ausdruck dieser neuen Erkrankung erkannt wird. Schmerzen im Bereich der Wirbelsäule werden zu oft als „rheumatische Beschwerden" fehlgedeutet und zu selten einem Plasmozytom oder Sekundärabsiedelungen eines Karzinoms zugeschrieben. Auch der Gewichtsverlust wird im höheren Alter zu oft der Immobilität („geht nicht einkaufen") oder einer sozialen Ursache (niedriges Pensionseinkommen) zugeschrieben als dem konsumierenden, katabolen Vorgang einer malignen Erkrankung. Ebenso ist eine Anämie stets als Ausdruck eines krankhaften Geschehens zu betrachten und ist bei malignen Erkrankungen auf einen intestinalen Blutverlust, auf hämolytische Vorgänge oder auf eine unzureichende Erythropoese mit reduziertem Transfer des Eisens aus den oft vollen Eisendepots in das Knochenmark zurückzuführen.

Spezifische Kennbefunde für maligne Erkrankungen gibt es nicht. Die Bestimmung sogenannter Tumormarker hat in der Karzinomdiagnostik (noch) nicht die in sie gesetzten Hoffnungen erfüllt. Weder das CEA (Carcinoembryonales Antigen) und das Alpha-Fötoprotein als bekannte Tumormarker, noch die weniger bekannten Sialyltransferase, Galaktosyltransferase oder Ribonuklease sind für die Tumorsuche empfindlich oder spezifisch genug (Pohl 1983, Borek 1985), sondern eignen sich gelegentlich zur Verlaufsbeurteilung eines Karzinoms. Selbst die mit Hilfe monoklonaler Antikörper entdeckten tumorassoziierten Antigene sind klinisch nur mit Vorbehalt anwendbar (Klapdor 1984, Safi 1984). Jedoch wird die Applikation der monoklonalen Antikörper in der Diagnostik wie auch in der Therapie vielleicht in absehbarer Zeit entscheidend zur Frühdiagnose der Karzinome und zur Verbesserung der Therapie und Prognose beitragen (Mulshine 1983, Farrands 1982).

Die Hindernisse auf dem Wege zur Diagnose des Karzinoms im höheren Lebensalter haben Folgen für den Verlauf dieser Erkrankung und damit auch für den Patienten:

1. Im höheren Lebensalter nimmt die Zahl jener Karzinome, die bei der Obduktion zufällig gefunden werden, zu.

2. Das Stadium, in dem das Karzinom entdeckt wird, steigt in der Regel mit dem Alter an. Ausnahmen dazu bilden jene Karzinome, für die in den letzten Jahren die Vorsorge oder das diagnotische Vorgehen verbessert werden konnten, wie z.B. das Rektum-Sigma-Karzinom (Holmer 1981). Die im höheren Lebensalter geringere Metastasierungsinzidenz des Bronchuskarzinoms hängt weniger mit einer verbesserten Tumordiagnostik als mit einem langsameren Tumorwachstum zusammen (Ershler 1983).

Von entscheidender Bedeutung für das spätere therapeutische Vorgehen ist, daß auch beim älteren Menschen eine exakte Stadieneinteilung unter Verwendung der TNM-Klassifizierung (UICC) durchgeführt wird.

Die Behandlung maligner Erkrankungen besitzt ähnlich wie die Diagnostik eine altersspezifische Problematik. Ältere Menschen werden nämlich oft von einer Karzinombehandlung ausgeschlossen, weil die Risken eines operativen Eingriffes oder einer Chemotherapie im höheren Lebensalter als zu hoch eingeschätzt werden. Selbst palliative Maßnahmen werden gelegentlich zurückgestellt, weil das Behandlungsrisiko unbekannt ist oder überschätzt wird. Tatsächlich liegt das Risiko einer Notfalloperation bei über 70jährigen Patienten etwa um 20% höher als bei unter 70jähren. Auch geplante, elektive Operationen tragen im hohen Alter ein höheres Risiko (Boucot 1983), doch übersteigen die gewonnenen Überlebensraten in den meisten Fällen die unmittelbar postoperative Mortalität. Ähnliches gilt auch für die Chemotherapie. Selbstverständlich müssen ihre Nebenwirkungen gegen den möglichen Gewinn an Überlebenszeit und Lebensqualität abgewogen werden. Die Wirksamkeit der Zytostatika nimmt im höheren Alter keineswegs ab (Cohen 1983, Begg 1983).

Andererseits kann nicht übersehen werden, daß die Kontraindikationen für eine Polychemotherapie mit dem Alter zunehmen. So ist bei dem durch eine Koronarsklerose vorgeschädigten Herzen eine kardiotoxische Reaktion eher zu erwarten (Lenzhofer 1983) und die erhöhte Infektanfälligkeit des älteren Menschen muß bei myelosuppressiven Medikamenten Berücksichtigung finden.

Trotz vieler und auch großer Detailerfolge ist im Kampf gegen den Krebs der große Durchbruch nicht gelungen und die einmal erstellte Krebsdiagnose ist in den meisten Fällen weiterhin ein Synonym für Leiden und für kurze Lebenserwartung. Sowohl die Grenzen der Chirurgie wie auch der Chemotherapie scheinen erreicht. Die Möglichkeiten der Immuntherapie befinden sich im Untersuchungsstadium, doch könnte in Zukunft sowohl den monoklonalen Antikörpern wie auch antiviralen Stoffen (Borden 1982, Kirkwood 1985) große Bedeutung zukommen.

Viel zu wenig ausgeschöpft sind die Möglichkeiten der Krebsprophylaxe und der Krebsfrüherkennung. Die systematische Untersuchung der Bevölkerung und ganz besonders der Risikogruppen sollten die bisherigen Ergebnisse der Krebsbekämpfung wesentlich verbessern lassen. Die Voraussetzungen dafür sind:

1. Aufklärung und Motivation der Bevölkerung,
2. Einrichtung einer ärztlichen Vorsorgeorganisation,
3. Einrichtung eines zentralen Krankenregisters,
4. Finanzierung und Organisation dieses Projektes durch den Staat (Land) und durch die Sozialversicherung.

Der Gewinn an Leben, an Lebensfreude, aber auch an Arbeitskraft sollte in absehbarer Zeit imstande sein, die Selbstfinanzierung dieses Projektes zu ermöglichen. Vorerst aber müßten die staatlichen Entscheidungsträger zur Kenntnis nehmen, daß Werbung für den Zigarettenkonsum gleichzusetzen ist mit einer Werbung für das Bronchuskarzinom.

Das kolorektale Karzinom

Das kolorektale Karzinom gehört zwar nicht zu den häufigsten Karzinomen (Suen 1984), aber es gehört zu jenen malignen Krankheiten, deren Inzidenz in den letzten Jahrzehnten zugenommen hat. Es findet sich bei Frauen häufiger als bei Männern und nimmt mit dem Alter zu (Beger 1979, Falterman 1974), bis es im höchsten Lebensalter etwa die Hälfte aller Karzinome ausmacht (Noltenius 1977). Epidemiologische Bedeutung hat auch die Tatsache, daß in den vergangenen 50 Jahren die Inzidenz des Karzinoms im Rektum-Sigma-Bereich abgenommen und dafür in den proximalen Dickdarmabschnitten (Colon ascendens und transversum) zugenommen hat (Cady 1974).

Die Ursachen des Dickdarmkarzinoms sind keineswegs geklärt. Neben einer genetischen Disposition (Weber 1985) spielt allerdings die Ernährung eine größere Rolle. Hoher Fett- und Fleischkonsum führen zur Zunahme des biliären Cholesterins und zu einer Änderung der Darmflora mit Überwiegen der Clostridien. Bei gleichzeitiger Abnahme des Ballastanteiles der Nahrung steigt die Verweildauer des Darminhaltes und damit nimmt auch die Kontaktzeit der kanzerogenen, bakteriellen Abbauprodukte mit der Darmschleimhaut zu.

Die Klinik des Dickdarmkarzinoms ist gekennzeichnet durch den Bauchschmerz, durch die Änderung der Stuhlgewohnheiten, durch den Gewichtsverlust und durch den Blutverlust im Stuhl (Falterman 1974). Im höheren Lebensalter stehen allerdings die eher uncharakteristischen Symptome wie die Gewichtsabnahme oder der allgemeine Leistungsabfall im Vordergrund (Tabelle 62). Es steigt aber auch der Blutverlust im Stuhl und eröffnet damit eine sehr wichtige Diagnosemöglichkeit.

Tabelle 63. *Klinik des Dickdarmkarzinoms bei alten Menschen*

Gewichtsabnahme	in etwa 80%
Rektaler Blutverlust	in etwa 76%
Leistungsabfall	in 74%
Abdominaler oder rektaler Schmerz	in 73%
Tastbarer Tumor	in 53%
Änderung der Stuhlgewohnheiten	in 34%
Ileus	in 13%

Nach Berger 1979.

Die Diagnose des Dickdarmkarzinoms sollte vor jedem therapeutischen Vorgehen histologisch gesichert werden. Gewebe zur histologischen Untersuchung kann auf endoskopischem Wege ohne besonderen Aufwand zur Verfügung gestellt werden. In über 90% liegt ein Adenokarzinom vor, die restlichen 10% verteilen sich auf Basalzellkarzinome, Plattenepithelkarzinome, adenosquamöse Karzinome, Siegelringkarzinome und undifferenzierte Karzinome, wobei sich die beiden letzten Karzinome durch eine schlechte Prognose auszeichnen.

Die *Stadieneinteilung* des kolorektalen Karzinoms erfolgt seit dem Jahre 1930 nach C. E. Dukes, auch wenn sie seither geringfügig modifiziert wurde (Gastrointenstinal Tumor Study Group 1984).

Stadium A — das Karzinom ist auf die Mukosa beschränkt.
Stadium B — B1 — das Karzinom erreicht die Muscularis propria.
            B2 — das Karzinom penetriert in die Muscularis propria.

Stadium C – C1 – es finden sich 1–4 regionäre Lymphknotenmetastasen.
             C2 – es finden sich über 4 regionäre Lymphknotenmetastasen.
Stadium D – das Karzinom hat bereits Fernmetastasen gesetzt.

Das kolorektale Karzinom ist in einem hohen Maße durch eine Sekundärabsiedelung des Tumors in die Leber belastet. Etwa 30% aller Patienten, die einer scheinbar kurativen Resektion des Karzinoms unterzogen werden, weisen bereits okkulte Lebermetastasen auf (Finlay 1982). Ihr Nachweis gelingt am besten mittels der Computertomographie, gefolgt von der Sonographie und von der Leberszintigraphie. Aus Gründen der Verfügbarkeit bietet sich zu ihrem Nachweis bei der postoperativen Nachsorge der Ultraschall an.

Das therapeutische Ziel ist auch im höchsten Lebensalter die radikale Tumorentfernung. Dabei hat die chirurgische Therapie zur Zeit keine Alternative. Auf das chirurgische Vorgehen selbst, aber auch auf die der Operation unmittelbar vorausgehende Vorbereitung der Ernährung, der Darmreinigung und der Darmdesinfektion kann hier nicht eingegangen werden. In jedem Falle muß aber versucht werden, mit dem Primärtumor auch die regionären Lymphknoten zu entfernen.

Lediglich das Analkarzinom ist auch einer primären Strahlenbehandlung zugänglich, für alle übrigen Karzinome kommt der Bestrahlung lediglich adjuvante Bedeutung zu.

Die Kombination der Operation mit einer Bestrahlung oder mit einer zytostatischen Behandlung erhöht zwar die Remissionsraten geringfügig, ist aber mit keiner Lebensverlängerung verbunden und erhöht gelegentlich die Belastung des Patienten beträchtlich (Gastrointestinal Tumor Study Group 1984, Joss 1981). Besonders für 5-Fluorouracil und für Kombinationen mit diesem zytostatisch wirksamen Arzneimittel sind höhere Remissionsraten nachgewiesen, doch ist seine Anwendung bisher auf klinisch kontrollierte Studien beschränkt geblieben (Diggs 1979, Joss 1981).

Die Notwendigkeit einer Kolostomie stellt für den älteren Menschen eine große Belastung dar. Es kommt bei ihm nämlich zur Bewältigung des psychischen Traumas oft noch der Umstand einer Sehschwäche oder einer manuellen Ungeschicklichkeit. Der ältere Mensch ist gelegentlich auch nicht imstande, sich diätetisch an die individuellen Erfordernisse einer Kolostomie anzupassen. Zum klärenden und aufklärenden präoperativen Gespräch muß eine geduldige postoperative Schulung des Patienten kommen, die ihm hilft, regelmäßige Stuhlentleerungen zu erreichen und notwendige Darmspülungen komplikationsfrei zu bewältigen (Beart 1978, Gomez 1984). Moderne (magnetische) Stomaverschlüsse erleichtern die notwendigen Manipulationen zusätzlich (Prager 1984).

Für die Prognose des kolorektalen Karzinoms sind entscheidend
das Stadium zum Zeitpunkt der Diagnose,
der Beginn des therapeutischen Vorgehens,
die histologische Klassifikation,
die Lokalisation des Tumors (aborale Tumoren haben eine bessere Prognose als die proximalen Karzinome).

Die 5-Jahres-Überlebenszeit hat in den letzten Jahrzehnten zugenommen (Lennert 1982, Falterman 1984, Gastrointestinal Tumor Study Group 1984) und beträgt jetzt nach kurativer Chirurgie für das Stadium A bis zu 80%, für das Stadium B bis zu 60%, für das Stadium B2 bis zu 45% und für die Stadien C1/C2 bis zu 25%. Wird die Mortalität der kurativen und palliativen Chirurgie des Rektum-Sigma-Karzinoms mit dem Lebensalter in Beziehung gebracht, dann steht einer Mortalität von etwa 10% bei den Patienten bis 69 Jahre, eine solche von 20% bei den 70–79jährigen Patienten und von etwa 45% bei den über 80jährigen Patienten gegenüber.

Der Nachsorge nach erfolgter Operation kommt große Bedeutung zu. Sie sollte am besten vom behandelnden Chirurgen und unter Anwendung der Koloskopie erfolgen.

Die größte Bedeutung für die Bekämpfung der Karzinomkrankheit im allgemeinen und des Dickdarmkarzinoms im speziellen hat die Karzinomvorsorge (Sherlock 1980, Vanneman 1980). Die Kenntnis der Risikofaktoren (Tabelle 64) und die Selektion gefährdeter Patienten mit regelmäßigen Kontrolluntersuchungen haben für diese Prophylaxe größte Bedeutung.

Tabelle 64. *Risikofaktoren für die Entstehung eines kolorektalen Karzinoms*

---

1. Familienanamnese mit einem Kolonkarzinom (Weber 1985)
2. Familienanamnese mit Dickdarmpolypen
3. Vorliegen von Dickdarmpolypen oder ein anamnestischer Hinweis auf solche Polypen (Hermanek 1983)
4. Vorliegen entzündlicher Dickdarmerkrankungen oder ein anamnestischer Hinweis auf eine Kolitis
5. Lebensalter über 40 Jahre
6. Diätetische Faktoren (hoher Fleischkonsum bei geringem Ballastanteil der Nahrung)

Nach Vanneman 1980.

Die ideale Vorsorge zur Frühentdeckung des Kolonkarzinoms ist die Koloskopie. Bei regelmäßiger Anwendung ist die Endoskopie imstande, das Kolonkarzinom noch im frühen, präinvasiven Stadium zu erkennen und damit seine Prognose entscheidend zu verbessern. Das Screening großer Bevölkerungsgruppen scheitert aber am hohen personellen, zeitlichen und finanziellen Aufwand dieser Untersuchung. Es bleibt deshalb für die besonders gefährdeten Risikogruppen reserviert. Deshalb sollte ein Screening nach folgenden Richtlinien ablaufen:

A. Risikoarme Gruppe (fehlende anamnestische Hinweise und bisher normale Untersuchungsbefunde)
  1. Ab dem 40. Lebensjahr jährliche Stuhluntersuchungen auf Blut
  2. Irrigoskopie mit Rektoskopie in 5jährlichen Intervallen.

B. Gruppe mit hohem Risiko (Familienanamnese, Eigenanamnese, Polypennachweis)

1. Stuhluntersuchung in jährlichen Abständen
2. Koloskopie in 2–3jährlichen Intervallen
3. Nach einer Polypektomie sollte die erste endoskopische Kontrolle bereits nach 6 Monaten erfolgen.

Das Mammakarzinom

Das Mammakarzinom hat in den letzten Jahrzehnten an Häufigkeit zugenommen, war im Jahre 1983 das häufigste Karzinom der Frau in Wien (Friedl 1985) und hatte an den weiblichen neoplastischen Ersterkrankungen einen Anteil von 20%. In einer statistischen Untersuchung über die Altersverteilung des in den Jahren 1973 bis 1975 bei 2385 Obduktionen gefundenen Mammakarzinoms betrug seine Inzidenz bei den 70–74jährigen Frauen 6,4% und stieg bis zu einer Inzidenz von 13,4% bei den 90–95jährigen Frauen (Holtenius 1977). Nach anderen Untersuchungen (Redding 1979) war im höheren Lebensalter bei der Entdeckung des Mammakarzinoms der Primärtumor weiter fortgeschritten und hatte auch eine höhere Inzidenz von Sekundärabsiedlungen.

Das Mammakarzinom zeigt eine klare familiäre Disposition. Studien an Einwanderern aus Japan in die U.S.A. lassen aber erkennen, daß auch Umweltfaktoren Bedeutung für die Entstehung des Mammakarzinoms zukommt (Lilienfeld 1963). Frauen, die nicht geboren haben, sind mit einer erhöhten Inzidenz des Mammakarzinoms belastet, aber auch bei Frauen mit früher Menarche oder später Menopause findet sich das Mammakarzinom gehäuft. Die Inzidenz des Mammakarzinoms steigt mit jenem Alter der Frau, an dem sie ihr erstes Kind geboren hat und überschreitet sogar die Inzidenz des Karzinoms bei nulliparen Frauen, wenn das erste Kind nach dem 35. Lebensjahr geboren wurde (Abb. 21)

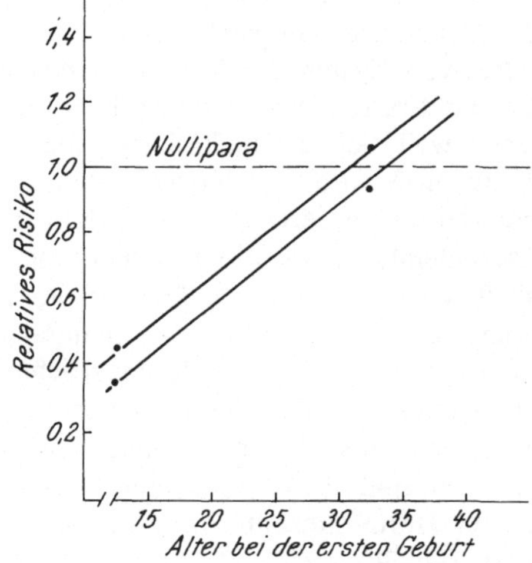

Abb. 21. Relative Risiko zum Mammakarzinom bei nulliparen Frauen und in Abhängigkeit vom Alter zum Zeitpunkt der ersten Geburt

(Papatestas 1980). Für Frauen in der Menopause steigt das Risiko zum Auftreten eines Karzinoms, wenn die Frau übergewichtig ist (Miller 1982). Mastopathien, zurückliegende Traumen der Mamma, aber auch Frauen mit einem operierten Mammakarzinom tragen ein erhöhtes Risiko für ein (Zweit-) Karzinom.

Nur äußerst selten verursacht das Frühstadium eines Mammakarzinoms subjektive Beschwerden, die zur Entdeckung des Karzinoms führen. Vielmehr muß seine Frühdiagnose durch systematische und regelmäßige Selbstuntersuchung der Frau (Miller 1982, Greenwald 1978) und durch die sorgfältige Untersuchung anläßlich der regelmäßigen gynäkologischen Untersuchungen durch den Arzt erfolgen. Die Untersuchung selbst sollte in entspannter, sitzender oder liegender Position erfolgen. Es sind die Brüste miteinander zu vergleichen und es ist auf Vorwölbungen, Einziehungen, Absonderungen, Ekzeme, Ödeme und auf verstärkte Venenzeichnungen zu achten (Council 1984). Die Untersuchung der Mamma inkludiert neben der Palpation des Drüsengewebes zwischen den Fingern und gegen die Thoraxwand auch die Verschieblichkeit der Haut gegen den Drüsenkörper und des Drüsenkörpers gegen die Thoraxwand. Die Austastung der Axillen erfolgt sowohl bei hängenden wie auch bei erhobenen Armen.

Die Mammographie als Weichteil-Röntgenuntersuchung der Brust besitzt eine hohe Sensitivität und eine hohe Spezifität (Mushlin 1985, Lamas 1984) und ist die effektivste Methode zur Diagnose nicht tastbarer Mammakarzinome. Sie wird deshalb nicht nur zur Kontrolle suspekter Tastbefunde, sondern auch zum Screening von Frauen mit hohem Mammakarzinom-Risiko eingesetzt (Fox 1978). Moderne Röntgengeräte, die speziell für die Mammauntersuchung konzipiert sind, verwenden besonders weiche Röntgenstrahlen, erlauben eine Kompression der untersuchten Brust und halten auch die Strahlenbelastung so niedrig, daß Frauen mit besonders hohem Karzinomrisiko gefahrlos in 1—2jährlichen Intervallen untersucht werden können (Brezina 1977, Lamas 1984). Suspekte, tastbare Läsionen der Mamma bedürfen einer histologisch-zytologischen Abklärung, die durch eine Feinnadelbiopsie ermöglicht wird. Die Punktion wird auch zur Abklärung des Inhaltes von Zysten der Mamma herangezogen. Sie sollte allerdings nicht bei den nicht-tastbaren, radiologisch entdeckten Mammaläsionen herangezogen werden, weil bei Minimalläsionen die Möglichkeit des falsch negativen Befundes zu groß wird. Histologisch stehen die duktalen und die lobulären Karzinome weit im Vordergrund. Die Histologie des Mammakarzinoms hat zwar keine entscheidende prognostische Bedeutung, ihre Kenntnis ist aber unter anderem deshalb wertvoll, weil lobuläre Karzinome zur Bilateralität und intraduktale Karzinome zum Rezidiv auf der homolateralen Seite neigen.

Hormonrezeptoren besitzen eine große prognostische Bedeutung. Etwa 65% der Tumoren prä- und etwa 70% der Tumoren postmenopausaler Frauen sind Östrogenrezeptor-positiv und etwa 35% der Tumoren prä- und 40% der Tumoren postmenopausaler Frauen sind Progesteronrezeptor-positiv (Margreiter 1980), wobei die Inzidenz der Hormonrezeptoren mit dem Differenzierungsgrad der Tumoren korreliert ist (Canellos 1982). Östrogenrezeptor-positive Tumoren sind gekennzeichnet durch ihre Empfindlichkeit nicht nur für eine ablative (Ovarektomie) oder medikamentöse (Tamoxifen) antiöstrogene Behandlung, sondern auch für eine Polychemotherapie. Progesteronrezeptor-positive Tumoren scheinen sogar noch empfindlicher für diese Therapie zu sein und besitzen auch tatsächlich eine bessere Prognose als die Rezeptor-negativen Tumoren (Clark 1983, Hubay 1980).

Auf der Grundlage der klinischen und der Röntgenuntersuchung sollte stets eine *Stadieneinteilung* des Karzinoms durchgeführt werden:

Stadium A – Der Primärtumor ist kleiner als 2 cm und ist eventuell an der Pektoralisfaszie fixiert. Lymphknoten sind nicht befallen und auch Fernmetastasen sind nicht auffindbar. In diesem Stadium werden weniger als 20% der Mammarkarzinome entdeckt. Die 5-Jahres-Überlebenszeit erreichen bis zu 85% der Patienten.

Stadium B – Der Primärtumor ist bis zu 5 cm groß und eventuell an der Pektoralisfaszie fixiert. Regionäre Lymphknoten sind eventuell befallen, Fernmetastasen sind nicht auffindbar. In diesem Stadium werden etwa 50% der Mammakarzinome angetroffen. Die 5-Jahres-Überlebenszeit erreichen etwa 60% der Patienten.

Stadium C – In diesem Stadium ist jede Tumorgröße möglich. Der Tumor kann an der Thoraxwand fixiert sein und es finden sich homolateral axillär sowie supra- und infraklavikulär karzinomatöse Lymphknoten. Fernmetastasen sind nicht auffindbar.

Stadium D – Dieses Stadium ist gekennzeichnet durch das Vorhandensein von Fernmetastasen.

Die Behandlung des Mammakarzinoms orientiert sich vorwiegend am Tumorstadium, kann aber andere, individuelle Gegebenheiten nicht außer acht lassen. Wenn auch das Alter selbst kaum Einfluß auf die Therapie nimmt, müssen doch ein mit dem Alter korrelierter, schlechter Allgemeinzustand der Patientin sowie Zweiterkrankungen oder eine Multimorbidität berücksichtigt werden. Das Ziel der Behandlung bleibt aber auch im höheren Lebensalter die definitive Heilung der Patientin.

Tatsächlich ist die Heilung der Patientin in den Stadien A und B des Mammakarzinoms ein durchaus realistisches Ziel. Kleine und auf die Brust beschränkte Tumoren werden nach Möglichkeit einer brusterhaltenden Operation zugeführt und haben nach anschließender Strahlen- (Goodson 1983, Prosnitz 1983, Veronesi 1981) oder Hormontherapie mit Tamoxifen (Nolvadex 1983) eine ähnliche Prognose wie die radikale Mastektomie. Das günstigste Vorgehen bei Lymphknoten-positiven und Rezeptor-negativen Mammakarzinomen der prämenopausalen Frauen besteht in der chirurgischen Versorgung und der adjuvanten Chemotherapie nach dem Bonadonna-CMF-Schema (Cyclophosphamid, Methotrexat, Fluorouracil) (Bonadonna 1976). Bei hochdifferenzierten bzw. Rezeptor-positiven Tumoren ist dieses Behandlungsschema nur wenig wirksam. Ebenso ist die Hormontherapie (Tamoxifen) bei den prämenopausalen Frauen selbst dann nur gering wirksam, wenn die Tumoren Rezeptor-positiv sind.

Mit zunehmendem Alter (postmenopausal) steigt die Zahl der Rezeptor-positiven Tumoren, die damit gut auf Tamoxifen ansprechen. Die Rezeptor-negativen Mammakarzinome der postmenopausalen Frauen reagieren schlechter auf die Chemotherapie als jene der prämenopausalen Frauen (Hubay 1980). Die Strahlenbehandlung kann bei kleinen, lokalisierten Karzinomen eingesetzt werden (Canellos 1982), bringt aber keine Vorteile als Zusatztherapie bei radikaler Mastektomie (Prosnitz 1983) oder bei adjuvanter Chemotherapie.

Auch beim weit fortgeschrittenen Mammakarzinom ist die chirurgische Reduktion der Tumormasse angezeigt, weil damit die Wirksamkeit einer anschließenden Polychemotherapie zunimmt (Canellos 1982). Die zusätzliche, aber auch die ausschließliche Verabreichung antiöstrogener Medikamente führt in höheren Tumorstadien zu einer Verlängerung des rezidivfreien Intervalls (National Surgical Adjuvant Breast Project Investigators 1981). Diese Hormontherapie ist besonders im höheren Lebensalter erfolgreich, wenn auch viszerale und ossäre Metastasen den Erfolg einschränken. Die Wirksamkeit der Hormontherapie in diesem Lebensabschnitt hängt mit der im Alter zunehmenden Dichte der Hormonrezeptoren zusammen (Kleeberg 1979).

Die Vorsorgeuntersuchung hat für die frühzeitige Entdeckung des Mammakarzinoms große Bedeutung. Die regelmäßige Untersuchung der Brust durch die Frau selbst und die regelmäßige Kontrolle durch den Arzt lassen das Stadium A des Mammakarzinoms in 40–50% entdecken und etwa 70% der Frauen mit Selbstuntersuchung finden ihr Mammakarzinom (Greenwald 1978). Der Nutzen der Selbstuntersuchung spiegelt sich auch in der Größe eines entdeckten Tumors wider: Er ist durchschnittlich um 6,1 mm kleiner als der zufällig entdeckte Mammatumor. Als Argumente gegen die Selbstuntersuchung der Frau werden gelegentlich eine dadurch ausgelöste Krebsangst, die Angst vor einer Mastektomie, aber auch die Angst vor einer falschen Interpretation ihres Tastbefundes angeführt. Diese Bedenken sind bei sorgfältiger Aufklärung der Patientin und unter dem Hinweis, daß etwa 80% aller tastbaren tumorösen Veränderungen der Brust nicht kanzerös sind, zu zerstreuen (Miller 1982).

Zur Früherkennung des Mammakarzinoms kann folgendes Vorgehen empfohlen werden:

1. Sorgfältige Erstuntersuchung zu Beginn des 4. Lebensjahrzehntes inklusive Anamnese und Mammographie, aber auch inklusive der Instruktion zur Selbstuntersuchung.

2. Frauen ohne Risikofaktoren sollten neben der Selbstuntersuchung mindestens einmal jährlich vom Arzt kontrolliert werden. Sollte dabei ein Tumor palpiert werden, ist eine Mammographie anzuschließen.

3. Frauen mit Risikofaktoren sollten ebenfalls zur Selbstuntersuchung angehalten werden. Zusätzlich zu dieser und zur ärztlichen Untersuchung ist aber die Mammographie in Abständen von 2 Jahren anzuraten (Council of Scientific Affairs 1984, Wenderlein 1983).

Das Prostatakarzinom

Das Prostatakarzinom ist vorwiegend eine Erkrankung des höheren Lebensalters. Während seine Inzidenz im 50. Lebensjahr knapp über 10% beträgt, erreicht sie im 80. Lebensjahr beinahe 50% (Noltenius 1977, Ahmann 1985). Mit dieser altersabhängigen Zunahme des Prostatakarzinoms steigt auch sein Anteil an den übrigen malignen Tumoren des Mannes von etwa 20% im 70. Lebensjahr auf etwa 30% im 90. Lebensjahr. Es geht allerdings die Mortalität des Prostatakarzinoms in den letzten Jahren geringfügig zurück. Dieses Faktum scheint sowohl mit einer verbesserten Therapie wie auch mit einer besseren Diagnostik und Entdeckung von Karzinomen, die noch einen geringen Malignitätsgrad aufweisen, zusammenzuhängen. Denn es beträgt andererseits die mittlere Lebenserwartung des fortgeschrittenen Prostatakarzinoms unverändert etwa 3 Jahre (Klein 1979).

Besonders bemerkenswert ist die Diskrepanz zwischen den klinisch manifesten Prostatakarzinomen und jenen histologisch malignen Tumoren, die in weit größerer Zahl bei systematischen Obduktionen in der Prostata gefunden werden (Klein 1979, Byar 1972).

Die Ätiologie des Prostatakarzinoms ist unbekannt. Auch in großen statistischen Untersuchungen konnte keine Risikogruppe identifiziert werden.

Die Klinik des Prostatakarzinoms ist dürftig. Erst in späten Stadien führt es zu Miktionsbeschwerden und zu Restharn und erst bei einer Absiedelung in das Skelett treten oft auch heftige Schmerzen auf.

Die Frühdiagnose des Prostatakarzinoms gelingt nach wie vor am besten mit der digitalen, rektalen Untersuchung, auch wenn damit weniger als 30% der neuen Fälle entdeckt werden (Guinan 1980, Klein 1979). Die Bestimmung der sauren Phosphatase bleibt selbst bei Anwendung des RIA-Tests der digitalen Untersuchung unterlegen und ist als Screening-Untersuchung ungeeignet, weil ihre Sensitivität nur bei niedrigem Differenzierungsgrad (Heil 1985) und/oder bei Metastasierung des Karzinoms (Gittes 1983) ansteigt.

Die Ausbreitung des Prostatakarzinoms erfolgt in der Regel zunächst in die regionären Lymphknoten des Beckens und erst dann in die abdominellen Lymphknoten und/oder in das Skelett bzw. in die Lungen und in das Gehirn (Klein 1979). Die vergrößerten Beckenlymphknoten sind oft schwierig zu erfassen: Der Lymphangiographie fehlt es an Sensitivität und die Computertomographie vermag zwar die vergrößerten Lymphknoten gut zu erfassen, ist allerdings nicht imstande, diese Lymphknoten auch als kanzerös entartet zu identifizieren. Die Verwendung von monoklonalen Antikörpern als Träger für szintigraphisch nachweisbare Isotope sollte den Metastasennachweis in den diagnostisch schwer zugänglichen Bereichen des Beckens und des Retroperitoneums wesentlich erleichtern (Moldofsky 1984). Bis zur klinischen Anwendbarkeit dieser Methode werden die Computertomographie und die chirurgische Exploration im Rahmen der Prostatektomie die Eckpfeiler der Staging-Prozedur bleiben. Auch die transrektale Sonographie findet beim Staging und bei der Therapiebeurteilung Anwendung, sie ist aber ebenfalls nicht imstande, den Rezidivbeginn des Karzinoms zu erfassen (Resnick 1980).

Bei der Suche nach Skelettmetastasen ist die Szintigraphie dem Skelettröntgen deutlich überlegen und sollte für ein exaktes Staging vorgezogen werden (Bisson 1974, Klein 1979). Am häufigsten finden sich Knochenmetastasen im Becken, in der Wirbelsäule, im Femur und in den Rippen.

Die Diagnose des Prostatakarzinoms erfolgt histologisch aus Biopsiematerial oder zytologisch aus dem Harn und aus dem Prostatasekret. In über 90% liegt ein Adenokarzinom vor, der Rest verteilt sich auf Plattenepithelkarzinome und auf einige Sarkome (Catalona 1978). Über 80% der Prostatakarzinome wachsen multifokal bzw. diffus und kaum 10% sind als streng umschriebene fokale Knötchen nachweisbar.

Die Stadieneinteilung des Prostatkarzinoms erfolgt auf der Basis der digitalen Untersuchung, der Exploration des Beckens und der Skelettuntersuchung, doch hängt die Prognose des Prostatakarzinoms nicht nur vom Stadium der Erkrankung, sondern auch vom Reifungsgrad des Tumors ab (Catalona 1978).

Stadieneinteilung des Prostatakarzinoms

Stadium A — Der Tumor kann digital nicht gestastet werden. Er ist ein Zufallsbefund bei der histologischen Aufarbeitung eines „Adenoms" oder er wird zufällig bei der Obduktion entdeckt. Etwa 30% aller Prostatakarzinome befinden sich in diesem Stadium.

    A1 — Etwas mehr als die Hälfte der Karzinome dieses Stadiums entwickelt sich nur sehr langsam und besitzt eine sehr gute Prognose.

    A2 — Der kleinere Teil dieser Karzinome hat jedoch ein sehr hohes malignes Potential und neigt trotz negativer saurer Phosphatase und negativer Knochenszintigraphie zu rascher Progredienz. Der Malignitätsgrad des Stadiums A2 wird jedenfalls höher eingeschätzt als jener des Stadiums B (Golimbu 1978).

Stadium B — Der Tumor hat eine Größe von über 1,5 cm erreicht. Lymphknotenmetastasen werden in etwa 20—40% entdeckt. Saure Phosphatase und Knochenscan sind negativ.

    B1 — Der Tumor ist gut differenziert.

    B2 — Der Tumor weist einen schlechten Differenzierungsgrad auf.

Stadium C — Der Tumor überschreitet die lokalen Grenzen bzw. bricht durch die Prostatakapsel. Die saure Phosphatase kann bereits positiv sein, Knochenmetastasen lassen sich noch nicht nachweisen. Die Inzidenz der Lymphknotenmetastasen erreicht 80%.

Stadium D — Der Tumor kann bereits jede Größe aufweisen. Die saure Phosphatase ist positiv und auch Skelettmetastasen sind möglich.

    D1 — keine Skelettmetastasen nachweisbar.

    D2 — Skelettmetastasen nachweisbar.

Die Behandlung des Prostatakarzinoms

Für die Behandlung des Prostatakarzinoms stehen prinzipiell das operative Vorgehen (radikale Prostatektomie), die Strahlenbehandlung, die Polychemotherapie und die Hormontherapie (ablativ oder medikamentös) zur Verfügung, wobei der Prostatachirurgie einerseits und der Orchidektomie bzw. der Östrogenbehandlung die größte Bedeutung zukommen.

Das Stadium A1 des Prostatakarzinoms, das intra vitam als Zufallsbefund erhoben wird, besitzt eine exzellente Prognose, muß dennoch laufend digital kontrolliert werden und bedarf zunächst keiner Behandlung. Dieses Stadium ist besonders bei älteren Männern mit keiner Einschränkung der Lebenserwartung verbunden (Catalona 1978).

Das Stadium A2 allerdings und das Stadium B stellen die Indikationen für die Prostatektomie dar. Patienten mit Stadium A2 eines Prostatakarzinoms sollten etwa 6 Wochen nach der ersten Prostataoperation, bei welcher das Karzinom entdeckt wurde, mit einer radikalen Prostatektomie versorgt werden. Bei einer Kontraindikation zur Operation kann auch eine Megavolttherapie erfolgreich angewendet werden (Bagshaw 1975), auch wenn die Erfolgsrate hinter jener der Prostatektomie zurückbleibt (Pauslon 1982). Die Prostatektomie und die Strahlentherapie sichern dem Stadium A2 eine 10-Jahres-Überlebensrate, die sich von jener gesunder Männer nicht unterscheidet (Nichols 1977). Es sind allerdings sowohl die radikale Prostatektomie wie auch die Megavoltbehandlung in einem sehr hohen Prozentsatz durch eine Impotenz kompliziert.

Tabelle 65. *Lokalrezidive und Überlebensrate 5 Jahre nach Megavoltbestrahlung eines auf die Prostata beschränkten Karzinoms*

Stadium	Lokalrezidive	Überlebensrate
B	6,6%	80%
C	16,1%	56%
D1	20,0%	0%

Nach Pilepich 1980.

Die Ergebnisse der radikalen Prostatektomie bei Stadium C des Prostatakarzinoms sind wesentlich schlechter als jene für die Stadien A2 und B ermittelten Resultate und es beträgt die 10-Jahres-Überlebensrate auch dann weniger als 40%, wenn eine Östrogenbehandlung angeschlossen wird (Schroeder 1975). Die Resultate der Strahlentherapie eines auf die Prostata beschränkten Karzinoms hängen von seinem Entwicklungsstadium ab (Tabelle 65).

Die Hormonbehandlung

Für verschiedene Zellpopulationen der Prostata scheinen androgene Hormone eine vitale Bedeutung zu besitzen. Die Reduktion des Androgenspiegels durch Orchidektomie oder die Reduktion der Relation androgener zu den östrogenen Hormonen durch Östrogenzufuhr oder auch durch Verabreichung antiandrogener Medikamente bewirkt eine Hemmung der Funktion dieser Zellen.

Verwendung finden konjugierte Östrogene ebenso wie synthetische, östrogen wirksame Substanzen. Die Dosierung sollte nicht unter 1 mg, aber auch nicht über 3 mg Stilböstrol oder der äquivalenten Dosis eines anderen Östrogens liegen, um einerseits die Wirksamkeit sicherzustellen, andererseits aber kardiovaskuläre Komplikationen zu vermeiden (Bailar 1970).

Während die Hormontherapie in den Stadien A und B keine nennenswerte Steigerung der Überlebensrate erbringt, erhöht sie die Lebenserwartung der höheren Stadien und verbessert die Lebensqualität gerade im höheren Lebensalter. Die Hormontherapie verzögert die Vergrößerung der Prostata und damit das Auftreten von Miktionsbeschwerden und verzögert auch den Anstieg der sauren Phosphatase. Sie nimmt aber keinen Einfluß auf das Auftreten von Knochenmetastasen oder von Metastasen im Zentralnervensystem (Klein 1979). Die Hormontherapie ermöglicht für das Stadium C des Prostatakarzinoms eine Steigerung der 5-Jahres-Überlebensrate von 6% auf 25%, sie hat aber auch Nebenwirkungen. Unter dem Einfluß östrogener Hormone nimmt beim Mann das kardiovaskuläre Risiko zu, seine sexuelle Potenz nimmt ab und das Auftreten einer Gynäkomastie ist nicht nur kosmetisch störend, sondern kann auch schmerzhaft sein.

Leuprolid, ein Analog des Gonadotropin-Releasing-Hormons, könnte in nächster Zeit die östrogenen Hormone in der Behandlung des Prostatakarzinoms ersetzen. Es ist weit weniger toxisch, aber ähnlich gut wirksam wie die östrogenen Hormone (Leuprolide Study Group 1984).

Die Chemotherapie ist beim Prostatakarzinom wenig erfolgreich. Schon die Auswahl der Patienten für diese Therapieform ergibt eine prognostisch ungünstige Selektion. Darüber hinaus sind Zytostatika beim Prostatakarzinom nur gering wirksam. Auch Cis-Platinum führt zu keiner kompletten, gelegentlich aber doch zu einer partiellen Remission oder zu einem Stillstand im Krankheitsablauf (Schmidt 1980).

Die Prophylaxe des Prostatakarzinoms ist wegen der initial minimalen Läsionen der Prostata, die der digitalen Untersuchung oft entgehen, und wegen fehlender Laboratoriumsmethoden, die ein beginnendes Karzinom anzeigen könnten, ein schwieriges Unterfangen. Die einmal jährlich durchgeführte rektale, digitale Untersuchung ist nach wie vor die beste Vorsorgeuntersuchung. Sie sollte mit Beginn des 5. Lebensjahrzehnts Bestandteil des größeren Vorsorgepaketes werden (Guinan 1980).

Das Bronchuskarzinom

Das Bronchuskarzinom ist in der Gesamtbevölkerung der industrialisierten Welt nach dem kolorektalen Karzinom der häufigste maligne Tumor. In der männlichen Bevölkerung ist das Bronchuskarzinom überhaupt der häufigste Tumor, jedoch führen die soziale Gleichstellung der Frau, ihre Eingliederung in den Arbeitsprozeß und auch ihre Emanzipation bei den Rauchgewohnheiten zu einem sehr raschen Anstieg der Karzinominzidenz auch beim weiblichen Geschlecht (Stolley 1983). Im Jahre 1981 wurden in Wien bei den Männern 625 und bei den Frauen 213 Ersterkrankungen registriert. Das sind bei den Männern 21,1% und bei den Frauen 5,2% aller malignen Ersterkrankungen. Zwei Jahre später, im Jahre 1983, waren die Inzidenz und die Verteilung der Bronchuskarzinom-Ersterkrankungen unverändert (Friedl 1985).

Das Bronchuskarzinom zeigt im höheren Lebensalter keine Zunahme seiner Inzidenz (Noltenius 1977) und gehört außerdem zu den wenigen Karzinomen, die im höheren Alter in einem früheren Stadium entdeckt werden als in jüngeren Lebensabschnitten (Holmer 1981). Diese Tatsache steht keineswegs mit einer im Alter verbesserten oder intensivierten Diagnostik in Zusammenhang, sondern offensichtlich mit einem protrahierten Verlauf dieses Karzinoms bei älteren Menschen.

Für die Entstehung des Bronchuskarzinoms spielen genetischen Faktoren ebenso eine Rolle wie die Rauchgewohnheiten bzw. die Inhalation karzinogener Stoffe. Auch Arbeiter in Uranbergwerken und Arbeiter mit Asbestexposition tragen ein erhöhtes Morbiditätsrisiko. Alle diese Gründe sind dafür verantwortlich, daß die Inzidenz des Bronchuskarzinoms in den industrialisierten Ländern weit höher gefunden wird, als in den weniger entwickelten Ländern.

Bei den Zigarettenrauchern sind histologisch ein Zilienverlust, eine Zunahme der oberflächlichen Zellschichten der Bronchialschleimhaut und als Karzinomvorstufe das Auftreten von Zellatypien nachgewiesen (Auerbach 1962). Die Karzinome auf inhalativer Basis gehören histologisch meistens zu den Plattenepithel- und kleinzellig anaplastischen Karzinomen, während Karzinome, die auf der Basis von Lungenfibrosen oder -narben entstehen, häufig in die Gruppe der Adenokarzinome einzuordnen sind.

Die klinischen Erscheinungen des Bronchuskarzinoms sind im höheren Lebensalter die gleichen wie in jüngeren Lebensjahren, wenn es auch immer wieder Patienten gibt, deren Erkrankung zum Zeitpunkt ihrer Entdeckung klinisch stumm geblieben sind. Hüsteln und Husten sind die häufigsten Symptome, doch sind sie bei den in der Regel betroffenen Rauchern nur dann auffallend, wenn sich der Charakter des Hustens ändert. Hellrote Blutstreifen am Sputum sind Hinweis auf eine oberflächliche Läsion des Primärtumors. Die Arrosion von Blutgefäßen verstärkt die Blutung bis zur vitalen Bedrohung.

Die Dyspnoe, die besonders bei bronchialer Obstruktion bzw. Atelektase auftritt, ist im höheren Alter selten ein charakteristischer klinischer Hinweis, weil es in diesem Lebensabschnitt genügend andere Ursachen einer Dyspnoe gibt. Das Auftreten einer pleuralen Exsudation verstärkt die Dyspnoe zusätzlich. Heiserkeit ist ein Hinweis für die Irritation des N. recurrens durch einen hilären Tumor, das Horner-Syndrom für eine Beteiligung des sympathischen Geflechtes im unteren Zervikalbereich. Weniger charakteristische Erscheinungen sind der Gewichtsverlust, die Anämisierung, eine Hyperkalzämie und Schmerzen im Thoraxbereich. Uhrglasnägel und Trommelschlegelfinger als Ausdruck einer hypertrophen Osteoarthropathie finden sich häufig beim Bronchuskarzinom und sind gelegentlich sogar das erste klinische Zeichen dieses Tumors. Selten werden auch ein Cushing-Syndrom, eine Gynäkomastie oder eine vermehrte Produktion des antidiuretischen Hormons als paraneoplastisches Syndrom in Verbindung mit einem kleinzellig anaplastischen Karzinoms gesehen. Dieser Zusammenhang scheint sich durch die Entwicklung dieses Tumors aus Zellen der Neuralleiste zu ergeben (Greco 1979).

Die Diagnose des Bronchuskarzinoms erfolgt histologisch und/oder zytologisch aus dem Sputum, aus dem nach Lavage oder mit Bürste fiberendoskopisch gewonnenen Aspirations- (Zavala 1975) oder Biopsiematerial oder durch die perkutane Lungenbiopsie. Während die Lungenbiopsie die höchste Trefferquote bei der Beurteilung der Diginität besitzt, ist die histologische Zuordnung am besten mittels Sputumzytologie zu erzielen (Payne 1979).

Histologisch werden Plattenepithelkarzinome in über 50%, kleinzellige und Adenokarzinome in je 20% und großzellige Karzinome in etwa 10% differenziert (Becker 1976, Spiro 1982).

Das kleinzellig anaplastische Karzinom präsentiert sich häufig als hilärer oder perihilärer Tumor, der zu rascher Metastasierung neigt, während das Adenokarzinom viel eher als peripherer Tumor imponiert und mit dem Plattenepithelkarzinom seltener metastasiert. Die regionären Lymphknoten befinden sich intrathorakal hilär und mediastinal, während die extrathorakale Ausbreitung über die supraklavikulären Lymphknoten erfolgt. Fernmetastasen sind bei dem explosiv wachsenden kleinzelligen Karzinom nahezu stets zu erwarten und sind auch beim großzelligen und beim Adenokarzinom in einem hohen Prozentsatz im Skelett (vorwiegend osteolytisch), im Gehirn und in der Leber vorhanden (Fischer 1980). Da diese Metastasen erst ab einer bestimmten Größe nachweisbar werden, ist es auch möglich, daß Patienten, die innerhalb eines Monats nach „kurativer Resektion" versterben, bereits bis zu 40% Fernmetastasen aufweisen (Spiro 1982).

Die Reihenfolge des diagnostischen Vorgehens zur Tumor- und Metastasenlokalisation beginnt mit der Röntgenuntersuchung des Thorax, die allerdings nur größere periphere Läsionen erkennen läßt. Die konventionelle Tomographie ist mit der Mediastinoskopie (Hutchinson 1976) unverändert die am besten geeignete Methode zur Erkennung mediastinaler Tumorabsiedelungen, während die Computertomographie die empfindlichste Methode zur Darstellung kleiner peripherer Lungenknoten ist (Mintzer 1979, Underwood 1979). Skelettmetastasen sind am besten mittels Szintigraphie darstellbar, für Hirnmetastasen ist die Computertomographie gut geeignet und für den Nachweis von Lebermetastasen ist zwar die Computertomographie am empfindlichsten, die Sonographie aber ebenfalls mit Erfolg anwendbar (Finlay 1982).

Die *Stadieneinteilung* des Bronchuskarzinoms berücksichtigt so wie bei allen anderen Karzinomen die Größe und die Ausdehnung des Primärtumors, die Beteiligung regionärer Lymphknoten und schließlich das Auftreten von Fernmetastasen:

Stadium A — Das Stadium A reicht von einem noch nicht nachweisbaren Primärtumor bis zu einem Tumor unter 3 cm Durchmesser, für den auch schon regionäre Lymphknoten auf der homolateralen Seite vorhanden sein können.
In dieses Stadium gehört auch der Tumor, der zwar schon größer als 3 cm ist, für den aber noch keine Metastasen nachweisbar sind.

Stadium B — Der Primärtumor ist über 3 cm Durchmesser und es bestehen homolaterale, regionäre Lymphknoten.

Stadium C – Im Stadium C ist jede Kombination von beliebiger Tumorgröße, regionärer Lymphknotenbeteiligung und Fernmetastasierung möglich.

In der Behandlung des Bronchuskarzinoms stellt die Tumorchirurgie noch immer das wirkungsvollste Verfahren dar. Eine Ausnahme von dieser Regel bildet lediglich das hochmaligne, kleinzellig anaplastische Karzinom, für dessen limitierte Ausbreitung die Strahlenbehandlung und für dessen extensives Stadium die Chemotherapie den besten Erfolg verspricht.

Weniger als 30% aller nicht-kleinzelligen Karzinome sind zum Zeitpunkt ihrer Diagnose noch für eine Resektion geeignet (Becker 1976). Operable Bronchuskarzinome lassen keine Fernmetastase und idealerweise auch keine mediastinalen Sekundärabsiedelungen nachweisen. Mediastinale Metastasen treten besonders häufig bei zentralen Primärtumoren auf, aber auch bei peripheren Tumoren, wenn sie histologisch undifferenziert sind (Hutchinson 1976). Als Kontraindikation zur Operation gelten aber nicht nur das fortgeschrittene Tumorstadium, sondern auch ein reduzierter Allgemeinzustand oder eine schlechte Lungenfunktion. Patienten, die sich bereits jenseits des 70. Lebensjahres befinden, überschreiten bei einer Pneumektomie mit einer perioperativen Mortalität von 10–12% bereits die 10-Jahres-Heilungsrate der Operation (Spiro 1982). Die Lobektomie wird allerdings deutlich besser toleriert. Bei sorgfältiger Auswahl der älteren Patienten lassen sich aber auch im älteren Patientengut annehmbare Überlebensraten erzielen (Thompson Evans 1973). Prognostische Bedeutung besitzen der Allgemeinzustand des Patienten, die Krankheitsausdehnung, die Tumorhistologie, ein Gewichtsverlust und ein negativer Tuberkulintest (Snell 1979, Stanley 1980). Die 5-Jahres-Überlebensrate der pneumektomierten Patienten beträgt 25–30%, die 10-Jahres-Überlebensrate unter 20%. Diese Überlebensraten liegen für die über 60jährigen Patienten um 5–10% tiefer (Freise 1978).

Als adjuvante Behandlung zum chirurgischen Vorgehen hat sich die Strahlentherapie weder prä- noch postoperativ bewährt (Warram 1975). Ebensowenig haben die Chemotherapie oder die Immuntherapie die Überlebensraten der operierten Patienten verbessern können.

Die Ergebnisse der primären Strahlentherapie des nicht-kleinzelligen Bronchuskarzinoms sind schlechter als jene der Tumorchirurgie, allerdings kommt der palliativen Bestrahlung bei Hämoptysen, bei Verschluß der Vena cava superior oder bei Hirn- und Knochenmetastasen große Bedeutung zu.

Die primäre Chemotherapie des inoperablen Karzinoms bringt mit neueren Zytostatika (Cis-Platinum, Vindesin, Epipodophyllotoxin) zwar gute Ansprechraten (Gropp 1984), aber noch keine entscheidende Verlängerung der Lebenserwartung (Fischer 1980).

Die Behandlung des kleinzelligen Bronchuskarzinoms wird durch seine Neigung zum raschen Wachstum, das den zumeist zentralen Primärtumor sehr bald mit seinen hilären Lymphknoten verschmelzen läßt, bestimmt. Die ebenso rasche Fernmetastasierung macht nach Kenntnis der Histologie eine TNM-Klassifikation weitgehend überflüssig. Eine grobe Stadieneinteilung in limitierte oder in extensive Ausdehnung verbessert allerdings die Erstellung einer Prognose (Vogelsang 1985). Die Behandlung der Wahl ist die Kombination einer Polychemotherapie mit einer Megavoltbehandlung, welche nicht nur der alleinigen Strahlenbehandlung, sondern auch der Therapie mit einzelnen Zytostatika überlegen ist (Tabelle 66) und komplette Remissionen in bis zu 30% erbringt (Spiro 1982). Um der Resistenzentwicklung des Tumor gegen ein bestimmtes Behandlungsregime zu begegnen, werden mit zusätzlichem Erfolg zwei verschiedene Zytostatikakombinationen alternierend verabreicht (Aroney 1982).

Tabelle 66. *Komplette Remissionen, mittlere Überlebenszeit und 1-Jahres-Überlebensrate für verschiedene Behandlungsschemata des kleinzelligen Bronchuskarzinoms*

	Komplette Remission (%)	Mittlere Überlebenszeit (Monate)	1-Jahres-Überlebensrate (%)
Placebo	0	2,5	5
Megavolttherapie	–	6,0	20
Cyclophosphamid	1	5,0	18
Polychemotherapie	23	9,0	40
Alternierende Polychemotherapie	31	10,0	–
Polychemo- und Strahlentherapie	31	11,0	47

Nach Spiro 1982 und Aroney 1982.

Der Wert der alleinigen Strahlentherapie ist bei dem in der Regel bereits disseminierten Karzinom nicht eindeutig erwiesen, vermag aber in limitierten Krankheitsstadien die Überlebenszeit zu verlängern (Prosnitz 1983). Der Strahlenbehandlung kommt aber in der Prophylaxe der Hirnmetastasen Bedeutung zu, weil ein Großteil der Zytostatik die Blut-Hirn-Schranke nicht überschreitet und damit in diesem Organ unwirksam bleibt. Die Megavolttherapie senkt die Inzidenz der Hirnmetastasen auf etwa 25% der nicht bestrahlten Patienten.

Die Früherfassung des Bronchuskarzinoms ist nicht weniger schwierig als die Behandlung des einmal diagnostizierten Tumors. Jährliche Röntgenreihenuntersuchungen ab dem 40. Lebensjahr haben sich als nicht besonders ergiebig herausgestellt (Boucot 1973) und lassen in der DDR 1 Karzinom auf etwa 10 000 Untersuchungen entdecken. Mehr Erfolg ist von der Erfassung der Risikogruppen und deren regelmäßige ärztliche (Anamnese), radiologische und zytologische (Sputum) Kontrolle zu erwarten.

Als gefährdet sind in erster Linie die Zigarettenraucher und alle jene Personen, die mit Asbest oder Uran hantieren müssen oder die einer erhöhten Abgas- und Staubinhalation ausgesetzt sind, anzusehen. Ein erhöhtes Risiko tragen auch alle Personen mit schwerer und/oder chronischer Bronchitis, mit einer durchgemachten Lungentuberkulose (Narbenkarzinom) und auch Patienten mit einer Disposition zu einem Ulcus ventriculi oder duodeni (Salzer 1983).

Literatur

Ahmann, F. R.: Dilemmas in managing prostate carcinoma, Part I: Localized disease. Geriatrics 40/7: 34–42 (1985).

Aroney, R. S., Bell, D. R., Chan, W. K., Dalley, D. H., Levi, J. A.: Alternating non-cross-resistant combination chemotherapy for small cell anaplastic carcinoma of the lung. Cancer 49: 2449–2454 (1982).

Auerbach, O., Stout, A. P., Hammond, E. C., Garfinkel, L.: Changes in bronchial epithelia in relation to sex, age, residence, smoking and pneumonia. New Engl. J. Med. 267: 111–119 (1962).

Bagshaw, M. A., Ray, G. R., Pistenma, D. A., Castellino, R. A., Meares, E. M.: External beam radiation therapy of primary carcinoma of the prostate. Cancer 36: 723–728 (1975).

Bailar, J. C., Byar, D. P., V.A. Cooperative Urological Research Group: Estrogen treatment for cancer of the prostate. Cancer 26: 257–261 (1970).

Beart, R. W., Curlee, F.: Intestinal stomas: managing the "unmentionable". Geriatrics 33/11: 45–50 (1978).

Becker, H., Borst, H. G., Brieler, H. S., Dahm, P., Dalichau, H., Donhöfer, A., Hegemann, G., Junginger, T., Kessler, E., Kümmerle, F., Mühe, E., Pichlmaier, H., Reidemeister, J. C., Reusch, G., Satter, P., Savic, B., Sommerwerck, D., Schotte, J. F., Schwaiger, R., Stöhr, U., Strothmann, A., Täger, B., Timm, D., Ungeheuer, E., Viereck, R., Wache, H., Wassner, U. J., Zierott, G.: Ergebnisse der operativen Behandlung des Bronchialkarzinoms. Dtsch. Med. Wschr. 101: 1553–1557 (1976).

Beger, H. G., Gögler, H., Kraas, E., Schulz, E., Bittner, R.: Ergebnisse der chirurgischen Therapie des Dickdarmkarzinoms beim über 70jährigen Patienten. In: Der alte Mensch in der Chirurgie (Rehn, J., Hrsg.), S. 174–176. Berlin-Heidelberg-New York: Springer 1979.

Begg, C. B., Carbone, P. P.: Clinical trials and drug toxicity in the elderly. Cancer 52: 1986–1992 (1983).

Bisson, J., Vickers, M., Fagan, W. T.: Bone scan: in clinical perspective. J. Urol. 111: 665–669 (1974).

Bonadonna, G., Brusamolino, E., Valagussa, P., Rossi, A., Brugnatelli, L., Brambilla, C., DeLena, M., Tancini, G., Bajetta, E., Musumeci, R., Veronesi, U.: Combination chemotherapy as an adjuvant treatment in operable breast cancer. New Engl. J. Med. 294: 405–410 (1976).

Borden, E. C., Holland, J. F., Dao, T. L., Gutterman, J. U., Wiener, L., Chang, Y. C., Patel, J.: Leucocyte-derived interferon (alpha) in human breast carcinoma: The American Cancer Society phase II trial. Ann. Int. Med. 97: 1–6 (1982).

Borek, E.: The morass of tumor markers. Trends Biochem. Sci. 10: 182–184 (1985).

Boucot, K. R., Weiss, W.: Is curable lung cancer detected by semiannual screening? J.A.M.A. 224: 1361–1365 (1973).

Brezina, K.: Wert und Strahlenrisiko der Mammographie. Öst. Ärzteztg. 32: 685–688 (1977).

Byar, D. P., V.A. Cooperative Urological Research Group: Survival of patients with incidentally found microscopic cancer of the prostate: results of a clinical trial of conservative treatment. J. Urol. 108: 908–913 (1972).

Cady, B., Persson, A. V., Monson, D. O., Maunz, D. L.: Changing patterns of colorectal carcinoma. Cancer 33: 422–426 (1974).

Canellos, G. P., Hellman, S.: The management of early breast cancer. New Engl. J. Med. 306: 1430–1432 (1982).

Catalona, W. J., Scott, W. W.: Carcinoma of the prostate: a review. J. Urol. 119: 1–8 (1978).

Clark, G. M., McGuire, W. L., Hubay, C. A., Pearson, O. H., Marshall, J. S.: Progesterone receptors as a prognostic factor in stage II breast cancer. New Engl. J. Med. 309: 1343–1347 (1983).

Cohen, H. J., Silberman, H. R., Forman, W., Bartolucci, A., Liu, C.: Effects of age on responses to treatment and survival of patients with multiple myeloma. J. Am. Geriatrics Soc. 31: 272–281 (1983).

Council on Scientific Affairs: Early detection of breast cancer. J.A.M.A. 252: 3008–3011 (1984).

Diggs, C. H.: Carcinoma of the colon: epidemiology, etiology, diagnosis, and treatment. Am. J. Med. Sci. 277: 4–16 (1979).

Ershler, W. B., Socinski, M. A., Greene, C. J.: Bronchogenic cancer, metastases, and aging. J. Am. Geriatrics Soc. 31: 673–676 (1983).

Falterman, K. W., Hill, C. B., Markey, J. C., Fox, J. W., Cohn, I.: Cancer of the colon, rectum, and anus: a review of 2313 cases. Cancer 34: 951–959 (1974).

Farrands, P. A., Perkins, A. C., Pimm, M. V., Hardy, J. D., Embleton, M. J., Baldwin, R. W., Hardcastle, J. D.: Radioimmunodetection of human colorectal cancers by an antitumor monoclonal antibody. Lancet ii: 397–400 (1982).

Finlay, I. G., Meek, D. R., Gray, H. W., Duncan, J. G., McArdle, C. S.: Incidence and detection of occult hepatic metastases in colorectal carcinoma. Brit. Med. J. 284: 803–805 (1982).

Fischer, M., Mitrou, P. S.: Ergebnisse der Chemotherapie der inoperablen nicht kleinzelligen Bronchialkarzinome. Internist 21: 95–107 (1980).

Fox, S. H., Moskowitz, M., Saenger, E. L., Kereiakes, J. G., Milbrath, J., Goodman, M. W.: Benefit/risk analysis of aggressive mammographic screening. Radiology 128: 359–365 (1978).

Freise, G., Gabler, A., Liebig, S.: Bronchial carcinoma and long-term survival. Thorax 33: 228–234 (1978).

Friedl, H. P.: Krebskrankenstatistik 1983. Statist. Nachrichten 40: 148–154 (1985).

Gastrointestinal Tumor Study Group: Adjuvant therapy of colon cancer — results of a prospectively randomized trial. New Engl. J. Med. 310: 737–743 (1984).

Gittes, R. F.: Serum acid phosphatase and screening for carcinoma of the prostate. New Engl. J. Med. 309: 852–853 (1983).

Golimbu, M., Schinella, R., Morales, P., Kurusu, S.: Differences in pathological characteristics and prognosis of clinical A2 prostate cancer from A1 and B disease. J. Urol. 119: 618–622 (1978).

Gomez, E. R., Rosenthal, D.: Management of a subcutaneous colostomy perforation. Dis. Col. Rect. 27: 651–653 (1984).

Goodson, W. H.: The next big question in the treatment of carcinoma of the breast. Surg. Gyn. Obstet. 156: 795–796 (1983).

Greco, F. A., Oldham, R. K.: Small-cell lung cancer. New Engl. J. Med. 301: 355–358 (1979).

Greenwald, P., Nasca, P. C., Lawrence, C. E., Horton, J., McGarrah, R. P., Gabriele, T., Carlton, K.: Estimated effect of breast self-examination and routine physician examinations on breast cancer mortality. New Engl. J. Med. 299: 271–273 (1978).

Gropp, C.: Was ist gesichert in der Therapie der nichtkleinzelligen Bronchialkarzinome? Internist 25: 747–751 (1984).

Guinan, P., Bush, I., Ray, V., Vieth, R., Rao, R., Bhatti, R.: The accuracy of the rectal examination in the diagnosis of prostate carcinoma. New Engl. J. Med. 303: 499–503 (1980).

Hall, S. W.: Cancer: special considerations in older patients. Geriatrics 39/7: 74–78 (1984).

Heil, W., Rick, W., Golitz, B.: Die immunologisch-enzymatische Bestimmung der sauren Phosphatase im Humanserum. Internist 26: 523–527 (1985).

Hermanek, P., Frühmorgen, P., Guggenmoos-Holzmann, I., Altendorf, A., Matek, W.: The malignant potential of colorectal polyps – a new statistical approach. Endoscopy 15: 16–20 (1983).

Holmer, F. F., Hearne, E.: Cancer stage – to – age relationship: implications for cancer screening in the elderly. J. Am. Geriatrics Soc. 29: 55–57 (1981).

Hubay, C. A., Pearson, O. H., Marshall, J. S., Rhodes, R. S., DeBanne, S. M., Rosenblatt, J., Mansour, E. G., Hermann, R. E., Jones, J. C., Flynn, W. J., Eckert, C., McGuire, W. L.: Adjuvant chemotherapy, antiestrogen therapy and immunotherapy for stage II breast cancer: 45-month follow-up of a prospective, randomized clinical trial. Cancer 46: 2805–2808 (1980).

Hutchinson, C. M., Mills, N. L.: The selection of patients with bronchogenic carcinoma for mediastinoscopy. J. Thorac. Cardiovasc. Surg. 71: 768–773 (1976).

Joss, R., Goldhirsch, A., Tschopp, L., Brunner, K.: Gastrointestinale Tumoren. Dtsch. Med. Wschr. 106: 1664–1669 (1981).

Kirkwood, J. M., Ernstoff, M. S., Davis, C. A., Reiss, M., Ferraresi, R., Rudnick, S. A.: Comparison of intramuscular and intravenous recombinant alpha-2 interferon in melanoma and other cancers. Ann. Int. Med. 103: 32–36 (1985).

Klapdor, R., Klapdor, U., Bahlo, M., Dallek, M., Kremer, B., van Ackeren, H., Schreiber, H. W., Greten, H.: Ca 12-5 bei Karzinomen des Verdauungstraktes. Dtsch. Med. Wschr. 109: 1949–1954 (1984).

Kleeberg, U. R.: Allgemeine onkologische Therapie beim Mammakarzinom. Klinik Frauenheilk. 7: 725–752 (1979).

Klein, L. A.: Prostatic carcinoma. New Engl. J. Med. 300: 824–833 (1979).

Lamas, A. M., Horwitz, R. I., Peck, D.: Usefulness of mammography in the diagnosis and management of breast disease in postmenopausal women. J. A. M. A. 252: 2999–3002 (1984).

Lennert, K. A., Gräf, K.: Das Rektosigmoid-Karzinom. Dtsch. Med. Wschr. 107: 1045–1049 (1982).

Lenzhofer, R.: Zur selektiven Toxizität von Zytostatika: Untersuchungen zur Doxorubicinkardiotoxizität, ihre Pathogenese und Kontraindikationsstellung. Wien. Klin. Wschr. 95, Suppl. 144 (1983).

Leuprolide Study Group: Leuprolide versus diethylstilbestrol for metastatic prostate cancer. New Engl. J. Med. 311: 1281–1286 (1984).

Lilienfeld, A. M.: The epidemiology of breast cancer. Cancer Res. 23: 1503–1513 (1963).

Margreiter, R.: Die Bedeutung der Hormonrezeptor-Analyse für die Therapie des Mammakarzinoms. Berichte Öst. Ges. Klin. Chemie 3: 80–85 (1980).

Miller, A. B., Bulbrook, R. D.: Screening, detection, and diagnosis of breast cancer. Lancet i: 1109–1111 (1982).

Mintzer, R. A., Malave, S. R., Neiman, H. L., Michaelis, L. L., Vanecko, R. M., Sanders, J. H.: Computed vs. conventional tomography in evaluation of primary and secondary pulmonary neoplasms. Radiology 132: 653–659 (1979).

Moldofsky, P. J., Sears, H. F., Mulhern, C. B., Hammond, N. D., Powe, J., Gatenby, R. A., Steplewsky, Z., Koprowsky, H.: Detection of metastatic tumor in normal-sized retroperitoneal lymph nodes by monoclonal-antibody imaging. New Engl. J. Med. 311: 106–107 (1984).

Mulshine, J. L., Cuttitta, F., Bibro, M., Fedorko, J., Fargion, S., Little, C., Carney, D. N., Gazdar, A. F., Minna, J. D.: Monoclonal antibodies that distinguish non-small cell from small cell lung cancer. J. Immunol. 131: 497–502 (1983).

Mushlin, A. I.: Diagnostic tests in breast cancer. Ann. Int. Med. 103: 79–85 (1985).

National Surgical Adjuvant Breast and Bowel Project Investigators: Treatment of primary breast cancer with chemotherapy and tamoxifen. New Engl. J. Med. 305: 1–6 (1981).

Nichols, R. T., Barry, J. M., Hodges, C. V.: The morbidity of radical prostatectomy for multifocal stage I prostatic adenocarcinoma. J. Urol. 117: 83–87 (1977).

Noltenius, H., Giersch, H., Haake, A., Raydt, H. J., Buchholz, M.: Maligne Tumoren im Alter. Med. Klinik 72: 391–398 (1977).

Nolvadex Adjuvant Trial Organisation: Controlled trial of tamoxifen as adjuvant agent in management of early breast cancer. Lancet i: 257–261 (1983).

Papatestas, A. E., Mulvihill, M., Josi, C., Ioannivich, J., Lesnick, G., Aufses, A. H.: Parity and prognosis in breast cancer. Cancer 45: 191–194 (1980).

Paulson, D. F., Lin, G. H., Hinshaw, W., Stephani, S, Uro-Oncology Research Group: Radical surgery versus radiotherapy for adenocarcinoma of the prostate. J. Urol. 128: 502–504 (1982).

Payne, C. R., Stovin, P. G. I., Barker, V., McVittie, S., Stark, J. E.: Diagnostic accuracy of cytology and biopsy in primary bronchial carcinoma. Thorax 34: 294–299 (1979).

Pilepich, M. V., Perez, C. A., Bauer, W.: Prognostic parameters in radiotherapeutic management of localized carcinoma of the prostate. J. Urol. 124: 485–487 (1980).

Pohl, A. L., Graninger, W., Francesconi, M., Lenzhofer, R. S., Ganzinger, U. C., Moser, K. V.: Present value of tumor markers in the clinic. Cancer Detect. Prevent. 6: 7–20 (1983).

Prager, E.: The continent colostomy. Dis. Col. Rect. 27: 235–237 (1984).

Prosnitz, L. R.: Radiotherapy. New Engl. J. Med. 309: 771–777 (1983).

Redding, W. H., Thomas, J. M., Powles, T. J., Ford, H. T., Gazet, J. C.: Age and prognosis in breast cancer. Brit. Med. J. 1: 1465 (1979).

Resnick, M. I., Willard, J. W., Boyce, W. H.: Transrectal ultrasonography in the evaluation of patients with prostatic carcinoma. J. Urol. 124: 482–484 (1980).

Safi, F., Büchler, M., Schenkluhn, B., Beger, H. G.: Diagnostische Bedeutung des Tumormarkers CA 19-9 beim Pankreaskarzinom. Dtsch. Med. Wschr. 109: 1869–1873 (1984).

Salzer, G., Langer, C., Denck, H.: Der Lungenkrebs. Öst. Ärzteztg. 38: 331–334 (1983).

Schmidt, J. D.: Chemotherapy of hormone-resistant stage D prostatic cancer. J. Urol. 123: 797–805 (1980).

Schroeder, F. H., Belt, E.: Carcinoma of the prostate: a study of 213 patients with stage C tumors treated by total perineal prostatectomy. J. Urol. 114: 257–260 (1975).

Sherlock, P., Lipkin, M., Winawer, S. J.: The prevention of colon cancer. Am. J. Med. 68: 917–931 (1980).

Snell, N. J. C.: Tuberculin reactivity as a predictor of survial time in inoperable bronchial carcinoma. Thorax 34: 508–511 (1979).

Spiro, S. G.: The management of lung cancer. Lung 160: 141–155 (1982).

Stanley, K. E.: Prognostic factors for survival in patients witn inoperable lung cancer. J. Nat. Cancer Inst. 65: 25–32 (1980).

Stolley, P. D.: Lung cancer in women – five years later, situation worse. New Engl. J. Med. 309: 428–429 (1983).

Suen, K. C., Lau, L. L., Yermakow, V.: Cancer and old age. Cancer 33: 1164–1168 (1974).

Thompson Evans, E, W.: Resection for bronchial carcinoma in the elderly. Thorax 28: 86–88 (1973).

UICC – Union International Contre le Cancer: TNM Klassifizierung der malignen Tumoren. Berlin-Heidelberg-New York: Springer 1976.

Underwood, G. H., Hooper, R. G., Axelbaum, S. P., Goodwin, D. W.: Computed tomographic scanning of the thorax in the staging of bronchogenic carcinoma. New Engl. J. Med. 300: 777–778 (1979).

Vanneman, W. M.: Toward the control of colon cancer. Geriatrics 35/9: 51–63 (1980).

Veronesi, U., Saccozzi, R., DelVecchio, M., Banfi, A., Clemente, C., DeLena, M., Gallus, G., Greco, M., Luini, A., Marubini, E., Muscolino, G., Rilke, F., Salvadori, B., Zecchini, A., Zucali, R.: Comparing radical mastectomy with quadrantectomy, axillary dissection, and radiotherapy in patients with small cancers of the breast. New Engl. J. Med. 305: 6–11 (1981).

Vogelsang, G. B., Abeloff, M. D., Ettinger, D. S., Booker, S. V.: Long-term survivors of small cell carcinoma of the lung. Am. J. Med. 79: 49–56 (1985).

Warram, J.: Preoperative irradiation of cancer of the lung: final report of a therapeutic trial. Cancer 36: 914–920 (1975).

Weber, W., Voegtli, B., Buser, M., Gencik, A., Kayasseh, L., Stalder, G. A., Torhorst, J., Müller, H.: Vergleich der Tumorinzidenz bei 251 Verwandten ersten Grades von 50 Patienten mit kolorektalen Karzinomen mit derjenigen der Basler Bevölkerung. Schweiz. Med. Wschr. 115: 1005–1006 (1985).

Wenderlein, J. M.: Brust-Vorsorge-Untersuchungen ab dem 30. Lebensjahr. Grund zur Skepsis oder Optimismus? Münch. Med. Wschr. 125: 697–699 (1983).

Zavala, D. C.: Diagnostic fiberoptic bronchoscopy: techniques and results of biopsy in 600 patients. Chest 68: 12–19 (1975).

13. Die Operation des älteren Menschen aus internistischer Sicht

Fortschritte in der Narkose- und in der Operationstechnik machen immer aggressivere Operationen an immer älteren Patienten möglich und erfordern ein ständig neues Überdenken der Operationsrisken nicht nur aus chirurgisch-methodischer, sondern auch aus internistischer Sicht. Die Fragen, die vor einer Operation an den Internisten gerichtet werden, betreffen im wesentlichen die zu erwartenden Risken, aber auch die zu wählenden prophylaktischen Maßnahmen (Goldman 1983):

1. Welches nicht-operative Risiko ist zu erwarten?
2. Welche Komplikationen sind bei dem jeweiligen Patienten zu erwarten?
3. Welche Vorsorge kann getroffen werden, um das individuelle Risiko zu begrenzen?

Die peri- und postoperativen Komplikationen, die bei älteren Menschen besonders häufig auftreten, betreffen in erster Linie das Herz-Kreislauf- und das Gerinnungssystem. Besonders alte, über 80Jährige erleiden perioperativ häufig Infarkte im Intestinalbereich, während postoperativ vorwiegend Herzinfarkte und auch gramnegative Infekte auftreten (Djokovic 1979). Zu den kardialen Komplikationen zählen vorwiegend die supraventrikulären Tachykardien, das Linksherzversagen und der Herzinfarkt (Goldman 1983).

Die peri- und postoperativen Komplikationen ergeben sich aus der Summe präoperativer kardiovaskulärer Störungen, des Patientenalters sowie eventueller Funktionsstörungen von Lunge, Leber und Niere, oder des Kohlenhydratstoffwechsels (Mohr 1983). Sie stehen aber auch mit der geplanten Operation in Zusammenhang, wobei intrathorakale und intraperitoneale Operationen sowie Eingriffe an der Aorta ebenso ein erhöhtes Risiko tragen (Greenburg 1981, Goldman 1977) wie Notfalloperationen oder eine lange Operationsdauer (Mauney 1970, Djokovic 1979). Bemerkenswert ist, daß unter Halothan- oder Thiopentalnarkosen stärkere myokardiale Depressionen mit Hypotonien auftreten, die zu ebenso schweren Komplikationen führen. Tachykardien und Hypertonien werden besonders häufig nach Trachealintubation und nach Laryngoskopien beobachtet (Djokovic 1979, Goldman 1978).

Nicht immer und nicht überall können die verschiedenen Organ- und Kreislauffunktionen als Parameter des Operationsrisikos im Detail erfaßt werden. In solchen Fällen gibt die von der Amerikanischen Gesellschaft für Anästhesiologie (ASA) erarbeitete Klassifikation, welcher der klinische Status des Patienten zugrunde gelegt ist, zwar nur grobe, aber doch nützliche Hinweise über das individuelle Operationsrisiko (Tabelle 67) (Owens 1978, Marx 1973).

Tabelle 67. *Klassifikation des Operationsrisikos, erarbeitet von der ASA unter Berücksichtigung des klinischen Status des Patienten*

Klasse I	Gesunder Patient
Klasse II	Patient mit leichter systemischer Erkrankung
Klasse III	Patient mit schwerer, jedoch nicht behindernder systemischer Erkrankung
Klasse IV	Behindernde und vital bedrohende Erkrankung
Klasse V	Moribunder Patient mit weniger als 24 Stunden Lebenserwartung

Die Zuordnung der Operationsmortalität zu den verschiedenen Klassen der ASA-Klassifikation und zum Patientenalter ergibt einen Anstieg der Mortalität sowohl mit dem Alter wie auch mit der Risikoklasse (Marx 1973) (Tabelle 68).

Tabelle 68. *Operationsmortalität (in Prozent) in Relation zum Alter und zum klinischen Status des Patienten*

Alter	Klinischer Status (ASA-Klassifikation)				
	I	II	III	IV	V
1–30	6	8	22	28	36
31–50	2	11	25	37	25
51–70	1	8	29	39	23
Über 70	0	5	25	45	25

Nach Marx 1973.

Abgesehen von dieser eher globalen aber doch brauchbaren Beurteilung des Operationsrisikos, lassen sich die einzelnen organspezifischen Risken an Hand der Anamnese, des klinischen Status und einiger Laboratoriumsparameter doch noch genauer abschätzen.

Das kardiale Risiko

Die intraoperativen Kreislaufverhältnisse und die intraoperative Sauerstoffversorgung bestimmen weitgehend das kardiale Risiko des operierten Patienten. Diese Parameter können nur zum Teil durch die Narkosetechnik beeinflußt werden und sind ansonst von der präoperativen Organfunktion und den präoperativen Kreislaufverhältnissen abhängig. Größten Einfluß auf das kardiale Risiko hat dabei das Herz selbst (Tabelle 69). Unter den kardialen Faktoren, die auf das Operationsrisiko Einfluß nehmen, stehen die kardiale Insuffizienz, aber auch der Herzinfarkt, wenn er nicht länger als 6 Monate zurückliegt, bei weitem an der Spitze. Während der Herzinfarkt, der weniger als 6 Monate zurückliegt, durch einen operativen Eingriff mit einer Reinfarktrate von etwa über 10% belastet ist, steigt die Inzidenz des Reinfarktes bei den kürzer als 3 Monate zurückliegenden Infarkten auf mehr als 30% an (Steen 1978).

Tabelle 69. *Risikofaktoren für kardiale Komplikationen*

1. Hinweise für eine kardiale Insuffizienz	
(3. Herzton, Halsvenenstauung, Lungenstauung)	...11
2. Herzinfarkt vor weniger als 6 Monaten	...10
3. Herzrhythmus: kein Sinusrhythmus	... 7
mehr als 5 VES/min	... 7
4. Alter über 70 Jahre	... 5
5. Notfall-Operation	... 4
6. Aortenstenose	... 3
7. Operation: Intrathorakal	... 3
Intraperitoneal	... 3
Aortenoperation	... 3
8. Allgemeinzustand (Organfunktionen)	
PO_2 unter 60 mm Hg	... 3
PCO_2 über 50 mm Hg	... 3
K^+ unter 3 mäqu/l	... 3
BUN über 50 mg%	... 3
Kreatinin über 3 mg%	... 3
Allgemeinschwäche	... 3

Risikograde nach dem Goldman-Punktesystem:
Grad I   0–5 Punkte
Grad II   6–12 Punkte
Grad III   13–25 Punkte
Grad IV   26 und mehr Punkte

Ab Grad III besteht höheres Risiko für schwere kardiale Komplikationen.
Ab Grad IV besteht ein hohes Mortalitätsrisiko.

Punktesystem nach Goldman 1977.

Die kardiale Dekompensation tritt als Operationskomplikation in der Regel 30 bis 60 min postoperativ auf und ist meistens Folge eines perioperativen Blutdruckanstieges, einer respiratorischen Depression, einer pulmonalen Obstruktion oder einer abrupten Abkoppelung des Patienten vom Respirator (Cooperman 1970).

Patienten, die bis zum Zeitpunkt der Operation Herzglykoside regelmäßig genommen haben, Patienten mit Vorhofflimmern oder Patienten, die klinisch oder röntgenologisch Hinweise für eine kardiale Dekompensation bieten, sollten für die Operation mit einem kürzer wirsamen Herzglykosid vorbehandelt werden. Eine prophylaktische Digitalisierung ohne Hinweis auf eine kardiale Dekompensation hat keine Vorteile und kann nicht empfohlen werden.

Die Indikation für Vasodilatatoren (Nitrate) bei koronarer Herzkrankheit oder bei pulmonaler Stauung ändert sich auch im Rahmen eines operativen Eingriffes nicht; sie sollten daher bei Bedarf auch für die operative Phase vorgesehen werden (Wells 1981).

Reizleitungsstörungen im Sinne eines Rechtsschenkelblockes oder eines bifaszikulären Blockes stellen kein erhöhtes Operationsrisiko dar (Pastore 1978), sondern bedürfen lediglich einer sorgfältigen intraoperativen Überwachung. Sie sind jedenfalls keine Indikation für einen temporären (externen) Schrittmacher. Wenn diese Reizleitungsstörung aber anamnestisch durch eine Synkope kompliziert war oder wenn zusätzlich ein AV-Block besteht, dann sollte unabhängig vom Grad dieses AV-Blockes ein externer Schrittmacher plaziert werden (Pastore 1978, Wells 1981). Die nicht-kardiale Operation an einem Träger eines permanenten Schrittmachers bedeutet in der Regel kein besonderes Risiko. Auch gegen die Anwendung einer Elektrokaustik besteht kein Einwand, wenn entweder die Distanz zum Schrittmachergenerator mindestens 30 cm beträgt oder wenn der Schrittmacher mit Hilfe eines Magneten auf eine Fixfrequenz programmiert wurde.

Patienten mit Vorhofflimmern sollten erst mit Digoxin behandelt und anschließend der Operation zugeführt werden (Selzes 1966). Ein Vorhofflimmern, das intraoperativ auftritt, hat als Ursache meistens eine kardiale Insuffizienz, eine koronare Insuffizienz, eine Hypovolämie, eine Anämie oder eine Störung des Elektrolytstoffwechsels. Diese Ursachen sollten primär behandelt werden, weil damit meistens das Vorhofflimmern in einen Sinusrhythmus revertiert (Goldman 1978a) werden kann.

Bradykarde Rhythmusstörungen, die intraoperativ auftreten, reagieren auf die Verabreichung von Atropin fast immer mit einem Frequenzanstieg. Sympathomimetische Substanzen vom Typ des Orciprenalins können eventuell zusätzlich verabreicht werden.

Ventrikuläre Extrasystolen, die bereits präoperativ bekannt sind, bedürfen spätestens ab Grad III der Lown-Klassifikation (s. S. 77) einer Behandlung mit einem Antiarrhythmikum, in der Regel vom Typ des Lidocains. Diese Behandlung sollte bis zur Operation und als Infusion auch während der Operation durchgeführt werden. Ventrikuläre Extrasystolen, die erstmals während der Operation auftreten, erfordern dieselbe Behandlung.

Eine bestehende Hypertonie sollte zwar präoperativ gut eingestellt sein, doch kommt der intraoperativen (eventuell blutigen) Blutdruckmessung die wichtigste Rolle für die Blutdruckkontrolle zu (Goldman 1979). Über das Absetzen oder das Fortsetzen einer antihypertensiven Behandlung im perioperativen Zeitraum entscheidet der Wirkungsmechanismus des Blutdruckmittels. Antihypertensive Arzneimittel mit lang anhaltender Hemmung der Noradrenalinfreisetzung wie z.B. Reserpin sollten bereits lange (10 Tage) vor der Operation abgesetzt werden (Ziegler 1961) und Betarezeptorenblocker sollten entweder ebenfalls mehrere Tage vor dem Operationstermin abgesetzt werden, um den reaktiven „Rebound"-Blutdruckanstieg zu verhindern, oder sie werden über die perioperative Phase weitergegeben (Kopriva 1978, Wells 1981). Ein intraoperativer Blutdruckanstieg reagiert meistens gut auf Phentolamin, Hydralazin,

Nitrate und auch Nifedipin, wobei den beiden zuletzt genannten Arzneimitteln beim älteren Menschen schon aus koronarprotektiven Gründen der Vorzug zu geben ist. Betablocker erhöhen, wenn sie nicht von vornherein kontraindiziert sind, das Operationsrisiko nicht (Smulyan 1982, Kopriva 1978); sie sind bei hypertensiven Tachykardien mit Verapamil und Nifedipin die Mittel der Wahl.

Ein Blutdruckabfall im Rahmen der Narkose oder Operation ist meistens Ausdruck einer peripheren Gefäßdilatation, einer kardialen Insuffizienz mit „forward failure" oder einer Hypovolämie. Die hypotensive Krise erhöht das Operationsrisiko beträchtlich (Mauney 1970, Goldman 1978b) und erfordert ein rasches volumensubstituierendes (Blutkonserve oder Ringerlösung) oder volumenexpandierendes (Dextrane) Eingreifen. Gegen das Auftreten hypotensiver Krisen kann aber schon prophylaktisch vorgesorgt werden, wenn disponierende hypovolämische Zustände durch rechtzeitiges Absetzen einer diuretischen Behandlung vermieden werden.

Lungenfunktion und Operation

Die Lungenfunktion hat bei operativen Eingriffen an älteren Menschen nicht nur dann Bedeutung, wenn dieser Eingriff intrathorakal durchgeführt wird. Die mit dem Alter zunehmende Rarefizierung des Lungengewebes mit Ausbildung eines Emphysems und die besonders bei Rauchern häufigen obstruktiven, bronchitischen Erkrankungen führen zu gelegentlich sehr massiven Ventilationsstörungen. Eine bereits präoperativ bestehende Gasaustauschsstörung (Tabelle 70) bedeutet aber auch bei nicht-thorakalen Eingriffen ein erhöhtes

Tabelle 70. *Grenzbefunde für lungenverkleinernde Eingriffe*

Vitalkapazität	unter 70% vom Sollwert
Ein-Sekunden-Kapazität	unter 2 Liter/s
Residualvolumen	über 2 Liter
Atemgrenzwert	unter 75 Liter/min
O_2-Spannung	unter 70 mm Hg
CO_2-Spannung	über 43 mm Hg

Risiko für den Patienten, weil die perioperative Zunahme der Schleimsekretion und eine postoperative Atemdepression den Gasaustausch auf ein intolerables Ausmaß senken können. Intrathorakale Eingriffe ohne Resektion von Lungengewebe reduzieren die Vitalkapazität und die Compliance durch Atelektasen und Adhäsionen bis zu 25% und 3 Wochen postoperativ noch immer um etwa 8%, während die Vitalkapazität bei Lobektomien bis zu 50% zurückgeht und nach einigen Wochen noch immer um bis zu 20% vermindert ist (Schaefer 1978). Aus diesen Gründen ist bei intrathorakalen Operationen immer eine Spirometrie notwendig, bei nicht-thorakalen Eingriffen sollte sie immer dann durchgeführt werden, wenn der Verdacht auf eine Gasaustauschsstörung besteht. Im Zweifelsfall muß die Spirometrie noch durch eine Ergometrie, eventuell mit Bestimmung des Herzindex und des Pulmonalarteriendruckes, ergänzt werden.

Diabetes mellitus und Operation

Die Vorbereitung und Behandlung von Diabetikern im Rahmen geplanter operativer Eingriffe richtet sich sowohl nach der Schwere der diabetischen Stoffwechselstörung wie auch nach dem Ausmaß der Operation.

Bei diätetisch und bei oral gut eingestellten Diabetikern, die keine Glukosurie aufweisen, kann die übliche Behandlung bis zum Vortag der Operation beibehalten werden. Bei kleinen und kurz dauernden Eingriffen ist zu empfehlen, daß am Operationstag das orale Antidiabetikum abgesetzt und ein bis zwei Liter einer 5% Glukose infundiert werden. Blutzuckerkontrollen vor und nach der Operation sind unverzichtbar. Am Tage nach der Operation kann in der Regel die übliche Diabetesbehandlung verabreicht werden.

Bei großen Operationen ist es notwendig, auch die bis dahin oral gut eingestellten Diabetiker mit einer 3× täglichen Injektion von 12–16 E Altinsulin zu versorgen, wobei die Umstellung bereits 1–2 Tage vor der Operation erfolgen sollte. Postoperativ ist gerade bei älteren Menschen, für welche die Umstellung auf Insulin eine manchmal schwer bewältigbare Belastung bedeutet, die Rückstellung auf die orale Behandlung unbedingt anzustreben. Nicht selten muß allerdings die perioperative Umstellung auf Insulin auch postoperativ beibehalten werden. In diesen Fällen sollte die Umstellung von Altinuslin auf ein Depot-Insulin erfolgen, von dem etwa 70–80% des Altinsulins notwendig sind.

Die präoperative Umstellung bereits insulinpflichtiger Diabetiker auf Altinsulin ist bei kleineren Eingriffen nicht notwendig. Bei größeren oder länger dauernden Operationen müssen aber auch diese Diabetiker auf eine zumindest dreimalige Verabreichung von Altinsulin eingestellt werden. Dabei ist die bisherige Dosis des Depot-Insulins um etwa 20–30% zu erhöhen und es ist vorteilhaft, etwa 50% der Gesamttagesdosis vor der Operation und die nächsten 50% in zwei Dosen postoperativ zu verabreichen. Gleichzeitig muß Glukose parenteral infundiert werden, wobei die Glukosedosis zwischen 120 und 240 g täglich betragen sollte (Beringer 1968, van de Loo 1979).

Eine der wichtigsten Maßnahmen für die Kontrolle des operierten Diabetikers, unabhängig davon ob er diätetisch oder mit einem oralen Antidiabetikum oder mit Insulin eingestellt ist, bleibt die Blutzuckerkontrolle, die postoperativ mindestens zweimal in 3stündlichen Intervallen erfolgen sollte.

Das thromboembolische Risiko

Während die Morbiditätsinzidenz für thromboembolische Komplikationen eher im Steigen begriffen ist, scheint bei der Mortalitätsrate ein Rückgang einzutreten (Goldhaber 1982). Dieser Trend könnte mit einer sorgfältigeren Überwachung, ganz besonders aber mit einer Thromboseprophylaxe in gutem Einklang stehen.

Das thromboembolische Risiko eines Patienten ist wesentlich von seiner körperlichen Mobilität abhängig. Es steigt bei anamnestischen Hinweisen auf eine Thrombose, es steigt mit dem Alter und auch bei Vorliegen von Varizen, und steht mit dem Körpergewicht in positiver Beziehung. Frauen weisen ein zusätzliches Risiko auf und bestimmte neoplastische Erkrankungen sind ebenfalls mit thromboembolischen Komplikationen belastet. Zu diesen Neoplasien gehören das Bronchuskarzinom, gastrointestinale Karzinome mit dem Pankreaskarzinom, das Mammakarzinom, das Uteruskarzinom und das Prostatakarzinom (Sack 1977, Kasimis 1979). Die Assoziation zwischen den genannten Karzinomen und der thromboembolischen Komplikation ist so stark, daß bei Thrombosen unklarer Genese oder bei Phlebitis migrans besonders im höheren Lebensalter immer auch ein paraneoplastisches Syndrom in Erwägung zu ziehen ist (Gore 1982, Hickey 1982). Als Ursache dieser gerinnungsfördernden Wirkung neoplastischen Gewebes werden die Produktion von Mukus, Glykoproteinen und Kryoglobulinen durch den Tumor genannt (Sack 1977), welche die Gerinnungskaskade auszulösen imstande sind.

Unter den operativen Eingriffen, welche eine hohe Inzidenz thromboembolischer Komplikationen aufweisen, stehen unfallchirurgische und orthopädische Operationen im Vordergrund. Besonders Schenkelhalsfrakturen älterer Menschen sind mit einer hohen Thromboseinzidenz belastet (Fenech 1981, Ruckely 1982), wobei der mechanischen Überdehnung der Vena femoralis eine besondere Bedeutung zukommen könnte (Stamatakis 1977).

Ähnlich wie für das kardiale Risiko wurden auch für das thromboembolische Risiko Faktoren und Formeln gesucht und beschrieben. Von Clayton 1976 wurde für gynäkologische Patientinnen eine Formel angegeben, die auch für andere Risikopatienten anwendbar ist (Lowe 1982, Crandon 1980) und welche die Euglobulinlysezeit in min (a), das Fibrin related Antigen in mg/l (b), das Alter in Jahren (c), das Übergewicht in Prozent (d) und vorhandene Varizen (ja = 1, nein = 0) (e) berücksichtigt:

$$I = -11,3 + 0,009\,a + 0,22\,b + 0,085\,c + 0,043\,d + 2,19\,e.$$

Unter Zugrundelegung dieser Formel steigt das Thromboserisiko erst bei einem Anstieg des Index über 0, ist aber erst über einem Index von 2,5 mit einer tatsächlichen Thrombose belastet.

Eine wesentlich kürzere Formel berücksichtigt lediglich das Alter und das Übergewicht des Patienten und gibt ebenfalls einen guten Hinweis für das Thromboserisiko (Lowe 1982). In dieser Formel wird das Alter in Jahren zu den mit dem Faktor 1,3 multiplizierten Prozenten des Übergewichtes addiert:

$$I = \text{Alter (Jahre)} + 1,3 \times \text{Prozent Übergewicht}.$$

Nach dieser Formel ist ein erhöhtes Thromboserisiko bei einem Anstieg des Index über 175 gegeben.

Werden alle jene Patienten, die nach diesen Indizes für eine Thrombose gefährdet sind, prophylaktisch mit Heparin behandelt, dann sinkt die Thromboseinzidenz in Abhängigkeit vom untersuchten Patientengut von 16,1% auf 3,8% (Crandon 1980) bzw. von 37,5% auf 10% (Lowe 1982). Die angegebenen Formeln erlauben zwar einen groben Hinweis auf die Risikofaktoren und auf das

Risiko, sie bedürfen aber in Abhängigkeit vom Patientengut stets einer individuellen Ergänzung. Es darf nicht außer Acht gelassen werden, daß Patienten mit einem der genannten Karzinome und daß auch Frauen mit einem zusätzlichen Risiko belastet sind. Ebenso steigt bei orthopädischen Operationen besonders am Hüftgelenk das Thromboserisiko deutlich an. Klinisch kommt es in Abhängigkeit von der Lokalisation der Thrombose im Becken, im Oberschenkel oder im Unterschenkel zu einer meist schmerzhaften Schwellung des Oberschenkels, des Unterschenkels oder auch des Vorfußes mit zumeist zarter zyanotischer Verfärbung sowie Spannung der Haut und einer Vergrößerung und Prominenz der oberflächlichen Venen. Diese klinischen Veränderungen können nicht-invasiv mittels Doppler-Sonographie, mittels I^{125}-Fibrinogen-Anreicherung im Thrombosebereich und auch mittels Plethysmographie ergänzt bzw. objektiviert und die Thrombose mittels Phlebographie zur Darstellung gebracht werden. Die Phlebographie sollte allerdings sparsam angewendet werden, weil die Kontrastmittelbelastung bei dem alten und vielleicht hypovolämischen Patienten leicht zum akuten Nierenversagen führt und weil das Kontrastmittel selbst gelegentlich eine Thrombose auslöst oder sie erweitert. Aus diesen Gründen sind sowohl eine Flüssigkeitsubstitution wie auch die Verabreichung von Heparin vor der Phlebographie zu empfehlen.

Unter Beachtung aller Kontraindikationen für eine Antikoagulation sollte im Zweifelsfalle eher für als gegen die Thromboseprophylaxe mit Heparin entschieden werden. Zu dieser Prophylaxe sollten 5000 E Heparin 2 Stunden vor der Operation und anschließend in 8stündlichen Intervallen verabreicht werden. Die Dauer der Heparinprophylaxe muß von der Mobilisierung des Patienten abhängig gemacht werden, kann durch die Verwendung elastischer Stützstrümpfe ergänzt und bei Bedarf (langdauernde Antikoagulation und hypotensiver Patient) von einer Kombination von Dihydroergotamin und Heparin, welche in 12stündlichen Intervallen zu verabreichen ist (Kakkar 1979), abgelöst werden. In jedem Fall ist die möglichst frühe Mobilisierung des Patienten eines der wirksamsten Mittel gegen eine postoperative Thrombose.

Die Kenntnis möglicher Risikofaktoren für geplante operative Eingriffe an alten Menschen und ihre prophylaktische Behandlung reduzieren das Operationsrisiko beträchtlich (Katlic 1985). Auch wenn dieses Risiko des älteren Menschen unter einer sorgfältigen Prophylaxe immer noch über dem Risiko jüngerer patienten liegt, ermöglicht diese Prophylaxe doch eine wesentlich verbesserte chirurgische Versorgung des betagten Menschen.

Literatur

Beringer, A., Mösslacher, H., Tragl, K. H.: Grundlagen zur Diabetesteinstellung zu dringlichen und geplanten Operationen. Wien. Klin. Wschr. 80: 573–577 (1968).

Clayton, J. K., Anderson, J. A., McNicol, G. P.: Preoperative prediction of postoperative deep vein thrombosis. Brit. Med. J. 2: 910–912 (1976).

Cooperman, L. H., Price, H. L.: Pulmonary edema in the operative and postoperative period: a review of 40 cases. Ann. Surg. 172: 883–891 (1970).

Crandon, A. J., Peel, K. R., Anderson, J. A., Thompson, V., McNicol, G. P.: Prophylaxis of postoperative deep vein thrombosis: selective use of low-dose heparin in high-risk patients. Brit. Med. J. 281: 245–247 (1980).

Djokovic, J. L., Hedley-Whyte, J.: Prediction of outcome of surgery and anestesia in patients over 80. J.A.M.A. 242: 2301–2306 (1979).

Fenech, A., Winter, J. H., Bennett, B., Smith, F. W., Douglas, A. S.: Preoperative frequency of deep vein thrombosis in patients with fractured neck of femur. Lancet i: 1212 (1981).

Goldhaber, S. Z., Hennekens, C. H.: Time trends in hospitals mortality and diagnosis of pulmonary embolism. Am. Heart J. 104: 305 (1982).

Goldman, L., Caldera, D. L., Nussbaum, S. R., Southwick, F. S., Krogstad, D., Murray, B., Burke, D. S., O'Malley, T. A., Goroll, A. H., Caplan, C. H., Nolan, J., Carabello, B., Slater, E. E.: Multifactorial index of cardiac risk in noncardiac surgical procedures. New Engl. J. Med. 297: 845–850 (1977).

Goldman, L.: Supraventricular tachycardias in hospitalized adults after surgery. Clinical correlates in patients over 40 years of age after major noncardiac surgery. Chest 73: 450–454 (1978a).

Goldman, L., Caldera, D. L., Southwick, F. S., Nussbaum, S. R., Murray, B., O'Malley, T. A., Goroll, A. H., Caplan, C. H., Nolan, J., Burke, D. S., Krogstad, D., Carabello, B., Slater, E. E.: Cardiac risk factors and complications in non-cardiac surgery. Medicine 57: 357–370 (1978b).

Goldman, L., Caldera, D. L.: Risks of general anesthesia and elective operation in the hypertensive patient. Anesthesiology 50: 285–292 (1979).

Goldman, L.: Cardiac risks and complications of noncardiac surgery. Ann. Int. Med. 98: 504–513 (1983).

Gore, J. M., Applebaum, J. S., Greene, H. L., Dexter, L., Dalen, J. E.: Occult cancer in patients with acute pulmonary embolism. Ann. Int. Med. 96: 556–560 (1982).

Greenburg, A. G., Saik, R. P., Coyle, J. J., Peskin, G. W.: Mortality and gastrointestinal surgery in the aged. Arch. Surg. 116: 788–791 (1981).

Hickey, W. F., Garnick, M. B., Henderson, I. C., Dawson, D. M.: Primary cerebral venous thrombosis in patients with cancer – a rarely diagnosed paraneoplastic syndrome. Am. J. Med. 73: 740–750 (1982).

Kakkar, V. V., Stamatakis, J. D., Bentley, P. G., Lawrence, D., deHaas, H. A., Ward, V. P.: Prophylaxis for postoperative deep-vein thrombosis: synergistic effect of heparin and dihydroergotamine. J.A.M.A. 241: 39–42 (1979).

Kasimis, B. S., Spiers, A. S. D.: Thrombotic complications in patients with advanced prostatic cancer treated with chemotherapy. Lancet i: 159 (1979).

Katlic, M. R.: Surgery in Centenarians. J.A.M.A. 253: 3139–3141 (1985).

Kopriva, C. J., Brown, A. C. D., Pappas, G.: Hemodynamics during general anesthesia in patients receiving propranolol. Anesthesiology 48: 28–33 (1978).

Lowe, G. D. O., Osborne, D. H., McArdle, B. M., Smith, A., Carter, D. C., Forbes, C. D., McLaren, D., Prentice, C. R. M.: Prediction and selective prophylaxis of venous thrombosis in elective gastrointestinal surgery. Lancet i: 409–412 (1982).

Marx, G. F., Mateo, C. V., Orkin, L. R.: Computer analysis of postanesthetic deaths. Anesthesiology 39: 54–58 (1973).

Mauney, F. M., Ebert, P. A., Sabiston, D. C.: Postoperative myocardial infarction: A study of predisposing factors, diagnosis and mortality in a high risk group of surgical patients. Ann. Surg. 172: 497–503 (1970).

Mohr, D. N.: Estimation of surgical risk in the elderly. J. Am. Geriatr. Soc. 31: 99–102 (1983).

Owens, W. D., Felts, J. A., Spitznagel, E. L.: ASA physical status classification: A study of consistency of ratings. Anesthesiology 49: 239–243 (1978).

Pastore, J. A., Yurchak, P. M., Janis, K. M., Murphy, J. D., Zir, L. M.: The risk of advanced heart block in surgical patients with right bundle branch block and left axis deviation. Circulation 57: 677–680 (1978).

Ruckley, C. V., Thurston, C.: Pulmonary embolism in surgical patients: 1959–1979. Brit. Med. J. 284: 1100–1102 (1982).

Sack, G. H., Levin, J., Bell, W. R.: Trousseau's syndrome and other manifestations of chronic disseminated coagulopathy in patients with neoplasms: clinical, pathophysiologic, and therapeutic features. Medicine 56: 1–37 (1977).

Schaefer, P., Meyer-Erkelenz, J. D., Effert, S.: Lungenfunktion und Operabilität. Dtsch. Med. Wschr. 103: 123–129 (1978).

Selzes, A., Walter, R. M.: Adequacy of preoperative digitalis therapy in controlling ventricular rate in postoperative atrial fibrillation. Circulation 34: 119–122 (1966).

Smulyan, H., Weinberg, S. E., Howanitz, P. J.: Continuous propranolol infusion following abdominal surgery. J.A.M.A. 247: 2539–2542 (1982).

Stamatakis, J. D., Kakkar, V. V., Sagar, S., Lawrence, D., Nairn, D., Bentley, P. G.: Femoral vein thrombosis and total hip replacement. Brit. Med. J. 2: 223–225 (1977).

Steen, P. A., Tinker, J. H., Tarhan, S.: Myocardial reinfarction after anesthesia and surgery. J.A.M.A. 239: 2566–2570 (1978).

van de Loo, J.: Internistische Maßnahmen vor Operationen alter Menschen. In: Der alte Mensch in der Chirurgie (Rehn, J., Hrsg.), S. 2–7. Berlin-Heidelberg-New York: Springer 1979.

Wells, P. H., Kaplan, J. A.: Optimal management of patients with ischemic heart disease for noncardiac surgery by complementary anesthesiologist and cardiologist interaction. Am. Heart J. 102: 1029–1037 (1981).

Ziegler, C. H., Lovette, J. B.: Operative complications after therapy with reserpine and reserpine compounds. J.A.M.A. 176: 916–919 (1961).

14. Arzneimittel im Alter

Die Zunahme der älteren Bevölkerung in den letzten Jahrzehnten und die Entwicklung immer neuer Arzneimittel haben dazu geführt, daß der Medikamentenverbrauch im höheren Lebensalter stark angestiegen ist. So wurde in Großbritannien gefunden, daß in der über 75jährigen Bevölkerung etwa dreimal soviele Medikamente verschrieben werden als in der übrigen Bevölkerung und daß die Frauen dieser Altersgruppe etwa doppelt soviele Medikamente einnehmen als die Männer (Law 1976, Hurwitz 1969a). Zu den am häufigsten eingenommenen Medikamenten gehören Entwässerungsmittel (Thiazide), Herzglykoside, Psychopharmaka, Antibiotika, Analgetika, Kortikosteroide und Antikoagulantien.

Der mit dem Alter steigende Arzneimittelkonsum ist aber nicht nur mit Behandlungserfolgen, sondern auch mit einer Zunahme unerwünschter Arzneimittelwirkungen verbunden. Die Nebenwirkung selbst ist primär vom verwendeten Arzneimittel abhängig, doch spielen die im Alter geänderte Pharmakokinetik und Pharmakodynamik für die Erscheinungsform der Nebenwirkung eine ebenso wichtige Rolle (Ouslander 1981, Vestal 1982) wie verschiedene disponierende Faktoren (Hurwitz 1969b). Zu diesen Faktoren gehören:

1. das Alter
2. das Geschlecht (vorwiegend Frauen sind betroffen)
3. die Polypragmasie
4. eine schon früher erfolgte Registrierung unerwünschter Wirkungen
5. eine Allergie-Anamnese.

Unabhängig von Pharmakokinetik und Pharmakodynamik ist der Erfolg oder Mißerfolg einer Behandlung auch von der Compliance des Patienten abhängig. Auf diese Compliance nehmen viele Faktoren Einfluß und eine mangelhafte Kooperation des Patienten hinsichtlich seiner regelmäßigen Medikamenteneinnahme ist oft schwierig nachzuweisen. Manchmal läßt sich seine Adhärenz zur Therapie schon durch Befragung feststellen. Manchmal wird man darauf zurückgreifen müssen, daß der Patient seine Pillen und Tabletten auch tatsächlich vorweist und vorzählt, und selten wird der Medikamentennachweis in Blut oder Harn zur Bestätigung der Compliance geführt werden müssen (Gillum 1974).

Untersuchungen über jene Faktoren, welche die Compliance eines Patienten beeinflussen, ergeben (Ouslander 1981):

1. Psychologische Faktoren,
2. Soziale Faktoren, und schließlich
3. Faktoren, die mit der Komplexitität der Dosierungsschemata in Zusammenhang stehen.

Psychologische Faktoren für eine Non-Compliance sind vorwiegend bei jenen Patienten festzustellen, die sich von der Krankheit nicht bedroht fühlen, die sich mit ihrer Gesundheit gar nicht beschäftigen und auch bei jenen Personen, die von der Medizin im allgemeinen keine positive Meinung besitzen. Interessant scheint, daß auch bei jenen Patienten eine schlechte Compliance zu registrieren ist, die sich von einer Krankheit besonders stark bedroht fühlen und die diese Krankheit verdrängen.

Ein weiterer psychologischer Faktor, der für die Compliance eines Patienten ganz entscheidende Bedeutung hat, ist seine Beziehung zum behandelnden Arzt. Ein offenes, vertrauensvolles Verhältnis wird die Compliance wesentlich verbessern. Dagegen sind Angst, Mißtrauen und auch Voreingenommenheit einer guten Compliance abträglich (Gillum 1974).

Unter den sozialen Umweltfaktoren, welche die Compliance beeinträchtigen, sind vor allem Armut und Beschäftigungslosigkeit zu nennen. Auch schwere familiäre Probleme verschlechtern die Compliance.

Schließlich spielt für eine gute Compliance hochbetagter Personen auch das therapeutische Regime eine entscheidende Rolle. So ist die einmalige Einnahme eines Medikamentes pro Tag für ältere Menschen am leichtesten zu befolgen, während die Einnahme verschiedener Tabletten zu verschiedenen Tageszeiten Probleme bringt. Das Bereitstellen einer vorgepackten Tagesration und das Versehen der Packung mit Klebeetiketten, auf denen die Indikation in einfacher Ausdrucksweise (z.B. Herzmittel oder Blutdruckmittel usw.) aber auch Dosierung und Ablaufdatum angeführt sind, verbessert die Compliance entscheidend (Kiernan 1981).

Pharmakokinetik im Alter

Für das Auftreten unerwünschter Arzneimittelwirkungen im höheren Lebensalter oder für eine Änderung der Arzneimittelwirkung sind eine Reihe von Faktoren verantwortlich, die mit zunehmendem Alter auftreten aber auch modifiziert werden (Schmucker 1984):
1. Änderung der Pharmakokinetik
   a) Intestinale Absorption
   b) Verteilungsvolumen
   c) Geänderte Stoffwechsellage (hepataler Stoffwechsel, renale Clearance)
2. Änderung der Pharmakodynamik
3. Rückgang der zerebralen Leistungsfähigkeit.

Von jenen Faktoren, die für die Absorption oral verabreichter Arzneimittel verantwortlich sind, werden im höheren Alter die Darmmotilität, die resorbierende Oberfläche des oberen Intestinaltraktes und der Blutfluß im Splanchnikusgebiet vermindert, dagegen das pH des Magens erhöht gefunden.

In der Praxis haben die genannten Veränderungen allerdings nur geringen Einfluß auf die Absorption der Arzneimittel.

Größere praktische Bedeutung für die Plasmaspiegel verschiedener Medikamente besitzen die im Alter veränderten Verteilungsvolumina (Novak 1972), für deren Zustandekommen nicht nur der Muskelschwund, sondern auch Änderungen der Kreislaufverhältnisse und der Bindungskapazitäten an Plasmaproteine eine Rolle spielen (Tabelle 71).

Tabelle 71. *Ursachen geänderter Verteilungsvolumina im höheren Lebensalter*

1. Abnahme der Muskelmasse ("Lean body mass")
2. Zunahme des Fettanteiles (bei Frauen stärker ausgeprägt)
3. Verminderung der Albumine mit Rückgang der Eiweißbindung
4. Absinken des Herzminutenvolumens
5. Umverteilung des Blutvolumens zugunsten der zerebralen, der koronaren und der muskulären Durchblutung
6. Änderung der Zahl und der Affinität der Rezeptoren
7. Kompetitive Verdrängung der Arzneimittel aus Bindungsstellen durch die im Alter häufige Polypragmasie

Routineuntersuchungen der Leberfunktion geben keinen Hinweis für einen altersbedingten Funktionsverlust dieses Organs. Subtile Methoden lassen allerdings eine Einschränkung differenzierter Leberleistungen im Alter nachweisen, wofür einerseits ein Rückgang der Leberdurchblutung, aber auch eine altersbedingte Reduktion der Enzyminduktion verantwortlich scheinen (Greenblatt 1982). Von den besonders für den Stoffwechsel von Arzneimitteln verantwortlichen Leberleistungen erleiden die Azetylierungsreaktionen keine altersabhängige Einschränkung, während die mikrosomale Oxidation, welche unter anderem den Abbau von psychotropen Substanzen, von Antikonvulsiva, von Antipyrinen, von Phenylbutazon, von oralen Antikoagulantien und Antidiabetika vermittelt, altersabhängig vermindert ist (Farah 1977).

Das Ausscheidungsvermögen der Niere sinkt mit zunehmendem Alter und beträgt bei den über 80jährigen nur mehr 50% der Leistung der 30jährigen Personen. Dafür sind ein in ähnlichem Ausmaß reduzierter renaler Blutfluß sowie der zunehmende Verlust vorwiegend kortikaler Nephrone verantwortlich (Epstein 1979). Nach dem Prinzip der intakten Nephron-Hypothese ist damit ein proportionaler Verlust an Tubulusleistung zu erwarten. Dieser Funktionsverlust hat besondere Bedeutung für jene Arzneimittel, die unverändert von der Niere ausgeschieden werden (Wilkinson 1983).

Auch der im höheren Alter engere therapeutische Bereich mancher Arzneimittel hat Bedeutung und sollte dann zur Reduktion der Erhaltungsdosis Anlaß geben. Betroffen sind davon die Herzglykoside, die Aminoglykoside, die Tetrazykline, die oralen Antidiabetika und auch das Lithium. Diuretisch wirksame Arzneimittel bedürfen ebenfalls einer strengen Überwachung, weil ihre übermäßige Anwendung zur Dehydratation und gelegentlich zur tubulären Nekrose führt. Umgekehrt erfordert eine Niereninsuffizienz bei der Behandlung von Harnwegsinfekten höhere Antibiotikadosen, weil ansonst unzureichende Antibiotikaspiegel im Harn erreicht werden (Wilkinson 1983). Für die Erkennung einer renalen Insuffizienz ist im Alter die Bestimmung des Plasmakreatinins eine völlig unzureichende Methode, ja sie bedeutet für den untersuchten Patienten in dieser Fragestellung ein deutliches Risiko. Durch die mit dem Alter sinkende Muskelmasse bleibt nämlich das Plasmakreatinin auch dann niedrig, wenn schon eine beträchtliche Niereninsuffizienz vorliegt. Eine exakt durchgeführte endogene Kreatinin-Clearance ist dagegen ein guter Parameter der Nierenfunktion, kann jedoch bei jenen Patienten, bei denen das Sammeln des Harnes problematisch ist, durch die „Cockcroft-Gault-Formel" ersetzt werden (Cockcroft 1976):

$$Cl_{Cr} = \frac{(140\text{-Alter}) \times \text{Gewicht (kg)}}{72 \times Cr \text{ (mg\%)}}$$

In Kenntnis der Clearance einer Substanz und in Kenntnis ihrer Absorption läßt sich auch ihr steady-state Blutspiegel errechnen, wobei dieser Blutspiegel direkt proportional zur absorbierten Dosis, aber verkehrt proportional zu ihrer Clearance und zum Dosierungsintervall sein muß:

$$\text{Plasmaspiegel} = \frac{\text{absorbierte Dosis}}{\text{Clearance (ml/min)} \times \text{Dosierungsintervall (min)}}$$

Neben den Änderungen der Pharmakokinetik spielen auch Änderungen der Pharmakodynamik im höheren Lebensalter eine Rolle für die Arzneimittelbehandlung. Dabei ist besonders die Hypothese zu beachten, daß ein Arzneimittel, sobald es nur seinen Rezeptor erreicht, beim älteren Patienten stärker wirksam ist als beim jüngeren Patienten (Greenblatt 1982).

Die geistige Verfassung eines Patienten ist ebenfalls ein wichtiger Faktor bei der Planung einer oralen Arzneimitteltherapie, und auch das Wissen um seine Krankheit verbessert die Compliance des Patienten beträchtlich. Umgekehrt sinkt die Compliance bei prophylaktischer Behandlung oder bei der Therapie chronischer Erkrankungen, weil der Patient die Einnahme eines Arzneimittels mit dessen Wirkung nicht mehr in Beziehung bringen kann. Dem älteren Patienten bereiten auch die Verordnung verschiedener Arzneimittel mit unterschiedlichen Dosierungsschemata Schwierigkeiten. Er verwechselt gelegentlich das Medikament oder den Zeitpunkt der Einnahme und die Folgen sind entweder eine unzureichende Behandlung oder eine Intoxikation. Deshalb sollte besonders beim betagten Menschen für jedes verordnete Arzneimittel eine klare und eindeutige Indikation vorliegen und es sollten Dosierungsschemata und Arzneimittelverpackungen verwendet werden, die einfach zu handhaben sind, welche die Übersicht erleichtern, und welche damit seine Compliance verbessern. Unbeschadet dieser Hilfsmaßnahmen bleibt die Überwachung des Patienten durch den Hausarzt das entscheidende Kriterium für eine erfolgreiche Prophylaxe oder Therapie (Wandless 1977).

Arzneimittelunverträglichkeit und Arzneimittelintoxikation

Zahlreiche Untersuchungen zeigen einheitlich, daß klinisch relevante, jedoch unerwünschte Wirkungen von Medikamenten nicht selten, bei älteren Menschen aber stets häufiger angetroffen werden als bei jungen Patienten. Solche unerwünschte Arzneimittelwirkungen führen in geriatrischen Abteilungen zu über 10% der stationären Aufnahmen.

Entsprechend der Häufigkeit ihrer Verschreibung sind Herz-Kreislauf-Mittel, psychotrope Substanzen sowie analgetische und antirheumatische Medikamente auch am häufigsten für Nebenwirkungen bei alten Menschen verantwortlich.

Unter den Herz-Kreislauf-Mitteln sind es die Herzglykoside, die antihypertensiven Mittel und die Diuretika, die am häufigsten unerwünschte Nebenwirkungen verursachen. Unter diesen Herz-Kreislauf-Mitteln wird nachfolgend auf die Herzglykoside und auf die Diuretika im Detail eingegangen. Bei den antihypertensiven Arzneimitteln stehen ansonst im höheren Lebensalter die gefäßdilatierenden Medikamente unter anderem mit den Kalziumantagonisten und mit geringer Einschränkung auch die Betablocker in Verwendung.
wendung.

Ganglienblocker und stark gefäßdilatierende Blutdruckmittel disponieren durch ihren Wirkungsmechanismus zu Orthostasereaktionen. Besonders ältere Patienten sollten deshalb aufmerksam gemacht werden, daß rascher Lagewechsel in eine vertikale Position diese Orthostasereaktion auszulösen vermag und andererseits ein kurzes sitzendes Verweilen auf der Bettkante die Gefahr des orthostatischen Kollapses beim morgendlichen Aufstehen reduzieren kann.

Spezifische Nebenwirkungen sind von den Kalziumantagonisten kaum zu erwarten. Mittel vom Typ des Nifedipin nehmen auch kaum Einfluß auf die Herzfrequenz.

Die Anwendung von Betablockern im höheren Lebensalter, sei es zur Blutdrucksenkung oder zur Behandlung einer Koronarinsuffizienz, kann gelegentlich durch ihre frequenzsenkende und/oder negativ intotrope Wirkung eingeschränkt werden. Auch ein Bronchospasmus, eine periphere Durchblutungsstörung oder das Auftreten von Albträumen bei lipidlöslichen Betablockern limitieren ihre Anwendung.

Psychotrope Arzneimittel haben zwar gerade dem älteren Patienten viel von seiner Ängstlichkeit, seiner depressiven Stimmung und anderen psychischen Erscheinungen der sklerotischen Enzephalopathie genommen, sie sind aber nicht ohne unerwünschte Wirkungen: Auch mit diesen Medikamenten werden orthostatische Hypotonien, eine von außen gewollte oder ungewollte Inaktivierung durch Sedierung, oder auch kardiovaskuläre Störungen beobachtet. Diazepam ist ein sehr oft verordnetes, psychotropes Medikament und wird mit seiner Pharmakokinetik seinen Wirkungen und unerwünschten Nebenwirkungen im Detail besprochen.

Zur Verschreibung von Herzglykosiden im höheren Lebensalter

Erst kürzlich durchgeführte epidemiologische Untersuchungen zeigen, daß im deutschen Sprachraum in der Altersgruppe zwischen 30 und 69 Jahren etwa 7% der Bevölkerung Herzglykoside einnehmen. Unter diesen Patienten sind zwei Drittel 60 Jahre oder älter (bis 69 Jahre), wobei Frauen wesentlich häufiger kardioton behandelt werden als Männer (König 1984). Für Deutschland selbst kann angenommen werden, daß von den 70Jährigen oder älteren Personen etwa 25% regelmäßig Digitalispräparate einnehmen. Diese epidemiologischen Untersuchungen ergeben auch, daß von den mit Herzglykosiden behandelten Patienten kaum einer klinische Zeichen einer Digitalisintoxikation aufweist, daß aber 6–25% eine zu hohe und 25–45% eine zu niedrige Erhaltungsdosis einnehmen (Kühn 1980, Middeke 1985).

Die einzelnen Herzglykoside bestehen aus dem Genin (Cyclopentanoperhydrophenantrengerüst) in glykosidischer Verbindung mit 1–4 Zuckern. Während die Zucker für die Herzwirkung der Glykoside ohne Einfluß sind, haben sie für deren Resorption, Eiweißbindung und auch für Abbau und Elimination Bedeutung. Zusätzlich wird die Pharmakokinetik der Herzglykoside durch die polaren Reste der Genine bestimmt, wobei eine Zunahme der Polarität mit einer Abnahme der Lipoidlöslichkeit und damit der Resorbierbarkeit gekoppelt ist. Diese Polarität nimmt von Digitoxin über das Digoxin zum Strophantin zu. Eine hohe Lipoidlöslichkeit verbessert aber nicht nur die Resorption der Herzglykoside, sondern sie erhöht auch die Plasmaeiweißbindung und verzögert die renale Ausscheidung. Sie steigert die Glykosidkonzentration in der Leber und führt zu erhöhter biliärer Ausscheidung mit Eintritt des Glykosids in den enterohepatischen Kreislauf. Eine hohe Lipoidlöslichkeit verlängert schließlich die Plasma-Halbwertzeit der Glykoside (Kraupp 1983).

Die Herzglykoside besitzen direkte und indirekte Wirkungen. Die direkten Wirkungen werden über spezifische Rezeptoren des Erregungsleitungssystems und des Myokards vermittelt. Dabei kommt es unabhängig von der Vorlast (Vordehnung des Herzmuskels) zur Erhöhung der Kontraktilität. Im Bereich des Reizleitungssystems werden durch die Herzglykoside die durch K^+ und Na^+ aktivierbare ATPase gehemmt und durch Verlust des intrazellulären K^+ bei gleichzeitigem Anstieg von Na^+ die elektrophysiologischen Eigenschaften verändert. Unter den indirekten Wirkungen wird eine Steigerung des Vagotonus im Herzen mit Reduktion der Herzfrequenz und der Impulsbildung im AV-Knoten verstanden. Zusätzlich wird die Empfindlichkeit der Adrenorezeptoren herabgesetzt.

Die Pharmakokinetik der Herzglykoside im höheren Lebensalter

Die altersbedingten Veränderungen der Pharmakokinetik beginnen bereits bei der Absorption, die zwar verzögert abläuft, in ihrem Gesamtausmaß aber unverändert bleibt. Mit Abnahme der "lean body mass" sinkt auch das Verteilungsvolumen der Herzglykoside bis zum 70. Lebensjahr um etwa 20%, womit bei unveränderter Dosierung der Plasmaspiegel ansteigt. Dieser Anstieg erreicht im 8. bis 9. Lebensjahrzehnt die doppelte Höhe der in der 3. bis 5. Dekade registrierten Plasmakonzentration.

Die einschneidenste Änderung erfährt der Glykosidstoffwechsel im höheren Lebensalter durch den Rückgang der glomerulären Filtration, die im 80. Lebensjahr nur mehr 50% der Filtrationsrate des 20Jährigen beträgt. Digoxin und seine Analoge sind vom Rückgang der Nierenleistung am stärksten betroffen, weil sie vorwiegend renal ausgeschieden werden (Cusack 1979, Falch 1973). Damit steigen für die Digoxine bei unveränderter Dosierung die Plasmahalbwertzeit und die Plasmaspiegel an. Digitoxin wird in der Leber metabolisiert und bleibt daher vom Rückgang der Nierenfunktion weitgehend unberührt.

Die gleichzeitige Verabreichung von Herzglykosiden mit anderen Arzneimitteln kann die Kinetik und auch die Toxizität der Glykoside wesentlich beeinflussen. Sehr häufig werden Diuretika mit Herzglykosiden verordnet. Sie führen, abhängig von der Dauer und der Intensität ihrer Anwendung, gelegentlich zu Hypokaliämien und/oder Hypomagnesämien, welche wiederum die Wirkung aber auch die Toxizität der Glykoside sehr nachhaltig verändern können.

Die Kombination einer Glykosidbehandlung mit Chinidin senkt die renale Clearance für das Glykosid und kann durch Hemmung der tubulären Sekretion den Plasmaspiegel des Glykosids verdoppeln (Manyari 1981, Doering 1979). Aber auch andere nicht-steroidale Antirheumatika wie Azetylsalizylsäure, Ibuprofen und Indomethazin senken die Glykosid-Clearance und erhöhen den Glykosidspiegel (Wilkerson 1980).

Die gleichzeitige Verabreichung von Herzglykosiden mit Antazida verzögert und beeinträchtigt die Glykosidresorption und führt damit zu einem insuffizienten Plasmaspiegel des Arzneimittels. Dieser negative Einfluß der Antazida auf die Glykosidresorption wird dann vermieden, wenn sie 1 bis 2 Stunden nach dem Glykosid gegeben werden (Kuhlmann 1984, Khalil 1974).

Eine ähnliche Wirkung auf die Ausscheidung der Herzglykoside wie Chinidin hat auch der Kalziumantagonist Verapamil, der die Clearance für Digoxin durch Hemmung der tubulären Sekretion dosisabhängig reduziert (Klein 1982). Diese Wirkung von Verapamil verdient deshalb besondere Aufmerksamkeit, weil es häufig mit Glykosiden kombiniert wird. Während diese retinierende Wirkung auf die Herzglykoside auch für Nifedipin vorzuliegen scheint, konnte eine solche für Diltiazem nicht nachgewiesen werden (Elkayam 1985).

Unter diesen Voraussetzungen wird beim älteren Menschen die Überdigitalisierung viel häufiger beobachtet als bei jüngeren Personen. Im Alter sind aber auch die Intoxikationserscheinungen durch Herzglykoside modifiziert. Es stehen neben den Rhythmusstörungen nicht so sehr die Xanthopsie, die Übelkeit und der Brechreiz im Vordergrund, als vielmehr die sehr uncharakteristischen Zeichen der Müdigkeit, der Anorexie, einer leichten Übelkeit und geringer Sehstörungen. Gelegentlich dominieren psychische Symptome mit Unruhe, Nervosität und Schlaflosigkeit aber auch mit Agitiertheit und Pseudohalluzinationen.

Aus all diesen erwünschten und unerwünschten Wirkungen der Herzglykoside ergeben sich für die Digitalisbehandlung des älteren Menschen folgende Empfehlungen:

1. Für die Behandlung mit Digitalis sollte eine klare Indikation vorliegen. Es ist zu prüfen, ob nicht die Behandlung mit einem Diuretikum für eine Rekompensation ausreicht. Nur die kardiale Insuffizienz mit hoher Herzfrequenz oder mit Vorhofflimmern stellte die Indikation für den primären Einsatz eines Herzglykosids dar (Stults 1982).

2. Auf eine initiale Sättigungsdosis kann in der Regel verzichtet werden. Die verzögerte renale Ausscheidung und das kleinere Verteilungsvolumen ermög-

lichen eine ausreichende Sättigung auch bei ausschließlicher Behandlung mit der Erhaltungsdosis.

3. Die Erhaltungsdosis muß dem Körpergewicht und der Nierenfunktion des Patienten angepaßt werden.

4. Bei der Wahl des geeigneten Herzglykosids muß auf die Nierenfunktion Rücksicht genommen werden. Digitoxin wirkt zwar stärker negativ chronotrop und hat eine stärkere Wirkung auf tertiäre Reizbildungszentren, wird aber bei stärkerer Niereninsuffizienz wegen seines hepatalen Ausscheidungsmechanismus das Mittel der Wahl sein.

5. Eine laufende Glykosidbehandlung bedarf besonders beim älteren Menschen einer ständigen Überwachung. Dabei ist auf die im Alter geänderte Symptomatik der Digitalisintoxikation zu achten (Kühn 1983).

Die nicht-steroidalen Antirheumatika im Alter

Die antiphlogistische und analgetische Behandlung mit nicht-steroidalen Antirheumatika vom Typ der Prostaglandin-Synthesehemmer erfährt durch die Entwicklung immer neuer analoger Substanzen eine stetige Zunahme. Eine großzügige und zum Teil auch unkritische Indikationsstellung nicht nur bei entzündlich rheumatischen Erkrankungen, sondern auch bei den primär degenerativen Gelenkaffektionen hat die Zahl der unerwünschten Wirkungen dieser Arzneimittel in die Höhe schnellen lassen.

Eine im Jahre 1980 veröffentlichte Übersicht berichtet von einer Verdreifachung der Zahl antirheumatischer Medikamente seit dem Jahre 1974 (Simon 1980). Ohne Anspruch auf Vollständigkeit werden folgende Stoffgruppen zu den nicht-steroidalen, antiphlogistisch-antirheumatischen Medikamenten gerechnet:

1. Azetylsalizylsäure
2. Pyrazolone und Phenylbutazone
3. Indolsäurederivate
    a) Indomethacin
    b) Sulindac
4. Propionsäurederivate
    a) Fenoprofen
    b) Ibuprofen
    c) Ketoprofen
5. Naproxen
6. Tolmetin

Die nicht-steroidalen Antirheumatika liegen durchwegs als saure Substanzen vor und besitzen einen hydrophilen und einen lipophilen Molekülanteil. Ihre Pharmakokinetik wird im wesentlichen durch die genannte Struktur bestimmt. Sie werden im oberen Intestinaltrakt rasch resorbiert und haben zum größten Teil einen Wirkungseintritt innerhalb von Stunden sowie eine ebenfalls in Stunden gemessene Serum-Halbwertzeit. Die gute Proteinbindung der Antirheumatika führt zur starken Anreicherung im entzündeten Gewebe, ihre Eigenschaft als Säure bewirkt aber auch hohe Konzentrationen in der Magenschleimhaut. Die Anreicherung in der Niere ist Folge des renalen Ausscheidungsmechanismus, der aktiven Sekretion, aber auch der passiven Rückdiffusion im distalen Tubulus bei saurem Harn.

Das Auftreten unerwünschter Wirkungen ist abhängig von der Disposition des Patienten, von der verabreichten Dosis und von der chemischen Struktur des jeweiligen Antirheumatikums. Letztere besitzen nämlich ein durchaus differenziertes Muster mit erwünschten analgetischen, antiphlogistischen und antipyretischen aber auch mit unerwünschten Wirkungen.

Nicht erwünschte Wirkungen der nicht-steroidalen Antirheumatika

1. Überempfindlichkeitsreaktionen gehen vorwiegend auf eine Hemmung der Prostaglandinsynthese zurück und werden nur selten immunologisch ausgelöst (Szczeklik 1977). Prostaglandine bewirken eine Bronchusdilatation und besitzen eine stabilisierende Wirkung auf die Histaminspeicher der Mastzellen. Dementsprechend führen ihre Synthesehemmer zum Asthma bronchiale, zum urtikariellen Exanthem, zum Angioödem oder auch zum Schockzustand.

2. Nach Verabreichung von Azetylsalizylsäure treten manchmal Leberschäden auf, doch zeigen die erhöhten Leberenzyme nach Absetzen des Arzneimittels eine rasche Rückbildung. Piroxikam verursacht gelegentlich einen cholestatischen Ikterus (Hartmann 1984).

3. Eine Irritation der Magenschleimhaut wird bei nahezu allen nicht-steroidalen Antirheumatika beobachtet und ist offenbar Folge der Prostaglandinsynthesehemmung. Prostaglandine reduzieren die Sekretion der Magensäure, steigern die Durchblutung der Magenschleimhaut und haben darüber hinaus eine nicht weiter definierte, zytoprotektive Wirkung auf die Schleimhaut. Die Azetylsalizylsäure führt rasch zu fokalen Zellrupturen mit Verlust der Zelle an Schleimgranula. Diese ersten Veränderungen sind noch innerhalb von Stunden rückbildungsfähig (Baskin 1976). Im höheren Alter steigt das Risiko für arzneimittelinduzierte Erosionen der Magenschleimhaut, weil die Schmerzempfindung nicht nur generell reduziert ist, sondern weil die Schmerzschwelle durch die analgetische Wirkung der Antirheumatika weiter angehoben wird. Indomethazin scheint nur bei disponierten Personen zur Irritation der Magenschleimhaut zu führen, jedenfalls werden solche Veränderungen bald nach Behandlungsbeginn oder überhaupt nicht beobachtet (Bröll 1972).

4. Die depressive Wirkung der Antirheumatika auf die Hämatopoese wird fast ausschließlich nach Phenylbutazon oder nach Oxyphenbutazon registriert (Inman 1977, Sakai 1978). Bekannt wurden vorwiegend aplastische Anämien bei älteren Personen und besonders bei älteren Frauen.

5. Zu den gravierendsten Nebenwirkungen der nicht-steroidalen Antirheumatika gehören die destruktiven Einflüsse auf die Nierenfunktion und auf die Nierenhistologie. Diese Einflüsse sind für die verschiedenen Antirheumatika keineswegs einheitlich und bestehen im wesentlichen aus toxischen Wirkungen, einer hemmenden Wirkung auf die Autoregulation des renalen Blutflusses, einer

Störung der renalen Arzneimittelausscheidung, einer Hemmung der Vasopressinwirkung und einem Anstieg der Reninsekretion (Carmichael 1985) (Abb. 22).

Die toxische Wirkung auf das Nierenparenchym beginnt oft mit der Azetylierung von Strukturproteinen und endet mit einer interstitiellen Nephritis
und einer Papillennekrose, welche durch eine medulläre Ischämie noch begünstigt werden (Mitchell 1977). Das klinische Korrelat dieser in der Papille und
damit im Tubulusapparat gelegenen Veränderungen sind der Nachweis von
Epithelzellen und Eiweiß im Harn, eine Einschränkung der Konzentrierfähigkeit
der Nieren (Emkey 1982, Garella 1984) und eine Natriumretention mit einer
Hemmung der Wasserausscheidung (Carmichael 1985) (Abb. 22). Diese renalen
Wirkungen der nicht-steroidalen Antirheumatika haben beim Gesunden kaum
Bedeutung, erhalten aber beim Patienten mit Salzverlust und/oder Hypovolämie
hohes klinisches Gewicht (Clive 1984, Düsing 1982).

Die Autoregulation des renalen Blutflusses ermöglicht die glomeruläre Filtration auch bei Blutdruckabfall und wird durch die Prostaglandine gesteuert.
Dabei werden die Vasa afferentia und die Vasa efferentia alternierend kontrahiert und dilatiert. Dieser autoregulative Mechanismus kann durch nicht-steroidale Antirheumatika gehemmt werden.

6. Unter der Behandlung mit Indomethazin treten gelegentlich zentralnervöse Störungen mit Kopfschmerzen, Schwindelgefühl, Konzentrationsschwäche, Ataxie und Verwirrtheit auf.

7. Selten werden Hörverschlechterungen registriert.

8. Teratogene Wirkungen sind ebenfalls selten (verbieten aber in jedem Fall
den Einsatz bei schwangeren Frauen).

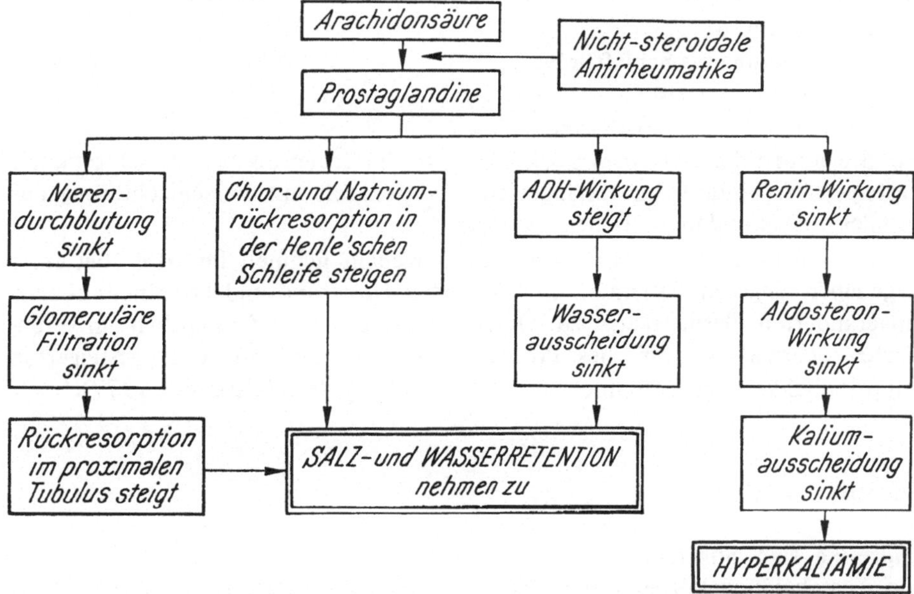

Abb. 22. Wirkung der nicht-steroidalen Antirheumatika auf die Nierenfunktion
(nach Carmichael 1985)

Diazepam im Alter

Benzodiazepin-Derivate werden aus dem oberen Intestinaltrakt rasch resorbiert und erreichen nach wenigen Stunden die höchsten Serumkonzentrationen. In der Leber erfolgen die Demethylierung und die Hydroxylierung sowie die Umwandlung von Diazepam in Desmethyldiazepam und Oxazepam (Klotz 1975). Während die Halbwertzeit von Diazepam bei jüngeren Patienten 20–40 Stunden beträgt, steigt sie für Desmethyldiazepam auf 30–90 Stunden, so daß es bei täglicher Verabreichung viel rascher zu einer Kumulierung des Abbauproduktes als von Diazepam selbst kommt. Die Konjugation mit Glukuronsäure ermöglicht schließlich die renale Ausscheidung der Benzodiazepine.

Im Alter steigt die Plasma-Halbwertzeit kontinuierlich bis auf etwa 90 Stunden im 80. Lebensjahr an (Ochs 1980). Bei dem ebenfalls mit dem Alter zunehmenden Verteilungsvolumen für das lipoidlösliche Diazepam, das mit dem zunehmenden Fettanteil des alternden Körpers in Zusammenhang steht, bleibt die Plasma-Clearance von Diazepam auch im höheren Lebensalter zwischen 20 und 32 ml/min weitgehend unverändert. Eine Bestätigung der Rolle des Fettanteiles für das erweiterte Verteilungsvolumen liefern jene Benzodiazepin-Analoge, die noch stärker fettlöslich sind als Diazepam und die ein noch größeres Verteilungsvolumen vorfinden. Die rasche Abwanderung von Diazepam in das Fettgewebe wird im Alter durch das Absinken des Albuminspiegels und der damit verringerten plasmatischen Verteilung begünstigt.

Die Wirkung von Diazepam ist an die Anwesenheit der endogenen Gamma-Aminobuttersäure (GABA) gebunden und durch GABA-Antagonisten auch hemmbar. Sie gliedert sich in vier verschiedene Qualitäten (Reidenberg 1978):

   a) Anxiolyse
   b) Sedierung bis Schlafförderung
   c) Muskelrelaxierung
   d) Antikonvulsive Wirkung.

Bei Steigerung der Diazepam-Dosierung wird die Sedierung bis zur Schläfrigkeit gesteigert, es kommt zur verlängerten Reaktionszeit mit Verschlechterung der intellektuellen und motorischen Leistung.

Die unerwünschten Wirkungen des Diazepam nehmen im Alter bei einer gegenüber jüngeren Patienten unveränderten Dosierung und bei einem ebenso unveränderten Plasmaspiegel zu. Diese Erscheinung ist offensichtlich ein verändertes pharmakodynamisches Problem, das mit einer im Alter gesteigerten Empfindlichkeit der Rezeptoren in Zusammenhang steht (Castleden 1977).

Diuretika im Alter

Diuretika sind Substanzen, die den Harnfluß entweder osmotisch oder durch die Ausscheidung körpereigener Salze (Wasserdiurese) steigern. In idealer Weise sollte ein Diuretikum die Ionen in jenem Verhältnis ausscheiden, in dem sie im Extrazellulärraum vorhanden sind. Diese Forderung wird von keinem Diureti-

kum erfüllt, deshalb verursachen sie auch stets eine Änderung dieses Ionen-
verhältnisses bzw. Elektrolytstörungen.

Diuretika werden gerade im höheren Lebensalter sehr häufig verwendet. Sie
kommen entweder alleine oder in Kombination mit anderen Arzneimitteln bei
der Herzinsuffizienz, bei der Hypertonie und bei Flüssigkeitsretentionen verschiedener Genese zum Einsatz (Law 1976, Portnoi 1981).

Die verschiedenen Diuretika werden unter anderem auch nach dem Ort
ihrer Wirkung unterschieden (Abb. 23).

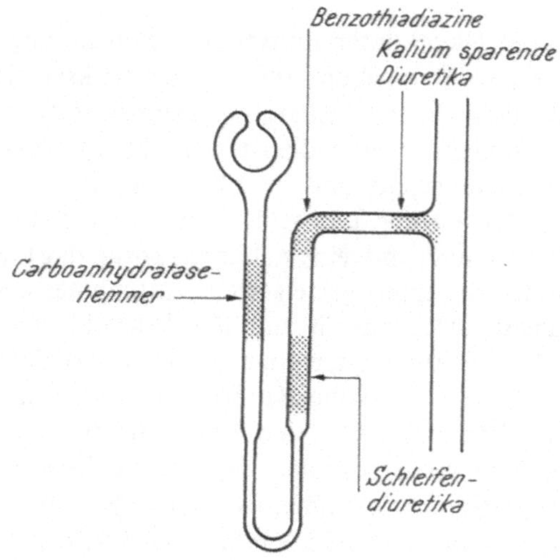

Abb. 23. Angriffspunkte der verschiedenen Diuretika am Nephron

1. Die Carboanhydratase-Hemmer werden im proximalen Tubulus wirksam.
Durch Hemmung der Carboanhydratase wird die Ausscheidung von H^+ in den
Tubulusharn reduziert, dafür aber die Na^+-Ausscheidung gesteigert.

2. Diuretika, die im aufsteigenden Schenkel der Henleschen Schleife zur
Wirkung kommen, werden als Schleifendiuretika bezeichnet. Einer ihrer hervorragenden Vertreter ist das Furosemid.

3. Im distalen Tubulus der Niere kommt die große Gruppe der Benzothiadiazine zur Wirkung.

4. Noch weiter distal im Tubulusapparat liegt der Angriffspunkt der kaliumsparenden Diuretika.

5. Ebenfalls im distalen Tubulus erfolgt die Blockade der Aldosteronwirkung
auf die Elektrolytausscheidung der Niere durch die Spironolaktone.

Wie alle wirkungsvollen Arzneimittel besitzen auch die Diuretika eine Anzahl
von Nebenwirkungen, die entweder schon primär unerwünscht sind oder die für
den Patienten dann nachteilig werden, wenn das Medikament zu lange oder zu
hoch dosiert gegeben wird. Eine nachteilige Wirkung kann sich auch dann ergeben, wenn das Diuretikum mit bestimmten anderen Arzneimitteln in Kombination verwendet wird.

Unerwünschte Diuretika-Wirkungen

Diuretisch wirksame Medikamente sind im höheren Lebensalter wesentlich häufiger als bei jüngeren Personen mit unerwünschten Wirkungen vergesellschaftet. Für diese Neigung zu unerwünschten Wirkungen sind der im Alter reduzierte Wassergehalt des Organismus, die verringerte Anpassungsfähigkeit an einen Elektrolyt- oder Wasserverlust, eine eventuell vorliegende Multimorbidität und die ebenfalls häufige Polypragmasie verantwortlich (Portnoi 1981).

1. Hypokaliämie

Der Kaliumverlust der Niere unter diuretischer Behandlung ist umso größer, je weiter proximal dieses Diuretikum am Tubulus wirksam ist. Die klinischen Zeichen der Hypokaliämie sind Übelkeit, Appetitlosigkeit, besonders aber eine Muskelschwäche, die schließlich auch die Atemmuskulatur inkludiert. Im Herzen steigt die Arrhythmiebereitschaft und im EKG kommt es zur Abflachung und später zur Inversion der T-Welle und schließlich zur Ausbildung einer U-Welle. Die gleichzeitige Behandlung mit einem Herzglykosid führt wenigstens an der isolierten Muskelzelle zu einer gesteigerten Aufnahme des Glykosids. Die Hypokaliämie reduziert außerdem die tubuläre Sekretion von Digoxin, welche neben der glomerulären Filtration für seine renale Ausscheidung verantwortlich ist (Steiness 1981). Damit werden die Halbwertzeit verlängert und der Digoxin-Plasmaspiegel erhöht. Dennoch sollte eine Kaliumsubstitution im Verlaufe einer diuretischen Behandlung nicht routinemäßig durchgeführt werden, weil diese Substitution auch mit Risken verbunden ist (Henschke 1981). Vielmehr sollten unter einer laufenden diuretischen Behandlung die Elektrolyte regelmäßig kontrolliert und bei Bedarf substituiert werden.

2. Hypomagnesämie

Die Hypomagnesämie ist auch im höheren Lebensalter vorwiegend durch einen renalen Verlust im Rahmen einer diuretischen Behandlung bedingt und nicht selten mit einer Hypokaliämie vergesellschaftet (Whang 1985). Die klinischen Folgen sind Persönlichkeitsveränderungen mit Apathie und Depression, neurologische Veränderungen mit Tremor, Faszikulieren und Nystagmus, in Kombination mit Herzglykosiden aber auch ventrikuläre Rhythmusstörungen (Iseri 1975). Die Substitution mit Magnesium bringt diese Erscheinungen wieder zum Verschwinden.

3. Hyponatriämie und Dehydrierung des Patienten

Diese Komplikation der diuretischen Therapie findet sich vorwiegend bei zu langer und unkontrollierter Behandlung und besonders bei gleichzeitiger Kochsalzrestriktion (Portnoi 1981, Booker 1984). Zunehmende Müdigkeit und Schwäche mit Abnahme des Hautturgors, Stehenbleiben der Hautfalten, Mundtrockenheit und borkiger Zunge und schließlich Lethargie und Verwirrtheit kennzeichnen diesen Zustand (Ashraf 1981). Die Abnahme des Extrazellulärraumes mit Reduktion des Plasmavolumens führt auch zur Bluteindickung mit Anstieg des Hämatokrits und mit einer Zunahme der Thromboseneigung. Die Serumkonzentrationen der Elektrolyte zeigen ein unterschiedliches Verhalten und sind abhängig von der Beziehung des Elektrolytverlustes zum Flüssigkeitsverlust. BUN und Kreatinin steigen im höheren Alter regelmäßig an, weil die Folgen des Verlustes an Konzentrierfähigkeit der Nieren durch die Reduktion des Plasmavolumens noch verschärft werden. Die Dehydratation des Patienten führt auch zur Unverträglichkeit verschiedener Arzneimittel und intravenöser Röntgenkontrastmittel (Byrd 1979), weil durch die Reduktion des Extrazellulärraumes das Verteilungsvolumen verkleinert wird und weil die Reduktion des Plasmavolumens auch zu einem Konzentrationsanstieg im Tubulus führt und dort toxische Konzentrationen besonders von Aminoglykosiden, Cephalosporinen und der intravenösen Röntgenkonstrastmittel leichter erreicht werden.

4. Aktivierung des Renin-Angiotensin-Aldosteron-Systems

Als Folge des unter einer diuretischen Behandlung auftretenden Flüssigkeitsverlustes wird das Renin-Angiotensin-Aldosteron-Systems aktiviert, das zwar einem weiteren Flüssigkeits- und Natriumverlust entgegenwirkt, den Kaliumverlust aber weiter beschleunigt.

5. Unerwünschte Wirkungen bei Anwendung kaliumsparender Diuretika oder Spironolaktone

Die Verwendung kaliumsparender Diuretika oder Aldosteronantagonisten begünstigt gelegentlich die Entstehung einer Hyperkaliämie, die klinisch durch ihre Wirkung auf die Reizleitung des Herzens geprägt ist (Finnegan 1984). Im EKG imponieren zunächst hohe und steile T-Wellen, die bei weiterem Kaliumanstieg wieder abflachen, während der QRS-Komplex breiter wird. Dazu kommen Überleitungsstörungen, Blockbilder und schließlich auch ein Kammerflimmern (Surawicz 1967). Unter der Behandlung mit Spironolaktonen treten beim Mann gelegentlich Potenzstörungen und häufiger noch Gynäkomastien auf. Selten führen diese Arzneimittel zu einem Hirsutismus der Frau.

6. Metabolische Wirkungen der Diuretika

Unerwünscht sind in der Regel auch die metabolischen Wirkungen der Diuretika (Madias 1982). Sie verändern den Kohlenhydratstoffwechsel im Sinne einer diabetischen Stoffwechsellage und führen bei längerer Anwendung zum Anstieg des Nüchternblutzuckers und des Ein-Stunden-Wertes des oralen Glukosetoleranztests (Amery 1978, Murphy 1982). Für diese Wirkung der Diuretika werden eine Hemmung der Insulinsekretion und ein Anstieg der Glykogenolyse durch Hemmung der hepatalen Phosphodiesterase verantwortlich gemacht, doch spielen der Kaliumverlust bzw. die Hypokaliämie dabei die größte Rolle.

Bedeutung besitzen auch der Anstieg des Gesamtcholesterins (Ames 1984) und der LDL-Fraktion im Serum, die 10% bzw. 20% erreichen können (Goldman 1980). Unter dem Eindruck dieser metabolischen Wirkungen der Diuretika wird auch die Frage aktuell, wie weit ihr vorteilhafter Effekt durch Blutdrucksenkung nicht durch ihren lipidsteigernden Effekt kompensiert wird (Lipid Research Clinics Program 1984, Weinberger 1985).

Diuretika erhöhen auch den Harnsäurespiegel im Serum und ähnlich wie bei ihrer cholesterinsteigernden Wirkung ist der Mechanismus weitgehend unklar. Eine erhöhte tubuläre Rückresorption könnte durch die Volumsverminderung ausgelöst werden, doch ist auch eine gesteigerte Harnsäurebildung nicht ausgeschlossen.

Diese Vielzahl sehr ernst zu nehmender, unerwünschter Wirkungen der Diuretika verlangt gerade beim älteren Menschen eine gute Überwachung der diuretischen Behandlung. Deshalb sollten Diuretika nur dann gegeben werden, wenn sie und solange sie indiziert sind. Ist dennoch eine längere Behandlung notwendig, dann sollten gerade beim älteren Menschen der Hydratationszustand und der Elektrolythaushalt besonders sorgfältig überwacht werden.

Literatur

Amery, A., Berthaux, P., Bulpitt, C., Deruyttere, M., de Schaepdryver, A., Dollery, C., Fagard, R., Forette, F., Hellemans, J., Lund-Johansen, P., Mutsers, A., Tuomilehto, J.: Glucose intolerance during diuretic therapy. Lancet i: 681–683 (1978).

Ames, R. P., Peacock, P. B.: Serum cholesterol during treatment of hypertension with diuretic drugs. Arch. Int. Med. 144: 710–714 (1984).

Ashraf, N., Locksley, R., Arieff, A. I.: Thiazide-induced hyponatremia associated with death or neurologic damage in outpatients. Am. J. Med. 70: 1163–1168 (1981).

Baskin, W. N., Ivey, K. J., Krause, W. J., Jeffrey, G. E., Gemmell, R. T.: Aspirin-induced ultrastructural changes in human gastric mucosa. Ann. Int. Med. 85: 299–303 (1976).

Booker, J. A.: Severe symptomatic hyponatremia in elderly outpatients: the role of thiazide therapy and stress. J. Am. Geriatr. Soc. 32: 108–113 (1984).

Bröll, H., Eberl, R., Sochor, H., Tausch, G.: Verträglichkeit der Langzeittherapie mit Indomethacin. Wien. Klin. Wschr. 84: 421–424 (1972).

Byrd, L., Sherman, R. L.: Radiocontrast-induced acute renal failure. Medicine 58: 270–279 (1979).

Carmichael, J., Shankel, S. W.: Effects of nonsteroidal antiinflammatory drugs on prostaglandins and renal function. Am. J. Med. 78: 992–1000 (1985).

Castleden, C. M., George, C. F., Marcer, D., Haller, C.: Increased sensitivity to nitrazepam in old age. Brit. Med. J. 1: 10–12 (1977).

Clive, D. M., Stoff, J. S.: Renal syndroms associated with nonsteroidal antiinflammatory drugs. New Engl. J. Med. 310: 563–572 (1984).

Cockcroft, D. W., Gault, M. H.: Prediction of creatinin clearance from serum creatinin. Nephron 16: 31–41 (1976).

Cusack, B., Kelly, J., O'Malley, K., Noel, J., Lavan, J., Horgan, J.: Digoxin in the elderly: pharmacokinetic consequences of old age. Clin. Pharm. Therap. 25: 772–776 (1979).

Doering, W.: Quinidine-Digoxin interaction. New Engl. J. Med. 301: 400–404 (1979).

Düsing, R., Kipnowski, J., Kramer, H. J.: Prostaglandins and renal NaCl excretion in healthy human subjects: effects of prostaglandin synthesis inhibition with indomethacin. Klin. Wschr. 60: 1229–1233 (1982).

Elkayam, U., Parikh, K., Torkan, B., Weber, L., Cohen, J. L., Rahimtoola, S. H.: Effect of diltiazem on renal clearance and serum concentration of digoxin in patients with cardiac disease. Am. J. Cardiol. 55: 1393–1395 (1985).

Emkey, R. D., Mills, J. A.: Aspirin and analgesic nephropathy. J.A.M.A. 247: 55–57 (1982).

Epstein, M.: Effects of aging on the kidney. Fed. Proc. 38: 168–172 (1979).

Falch, D.: The influence of kidney function, body size and age on plasma concentration and urinary excretion of digoxin. Acta Med. Scand. 194: 251–256 (1973).

Farah, F., Taylor, W., Rawlins, M. D., James, O.: Hepatic drug acetylation and oxidation: effects of aging in man. Brit. Med. J. 2: 155–156 (1977).

Finnegan, T. P., Spence, J. D., Cape, R. D.: Potassium-sparing diuretics: interaction with digoxin in elderly man. Brit. Med. J. 2: 155–156 (1977).

Garella, S., Matarese, R. A.: Renal effects of prostaglandins and clinical adverse effects of nonsteroidal antiinflammatory agents. Medicine 63: 165–181 (1984).

Gillum, R. F., Barsky, A. J.: Diagnosis and managment of patients noncompliance. J.A.M.A. 228: 1563–1567 (1974).

Goldman, A. I., Steele, B. W., Schnaper, H. W., Fitz, A. E., Frohlich, E. D., Perry, H. M.: Serum lipoprotein levels during chlorthalidone therapy. J. A. M. A. 244: 1691–1695 (1980).

Greenblatt, D. J., Sellers, E. M., Shader, R. I.: Drug therapy: drug disposition in old age. New Engl. J. Med. 306: 1081–1088 (1982).

Hartmann, H., Fischer, G., Janning, G.: Prolonged cholestatic jaundice and leukopenia associated with piroxicam. Ztschr. Gastroenterol. 22: 343–345 (1984).

Henschke, P. J., Spence, J. D., Cape, R. D. T.: Diuretics and the institutional elderly: a case against routine potassium prescribing. J. Am. Geriatr. Soc. 29: 145–150 (1981).

Hurwitz, N.: Admissions to hospital due to drugs. Brit. Med. J. 1: 539–540 (1969a).

Hurwitz, N.: Predisposing factors in adverse reactions to drugs. Brit. Med. J. 1: 536–539 (1969b).

Inman, W. H. W.: Study of fatal bone marrow depression with special reference to phenylbutazone and oxyphenbutazone. Brit. Med. J. 1: 1500–1505 (1977).

Iseri, L. T., Freed, J., Bures, A. R.: Magnesium deficiency and cardiac disorders. Am. J. Med. 58: 837–846 (1975).

Khalil, S. A. H.: The uptake of digoxin and digitoxin by some antacids. J. Pharm. Pharmacol. 26: 961–967 (1974).

Kiernan, P. J., Isaacs, J. B.: Use of drugs by the elderly. J. Roy. Soc. Med. 74: 196–200 (1981).

Klein, H. O., Lang, R., Weiss, E., DiSegni, E., Libhaber, C., Guerrero, J., Kaplinsky, E.: The influence of verapamil on serum digoxin concentration. Circulation 65: 998–1003 (1982).

Klotz, U., Avant, G. R., Hoyumpa, A., Schenker, S., Wilkinson, G. R.: The effects of age and liver disease on the disposition and elimination of diazepam in adult man. J. Clin. Invest. 55: 347–359 (1975).

Koenig, W., Kreil, U., Stieber, J., Döring, A., Pöppl, S. J., Mraz, W.: Zur Epidemiologie der Digitalismedikation. Dtsch. Med. Wschr. 109: 412–418 (1984).

Kraupp, O.: Pharmakodynamische Beeinflussung der Rhythmik, Dynamik und Durchblutung des Herzens. In: Allgemeine und spezielle Pharmakologie und Toxikologie (Forth, W., Henschler, D., Rummel, W., Hrsg.), S. 192–260. Mannheim: Wissenschaftsverlag Bibliographisches Institut 1983.

Kuhlmann, J.: Plasmaspiegel und renale Elimination von Digitoxin bei Langzeittherapie mit Aluminium-Magnesium-Hydroxyd-Gel. Dtsch. Med. Wschr. 109: 59–61 (1984).

Kühn, P., Hohenwallner, W., Wimmer, E., Sommer, R.: Digoxin Screening bei Spitalsaufnahme. Wien. Klin. Wschr. 92: 356–360 (1980).

Kühn, P.: Therapie der Herzinsuffizienz im Alter. Öst. Ärzteztg. 38: 763–766 (1983).

Law, R., Chalmers, C.: Medicines and elderly people: a general practice survey. Brit. Med. J. 1: 565–568 (1976).

Lipid Research Clinics Program: The Lipid Research Clinics Coronary Primary Prevention Trial results. I. Reduction in incidence of coronary heart disease. J.A.M.A. 251: 351–364 (1984).

Madias, N. E., Zelman, S. J.: What are the metabolic complications of diuretic treatment? Geriatrics 37/2: 93–104 (1982).

Manyari, D. E., Patterson, C., Johnson, D. E., Melendez, L. J.: Quinidine therapy and digitalis toxicity. J. Am. Geriatr. Soc. 29: 31–33 (1981).

Middeke, M., Meister, W., Krüger, C., Krahl, B., Holzgreve, H.: Digitalistherapie: Verschreibungshäufigkeit, Serumkonzentrationen und Auslaßversuch. Klin. Wschr. 63: 775–780 (1985).

Mitchell, J. R., McMurtry, R. J., Statham, C. N., Nelson, S. D.: Molecular basis for several drug-induced nephropathies. Am. J. Med. 62: 518–526 (1977).

Murphy, M. B., Lewis, P. J., Kohner, E., Schumer, B., Dollery, C. T.: Glucose intolerance in hypertensive patients treated with diuretics; a fourteen-year follow-up. Lancet ii: 1293–1295 (1982).

Novak, L. P.: Aging, total body potassium, fat free mass, and cell mass in males and femals between ages 18 and 85 years. J. Gerontol. 27: 438–448 (1972).

Ochs, H. R., Bodem, G.: Einfluß des Alters auf die Kinetik von Diazepam und Desmethyldiazepam. Verh. Dtsch. Ges. Inn. Med. 86: 1231–1233 (1980).

Ouslander, J. G.: Drug therapy in the elderly. Ann. Int. Med. 95: 711–722 (1981).

Portnoi, V. A., Pawlson, L. G.: Abuse of diuretic therapy in nursing homes. J. Chron. Dis. 34: 363–365 (1981).

Reidenberg, M. M., Levy, M., Warner, H., Coutinho, C. B., Schwartz, M.A., Yu, G., Cheripko, J.: Relationship between diazepam dose, plasma level, age, and central nervous system depression. Clin. Pharm. Therap. 23: 371–374 (1978).

Sakai, J., Joseph, M. W.: Tolmetin and agranulocytosis. New Engl. J. Med. 298: 1203 (1978).

Schmucker, D. L.: Drug disposition in the elderly. J. Am. Geriatr. Soc. 32: 144–149 (1984).

Simon, L. S., Mills, J. A.: Nonsteroidal antiinflammatory drugs. New Engl. J. Med. 302: 1179–1185, 1237–1243 (1980).

Steiness, E.: Diuretics, digitalis and arrhythmias. Acta Med. Scand. Suppl. 647: 75–78 (1981).

Stults, B. M.: Digoxin use in the elderly. J. Am. Geriatr. Soc. 30: 158–164 (1982).

Surawicz, B.: Relationship between electrocardiogram and electrolytes. Am. Heart J. 73: 814–834 (1967).

Szczeklik, A., Gryglewski, R. J., Czerniawska-Mysik, G.: Clinical patterns of hypersensitivity to nonsteroidal anti-inflammatory drugs and their pathogenesis. J. Allergy Clin. Immunol. 60: 276–284 (1977).

Vestal, R. F.: Pharmacology and aging. J. Am. Geriatr. Soc. 30: 191–200 (1982).

Wandless, I., Davie, J. W.: Can drug compliance in the elderly be improved? Brit. Med. J. 1: 359–361 (1977).

Weinberger, M. H.: Antihypertensive therapy and lipids. Arch. Int. Med. 145: 1102–1105 (1985).

Whang, R., Oei, T. O., Watanabe, A.: Frequency of hypomagnesemia in hospitalized patients receiving digitalis. Arch. Int. Med. 145: 655–656 (1985).

Wilkerson, R. D., Mockridge, P. B., Massing, G. K.: Effects of selected drugs on serum digoxin concentration in dogs. Am. J. Cardiol. 45: 1201–1210 (1980).

Wilkinson, G. R.: Drug distribution and renal excretion in the elderly. J. Chron. Dis. 36: 91–102 (1983).

Sachverzeichnis

L. Prokop / N. Bachl

Alterssport-medizin

1984. 36 Abbildungen. X, 263 Seiten.
Gebunden DM 68,—, öS 480,—. ISBN 3-211-81825-1
Preisänderungen vorbehalten

Die Zahl der älteren Menschen, die ihre Freizeit sinnvoll mit Sport und Bewegungstherapie ausfüllen wollen, ist ständig im Steigen. Dies betrifft sowohl ältere Menschen, die von Jugend auf Sport betrieben haben und im höheren Lebensalter die erlernte Sportart weiterbetreiben wollen, als auch jene gesunden und zum Teil kranken Menschen, die im höheren Lebensalter mit sportlicher Betätigung oder mit Bewegungstherapie als Sekundärprävention beginnen wollen. Damit stellen sich für den Arzt in der täglichen Praxis vermehrt die Fragen nach Indikation oder Kontraindikation zur Sportausübung im Alter. Diese Fragen beantwortet das vorliegende Buch, indem es zuerst das Altern als biologischen Prozeß aus der Sicht physisch-psychischer sowie beruflicher und sozialer Funktionen zu erklären sucht und Bewegung und Training als bewegungserhaltende Reize im Rahmen des Alternsprozesses erklärt. Davon ausgehend wird auf Bewegungsbedürfnis und Motivation sowie auf die einzelnen sportmedizinischen Probleme der jeweiligen Sportarten und der notwendigen Kondition eingegangen. Weitere Kapitel betreffen die Extremvarianten der Sportausübung, Leistungssport und Alter sowie Sport bei diversen Erkrankungen und Funktionsschädigungen. Für den in der Praxis oder Klinik tätigen Arzt ist ferner eine kurze Zusammenstellung der wesentlichen Methoden zur Leistungsdiagnostik und Funktionsprüfung des älteren Menschen angeführt.

Inhaltsverzeichnis. — Altern als Schicksal. — Altern als biologischer Prozeß. — Altern als psychologischer Prozeß. — Altern als berufliche und soziale Funktion. — Bewegung und Training als lebenserhaltende Reize. — Sportmedizinische Probleme der einzelnen Sportarten. — Leistungssport für den älteren Menschen. — Sport für den geschädigten älteren Menschen. — Sportmedizinische Untersuchung und Leistungsdiagnostik. — Kondition – eine notwendige Voraussetzung. — Literaturverzeichnis.

Springer-Verlag Wien New York